全国高职高专临床医学专业“器官系统化课程”规划教材
（供临床医学、预防医学及口腔医学等专业用）

临床基本技能

主　　编　杨智源
副主编　杨国华　吕春香
编　　者（以姓氏笔画为序）
成　芳（长春医学高等专科学校）
吕春香（吉林大学第二医院）
闫婷婷（长春医学高等专科学校）
杨国华（长春医学高等专科学校）
杨智源（长春医学高等专科学校）
李　浩（安庆市第一人民医院）
李　瑜（安庆医药高等专科学校）
何　流（安庆市第一人民医院）
汪　晟（安庆医药高等专科学校）
陈　源（漯河医学高等专科学校）
周　源（重庆医药高等专科学校）
程坤鹏（长春医学高等专科学校）

中国健康传媒集团
中国医药科技出版社

内容提要

本教材是全国高职高专临床医学专业“器官系统化课程”规划教材之一，根据临床执业助理医师和全科医师教学大纲的基本要求和课程特点编写而成。本书分为八章，涵盖病史采集、体格检查、病历书写、外科临床基本技能、外科临床基本操作等内容。本教材为书网融合教材，即纸质教材有机融合电子教材、教学配套资源（PPT 等），题库系统、数字化教学服务（在线教学、在线作业、在线考试）。

本书供高职高专院校临床医学、预防医学及口腔医学等专业使用。

图书在版编目（CIP）数据

临床基本技能/杨智源主编．—北京：中国医药科技出版社，2019. 1

全国高职高专临床医学专业“器官系统化课程”规划教材

ISBN 978 - 7 - 5214 - 0618 - 4

Ⅰ. ①临…　Ⅱ. ①杨…　Ⅲ. ①临床医学 - 高等职业教育 - 教材　Ⅳ. ①R4

中国版本图书馆 CIP 数据核字（2018）第 275890 号

美术编辑　陈君杞

版式设计　友全图文

出版　**中国健康传媒集团** | 中国医药科技出版社

地址　北京市海淀区文慧园北路甲 22 号

邮编　100082

电话　发行：010 - 62227427　邮购：010 - 62236938

网址　www. cmstp. com

规格　889 × 1194mm 1/16

印张　19

字数　402 千字

版次　2019 年 1 月第 1 版

印次　2019 年 1 月第 1 次印刷

印刷　北京市密东印刷有限公司

经销　全国各地新华书店

书号　ISBN 978 - 7 - 5214 - 0618 - 4

定价　49. 00 元

数字化教材编委会

主　　编　杨智源

副 主 编　杨国华　吕春香

编　　者　（以姓氏笔画为序）

成　芳（长春医学高等专科学校）

吕春香（吉林大学第二医院）

闫婷婷（长春医学高等专科学校）

杨国华（长春医学高等专科学校）

杨智源（长春医学高等专科学校）

李　浩（安庆市第一人民医院）

李　瑜（安庆医药高等专科学校）

何　流（安庆市第一人民医院）

汪　晟（安庆医药高等专科学校）

陈　源（漯河医学高等专科学校）

周　源（重庆医药高等专科学校）

程坤鹏（长春医学高等专科学校）

出版说明

为深入贯彻落实国务院办公厅《关于深化医教协同进一步推进医学教学改革与发展的意见》（［2017］63号）《国家中长期教育改革发展规划纲要（2010－2020年）》和《教育部关于全面提高高等职业教育教学质量的若干意见》等文件精神，推动整合医学器官系统化课程改革，推进信息技术与职业教育融合，对接岗位需求，使教材内容与形式及呈现方式更加切合现代职业教育需求，以培养高素质技术技能型人才，在教育部、国家药品监督管理局的支持下，中国医药科技出版社组织全国十余所高职高专院校近100名专家、教师历时1年精心编撰了“全国高职高专临床医学专业‘器官系统化课程’规划教材”，该套教材即将付梓出版。

本套教材按器官系统化纵向整合，全套共计13门，主要供临床医学、预防医学、口腔医学等专业教学使用。

本套教材定位清晰、特色鲜明，主要体现在以下方面。

一、整合课程，强调医学知识的整体性

本套教材为“器官系统化课程”规划教材，即人文社科与专业有机衔接，基础与临床结合，临床与预防结合。在内容设置上，实现基础医学知识与临床医学知识纵向贯通，在保持器官系统基础医学与临床医学完整性与科学性的基础上，减少低效的知识重复，培养学生从基础到临床的综合知识结构和以器官系统为主线的综合临床思维，实现医学生“早临床、多临床、反复临床”的目标。

二、定位准确，体现教改精神及职教特色

教材编写专业定位准确，职教特色鲜明，各学科的知识系统、实用。以高职高专临床医学专业的人才培养目标为导向，以职业能力的培养为根本，突出了“能力本位”和“就业导向”的特色，以满足岗位需要、学教需要、社会需要，满足培养高素质综合型人才的需要。

三、适应行业发展，与时俱进构建教材内容

教材内容紧密结合新时代行业要求和社会用人需求，与国家执业助理医师资格考试紧密对接，吸收临床医学发展的新知识、新技术、新方法，适当拓展知识面，为学生后续发展奠定了必要的基础。

四、遵循教材规律，注重“三基”“五性”

遵循教材编写的规律，坚持理论知识“必需、够用”为度的原则，体现“三基”“五性”“三特

定”。结合高职高专教育模式发展中的多样性，在充分体现科学性、思想性、先进性的基础上，体现教材的器官系统化整合特色。

五、创新编写模式，增强教材可读性

体现“器官系统化整合”特色，编写模式上以案例导入引出正文内容，章下设置“学习目标”“知识链接”“考点提示”等模块，以培养学生理论联系实际以及分析问题和解决问题的能力，增强了教材的实用性和可读性，从而培养学生学习的积极性和主动性。

六、书网融合，使教与学更便捷、更轻松

全套教材为书网融合教材，即纸质教材与数字教材、配套教学资源、题库系统、数字化教学服务有机融合。通过“一书一码”的强关联，为读者提供全免费增值服务。按教材封底的提示激活教材后，读者可通过电脑、手机阅读电子教材和配套课程资源（PPT 等），并可在线进行同步练习，实时反馈答案和解析。同时，读者也可以直接扫描书中二维码，阅读与教材内容关联的课程资源（“扫码学一学”，轻松学习 PPT 课件；“扫码练一练”，随时做题检测学习效果），从而丰富学习体验，使学习更便捷。教师可通过电脑在线创建课程，与学生互动，开展布置和批改作业、在线组织考试、讨论与答疑等教学活动，学生通过电脑、手机均可实现在线作业、在线考试，提升学习效率，使教与学更轻松。

编写出版本套高质量教材，得到了全国知名专家的精心指导和各有关院校领导与编者的大力支持，重庆医药高等专科学校在器官系统化课程改革实践中所积累的宝贵经验对本套教材的编写出版做出了重要的贡献，在此一并表示衷心感谢。出版发行本套教材，希望受到广大师生欢迎，并在教学中积极使用本套教材和提出宝贵意见，以便修订完善，共同打造精品教材，为促进我国高职高专临床医学专业教育教学改革和人才培养做出积极贡献。

中国医药科技出版社
2019 年 1 月

全国高职高专临床医学专业“器官系统化课程”规划教材

建设指导委员会

张爱荣（安庆医药高等专科学校）
罗　彬（重庆医药高等专科学校）
赵　冰（长春医学高等专科学校）
胡忠亚（安庆医药高等专科学校）
侯　枭（重庆医药高等专科学校）
郭　兵（重庆医药高等专科学校）
贺　伟（长春医学高等专科学校）
徐仁良（安庆医药高等专科学校附属医院）
凌　斌（重庆医药高等专科学校）
黄　琼（重庆医药高等专科学校）
崔　伟（长春医学高等专科学校）
谭　丽（重庆医药高等专科学校）
谭业辉（吉林大学第一医院）

前言

医学是一门实践性很强的综合性学科，因此要求学生具有综合运用能力。由于学生学习缺乏主动性，临床操作机会少，导致我国医学基本教育普遍存在理论与实践相脱节的问题。随着医疗改革的深入及家庭医师模式的扩大应用，对全科医师的诊疗规范及职业素养要求日趋提高，因此结合高职高专学生大量面向社区卫生服务工作为主的需求而编写了本教材。本教材以临床医学岗位需求为目标，以构建和谐医患关系为宗旨，从而为培养基层医疗单位合格的全科人才奠定基础。

临床基本技能是一门使学生将理论知识和实践技能相结合的课程，是临床专业学生的必修课程。通过对本课程的学习，使学生能够掌握沟通技巧，养成良好临床诊断思维，并可以通过内外科的基本技能操作对疾病进行诊断及治疗。学生在学习实践中掌握诊疗常规，培养独立思考和解决问题的能力，保证具备扎实的临床基本功。

本教材有以下特色：①以培养临床基本技能为核心，其内容操作性强，理论内容与实践操作相结合，以利于提高学生诊疗水平。②注重培养沟通能力，加强人文关怀意识，提升学生的职业素养。③书中各章节内的考点提示和目标检测题，与国家执业助理医师资格考试接轨，便于学生通过相应执业资格考试。教材编写语言简练准确，内容标准规范，把握“以实训为主、理论为辅、实训引领理论、理论服务实训”“必需、够用”的职业教育基本理念。

教材以临床诊疗工作的实践能力为主线，理论内容与实践操作紧密配合。按照临床诊断思路，以病史采集为第一章，使学生学会沟通，不仅能准确进行主要症状及现病史的问诊，还能全面收集个人史等资料。第二章详细讲解一般检查及各系统体格检查，使学生在学习和操作过程中培养严谨全面的诊疗思维，加强学生对疾病的症状和体征的感知，规范检查方法，提高诊断水平。第三章病历书写强化病历书写规范，提升学生临床思维能力，增强法律意识。第四章外科手术基本技能是保证手术正常进行的基础。第五章外科临床基本操作内容包括局部麻醉、清创术、气管切开等基本常用治疗技术以及肛门直肠检查方法，培养学生外科疾病治疗的综合能力。第六章体腔穿刺，着重培养学生的动手能力，严格操作标准，规范操作流程，提高学生临床技术水平。第七章急救技能为临床实用性技术，培养学生紧急条件下的快速判断及救治能力，提高适应基层工作的能力。第八章护理基本技能加强学生对医院感染的管理能力，掌握与临床医疗密切相关的操作技能，同时也进一步培养人文关怀精神。教材内容切实加强学生的岗前实践能力，是高等职业教育临床医学、预防医学、口腔医学等专业的基本教材，也可作为全科医师培训和住院医师规范化培训的实用参考书。

在筹备和编写过程中，各位编者严谨认真，充分发挥和利用了丰富的临床经验，使教材内容精炼实用。同时教材的编写还得到有关院校领导的大力支持，在此一并表示衷心的感谢！

由于时间紧迫，水平有限，书中难免有不足或不妥之处，望广大读者给予批评指正。

编　者

2018 年 11 月

目 录

第一章　病史采集

学习目标

1. **掌握**　问诊的方法、内容及技巧。
2. **熟悉**　问诊的注意事项。
3. **了解**　问诊的意义和医德要求。
4. 学会与患者进行良好的沟通。
5. 能运用临床思维结合适当的问诊技巧进行完整准确的病史采集。

扫码“学一学”

第一节　问诊的重要性与医德要求

案例导入

患者，女，20 岁。因“发热、咳嗽 1 周”就诊。

请问：

1. 如何询问该患者的现病史？
2. 问诊过程中有哪些注意事项？

问诊（inquiry）是医师通过询问患者或知情人员了解患者疾病的症状及与疾病相关病史并经过综合分析而做出临床判断的一种诊法。

一、问诊的重要性

（一）与患者建立初步联系

问诊是医师与患者交流的主要手段和重要内容，医师通过问诊时与患者的沟通，可以取得患者的信任，与其建立初步联系。同时，医师可以借此消除患者对疾病的恐惧，帮助患者树立治疗疾病的信心，从而为建立和谐医患关系奠定良好基础。

（二）保证病史完整准确

问诊是病史采集的主要手段，通过问诊医师不仅能掌握与疾病相关的家族、个人因素，更能获取疾病的发生、发展、诊治经过等详尽资料。问诊保证病史的完整、准确，是临床医师必须掌握的基本技能。解决患者诊断问题的大多数线索和依据来源于病史采集所获取的资料，也为随后对患者进行的体格检查和诊断性检查的安排提供了参考依据。

（三）提供临床诊断依据

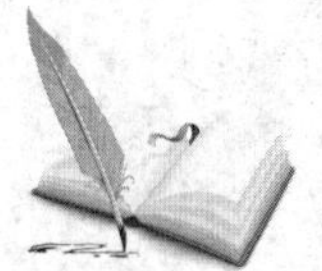

有些疾病缺乏器质性或组织、器官形态学方面的改变，或是在疾病的早期机体只是处

于功能性生理改变的阶段，患者仅陈述某些特殊的感受，如头晕、乏力、食欲不振等症状。体格检查及各种辅助检查均无阳性发现，问诊所获取的接触史、既往史及临床症状等资料能更早地作为诊断的依据。有些疾病没有明确的辅助检查“金指标”支持诊断，仅通过问诊获得的病史、症状确定临床诊断，如感冒、短暂性脑缺血发作等。

医师要重视病史采集的完整性，对疾病的发生、发展要深入询问，对病情复杂而又缺乏典型症状和体征的病例要更加细致地问诊。初学者要不断练习，根据最终临床诊断结果验证问诊思路，反复实践以提高问诊能力。培养有条理、全面完整的问诊习惯，养成良好的临床思维，对避免临床工作中的漏诊或误诊极为有利。

二、问诊的医德要求

医德是存在于医疗卫生事业中的一种职业道德，包括医学中的伦理规范，诊疗最优化的职业要求及诊疗规范的职业素养。问诊是医患沟通的第一步，问诊的医德要求医师既要有医学的相关专业知识，还要具有良好的交流与沟通技能。

（一）尊重患者权益

医师要仪表整洁，对患者尊重，这是良好医德的基本要求。问诊时首先要耐心倾听患者述说病情，使患者乐于与医师配合，消除患者的顾虑，才能保证病史资料的完整、准确。同时，医师对任何患者都应一视同仁。不能因为患者的性别、年龄、经济状况、社会地位、文化程度、家庭背景等不同而采取不同的态度和言行。

（二）保护隐私权利

为了了解疾病的发生及发展，有时问诊需要涉及患者不愿意透露的隐私，要向患者说明理由。采集病史时，仅询问与疾病密切相关的个人资料，对患者提供的资料只作为临床分析，绝不能向他人随意泄露或作为他用。

（三）理解患者疾苦

患者由于疾病会有疼痛、呼吸困难甚至言语障碍。问诊时要理解患者疾苦，灵活应变。医师要对患者进行心理疏导，缓解患者情绪，并根据病情区别对待，危重患者要在采集主要病史的同时给予紧急救治。

（四）关注特殊人群

关注特殊人群，尤其是老年人、儿童和残疾患者。由于其生理原因，不能很好地理解医师的提问，甚至不能流畅、完整地提供病史，医师应耐心对待，细心问诊。

（五）注重健康教育

医师应利用与患者交流的机会对患者及家属进行有关疾病的教育和健康指导。对患者进行健康教育是医师对社会对大众的义务和责任，也是问诊的医德要求之一。

第二节　问诊的内容

案例导入

患者，男，50岁。因"反复上腹痛伴反酸6年，黑便2天"就诊。患者6年前出现上腹痛，疼痛为隐痛或烧灼痛，饥饿时加重。此后逐渐在夜间出现疼痛。2天前饮用半斤白酒后出现黑便，总量约100毫升。既往史：饮酒史8年，每日3~4两。否认肝炎病史。

查体：T 37.0℃，P 98次/分，R 22次/分，BP 110/70 mmHg。神志清，贫血貌，皮肤巩膜无黄染，未见皮疹。全身浅表淋巴结未触及肿大。双肺呼吸音清，未闻及干湿啰音。心率98次/分，律整，未闻及病理性杂音。腹平软，上腹部压痛（+），无反跳痛及肌紧张。移动性浊音（-）。双下肢无水肿。

请问：

1. 该患者病史采集的内容有哪些?
2. 问诊过程中有哪些内容要重点询问?

根据问诊时的临床情景和目的的不同，大致可分为全面系统的问诊和重点问诊。前者即对住院患者所要求的全面系统的问诊。重点问诊则主要应用于急诊和门诊。前者的学习和掌握是后者的基础，因此初学者应从学习全面系统的问诊开始。

一、一般项目

一般项目（general data）包括姓名、性别、年龄、籍贯、出生地、民族、婚姻、通信地址、电话号码、工作单位、职业、入院日期、记录日期、病史陈述者及可靠程度等。若病史陈述者不是本人，则应注明与患者的关系。记录年龄时应填写具体年龄，不能用"儿"或"成"代替，因为年龄本身也具有诊断参考意义。为避免问诊初始过于生硬，可将某些一般项目的内容如职业、婚姻等放在个人史中穿插询问。

二、主诉

主诉（chief complaint）为患者感受最主要的痛苦或最明显的症状或（和）体征，是本次就诊最主要的原因及其持续时间。主诉应尽量用简明的语言（一般不超过20字），包含主要症状或（和）体征及持续时间，能初步反映病情轻重与缓急，如"突发心前区疼痛20分钟"。尽可能用患者自己陈述的症状，如"多尿、多饮、多食伴消瘦1年"，不用医师的诊断用语描述为"患糖尿病1年"。但对当前无症状，诊断资料和入院目的又十分明确的患者，也可以用以下方式记录主诉。如"患白血病3年，经检验复发10天"。病程较长、病情比较复杂的病例，应该结合整个病史，突出疾病进展特点，如"咳嗽、咳痰3年，加重伴呼吸困难1周"。

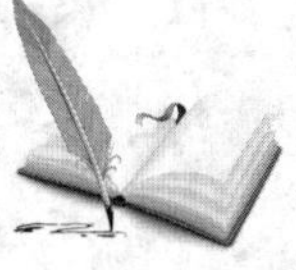

三、现病史

现病史（history of present illness）是病史中的主体部分，记述患者患病后的全过程，即发生、发展、演变和诊治经过。可按以下的内容和程序询问。

（一）起病情况

1. 起病急缓　每种疾病的起病或发作都有各自的特点，起病情况对诊断疾病具有重要的意义。有的疾病起病急骤，如脑出血、心绞痛、自发性气胸和急性胃肠穿孔等；有的疾病则起病缓慢，如慢性支气管炎、糖尿病、肿瘤等。疾病的起病常与某些因素有关，如脑血栓形成常发生于睡眠时；脑出血、高血压危象常发生于激动或紧张状态时。

2. 患病时间　患病时间是指从起病到就诊的时间。如先后出现几个症状，则以首发症状的时间开始，按时间顺序询问整个病史后分别记录，如心悸 3 个月，呼吸困难 2 周，双下肢水肿 4 天。从以上症状及其发生的时间顺序可以看出是心脏病患者逐渐出现心力衰竭的发展过程。时间长短可按数年、数月、数日计算，发病急骤者可按小时、分钟为计时单位。

（二）病因与诱因

了解与发病有关的病因和诱因，有助于明确诊断与拟定治疗措施。当病因比较复杂或病程较长时，患者往往记不清说不明，也可能做出一些似是而非的陈述，医师应仔细的分析和归纳，切忌盲目记入病历。

（三）主要症状的特点

1. 主要症状的部位　重点注意主要症状出现的部位，有助于判断疾病所在的系统或器官以及病变的部位、范围，如上腹部痛多为胃、十二指肠或胰腺的疾病；右下腹急性腹痛则多为阑尾炎症，若为妇女还应考虑到卵巢或输卵管疾病；全腹痛则提示病变广泛或腹膜受累。

2. 症状的性质、持续时间　对症状性质的询问有助于判断病情及进行鉴别诊断，如疼痛是灼痛、绞痛、胀痛还是隐痛以及症状为持续性还是阵发性，如输尿管结石为下腹部持续性绞痛。对于出血、咳痰、排尿等症状改变的疾病还要明确其颜色、数量，如上消化道出血时出现黑便，要详细询问黑便的颜色及数量。

3. 症状缓解或加剧的因素　有些症状的发生与缓解有典型的因素，可以为疾病诊断提供方向。以十二指肠溃疡为例，其主要症状的特点为上腹部疼痛，可持续数日或数周，在几年之中可以表现为时而发作时而缓解，饥饿可诱发或加重疼痛发作。

（四）病情的发展与演变

患病过程中主要症状的变化或新症状的出现。如肺结核合并肺气肿的患者，在衰弱、乏力、轻度呼吸困难基础上，突然感到剧烈的胸痛和严重的呼吸困难，应考虑自发性气胸的可能。

（五）伴随症状

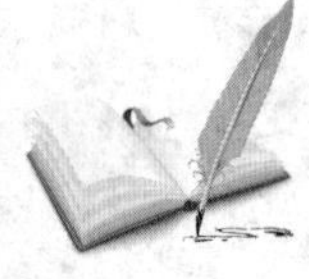

伴随症状是指在主要症状的基础上又同时出现的一系列其他症状，往往是鉴别诊断的依据或提示出现并发症。如咳嗽为呼吸系统疾病的常见症状，单凭此症状无法诊断某种疾

病，如问明伴随症状则诊断的方向会比较明确。如咳嗽、咳铁锈色痰伴高热，则可能为大叶性肺炎；咳嗽、咯血伴低热则可能为肺结核。按一般规律在某一疾病应该出现的伴随症状没有出现时，这种阴性表现有时也称阴性症状，也作为诊断和鉴别诊断的重要参考资料。

（六）诊治经过

患者本次就诊要询问是否曾去其他医疗机构就诊；如果曾经在其他医疗机构就诊，则应询问是否接受过治疗及其结果；若已进行治疗，则应问明使用何种药物，药物的剂量、使用时间和疗效，为本次诊治疾病提供参考。但不可完全照搬既往的诊疗结果。

（七）病程中的一般情况

病史的最后记述患者患病后的精神、体力状态，食欲及食量的改变，睡眠与大小便的情况等。对评估患者的病情轻重和预后以及采取什么辅助治疗措施十分有用，有时对鉴别诊断也能提供重要的参考资料。

考点提示

问诊要根据简要病史和相关鉴别询问。

四、既往史

既往史（past history）包括患者既往的健康情况和过去曾经患过的疾病、外伤手术、预防注射、过敏，特别是与目前所患疾病有密切关系的情况。例如风湿性心瓣膜病患者应询问过去是否反复发生过咽痛、游走性关节痛等；对肝大的患者询问过去是否有过黄疸；记述既往史应注意不要和现病史混淆，如目前所患肺炎不应把数年前也患过肺炎的情况写入现病史。而对消化性溃疡患者，则可把历年的发病情况记述于现病史中。此外，对居住或生活的地区的主要传染病和地方病史，外伤、手术史，预防接种史，以及对药物、食物和其他接触物的过敏史等，也要记录于既往史中。记录顺序一般按时间的先后排列。

知识链接

既往史又称过去病史，即就医时医师向患者询问的患者既往的健康状况和过去曾经患过的疾病等方面的问题。患者既往所患某些疾病，可能与现患疾病有着密切关系。

五、系统回顾

系统回顾（review of systems）根据其他各系统情况由一系列直接提问组成，用以作为最后一遍搜集病史资料。系统回顾可以帮助医师在短时间内扼要地了解患者其他各系统是否存在发生或已痊愈的疾病，以及这些疾病与本次疾病之间是否存在联系。各系统逐一询问，如有阳性结果，要全面深入地询问该系统的症状，主要情况应分别记录在现病史或既往史中；如为阴性，则过渡到下一个系统。

（一）呼吸系统

1. 有无咳嗽 咳嗽发作时间、性质、程度、频率、与气候变化及体位改变的关系。

2. 有无咳痰 咳痰的颜色、性状、气味、量。

3. 有无咯血 咯血的颜色、性状、量。

4. 呼吸困难 发作时间、性质、程度。

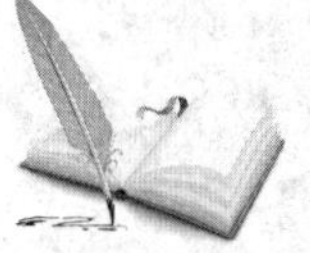

5. 胸痛 胸痛发作时间、部位、性质以及与呼吸、咳嗽、体位的关系。

6. 其他 有无发冷、发热、盗汗、食欲不振等。

知识链接

呼吸困难是主观感觉和客观征象的综合表现，患者主观上感觉吸气不足、呼吸费力，客观上表现为呼吸频率、节律和深度的改变。根据发病机制不同可分为肺源性呼吸困难、心源性呼吸困难和中毒性呼吸困难。由呼吸系统疾病所致呼吸困难表现为吸气性呼吸困难、呼气性呼吸困难和混合性呼吸困难。吸气性呼吸困难常见于喉、气管、大支气管的狭窄与梗阻；呼气性呼吸困难常见于支气管哮喘、喘息型慢性支气管炎、慢性阻塞性肺气肿；混合性呼吸困难常见于肺梗死、重症肺结核、大量胸腔积液等。

（二）循环系统

1. 心悸 心悸发生的时间、诱因及缓解方式。

2. 心前区疼痛 心前区疼痛的性质、程度以及出现和持续的时间，有无放射、放射的部位，引起疼痛发作的诱因和缓解方式。

3. 呼吸困难 呼吸困难出现的诱因和程度，发作时与体力活动和体位的关系。

4. 伴随症状 有无咳嗽、咯血；有无水肿；有无少尿；有无腹腔积液、肝区疼痛、头痛、头晕、晕厥等。

5. 相关病史 有无风湿热、心脏疾病、高血压病、动脉硬化等病史。女性患者应询问妊娠、分娩时有无高血压和心功能不全的情况。

（三）消化系统

1. 有无腹痛 腹痛出现的缓急、腹痛的部位、程度、性质和持续时间，有无规律性，是否向其他部位放射，与饮食、气候及精神因素的关系，按压时疼痛减轻或加重。腹痛是否发生进展。

2. 有无呕吐 呕吐的诱因、次数；呕吐物的内容、量、颜色及气味；呕血的量、颜色及其进展情况。

3. 排便情况 有无腹泻，排便次数，粪便颜色、性状、量和气味。排便时有无腹痛和里急后重，有无发热与皮肤巩膜黄染。

4. 其他 食欲改变、嗳气、反酸、腹胀、口腔疾病及体力、体重的改变。

（四）泌尿系统

1. 尿路刺激征 有无尿痛、尿急、尿频和排尿困难。

2. 排尿 尿量和夜尿量多少，尿的颜色、清浊度，有无尿潴留及尿失禁等。

3. 伴随症状 有无腹痛、疼痛的部位，有无放射痛，有无高血压、水肿、出血等。

（五）造血系统

皮肤黏膜有无苍白、黄染、出血点、瘀斑、血肿及淋巴结、肝、脾肿大，骨骼痛等。有无乏力、头晕、眼花、耳鸣、烦躁、记忆力减退、心悸、舌痛、吞咽困难、恶心等。

（六）内分泌系统及代谢

有无怕热、多汗、乏力、畏寒、头痛、视力障碍、心悸、食欲异常、烦渴、多尿、水肿等；有无肌肉震颤及痉挛。有无性格、智力、体格、性器官的发育，有无骨骼、甲状腺、皮肤、毛发的改变。有无产后大出血。

（七）神经精神系统

有无头痛、失眠、嗜睡、记忆力减退、意识障碍、晕厥、痉挛、瘫痪、视力障碍、感觉及运动异常、性格改变、感觉与定向障碍。如疑有精神状态改变，还应了解情绪状态、思维过程、智能、能力、自知力等。

（八）肌肉骨骼系统

有无肢体肌肉麻木、疼痛、痉挛、萎缩、瘫痪等。有无关节肿痛、运动障碍、外伤、骨折、关节脱位、先天畸形等。

六、个人史

（一）社会经历

包括出生地、居住地区和居留时间（尤其是疫源地和地方病流行区）、受教育程度、经济生活和业余爱好等。不同传染病有不同潜伏期，应根据考虑的疾病，询问过去某段时间是否去过疫源地。

（二）职业及工作条件

包括工种、劳动环境、对工业毒物的接触情况及时间。

（三）习惯与嗜好

起居与卫生习惯、饮食的规律与质量，烟酒嗜好时间与摄入量，以及其他异嗜物和麻醉药品、毒品等。

（四）有无冶游史

是否患过淋病性尿道炎、尖锐湿疣、下疳等。

七、婚姻史

婚姻史（marital history）包括未婚或已婚、结婚年龄、配偶健康状况、性生活情况、夫妻关系等。

八、月经史

月经史（menstrual history）包括月经初潮的年龄、月经周期和经期天数，经血量和颜色，经期症状，有无痛经与白带，本次月经日期，闭经日期，绝经年龄。

九、生育史

生育史（childbearing history）包括妊娠与生育次数，人工或自然流产的次数，有无死产、剖宫产、围生期感染、计划生育、避孕措施等。对男性患者应询问是否患过影响生育的疾病。

十、家族史

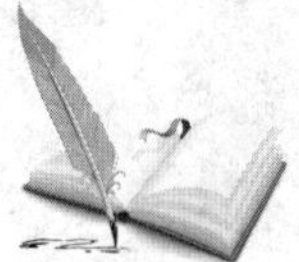

家族史（family history）包括询问双亲与兄弟、姐妹及子女的健康与疾病情况，特别应

询问是否有与患者同样的疾病，有无与遗传有关的疾病，如血友病、白化病、遗传性球形红细胞增多症、家族性甲状腺功能减退症、糖尿病、精神病等。对已死亡的直系亲属要问明死因与年龄。某些遗传性疾病还涉及父母双方亲属，也应了解。若在几个成员或几代人中皆有同样疾病发生，可绘出家系图显示详细情况。

第三节　问诊的方法与技巧

☞案例导入

患者，男，70岁。因“反复咳嗽、咳痰20年，呼吸困难1周”就诊。反复出现咳嗽、咳白黏痰、活动后气短12年。每年加重2～3次，多发生于冬季受凉后。加重时常伴发热，体温37～38℃，咳嗽加重、咳黄黏痰，胸闷、喘憋明显，同时活动耐力明显下降。既往史及个人史：2型糖尿病病史12年。吸烟40年，每天40支，已戒烟12年。

请问：

1. 该患者病史采集的基本方法有哪些？
2. 问诊过程中的技巧有哪些？

一、问诊的基本方法与技巧

1. 问诊时医师应主动创造一种宽松和谐的环境，以解除患者由于对医疗环境的生疏和对疾病的恐惧等引起的紧张情绪。一般从礼节性的交谈开始，可先作自我介绍，讲明自己的职责。使用恰当的言语或体语表示愿意为解除患者的病痛和满足他的要求尽自己所能，这样有助于建立良好的医患关系，缩短医患之间的距离，改善互不了解的生疏局面，使病史采集能顺利地进行下去。避免当着陌生人问诊以保护患者隐私。如果患者要求家属在场，医师可以同意。

2. 尽可能让患者充分地陈述和强调他认为重要的情况和感受，只有在患者的陈述离病情太远时，才需要根据陈述的主要线索灵活地把话题转回，切不可生硬地打断患者的叙述，甚至用医师自己主观的推测去取代患者的亲身感受。只有患者的亲身感受和病情变化的实际过程才能为诊断提供客观的依据。

3. 避免使用医学术语。在选择问诊的用语和判断患者的叙述时应注意，不同文化背景的患者对各种医学词汇的理解有较大的差异。与患者交谈，必须用常人易懂的语言代替难懂的医学术语。不要因为患者有时用了一两个医学术语，就以为他有较高的医学知识水平。

例如：有的患者曾因耳疾而听说并使用“中耳炎”这个词，但实际上患者很可能并不清楚“中耳炎”的含义，甚至连中耳在哪里可能都不知道。由于患者不愿承认他不懂这一提问，使用术语就可能引起误解。有时，询问者应对难懂的术语作适当的解释后再使用，如“你是否有过黑便，换句话说大便的颜色有没有改变”。

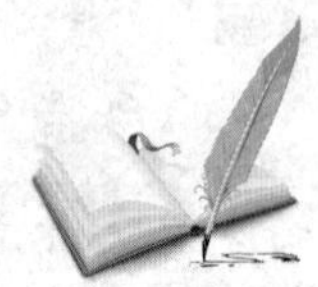

4. 在问诊的两个项目之间使用过渡语言，即向患者说明将要讨论的新话题及其理由，使患者不会困惑你为什么要改变话题以及为什么要询问这些情况。如过渡到家族史之前可

说明有些疾病有遗传倾向或在一个家庭中更容易患病，因此我们需要了解这些情况。过渡到系统回顾前，说明除已经谈到的内容外，还需了解全身各系统情况，然后开始系统回顾。

5. 根据具体情况采用不同类型的提问。

（1）一般性提问　常用于问诊开始，可获得某一方面的大量资料，让患者叙述他的病情。这种提问应该在现病史、过去史、个人史等每一部分开始时使用。如："请问您现在哪里不舒服?"待获得一些信息后，再着重追问一些重点问题。

（2）直接提问　用于收集一些特定的有关细节。如"您什么时候发现血压升高?""您何时开始腹痛的呢?"，这样获得的信息更有针对性。

（3）选择提问　要求患者回答"是"或"不是"，或者对提供的选择做出回答，如"您曾有过呕吐吗?"为了系统有效地获得准确的资料，询问者应遵循从一般提问到直接提问的原则。

（4）避免不恰当提问　不恰当的提问可能得到错误的信息或遗漏有关的资料。诱导性提问或暗示性提问，在措辞上暗示了期望的答案，使患者易于附和医师的诱问而掩盖病情，在问诊时应注意避免。如"你的胸痛放射至左手，对吗?""用这种药物后病情好多了，对吧?"。而责难性提问常使患者产生防御心理，如："你怎么喝那么多饮料?"另一种不恰当的提问是连续提问，即连续提出一系列问题，可能造成患者对要回答的问题混淆不清，如："饭后痛得怎么样？和饭前不同吗？是锐痛，还是钝痛?"

6. 注意提问系统性和目的性。杂乱无章的重复提问会降低患者对医师的信心和期望。例如：在收集现病史时已获悉患者的一个姐姐和一个弟弟也有类似的头痛，如再问患者有无兄弟姐妹，则表明询问者未注意倾听。有时为了核实资料，同样的问题需多问几次，但应说明，例如："你已告诉我，你大便有血，这是很重要的资料，请再给我详细讲一下你大便的情况。"有时用反问及解释等技巧，可以避免不必要的重复提问。追溯首发症状开始的确切时间，直至目前的演变过程。如有几个症状同时出现，必须确定其先后顺序。虽然收集资料时，不必严格地按症状出现先后提问，但所获得的资料应足以按时间顺序口述或写出主诉和现病史。

7. 询问病史的每一部分结束时进行归纳小结，可达到以下目的：①唤起医师自己的记忆和理顺思路，以免忘记要问的问题；②让患者知道医师如何理解他的病史；③提供机会核实患者所述病情。对现病史进行小结常常显得特别重要。小结家族史时，只需要简短地概括，特别是阴性或不复杂的阳性家族史。小结系统回顾时，最好只小结阳性发现。

8. 为了收集到尽可能准确的病史，有时医师要引证核实患者提供的信息。如患者用了诊断术语，医师应通过询问当时的症状和检查等以核实资料是否可靠。例如：患者自述患糖尿病3年。医师则应询问糖尿病诊断的地点，当时测血糖的数值，患者是否进行治疗，以及治疗药物的名称及用法。又如患者说："我对青霉素过敏"，则应追问"是青霉素皮试阳性或你用青霉素时有什么反应?"经常需要核实的资料还有呕血量、体重变化情况、大便和小便量，重要药物如糖皮质激素、抗结核药物和精神药物的使用，饮酒史、吸烟史，以及过敏史等。

9. 仪表、礼节和友善的举止，有助于发展与患者的和谐关系，使患者感到温暖亲切，获得患者的信任。适当的时候应微笑或赞许地点头示意。问诊时记录要尽量简单、快速，不要只埋头记录，不顾与患者必要的视线接触。交谈时采取前倾姿势以表示正注意倾听。

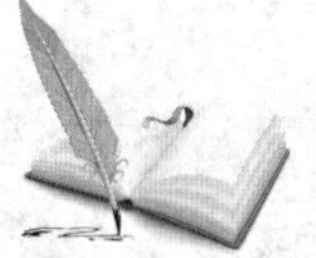

另外，当患者谈及他的性生活等敏感问题时，询问者可用两臂交叉等姿势，显示出能接受和理解他问题的身体语言。其他友好的举止还包括语音、语调、面部表情和不偏不倚的言语，以及一些鼓励患者继续谈话的短语，如“我明白”“接着讲”“说得更详细些”。

10. 恰当地运用一些评价、赞扬与鼓励语言，可促使患者与医师的合作，使患者受到鼓舞而积极提供信息，如：“可以理解”“那你一定很不容易”。一些通俗的赞扬语，如“你已经戒烟了？有毅力。”或“你能每月做一次乳房的自我检查，这很好”。但对有精神障碍的患者，不可随便用赞扬或鼓励的语言。

11. 医师应明白患者的期望，了解患者就诊的确切目的和要求。如患者问到一些医师不清楚的问题，不能随便应付、不懂装懂，甚至乱解释，也不要简单回答三个字“不知道”。医师要根据自己掌握的情况进行说明，对不懂的问题要请教他人并亲自查阅资料，或请患者向某人咨询，或建议去何处能解决这一问题。

12. 问诊结束时，应谢谢患者的合作、告知患者或体语暗示医患合作的重要性，说明下一步对患者的要求、接下来做什么、下次就诊时间或随访计划等。

必须指出，只有理论学习结合实际反复训练，才能较好地掌握问诊的方法与技巧。没有一成不变的问诊模式和方法，应机敏地关注具体情况灵活把握。初学者有时思维紊乱、语涩词穷，难以提出恰当的问题，问诊进展不够顺利，应不断总结经验，吸取教训。必要时可以反问自己：是否患者此时特别难受？是否患者不能表达？有无语言障碍？是否患者被疾病吓倒？医师自己是否太紧张？是否自己的言行影响了医患关系？是否患者对自己的信任度不够？努力去发现影响问诊的原因，予以解决，才能不断提高问诊水平。

考点提示

问诊条理性强，能抓住重点、围绕病情询问。

二、重点问诊的方法

重点病史采集（focused history taking）是指针对就诊的最主要或“单个”问题（现病史）来问诊，并收集除现病史外的其他病史部分中与该问题密切相关的资料。要采集重点病史，要求医师已经深入学习和掌握全面问诊的内容和方法，并具有丰富的病理生理学和疾病的知识，具有病史资料分类和提出诊断假设的能力。需要做这种重点病史采集的临床情况主要是急诊和门诊。重点的病史采集不同于全面的病史采集过程，基于患者表现的问题及其紧急程度，医师应选择那些对解决该问题所必需的内容进行问诊，所以病史采集是以一种较为简洁的形式和调整过的顺序进行的。但问诊仍必须获得主要症状的以下资料：全面的时间演变和发生发展情况，即发生、发展、性质、强度、频度、加重和缓解因素及相关症状等。通常患者的主要症状或主诉提示了需要做重点问诊的内容。因此，随着问诊的进行，医师逐渐形成诊断假设，判断该患者可能是哪些器官系统患病，从而考虑下一步在过去史、个人史、家族史和系统回顾中选择相关内容进行问诊，而医师可以有选择性地省掉那些对解决本次就诊问题无关的病史内容。

一旦明确现病史的主要问题，指向了某（或某些）器官系统，医师经过临床诊断思维的加工就会形成诊断假设，就应重点对该系统的内容进行全面问诊，通常通过直接提问收集有关本系统中疑有异常的更进一步的资料，对阳性的回答就应如上述的方法去问诊。例如一个主要问题是气短的病史，心血管和呼吸系统疾病是其主要的原因，因此，与这些系

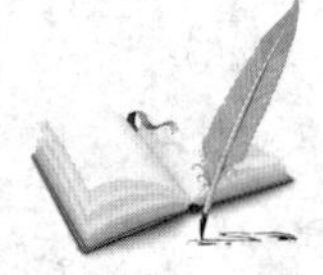

统和器官相关的其他症状就应包括在问诊之中，如询问有无劳力性呼吸困难、端坐呼吸、夜间阵发性呼吸困难、胸痛、心悸、踝部水肿或有无咳嗽、喘息、咳痰和发热。还应询问有无哮喘或其他肺部疾病的历史，回答应分类并按恰当的发生时间顺序记录。缺少能提示该器官系统受累的症状或其他病史资料的阴性症状也应记录下来，回答也应加以分类并记录。这对明确该诊断或鉴别诊断很有意义。

采集过去史资料是为了能进一步解释目前的问题或进一步证实诊断假设，如针对目前考虑的受累器官系统询问是否患过疾病或是否做过手术，患者过去是否有过该病的症状或类似的症状。如果是，应该询问：当时的病情怎么样？诊断是什么？进行了什么治疗？结果怎么样？不必询问全面系统问诊中常规过去史的全部内容，除非询问者认为这样对解决目前问题很有帮助。但一般说来，药物和过敏史对每个患者都应询问。对育龄期妇女，应询问有无妊娠可能性。

是否询问家族史或询问家族史中的哪些内容，决定于医师的诊断假设。个人史的情况也相同，如一个气短的患者，应询问有无吸烟史或接触毒物的历史，不管阴性、阳性回答都能提供有用的资料。

当然，对每个患者几乎都应询问普通的个人史资料，包括年龄、职业、生活状况、近来的精神状态和体力情况。系统回顾所收集的资料会对先前提出的诊断假设进行支持或修改。

建立诊断假设并不是要在门诊中先入为主，而是从实际过程来看，可以说问诊本身就是收集客观资料与医师的主观分析不断相互作用的过程。建立假设、检验假设和修正假设都需要询问者高度的脑力活动，绝不仅仅是问话和收集资料的简单行为。这一过程是对医师的挑战，也会带给医师满足感。医师的认知能力和整合资料的能力将决定他病史采集的实践过程。

较好地完成重点病史采集以后，医师就有条件选择重点的体格检查内容和项目，体格检查结果将支持、修正或否定病史中建立的诊断假设。

本章小结

问诊是医师与患者交流的第一步，是掌握疾病临床资料，建立良好医患关系的基础。医师在问诊时要尊重患者，保护患者隐私并重视特殊人群。医师要掌握问诊的基本方法与技巧，在全面系统进行问诊的同时，要根据病情重点询问疾病发生、发展的细节，以对进一步的诊断和鉴别诊断提供依据。

扫码“练一练”

目标检测

一、选择题

1. 下列关于问诊的做法，错误的是

A. 询问患者的年龄、职业　　B. 将患者的冶游史告诉同事

C. 详细询问患者呕吐的原因　　D. 昏迷患者的病史由知情人提供

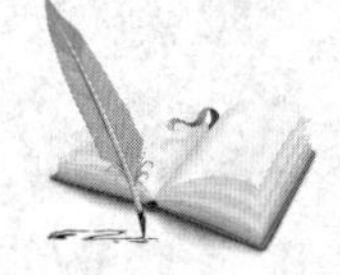

E. 了解患者的家族史

2. 主诉是指

A. 疾病的原因和诱因
B. 患者就诊的主要原因及其持续时间
C. 疾病诊治过程
D. 主要症状特点
E. 疾病的发生、发展和诊治过程

3. 患者，女，25 岁。尿频、尿急、尿痛伴发热 5 天就诊，问诊内容错误的是

A. 是否伴有腰痛
B. 发热后是否服用药物，效果如何
C. 是否已婚
D. 是否有过类似情况
E. 母亲是否有过类似情况

4. 患者，女，30 岁。腹痛、呕吐 1 天就诊，问诊内容不包括

A. 月经史
B. 饮食史
C. 药物过敏史
D. 职业收入
E. 呕吐物的内容

5. 患者，男，22 岁。咳嗽、咳痰伴发热 5 天就诊，下列不属于现病史问诊内容的是

A. 诊治经过
B. 伴随症状
C. 病因与诱因
D. 预防接种情况
E. 咳嗽、咳痰的特点

6. 下列关于主诉，描述正确的是

A. 糖尿病 5 年
B. 慢性支气管炎 3 年
C. 咳嗽、咳痰 2 天
D. 腹泻 3 天
E. 心前区疼痛

7. 患者，男，48 岁。腹痛 2 年，加重 1 周就诊。关于腹痛的问诊，不正确的是

A. 腹痛的部位
B. 腹痛的性质
C. 体重是否减轻
D. 腹痛的持续时间
E. 腹痛的加重因素

8. 患者，女，20 岁。水肿、少尿 1 个月就诊，关于问诊不恰当的是

A. 是否有高血压
B. 尿量多少
C. 是否血尿
D. 是否进行性加重
E. 是否用过药物

9. 患者，男，60 岁。咳嗽、咳痰 1 周就诊，下列不属于现病史问诊内容

A. 咳嗽发生的时间
B. 咳嗽、咳痰的特点
C. 加重与缓解的因素
D. 结核病史
E. 伴随症状

10. 在病史采集时的正确问法是

A. 您怎么不早点治疗呢？
B. 您能说重点吗？
C. 您有夜间阵发性呼吸困难吗？
D. 您什么时候出现的头痛？
E. 您上腹痛的同时是不是还有背痛？

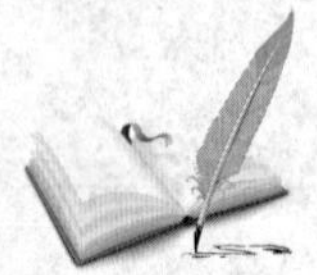

（杨智源）

第二章 体格检查

学习目标

1. **掌握** 体格检查的方法、内容及应用范围。
2. **熟悉** 各系统器官异常体征的临床意义。
3. **了解** 颈部、胸部和腹部的分区及体表标志。
4. 学会体温的测量和血压的测量。
5. 能按照临床思维方法对患者进行全面的体格检查，并做出正确诊断。

第一节 体格检查的重要性和素质要求

扫码"学一学"

案例导入

患者，男，50岁。因"腹痛、呕吐1天"就诊。1天前因饮酒、饱餐后出现腹痛，左上腹疼痛为著，呈持续性钝痛，并伴腰背疼痛，间断呕吐，呕吐呈非喷射状，呕吐胃内容物，时有腹胀，大便1次/日，便质正常，无黏液、脓血便。发病以来无发热，无畏寒、寒战，无尿频、尿急、尿痛，睡眠欠佳。既往无特殊病史。

请问：

1. 该患者需要重点做哪些体格检查？
2. 体格检查过程中有哪些注意事项？

体格检查（physical examination）是指医师运用自己的感官和简便的检查工具（如体温计、血压计、听诊器等）（图2－1），客观地了解和评估被检者身体状况的一系列最基本的检查方法。医师在进行全面的体格检查后对被检者健康状况和疾病状态提出的临床判断称为检体诊断（physical diagnosis）。

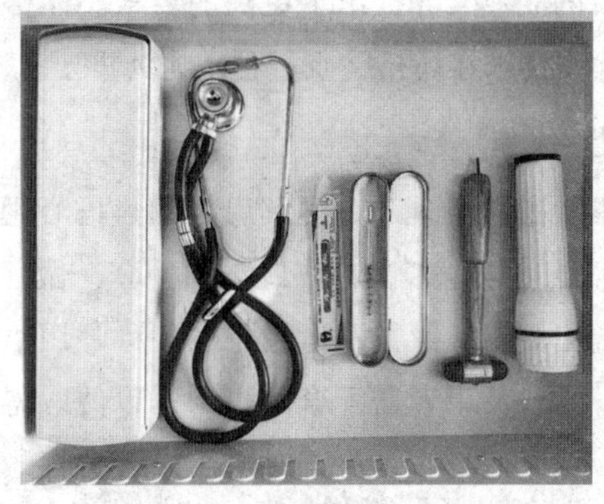

图2－1 体格检查工具

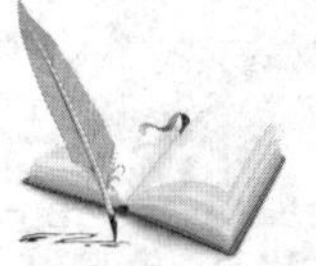

一、体格检查的重要性

体格检查是医师直观了解患者的手段，是临床工作不可或缺的部分。即使随着医学科技高速发展，各种先进的医疗设备及精准的实验室检查可提供可靠的临床资料，体格检查作为临床实践的第一步仍具有重要地位和不可替代的作用。

（一）建立良好医患关系

体格检查为医师与患者交流提供了有利时机。在检查过程中，医师与患者互动可对患者进行系统回顾、补充问诊，对患者进行健康教育和提出建议等。医师展现的和蔼态度及良好的互动增加患者对医师的熟悉度，正确的手法与细致的解释提升患者对医师的信任度，对建立和谐医患关系极有益。

（二）获得客观临床资料

医师通过问诊了解患者对疾病的主观感受，可为疾病的诊断提供线索，但有些感受会出现与实际病情不符的情况。例如阑尾炎穿孔时会有腹痛减轻，如果医师认为腹痛缓解，恰恰对疾病的诊断造成影响。体格检查是在问诊的基础上进行的深入评估，通过全面系统的检查可以对临床资料和诊断假设进行补充和印证。体格检查客观反映患者的身体状况，通过体格检查所发现的异常征象称为体征（signs）。客观存在的体征在同样条件下可反复操作，及时发现体征的变化和新的体征，有利于对疾病转归和预后判断。

（三）疾病诊断重要依据

体格检查是临床医师必备的技能，是一项重要的基本功。体格检查的内容、顺序和方法是经过实践－认识－再实践－再认识不断锤炼、总结的经验和规律，有深厚的科学背景和应用价值，是临床诊断的重要组成部分。医师根据患者的陈诉在体格检查过程中有目的、有重点的深入检查，可以发现对疾病诊断有意义的阳性体征。体格检查发现的阳性体征是疾病诊断的重要依据，有的疾病可由此计划进一步检查或诊断性试验，以证实或排除初步诊断；有的疾病病程短，临床表现典型，通过体格检查再结合病史就可以做出临床诊断。

二、体格检查的素质要求

一般认为，医学职业素养指医疗活动中医师表现出的职业技能和医德医风、职业态度、价值理念等。患者不仅是疾病的载体，更是医疗活动服务的主要对象，“生物－心理－社会的医学模式”对医务工作者的职业素养提出了更高的要求。体格检查是医师与患者零接触的重要环节，体格检查的素质要求在体格检查过程中尤为重要。

（一）知情同意、友善沟通

医师要遵循“以人为本”的服务理念，理解患者的焦虑心理，充分尊重患者。检查前后洗手或用消毒液擦手，必要时穿隔离衣，戴口罩和手套，做好消毒、隔离工作，避免交叉感染。检查时医师仪表端庄，仪态大方，运用得体的称呼用语礼貌介绍自己，向患者详细说明检查的原因、目的、要求及患者需配合的事项，以便取得患者的同意和配合。确保室内温度适宜，环境安静，光线适当。在检查时给予患者关怀，对异性患者的操作要态度庄重，体现高度的责任感。对患者要了解的病情和检查中的疑问要耐心细致地解答。检查

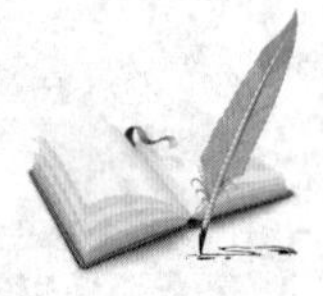

结束要对患者的配合表示感谢，简要说明体检发现及注意事项，介绍进一步检查计划，但初学者应注意资料的准确性，掌握沟通的分寸。

（二）严谨认真、动作规范

医师应有扎实的医学理论知识，严谨认真的工作态度。体格检查中各器官系统的检查内容、顺序、方法等都是多年临床实践经验的总结，是进行健康评估的依据，更是记录在病历内的重要法律文件。检查时医师位于患者右侧，一般要求患者卧位，背部检查可取坐位，不能坐起者只能侧卧进行，注意保护患者隐私，依次充分暴露被检部位。养成遵循顺序进行检查的习惯，尽可能做到在一个体位完成尽可能多的检查。通常首先进行生命体征和一般检查，然后检查头、颈、胸、腹、脊柱、四肢和神经系统等，必要时进行生殖器、肛门和直肠检查。根据病情轻重等因素可调整检查顺序，利于及时处理患者。检查时操作规范，力度适当，注意左右及邻近部位的对照检查，尽量避免交叉感染。

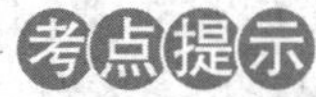

体格检查时要位于患者右侧，选择合适体位。

（三）实事求是、知行合一

体格检查是对患者进行身体评估的过程，全面系统的检查给疾病的诊断和病情变化提供可靠依据。因此，体格检查要把握实事求是的原则，保证检查的客观性。体格检查内容繁多，初学者要认真学习，结合问诊对患者进行全面而有重点的检查，使检查内容既能涵盖住院病历的内容，又能重点反映患病的器官系统特征。对所检查的结果如实全面记录，如有遗漏应及时补充，不能脱离实际主观臆断，更不能熟视无睹，轻视体格检查中的细微异常。通过反复实践，学生要对检查内容和方法熟练掌握，理解检查的正常结果和异常体征的意义，了解检查的科学含义。在不断的实践中善于总结和思考，联系疾病的病因和机理，深入到体征的病理学深度，提出合理的初步诊断，再结合临床诊断反复印证，从而明确检查的必要性和重要意义。

（四）注重操作、反复练习

体格检查是医师临床的一项重要基本功，有很强的技术性。医师不仅要掌握一般的检查方法，对于特殊的手法技巧也要反复练习。初学者要熟悉各系统的检查内容和方法，深入理解各种方法的科学原理，严格掌握检查手法的行为准则，操作时动作标准，检查部位准确，力度合理。要具备熟练进行全面、有序、规范体格检查的能力，不仅需要通过课堂学习及观看视频演示操作方法，更要在练习时反复琢磨，力求操作协调灵活，动作轻柔规范。比如甲状腺的检查不仅要选择合适的手法，还要在练习时反复体会，遇到有阳性体征的患者才能更深刻理解。正确检查所查到的体征对疾病诊断具有重要价值。比如心脏杂音、腹腔积液等的发现，对临床的进一步检查及明确诊断都有参考意义。体格检查所得的结论与辅助检查相互支持，在不断实践中积累经验，有利于发现更多有价值的体征。

（五）灵活检查、酌情对待

体格检查固然重要，面对急危重症患者通常检测生命体征后需立即给予抢救治疗，其他项目待病情平稳后补充完成。对待患者的检查态度应一视同仁，但不同年龄的患者具有各自特点，要区别对待。比如给老年人进行血压检查最好包括坐、卧、立位，可以了解患

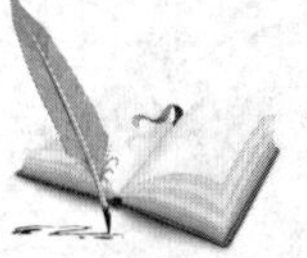

者循环代偿能力，尽可能两侧对比测量。由于老年人可有记忆力减退，视力、听力下降，检查时要态度和蔼，交谈中要有效了解患者的记忆力、智力、视力、听力等情况。

体格检查是建立临床思维的过程之一，也是获得客观临床资料的手段，还是与患者沟通、交流、建立信任的基础。医学生要具备扎实的医学知识，认真学习体格检查的方法和技巧，通过反复实践提升系统全面的检查能力，善于思考，灵活运用，并具备根据体格检查提出初步诊断和进一步检查的分析能力，形成良好的行为规范。学生在实践中要注重职业素质能力的提升，为今后的临床工作打下坚实的基础。

扫码“学一学”

第二节　基本方法

案例导入

患者，女，33岁。因“多尿、多饮1年，加重伴腹痛2天”就诊。1年前烦渴、多饮、多尿，诊断为2型糖尿病，应用胰岛素降糖治疗。1周前因出差中断胰岛素治疗，2天前多尿、多饮加重，出现下腹痛。自发病以来乏力，食欲减退，无发热，无呕吐，二便正常。既往无不洁饮食。查体：T 36.7℃，R 24次/分，BP 110/70 mmHg。神志清，浅表淋巴结不大。呼吸深大，有烂苹果味。双肺未见异常。心率112次/分，节律规整，各瓣膜听诊区未闻及杂音。腹平软，下腹压痛，无反跳痛及肌紧张。四肢无水肿。

请问：

1. 对该患者进行的体格检查方法有哪些？
2. 该患者可能的诊断是什么？

根据临床情景和目的的不同，体格检查可分为全身体格检查和重点体格检查。体格检查应用的基本方法有五种，即视诊、触诊、叩诊、听诊和嗅诊。体格检查时医师运用自己的感官和利用简单的工具，应用不同的方法对患者各个器官系统逐一检查。

一、视诊

视诊（inspection）是医师用眼睛观察患者全身或局部表现的诊断方法。视诊包括全身视诊和局部视诊。全身视诊用于观察患者全身一般状态和许多直观体征，如年龄、发育、营养、意识、面容、体位、步态等。某些危重患者在视诊时即可发现重要征象，如哮喘急性发作时的喘息状态、酮症酸中毒的昏迷状态，医师在发现后可立即采取检查和救治措施。局部视诊用于观察患者身体各部分的改变，如皮肤、黏膜、五官、头颈、胸廓、腹形、肌肉、骨骼、关节外形等。特殊部位的视诊需借助某些仪器，如鼓膜、鼻腔、眼底、喉等需借助耳镜、鼻镜、检眼镜及内镜等。

视诊通常能提供重要的诊断资料和线索，一些疾病仅用视诊就可明确诊断。视诊简单易行，适用范围广泛，但有些医师临床经验有限，常常忽视这一检查方法。医师进行体格检查时要养成首先运用视诊的习惯，敏锐观察患者的全身及局部，细心发掘异常体征，综合其他检查方法，结合全身表现才能发现和确定有重要诊断意义的体征。

二、触诊

触诊（palpation）是医师通过手接触被检查部位时的感觉来进行判断的一种方法。其可以深入检查视诊发现的异常征象，也可以补充视诊未明确的体征。触诊可以感知体表的体温、震颤，也可以感知深度的压痛、摩擦感。触诊适用范围广，特别是腹部检查更为重要，如确定腹部包块的位置、大小、轮廓、表面性质、硬度等。

根据手部不同位置对触觉、震动觉、温度觉敏感程度不同，通常用手指指腹、掌指关节部掌面、手背皮肤进行触诊。根据检查目的不同而施加的压力轻重不同，触诊可分为浅部触诊法和深部触诊法。

（一）浅部触诊法

触诊时，将一手平放在被检查部位，用并拢的指腹或手掌尺侧部分以掌指关节和腕关节的旋转或滑动方式间断轻压触摸，不要在整个腹壁上滑动（图 2－2）。检查动作轻柔，避免用指尖按压。浅部触诊适用于体表浅在病变（关节、软组织、浅部动脉、静脉、神经、阴囊等）的检查。腹部浅部触诊可触及的深度约为 1 cm，嘱受检者肌肉放松，以利于检查腹部有无压痛、抵抗感、搏动、包块和脏器肿大等。浅部触诊也常在深部触诊前进行，有利于患者做好接受深部触诊检查的心理准备。

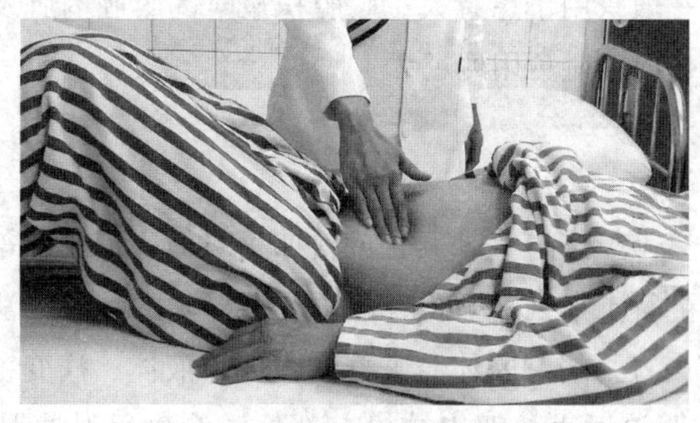

图 2－2 浅部触诊法

（二）深部触诊法

深部触诊法可用单手或双手重叠由浅入深，嘱受检者配合呼吸，逐渐加压以达到深部触诊的目的（图 2－3）。腹部深部触诊法常可触及 2 cm 以上的深度，有的甚至可达 4～5 cm，主要用于检查腹腔病变和脏器情况。根据检查目的和手法不同可分为以下几种。

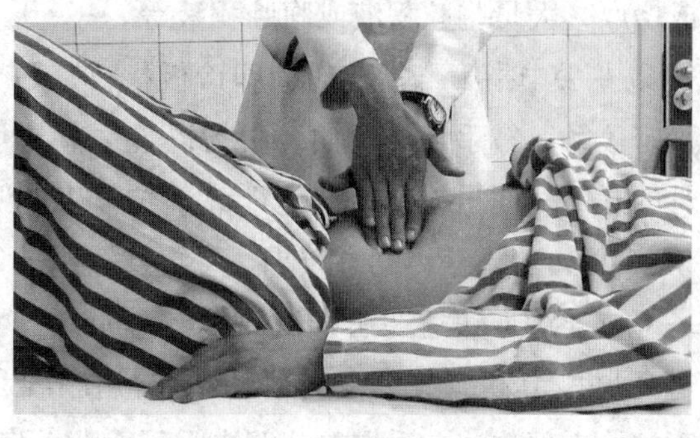

图 2－3 双手触诊法

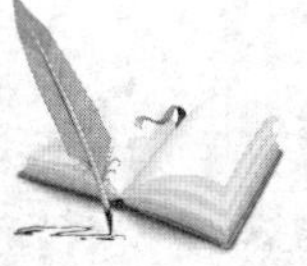

1. 深压触诊法 触诊时用一个或两个并拢的手指逐渐深压被检查部位，此法用于确定腹腔压痛点或探测腹腔深部病变的位置，如阑尾压痛点、胆囊压痛点等。检查反跳痛时，在手指深压的基础上稍停片刻，待疼痛感略缓解迅速将手抬起，并询问患者是否感觉疼痛加重或观察患者是否出现痛苦表情。

2. 深部滑行触诊法 嘱患者平静呼吸，或与患者谈话转移其注意力，使腹肌松弛。医师用右手并拢的示、中、环指平放在腹壁上，以指端逐渐触向腹腔的脏器或包块，触及包块时上下左右滑动触摸，如触及肠管或索条状包块，应向与包块长轴相垂直的方向进行滑动触诊。此方法常用于检查腹腔深部包块和胃肠病变。

3. 双手触诊法 医师左手掌置于被检查脏器或包块的背后部，右手中间三指并拢平置于腹壁被检查部位，左手掌向右手方向托起，使被检查的脏器或包块位于双手之间并更接近体表，有利于右手触诊检查。此方法用于检查肝、脾、肾和腹腔肿物。

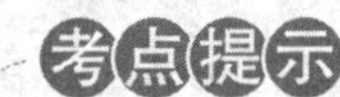

触诊时手指并拢，以指腹或掌面运用不同方法检查。

4. 冲击触诊法 也称浮沉触诊法，检查时，医师并拢右手中间三个手指，以70°～90°角向腹壁相应触诊的部位，做数次急速而较有力的冲击动作，指端会有腹腔脏器或包块浮沉的感觉。手指急速冲击时，在脏器或包块表面的腹腔积液暂时移去，指端易于触及肿大的肝脾或腹腔包块，故此方法一般只用于患者大量腹腔积液时的腹腔内脏及包块检查。冲击触诊会使患者感到不适，操作时应避免用力过猛。

三、叩诊

叩诊（percussion）是医师用手指直接或间接叩击身体表面某一部位，使之震动而产生音响，根据震动和声响的特点来判断被检查部位有无异常的一种方法。叩诊通过触觉感知的震动和听觉接收到的声音强弱判断体腔脏器内气体、液体、病变范围及心脏、肺脏、肝脾的边界。此外用手或叩诊锤直接叩击被检查部位，诊察反射情况和有无疼痛反应也属叩诊。

（一）叩诊方法

根据叩诊的目的和手法的不同可分为直接叩诊法和间接叩诊法两种。

1. 直接叩诊法 检查时医师并拢右手中间三手指，用其掌面直接叩击被检查部位，借助于叩击的反响和指下的震动感来判断病变情况。此法适用于胸部和腹部范围较广泛的病变，如气胸、胸膜粘连或增厚、大量胸腔积液或腹腔积液等。

2. 间接叩诊法 医师以左手中指第二指节作为叩诊板指，紧贴于被检查部位，其他手指稍微抬起，勿与体表紧密接触；右手自然弯曲，中指以腕关节与掌指关节的活动用指端叩击左手中指第二节指骨的远端，叩击方向垂直于叩诊部位体表，叩击后立即抬起右手中指。每一部位连续叩击2～3下，若未获得满意效果，可再连续叩击2～3下（图2－4）。

叩诊时要避免在同一部位连续地快速叩击，以免影响对叩诊音的分辨。叩击动作要灵活、短促、富有弹性，避免肘关节和肩关节参与运动。在检查肝区或肾区有无叩击痛时，医师可将左手手掌平置于被检查部位，右手握拳，叩击左手手背，询问患者有无疼痛。

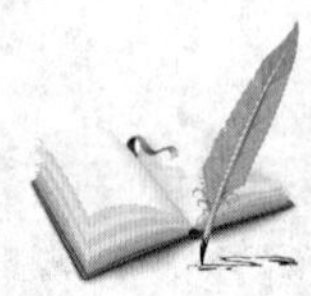

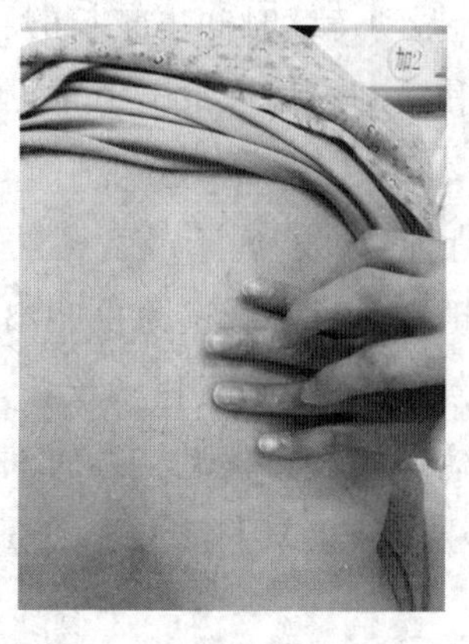

正面

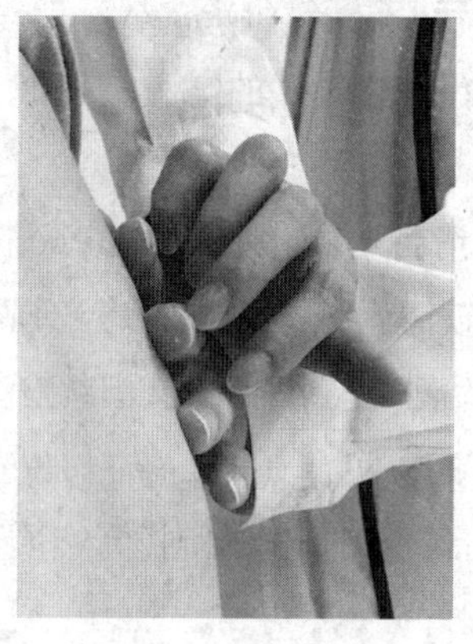

侧面

图 2-4 间接叩诊法

(二) 叩诊音

叩诊时被叩击部位产生的反响称为叩诊音。由于被叩击部位组织或器官的密度、弹性、含气量及与体表的间距不同，叩诊的音响亦不相同。根据音响的频率（高音者调高，低音者调低）、振幅（大者音响强，小者音响弱）和是否乐音（音律和谐）的不同，可分为清音、浊音、鼓音、实音、过清音五种（表 2-1）。

表 2-1 几种叩诊音及其特点

叩诊音	音响强度	音调	持续时间	正常出现部位
清音	强	低	长	正常肺部
浊音	较强	较高	较短	心、肝被肺缘遮盖的部分
鼓音	强	高	较长	胃泡区和腹部
过清音	更强	更低	更长	正常成人不出现，见于肺气肿患者
实音	弱	高	短	实质脏器部分

1. 清音 清音（resonance）是一种音响不甚一致的非乐性音，频率为 100～128 次/秒，振动持续时间较长。浊音属于正常肺部的叩诊音，提示肺组织的弹性、含气量、致密度正常。

2. 浊音 浊音（dullness）是一种音调较高、音响较弱、振动持续时间较短的非乐性叩诊音。除音响外，板指所感到的振动也较弱。通常在叩击被少量含气组织覆盖的实质脏器时产生，如叩击心或肝被肺段边缘所覆盖的部分，或在病理状态下如肺炎（肺组织含气量减少）的叩诊音。

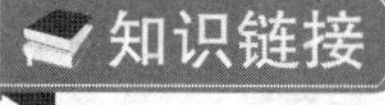

叩诊音的影响因素

叩诊部位液体较少、空气较多时，叩诊音响度越大，频率低；随着液体越来越多，空气越来越少，响度降低，频率升高。浊音即空气中掺有部分实质，叩诊音浊时应注意有无胸大肌发达、肥胖、乳房较大等因素。

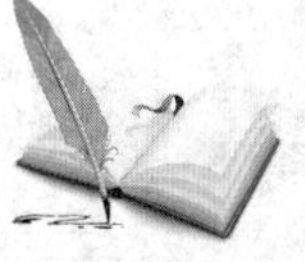

3. 鼓音　鼓音（tympany）是一种音响比清音更强，振动持续时间也较长的和谐乐音。在叩击含有大量气体的空腔脏器时出现，可见于胃泡区和腹部，病理情况下常见于肺内空洞、气胸、气腹等。

4. 过清音　过清音（hyperresonance）介于鼓音与清音之间，属于鼓音范畴的一种变音，音调较清音低，音响较清音强，为一种类乐性音。正常儿童因胸壁薄可叩出相对过清音，成人病理状态下见于肺组织含气量增多、弹性减低的疾病，如肺气肿。

5. 实音　实音（flatness）是一种音调较浊音更高，音响更弱，振动持续时间更短的一种非乐性音，如叩击心和肝等实质脏器所产生的音响。在病理状态下常见于大量胸腔积液或肺实变等。

四、听诊

听诊（auscultation）是医师直接或借助听诊器（图2-5）根据患者身体各部分发出的声音判断正常与否的一种诊断方法。

广义的听诊包括任何声音，如语声、呼吸声、咳嗽声和呃逆、嗳气、啼哭、呻吟、呼叫发出的声音以及肠鸣音、骨擦音等，这些声音可对临床诊断提供有用的线索。听诊在心、肺检查更为重要，与疾病诊断和病情判断密切相关。根据方法不同，听诊可分为直接听诊和间接听诊两种。

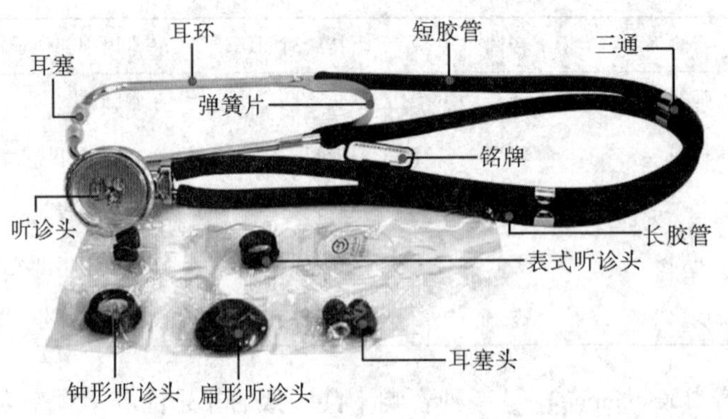

图2-5　听诊器及其体件

（一）直接听诊法

直接听诊法（direct auscultation）是医师将耳直接贴附于受检者的体壁上进行听诊，这种方法所能听到的体内声音很弱，只在某些特殊和紧急情况下才会采用。

（二）间接听诊法

间接听诊法（indirect auscultation）是医师用听诊器进行听诊的一种方法。听诊器由耳件、体件和软管三部分组成，其长度应与医师手臂长度相适应。体件有钟型和膜型两种类型，钟型体件适用于听取低调声音，如二尖瓣狭窄的隆隆样舒张期杂音，使用时应轻触体表被检查部位，避免体件与皮肤摩擦产生附加音；膜型体件适用于听取高调声音，如主动脉瓣关

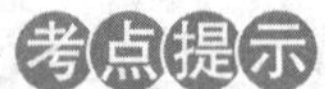

听诊部位正确，按顺序依次检查。

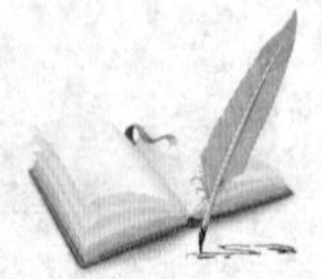

闭不全的杂音及呼吸音等，使用时应紧触体表被检查部位。检查时依据听诊情况，选择适当体件。此法方便，可在任何体位听诊时应用。因听诊器对声音有放大作用，且能阻断环境噪音，听诊效果好，应用范围广，除主要用于心、肺、腹的听诊外，还可听取血管音、皮下气肿音、关节活动音等。

五、嗅诊

嗅诊（olfactory examination）是通过嗅觉来判断发自患者的异常气味与疾病之间关系的一种方法。

来自患者皮肤、黏膜、血液、脓液、呼吸道、呕吐物、排泄物和分泌物等的气味，其特点和性质因疾病不同也有差异。嗅诊直接、快捷，在临床工作中细心使用，掌握这些异常气味再结合其他检查，对疾病的初步判断有利。酸性汗液见于风湿热和长期服用水杨酸、阿司匹林等药物的患者。呼气呈刺激性蒜味见于有机磷杀虫药中毒；呈烂苹果味见于糖尿病酮症酸中毒者；呈氨味见于尿毒症者。正常痰液无特殊气味，痰液若呈恶臭味，提示厌氧菌感染，见于支气管扩张症或肺脓肿。恶臭的脓液可见于气性坏疽。呕吐物出现粪臭味见于长期剧烈呕吐或肠梗阻患者；呕吐物混有脓液并有令人恶心的烂苹果味，可见于胃坏疽。尿液呈浓烈氨味，见于膀胱炎，由于尿液在膀胱中被细菌发酵所致。粪便呈腥臭味，见于细菌性痢疾；粪便呈肝腥味，见于阿米巴性痢疾。

六、注意事项

与前述的体格检查职业素质要求相同，检查前确保环境安静、温暖，医师要与患者做好沟通，取得患者配合。检查过程中操作应规范，用力要均匀适当，随时观察患者表情。根据检查目的及部位不同给患者选择合适的体位。不同的检查方法还有一些特殊的注意事项。

触诊下腹部时，应嘱患者排空膀胱，避免将充盈的膀胱误认为腹腔包块，有时也需排便后检查。应注意病变的部位、特点、毗邻关系，以明确病变的性质和来源。

一般叩诊可达到的深度是 5 ~ 7 cm。叩诊力量要依据检查部位、病变组织性质、范围大小或位置深浅等因素而定。检查部位范围小或位置浅，可轻叩，如确定心脏、肝脏相对浊音界时；检查部位范围比较大时，则需要用中度力量叩诊，如确定心、肝绝对浊音界时；若病灶位置距体表达 7 cm 左右时则需用重叩。

叩诊时应自上而下，从一侧至另一侧，注意对称部位的比较与鉴别。还要注意不同病灶震动感的差异，两者应相互配合。

听诊前检查耳件是否向前，佩戴后调整方向。检查硬管和软管管腔是否通畅。切忌隔着衣服听诊，避免与衣物纤维摩擦产生附加音，同时要避免患者由于寒冷肌束颤动而出现的附加音。听诊时注意力集中，摒除呼吸音与心音间的干扰，必要时嘱患者控制呼吸配合听诊。

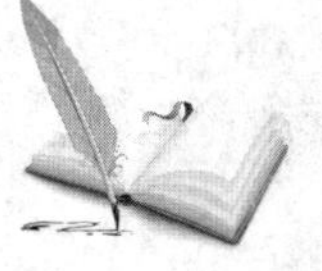

扫码"学一学"

第三节 一般检查

☞案例导入

患者，女，42岁。因"突眼、颈部增粗伴心悸2个月"就诊。2个月前因精神刺激出现心悸，心悸为持续性，活动时加重，无胸闷、气短、夜间阵发性呼吸困难，眼睑水肿，眼球逐渐突出，颈部增粗。自发病以来自觉乏力，多食易饥，大便4~5次/日，为黄色软便，睡眠欠佳，情绪烦躁。既往无特殊病史。否认特殊疾病家族史。

请问：

1. 需要做哪些体格检查？
2. 异常体征有何临床意义？

一般检查是了解患者全身状况的第一步，对评价病情的严重程度有重要意义，为进一步检查提供依据，对临床诊断有极大价值。一般检查以视诊为主，配合触诊、听诊、嗅诊，主要包括全身状态（性别、年龄、生命体征、发育与体型、营养状态、意识状态、语调与语态、面容与表情、体位、姿势、步态）、皮肤和淋巴结。

一、全身状态检查

（一）性别

因正常人的性征很明显，性别不难判断。性征的正常发育与雌激素和雄激素有关，雄激素对男性的性别分化、性器官和第二性征的发育和维持有重要作用，对女性大阴唇和阴蒂的发育有影响；雌激素对女性阴道、卵巢、输卵管、子宫的发育和维持，以及乳腺等第二性征的发育起重要作用。很多疾病的发生与性别有一定的关系，某些疾病也可引起性征发生改变。

1. 性别与某些疾病发生率有关 男性冠心病、痛风的发病率高于女性，甲型血友病常见于男性。甲状腺疾病和系统性红斑狼疮多见于女性。

2. 某些疾病对性征的影响 肝硬化或某些支气管肺癌可使男性患者乳房发育，以及出现其他第二性征改变（如皮肤、毛发分布及声音改变）。肾上腺皮质肿瘤或长期使用肾上腺皮质激素，可导致女性患者出现男性化。

3. 性染色体异常影响性发育和性征 性染色体数目和结构异常可影响性发育和性征，导致两性畸形。

（二）年龄

年龄（age）与疾病的发生及预后有密切的关系，如佝偻病、白喉多发生于幼儿；结核病、风湿热多发生于青少年；动脉硬化性疾病和某些癌肿多发生于老年。通常通过问诊可得知年龄；如患者昏迷或死亡时，可通过观察皮肤的弹性与皱纹、毛发的颜色和分布、牙齿的状态、肌肉的状态等对年龄进行大体上的判断。

（三）生命体征

生命体征（vital sign）是评价生命活动存在与否及其质量的重要依据，是反映病情变化的重要指标，为体格检查时的必检项目。生命体征包括体温、脉搏、呼吸和血压，测量结束后应及时、准确地记录于病历和体温记录单上。

1. 体温

体温（temperature）是指人体内部的温度，常用体温计对口腔、腋窝或直肠等测量的温度代表。

（1）体温测量方法及正常范围　体温测量方法要规范，结果需准确，记录应及时。国内按摄氏法进行记录。水银体温计最常用，近年来逐渐应用电子体温计和红外线体温计。根据检查的部位和方法不同分为以下 5 种。

1）腋测法：将消毒后的体温计头端置于患者腋窝深处，嘱患者用上臂将体温计夹紧，10 分钟后取出并读数。正常值为 36 ~ 37℃。使用该法时，首先清除影响体温测试的物品，避免受到冷热刺激，然后将腋窝汗液擦干，以免影响测定结果。该法简便、安全，且不易发生交叉感染，为最常用的体温测定方法。

2）口测法：将消毒后的体温计置于患者舌下，为避免冷空气进入口腔，嘱其紧闭口唇，用鼻呼吸，5 分钟后取出并读数。正常值为 36.3 ~ 37.2℃。该法结果较为准确，但不能用于婴幼儿及神志不清者。

3）肛测法：让患者取侧卧位，将肛门体温计头端涂以润滑剂后，缓慢插入肛门内达体温计长度的一半为止，5 分钟后取出并读数。正常值为 36.5 ~ 37.7℃。肛测法一般较口测法读数高 0.2 ~ 0.5℃。该法测值稳定，多用于婴幼儿及神志不清者。

4）耳测法：患者取坐位，用红外线耳式体温计测量鼓膜的温度。测量时要注意把握测量距离，以免数值不稳定。此法快速、便捷，多用于婴幼儿。

5）额测法：使用红外线额式体温计测量额头部温度，仅用于体温筛查。

临床上以口腔温度为标准，体温高于正常称为发热，体温低于 35℃ 称为体温过低。运动或进食后体温略高；月经期前或妊娠期妇女体温略高。年老体弱、甲状腺功能低下、休克等可有体温过低。

（2）体温的记录方法　首次体格检查应记录体温，此后按时间间隔记录并描绘出体温曲线。生理情况下，早晨体温略低，下午略高，在 24 h 内波动幅度一般不超过 1℃。多数发热性疾病，其体温曲线的变化具有一定的规律性，称为热型。

（3）体温测量误差的常见原因　临床上有时出现体温测量结果与患者的全身状态不一致，应对其原因进行分析。引起误差的常见原因有以下几个方面：①测量前未将体温计的汞柱甩到 35℃ 以下，致使结果高于实际体温。②未清除局部放置冰袋或热水袋等，检测前用冷热水漱口或饮用冷热水等。③采用腋测法时，患者由于明显消瘦、衰弱而未能将体温计夹紧，致使测量结果低于实际体温。

2. 呼吸　检查呼吸（respiration）时要通过观察胸、腹部的起伏判断呼吸类型，并记录患者呼吸的频率、节律、深度等，记数时间 1 分钟。详见肺脏检查。

3. 脉搏　通常以触诊法检查脉搏（pluse），以检查

> **考点提示**
>
> 测量前体温计汞柱甩到 35℃。腋测法，先擦干腋窝汗液，清除干扰因素。

桡动脉最常见，也可检查颞动脉、颈动脉、肱动脉和足背动脉等，并记录脉搏的频率、节律、强弱等。详见血管检查。

4. 血压 血压（blood pressure，BP）通常指体循环动脉血压，是重要的生命体征。测量动脉血压的高低方法详见血管检查。

（四）发育与体型

1. 发育 发育（development）应通过患者年龄、智力和体格成长状态之间的关系进行综合评价。身体的发育受种族遗传、内分泌、营养代谢、生活条件及体育锻炼等多种因素的影响。

成人发育正常的指标包括：①头长为身高的1/7 ~ 1/8；②坐高约等于下肢的长度；③身体上部量（头顶至耻骨联合上缘的距离）与下部量（耻骨联合上缘至足底距离）大致相等；④胸围为身高的一半；⑤双上肢展开后，左右指端的距离与身高基本一致。正常人各年龄组的身高与体重之间存在一定的对应关系。

出生后随年龄的增长，每年增高的厘米数称为生长速度。发育正常者，其年龄、智力与体格状态协调一致。随年龄增长体格不断成长，共有两个身高增长高峰期。第一个高峰期在出生后2岁以内，特别是出生后第一年。第二个高峰期在青春期，由于生长激素调节可出现一段生长速度加快的急速成长期，称为青春期骤长，这是正常的发育状态。此期每年女孩身高平均增加8厘米，男孩增加约10厘米。青春期不仅身高增长，体格及身体的相应部位也出现变化，如肌肉、骨骼和脂肪等，并出现性征发育。

病态发育主要与内分泌的改变相关。甲状腺激素促进体格发育，影响胎儿和婴幼儿大脑细胞蛋白质合成和神经细胞正常发育，胎儿和婴幼儿时期甲状腺激素缺乏可导致体格矮小和智力低下，称为呆小病（cretinism）。生长激素是唯一促进骨骼线性增长的激素，发育成熟后，如出现垂体前叶功能亢进，生长激素分泌过多可致体格异常高大，称为巨人症（gigantism）；发育成熟前如生长激素缺乏可致体格异常矮小称为垂体性侏儒症（puitary dwarfism）。性激素决定第二性征的发育，当性激素分泌受损，可导致第二性征的改变，男性患者出现“阉人”征（eunuchism），表现为上、下肢过长，骨盆宽大，无胡须、毛发稀少，皮下脂肪丰满，外生殖器发育不良，发音女声；女性患者出现乳房发育不良、闭经、体格男性化、多毛、皮下脂肪减少、发音男声。性激素对体格亦具有一定的影响，性早熟儿童，患病初期可较同龄儿童体格发育快，但常因骨骺过早闭合限制其后期的体格发育。婴幼儿时期营养不良亦可影响发育，如维生素D缺乏时可致佝偻病（rachitis）。

2. 体型 体型（habitus）是身体各部发育的外观表现，包括骨骼、肌肉的生长与脂肪分布的状态等。成年人的体型可分为以下3种。

（1）无力型 亦称瘦长型，表现为体高肌瘦、颈细长、肩窄下垂、胸廓扁平、腹上角小于90°。

（2）正力型 亦称匀称型，表现为身体各个部分结构匀称适中，腹上角90°左右，见于多数正常成人。

（3）超力型 亦称矮胖型，表现为体格粗壮、颈粗短、面红、肩宽平、胸围大、腹上角大于90°。

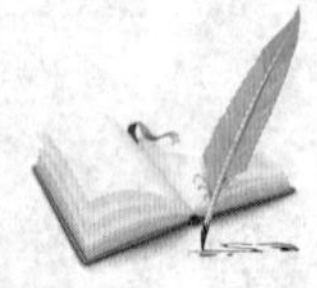

（五）营养状态

营养状态（state of nutrition）与个体对食物的摄入、消化、吸收和代谢等因素密切相关，可作为鉴定健康和疾病程度的标准之一。营养状态异常通常采用肥胖和消瘦进行描述。

营养状态一般较易评价，通常根据皮肤、毛发、皮下脂肪、肌肉的发育情况，结合年龄、身高和体重进行综合判断。最简便而迅速的方法是观察皮下脂肪充实的程度，由于前臂屈侧或上臂背侧下1/3处脂肪分布的个体差异最小，为判断脂肪充实程度最方便和最适宜的部位。此外，在一定时间内监测体重的变化亦可反映机体的营养状态。由于体重受身高影响较大，通常用体重指数（body mass index，BMI）衡量体重是否标准。计算公式为：BMI＝体重（kg）/身高的平方（m^2）。世界卫生组织（WHO）BMI正常标准为18.5～24.9。

临床上通常用良好、中等、不良三个等级对营养状态进行描述。①良好：黏膜红润、皮肤光泽、弹性良好，皮下脂肪丰满而有弹性，肌肉结实，指甲、毛发润泽，肋间隙及锁骨上窝深浅适中，肩胛部和股部肌肉丰满。BMI在正常范围或略高于正常。②不良：皮肤黏膜干燥、弹性降低，皮下脂肪菲薄，肌肉松弛无力，指甲粗糙无光泽，毛发稀疏，肋间隙、锁骨上窝凹陷，肩胛骨和髂骨嶙峋突出。BMI明显低于正常。③中等：介于两者之间。

营养状态异常包括营养不良和营养过剩两个方面。

1. 营养不良　由于摄食不足或（和）消耗增多而表现为体重减轻。当体重减轻低于正常（标准体重）的10%时称为消瘦（ernaciation），极度消瘦者称为恶病质（cachexia）。营养不良的主要因素是消耗过多和摄入不足。常见于长期或严重的疾病，如消耗性疾病、活动性结核、肿瘤、甲状腺功能亢进症等；食管、胃肠道、肝、肾及神经系统及等内脏疾病引起的严重恶心、呕吐所致摄食障碍；胃、肠、胰腺、肝脏及胆道疾病引起消化液或酶的合成和分泌减少所致消化、吸收障碍。慢性消耗性疾病的影响，如长期活动性肺结核、恶性肿瘤、代谢性疾病、内分泌疾病，出现糖、脂肪和蛋白质的消耗过多。

2. 营养过剩　体内中性脂肪积聚过多，主要表现为体重增加，当超过标准体重的20%以上者称为肥胖（obesity），按WHO的标准为BMI≥30，我国标准为BMI≥28。肥胖的最常见原因为热量摄入过多，超过消耗量，表现为全身脂肪分布均匀，身体各个部位无异常改变，常有一定的遗传倾向，在儿童期患者表现为生长较快，青少年患者可有外生殖器发育迟缓。主要由某些内分泌疾病所致的肥胖为继发性肥胖。如肥胖性生殖无能综合征、肾上腺皮质功能亢进、甲状腺功能减退症等可引起具有一定特征的肥胖和性功能障碍。肥胖还与生活方式、运动和精神因素有关。

（六）意识状态

意识（consciousness）是大脑功能活动的综合表现，即对环境的知觉状态。意识活动主要包括认知、思维、情感、定向和记忆五个方面。正常人意识清晰，定向力正常，反应敏锐精确，思维和情感活动正常，语言流畅，具有良好的判断力。凡能影响大脑功能活动的疾病均可引起程度不等的意识改变，称为意识障碍。患者可出现兴奋不安、思维紊乱、情感活动异常、语言表达能力减退或失常、无意识动作增加等。

根据意识障碍的程度可将其分为嗜睡、意识模糊、谵妄、昏睡以及昏迷。通常通过问诊了解患者的意识状态，对较为严重者通过痛觉试验、瞳孔反射等进行检查。

（七）语调与语态

语调（tone）指言语过程中的音调。喉部炎症、结核和肿瘤可引起声音嘶哑，喉返神经麻痹可引起音调降低和语音共鸣消失，脑血管意外可引起音调变浊和发音困难。语音障碍可分为失音（不能发音）、失语（不能言语，包括运动性失语和感觉性失语）和口吃。

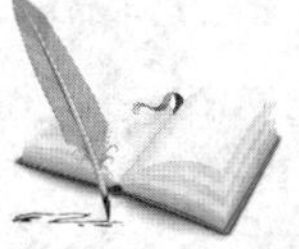

语态（voice）指言语过程中的节奏。语态异常指语言节奏紊乱，出现语言不畅，快慢不均，音节不清，见于震颤麻痹、舞蹈症、手足徐动症等。

（八）面容与表情

面容（facial features）是指面部呈现的状态；表情（expression）是在面部或姿态上思想感情的表现。健康人表情自然，神态安怡。患病后因病痛困扰，常出现痛苦、忧虑或疲惫的面容与表情。某些疾病发展到一定程度时，出现特征性的面容与表情，对疾病的诊断具有重要价值。

面容和表情的检查主要通过视诊确定，临床上常见的典型面容改变有以下几种。

1. 急性病面容 面色潮红，鼻翼扇动，表情痛苦，有时有口唇疱疹。多见于急性感染性疾病，如肺炎球菌肺炎、疟疾等。

2. 慢性病面容 面容憔悴，面色晦暗或苍白无华，目光暗淡。见于慢性消耗性疾病，如肝硬化、恶性肿瘤等。

3. 病危面容 面部瘦削，面色苍白或铅灰，表情淡漠，眼窝深陷，目光无神，鼻骨峭耸。见于脱水、大出血、严重休克、急性腹膜炎等。

4. 贫血面容 面色苍白，唇舌色淡，表情疲惫。见于各种原因所致的贫血。

5. 二尖瓣面容 面色晦暗、双颊紫红、口唇轻度发绀（图2-6）。见于风湿性心瓣膜病、二尖瓣狭窄。

6. 肝病面容 面色晦暗，额部、鼻背、双颊有褐色色素沉着。见于慢性肝脏疾病。

7. 肾病面容 面色苍白，眼睑、颜面水肿，舌色淡、舌缘有齿痕。见于慢性肾脏疾病。

8. 伤寒面容 表情淡漠，反应迟钝呈无欲状态。见于肠伤寒、脑脊髓膜炎、脑炎等高热衰竭患者。

9. 面具面容 面部呆板、无表情，似面具样。见于震颤麻痹、脑炎等。

10. 苦笑面容 牙关紧闭，面肌痉挛，呈苦笑状。见于破伤风。

11. 甲状腺功能亢进面容 表情惊愕，眼球凸出，眼裂增宽，目光炯炯，兴奋不安，烦躁易怒（图2-6）。见于甲状腺功能亢进症。

12. 黏液性水肿面容 面色苍黄，颜面水肿，睑厚面宽，目光呆滞，反应迟钝，眉毛、头发稀疏，舌色淡、肥大（图2-6）。见于甲状腺功能减退症。

13. 肢端肥大症面容 头颅增大，面部变长，下颌增大、向前突出，眉弓及两颧隆起，唇舌肥厚，耳鼻增大（图2-6）。见于肢端肥大症。

14. 满月面容 面圆如满月，皮肤发红，常伴痤疮和胡须生长（图2-6）。见于Cushing综合征及长期应用糖皮质激素者。

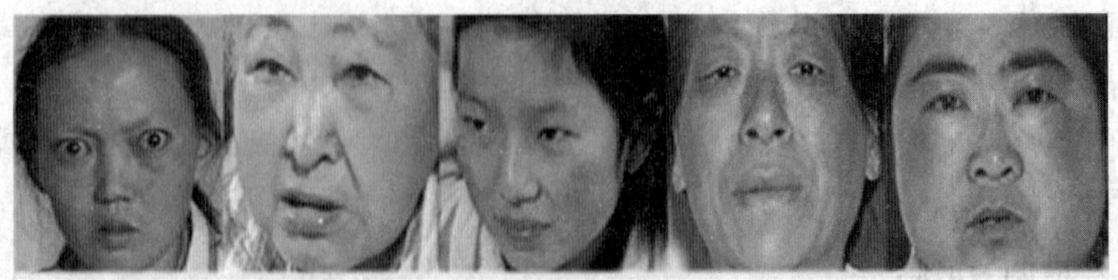

甲亢面容　黏液性水肿面容　二尖瓣面容　肢端肥大症面容　满月面容

图2-6 异常面容

（九）体位

体位（position）是指患者身体所处的状态。体位的改变对某些疾病的诊断具有一定的意义。常见的体位有以下几种。

1. 自主体位　身体活动自如，不受限制。见于正常人、轻症和疾病早期患者。

2. 被动体位　患者不能自己调整或变换身体的位置。见于极度衰竭或意识丧失者。

3. 强迫体位　患者为减轻痛苦，被迫采取某种特殊的体位。临床上常见的强迫体位可分为以下几种。

（1）强迫仰卧位　患者被迫仰卧，双腿屈曲，借以减轻腹部肌肉的紧张程度。见于急性腹膜炎等。

（2）强迫俯卧位　俯卧位可减轻脊背肌肉的紧张程度。见于脊柱疾病。

（3）强迫侧卧位　可限制患侧胸廓活动而减轻疼痛，有利于健侧代偿呼吸。见于一侧胸膜炎和大量胸腔积液的患者。

（4）强迫坐位　亦称端坐呼吸（orthopnea），患者坐于床沿，两手撑在膝盖或床边。该体位便于辅助呼吸肌参与呼吸运动，加大膈肌活动度，增加肺通气量，并减少回心血量和减轻心脏负担。见于心、肺功能不全者。

（5）强迫蹲位　患者在活动过程中，因呼吸困难和心悸而停止活动并采用蹲踞位或膝胸位以缓解症状。见于先天性发绀型心脏病。

（6）强迫停立位　在步行时心前区疼痛突然发作，患者常被迫立刻站住，并以右手按抚心前部位，待症状稍缓解后才继续行走。见于心绞痛。

（7）辗转体位　患者辗转反侧，坐卧不安。见于胆石症、胆道蛔虫症、肾绞痛等。

（8）角弓反张位　患者颈及脊背肌肉强直，出现头向后仰，胸腹前凸，背过伸，躯干呈弓形。见于破伤风及小儿脑膜炎。

（十）姿势

姿势（posture）是指举止的状态。健康成人躯干端正，动作协调。正常的姿势主要依靠骨骼结构和各部分肌肉的紧张度来保持，但疲劳和情绪低落时可出现肩垂、弯背、拖拉蹒跚的步态。患者因疾病的影响，可出现姿势的改变。颈部动作受限提示颈椎疾病；充血性心力衰竭患者多愿采取坐位，当其后仰时可出现呼吸困难；胃、十二指肠溃疡或胃肠痉挛性疼痛发作时，患者常捧腹而行。

（十一）步态

步态（gait）指走动时所表现的姿态。健康人的步态因年龄、机体状态和所受训练的影响而有不同表现，如小儿喜急行或小跑，青壮年矫健快速，老年人则常为小步慢行。当患某些疾病时可导致步态发生显著改变，并具有一定的特征性，有助于疾病的诊断。常见的典型异常步态有以下几种。

1. 蹒跚步态　行走时身体左右摇摆似鸭行。见于佝偻病、大骨节病、先天性双侧髋关节脱位等。

2. 醉酒步态　行走时躯干重心不稳，步态紊乱不准确如醉酒状。见于小脑疾病、酒精及巴比妥中毒。

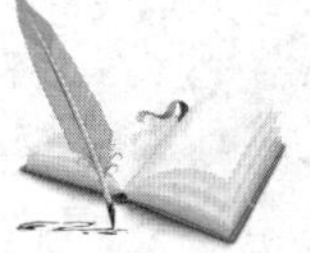

3. 共济失调步态　起步时一脚高抬，骤然垂落，且双目向下注视，两脚间距很宽，以

防身体倾斜，闭目时则不能保持平衡。见于脊髓亚急性联合变性、多发性硬化等脊髓后索病变患者。

4. 慌张步态 起步后小步急速趋行，身体前倾，有难以止步之势。见于震颤麻痹患者（图2－7）。

5. 剪刀步态 由于双下肢肌张力增高，尤以伸肌及内收肌张力增高明显，行走时两腿交叉如剪刀状（图2－8）。

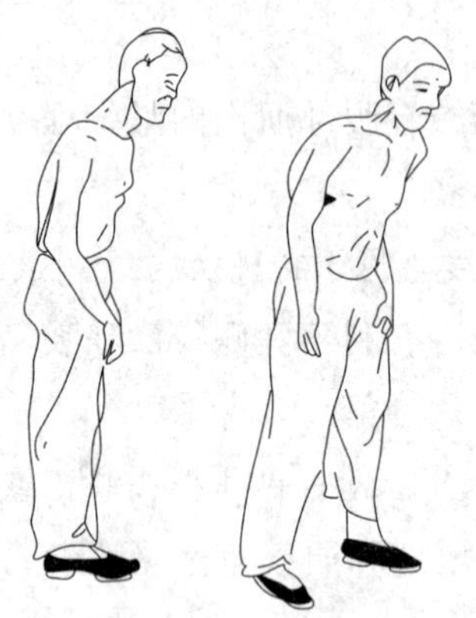

图2－7 慌张步态

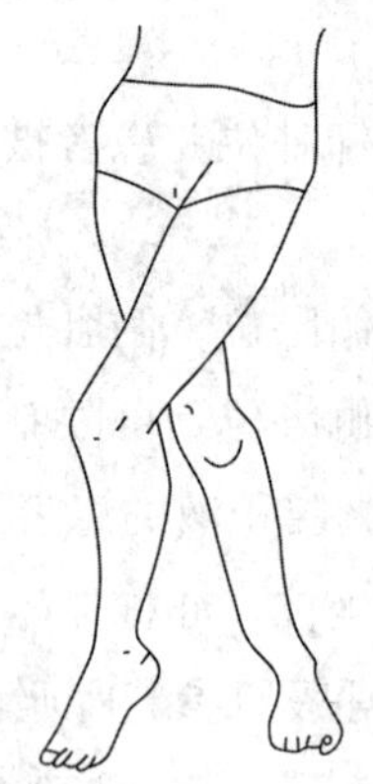

图2－8 剪刀步态

二、皮肤

皮肤是身体与外在环境间的屏障，具有重要的生理功能。皮肤的病变和反应可能是局部原因所致，也有的是全身病变所致。皮肤病变可表现为颜色、湿度、弹性的改变，也可出现皮疹、出血点、紫癜、水肿及瘢痕等。皮肤检查主要通过视诊观察，有时配合触诊。

（一）颜色

皮肤的颜色（skin color）与种族遗传、毛细血管的分布、血液的充盈度、色素量的多少、皮下脂肪的厚薄有关。

1. 苍白 皮肤黏膜苍白（pallor）是由贫血、末梢毛细血管痉挛或充盈不足所致，如寒冷、惊恐、休克、虚脱以及主动脉瓣关闭不全等。仅见肢端苍白，可能与肢体动脉痉挛或阻塞有关，如雷诺病、血栓闭塞性脉管炎等。

2. 发红 皮肤发红（redness）是由于毛细血管扩张充血、血流加速、血量增加以及红细胞量增多所致。生理情况下，运动、饮酒后血流加速和毛细血管扩张可导致皮肤发红；病理情况下皮肤发红见于发热性疾病，如肺炎球菌肺炎、猩红热、阿托品及一氧化碳中毒等。皮肤持久性发红见于 Cushing 综合征及真性红细胞增多症。

3. 发绀 发绀（cyanosis）是皮肤呈青紫色，常出现于口唇、耳郭、面颊及肢端。见于还原血红蛋白增多或异常血红蛋白血症。

4. 黄染 皮肤黏膜发黄称为黄染（stained yellow），常见的原因如下。

（1）黄疸 由于血清内胆红素浓度增高而使皮肤、黏膜、体液及其他组织黄染的现象为黄疸。当血清总胆红素浓度超过 34 μmol/L 时，即可出现黄疸。主要特点是：①黄疸首先出现于巩膜、硬腭后部及软腭黏膜上，随着血中胆红素浓度的继续增高，才会出现皮肤黄染。②巩膜黄染是连续的，近角巩膜缘处黄染轻、黄色淡，远角巩膜缘处黄染重、黄色深。

（2）胡萝卜素增高 食用胡萝卜、南瓜等富含胡萝卜素的食物时可使皮肤黄染（血中胡萝卜素超过2.5 g/L）。其特点是：①黄染首先出现于手掌、足底、前额及鼻部皮肤；②一般不出现巩膜和口腔黏膜黄染；③血中胆红素水平不高；④停止食用富含胡萝卜素的食物后，黄染逐渐消退。

（3）药物影响 长期服用米帕林、呋喃类等药物可引起皮肤黄染。其特点是：①黄染首先出现于皮肤，严重者也可出现于巩膜；②巩膜黄染的特点是角巩膜缘处黄染重，黄色深。离角巩膜缘越远，黄染越轻，黄色越淡，这一点是与黄疸的重要区别。

5. 色素沉着 色素沉着（pigmentation）是由于表皮基底层的黑色素增多所致的部分或全身皮肤色泽加深。生理情况下，身体的外露部分，以及乳头、腋窝、生殖器官、关节、肛门周围等处皮肤色素较深。如上述部位的色素明显加深，或其他部位出现色素沉着，则提示为病理征象。常见于慢性肾上腺皮质功能减退，也见于肝硬化、晚期肝癌、肢端肥大症以及使用某些药物如砷剂和抗肿瘤药物等。

孕妇妊娠期间，面部、额部可出现棕褐色对称性色素斑，称为妊娠斑；老年人也可出现全身或面部的散在色素斑，称为老年斑。

6. 色素脱失 色素脱失（achromat）是由于缺乏酪氨酸酶致体内酪氨酸不能转化为多巴而形成黑色素时，即可发生色素脱失。临床上常见以下几种情况。

（1）白癜 为多形性大小不等的色素脱失斑片，可逐渐扩大，但进展缓慢，无自觉症状亦不引起生理功能改变。见于白癜风，有时偶见于甲状腺功能亢进症、肾上腺皮质功能减退及恶性贫血患者。

（2）白斑 多为圆形或椭圆形色素脱失斑片，面积一般不大，常发生于口腔黏膜及女性外阴部，部分白斑可发生癌变。

（3）白化症 为全身皮肤和毛发色素脱失，属于遗传性疾病，为先天性酪氨酸酶合成障碍所致。

（二）湿度

皮肤湿度（moisture）与汗腺分泌功能有关，出汗多者皮肤比较湿润，出汗少者比较干燥。病理情况下出汗增多或无汗，有一定的诊断价值。如风湿病、结核病和布氏杆菌病患者出汗较多；甲状腺功能亢进症、佝偻病也往往伴有多汗。夜间睡后出汗称为盗汗，多见于结核病。手足皮肤发凉而大汗淋漓称为冷汗，见于休克和虚脱患者。

（三）弹性

皮肤弹性（elasticity）与年龄、营养状态、皮下脂肪及组织间隙所含液体量有关，儿童及青年皮肤紧张富有弹性；中年以后皮肤组织逐渐松弛，弹性减弱；老年皮肤组织萎缩，皮下脂肪减少，弹性减退。检查皮肤弹性时，常选择手背或上臂内侧部位，以拇指和示指将皮肤提起，松手后如皮肤皱褶迅速平复为弹性正常，如皱褶平复缓慢为弹性减弱，后者见于长期消耗性疾病或严重脱水者。发热时血液循环加速，周围血管充盈，可使皮肤弹性增加。

（四）皮疹

皮疹（skin eruption）多为全身性疾病的表现之一，是临床上诊断某些疾病的重要依据。皮疹的种类很多，常见于传染病、皮肤病、药物及其他物质所致的过敏反应等。其出现的规律和形态有一定的特异性，发现皮疹时应仔细观察和记录其出现与消失的时间、发

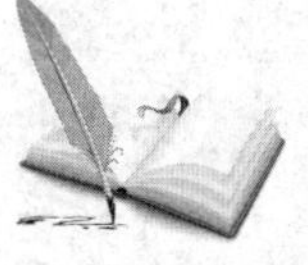

展顺序、分布部位、形态大小、颜色及压之是否褪色、平坦或隆起、有无瘙痒及脱屑等。临床上常见的皮疹有以下几种。

1. 斑疹 表现为局部皮肤发红，一般不凸出皮肤表面。见于斑疹伤寒、丹毒、风湿性多形性红斑等。

2. 丘疹 除局部颜色改变外，病灶凸出皮肤表面。见于药物疹、麻疹及湿疹等。

3. 斑丘疹 在丘疹周围有皮肤发红的底盘称为斑丘疹（maculopapular）。见于风疹、猩红热和药物疹等。

4. 玫瑰疹 为一种鲜红色圆形斑疹，直径2～3mm，系病灶周围血管扩张所致。检查时拉紧附近皮肤或以手指按压可使皮疹消退，松开时又复出现，多出现于胸腹部。为伤寒和副伤寒的特征性皮疹。

5. 荨麻疹 为稍隆起皮肤表面的苍白色或红色的局限性水肿，大小不等，消退后不留痕迹，为速发性皮肤变态反应所致，见于各种过敏反应。

（五）脱屑

皮肤脱屑（desquamation）为正常皮肤表层不断角化和更新脱落，由于数量很少，一般不易察觉。病理状态下可见大量皮肤脱屑。米糠样脱屑常见于麻疹；片状脱屑常见于猩红热；银白色鳞状脱屑见于银屑病。

（六）皮下出血

皮下出血（subcutaneous hemorrhage）依据直径大小及分布情况分为以下几种。小于2 mm称为瘀点；3～5 mm称为紫癜；大于5 mm称为瘀斑；片状出血并伴有皮肤显著隆起称为血肿（hematoma）。较大面积的皮下出血皮肤呈青紫色，易于诊断。较小的瘀点应注意与红色的皮疹和小红痣进行鉴别，皮疹受压时，一般可褪色或消失；瘀点和小红痣受压后不褪色，但小红痣表面光亮，触诊可感到其稍高于皮肤表面。皮下出血常见于造血系统疾病、重症感染、药物中毒等。

（七）蜘蛛痣与肝掌

皮肤小动脉末端分支性扩张所形成的血管痣，形似蜘蛛，称为蜘蛛痣（spider angioma）（图2－9）。上腔静脉分布的区域内常见，如面、颈、手背、上臂、前胸和肩部等部位，其大小不等。检查时用棉签压迫蜘蛛痣的中心，其辐射状小血管网立即消失，去除压力后又复出现。一般认为蜘蛛痣的出现与肝脏对雌激素的灭活作用减弱有关，常见于急、慢性肝炎或肝硬化。慢性肝病患者手掌大、小鱼际处常发红，加压后褪色，称为肝掌，发生机制与蜘蛛痣相同（图2－10）。

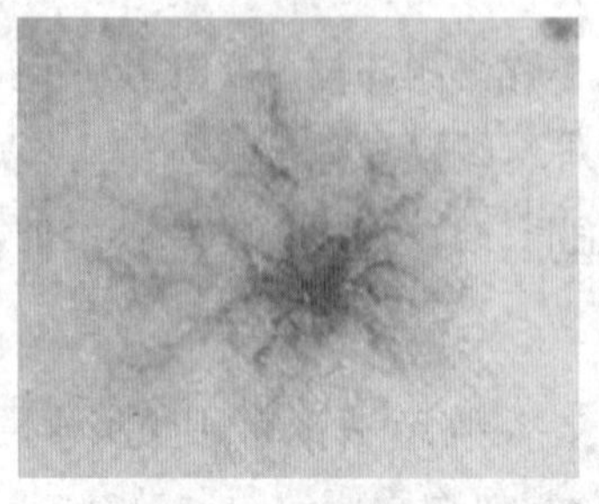

图2－9 蜘蛛痣

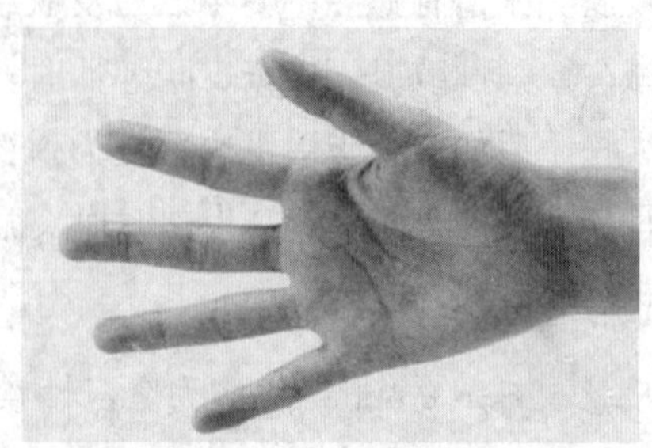

图2－10 肝掌

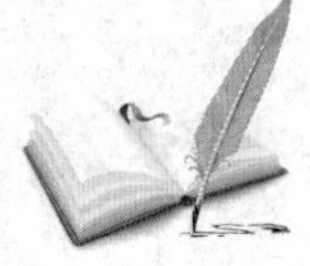

（八）水肿

组织间隙内液体积聚过多使组织肿胀称为水肿（edema）。水肿的检查应以视诊和触诊相结合，既要观察有无水肿，也要感知其程度。凹陷性水肿局部受压后可出现凹陷，而黏液性水肿及象皮肿（丝虫病）尽管组织肿胀明显，但受压后并无组织凹陷。

临床上根据水肿程度分为轻、中、重三度。

轻度：仅见于眼睑、眶下软组织、胫骨前、踝部皮下组织，指压后可见组织轻度下陷，平复较快。

中度：全身组织均见明显水肿，指压后可出现明显的组织下陷，平复缓慢。

重度：全身组织严重水肿，身体低位皮肤紧张发亮，甚至有液体渗出。胸腔、腹腔等可见积液，外阴部亦可见严重水肿。

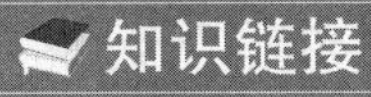

胫前黏液性水肿

胫前黏液性水肿是自身免疫性甲状腺疾病的甲状腺外症状之一。目前认为黏液性水肿是由于皮肤成纤维细胞在细胞因子的刺激下大量分泌的氨基葡聚糖（特别是透明质酸）在真皮内聚集所致，其发病机制可能与特异性识别TSH受体的抗体或T细胞所诱导的炎症刺激成纤维细胞合成氨基葡聚糖增多有关。

（九）皮下结节

皮下结节（subcutaneous nodules）位于皮下组织或躯干、四肢的肌肉内，较大结节的视诊即可见，较小的结节需触诊触及。无论结节大小，均需触诊以明确其大小、硬度、部位、活动度及有无压痛等。位于关节附近，长骨骺端，无压痛，圆形硬质小结节多为风湿小结；如结节沿末梢动脉分布，可为结节性多动脉炎；如指尖、足趾、大小鱼际肌腱部位存在粉红色有压痛的小结节，称为Osler小结，见于感染性心内膜炎；无明显局部炎症，生长迅速的皮下结节，见于肿瘤皮下转移；位于皮下肌肉表面，豆状硬韧处可推动、无压痛的结节，多为猪绦虫囊蚴结节；游走性皮下结节，见于一些寄生虫疾病，如肺吸虫病。

（十）瘢痕

瘢痕（scar）指皮肤外伤或病变愈合后结缔组织增生形成的斑块。瘢痕形状一般与原有皮肤一致，提示曾有损伤或手术。如癫痫患者摔伤后常出现额部与面部瘢痕；颈淋巴结结核破溃愈合后的患者常遗留颈部皮肤瘢痕；皮肤疮疖者在相应部位可遗留瘢痕；患过天花者，在其面部或其他部位有多数大小类似的瘢痕。

（十一）毛发

毛发（hair）的颜色、曲直与种族有关，其分布、多少和颜色可因性别与年龄而有不同，亦受遗传、营养和精神状态的影响。正常人毛发的多少存在一定差异，一般男性体毛较多，阴毛呈菱形分布；女性体毛较少，阴毛多呈倒三角形分布。中年以后因毛发根部的血运和细胞代谢减退，头发可逐渐减少或色素脱失，形成秃顶或白发。

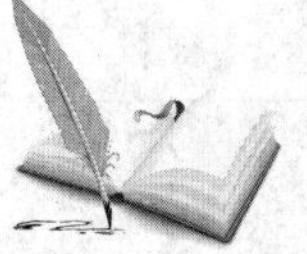

毛发的多少及分布变化对临床诊断有辅助意义。毛发增多见于一些内分泌疾病，如

Cushing 综合征及长期使用肾上腺皮质激素及性激素者，女性患者除一般体毛增多外，尚可生长胡须。病理性毛发脱落常见于以下原因。

1. 头部皮肤疾病 如脂溢性皮炎、螨寄生等可呈不规则脱发，以顶部为著。

2. 神经营养障碍 如斑秃，脱发多为圆形，范围大小不等，发生突然，可以再生。

3. 某些发热性疾病 如伤寒等。

4. 某些内分泌疾病 如甲状腺功能及垂体功能减退。

5. 理化因素性脱发 如过量的放射线影响，某些抗癌药物等。

三、淋巴结

淋巴结分布于全身，一般体格检查仅能检查身体各部表浅的淋巴结。正常情况下，淋巴结较小，直径多在0.2～0.5 cm之间，质地柔软，表面光滑，与毗邻组织无粘连，不易触及，也无触痛和压痛。

（一）表浅淋巴结分布

1. 头颈部淋巴结（图2－11）

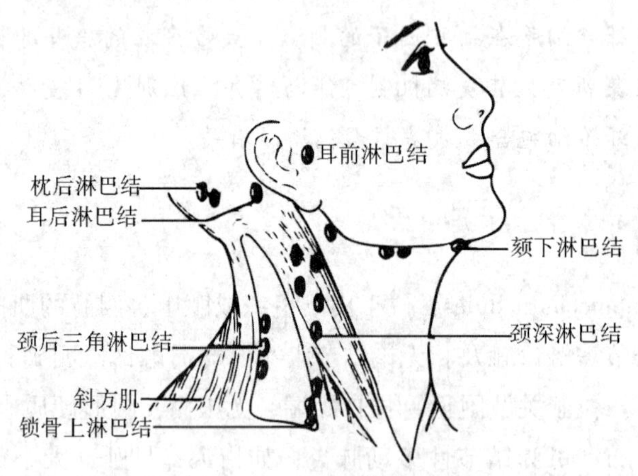

图2－11　颈部淋巴结

（1）耳前淋巴结　位于耳屏前方。

（2）耳后淋巴结　位于耳后乳突表面、胸锁乳突肌止点处，亦称乳突淋巴结。

（3）枕淋巴结　位于枕部皮下，斜方肌起点与胸锁乳突肌止点之间。

（4）颌下淋巴结　位于颌下腺附近，在下颌角与颏部之中间部位。

（5）颏下淋巴结　位于颏下三角内，下颌舌骨肌表面，两侧下颌骨前端中点后方。

（6）颈前淋巴结　位于胸锁乳突肌表面及下颌角处。

（7）颈后淋巴结　位于斜方肌前缘。

（8）锁骨上淋巴结　位于锁骨与胸锁乳突肌所形成的夹角处。

2. 上肢淋巴结

（1）腋窝淋巴结　是上肢最大的淋巴结组群，可分为五群。①外侧淋巴结群位于腋窝外侧壁。②胸肌淋巴结群位于胸大肌下缘深部。③中央淋巴结群位于腋窝内侧壁近肋骨及前锯肌处。④肩胛下淋巴结群位于腋窝后皱壁深部。⑤腋尖淋巴结群位于腋窝顶部。

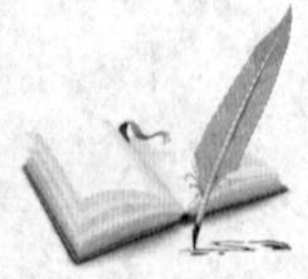

（2）滑车上淋巴结　位于上臂内侧，内上髁上方3～4 cm处，肱二头肌与肱三头肌之

间的间沟内。

3. 下肢淋巴结

（1）腹股沟淋巴结　位于腹股沟韧带下方股三角内，分为上、下两群。①上群：又称腹股沟韧带横组或水平组，位于腹股沟韧带下方，与韧带平行排列。②下群：又称腹股沟淋巴结纵组或垂直组，位于大隐静脉上端，沿静脉走向排列。

（2）腘窝淋巴结　位于小隐静脉和腘静脉的汇合处。

（二）检查内容、方法及顺序

1. 检查内容　淋巴结的检查内容包括肿大淋巴结的部位、大小、形状、数目、压痛、硬度、活动度、有无粘连、局部皮肤有无红肿、瘢痕、瘘管等。同时注意寻找引起淋巴结肿大的原发病灶。

2. 检查方法　检查淋巴结的方法是视诊和触诊。视诊时要注意局部征象（皮肤是否隆起、颜色、有无皮疹、瘢痕、瘘管等）及全身状态。

淋巴结的检查主要用触诊方法。医师将示、中、环三指并拢，其指腹平放于被检查部位的皮肤上由浅及深进行滑动触诊，滑动的方式应取相互垂直的多个方向或转动式滑动，有利于淋巴结与肌肉和血管结节的区别。

> **考点提示**
>
> 按顺序采用滑行触诊，由浅入深检查淋巴结。

检查颈部淋巴结时可站在受检者前面或背后，嘱受检者稍低头，或头偏向检查侧，以使皮肤或肌肉松弛。检查锁骨上淋巴结时，嘱受检者取坐位或卧位，头部稍向前侧，医师左手触诊右侧，右手触诊左侧，逐渐触摸至锁骨后深部。检查腋窝淋巴结时，嘱受检者上臂稍外展，医师右手检查左侧，左手检查右侧，触诊时由浅及深至腋窝各部。检查滑车上淋巴结时，以手扶托受检者前臂，嘱其屈肘约90°，另一只手向滑车上淋巴结由浅及深进行触摸。

3. 检查顺序　淋巴结的检查应在相应身体部位检查过程中进行，注意按顺序依次检查。头颈部淋巴结的检查顺序是：耳前、耳后、枕部、颌下、颏下、颈前、颈后、锁骨上淋巴结。上肢淋巴结的检查顺序是：腋窝淋巴结、滑车上淋巴结。腋窝淋巴结应按尖群、中央群、胸肌群、肩胛下群和外侧群的顺序进行。下肢淋巴结的检查顺序是：腹股沟部、腘窝部。

（三）淋巴结肿大分类及原因

淋巴结肿大按其分布可分为全身性和局限性淋巴结肿大。

1. 全身性淋巴结肿大

（1）感染性疾病　病毒感染见于传染性单核细胞增多症、艾滋病等；细菌感染见于布氏杆菌病、血行播散型肺结核等；螺旋体感染见于梅毒、钩端螺旋体病等；原虫与寄生虫感染见于黑热病、丝虫病等。

（2）非感染性疾病　常见于系统性红斑狼疮、结节病等结缔组织病；急慢性白血病、淋巴瘤等血液系统疾病。

2. 局限性淋巴结肿大

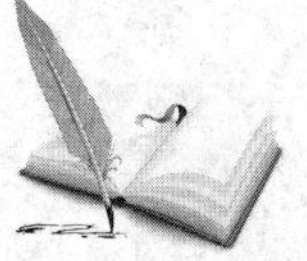

（1）非特异性淋巴结炎　由引流区域的炎症所引起，如急性化脓性扁桃体炎、齿龈炎可引起颈部淋巴结肿大。急性炎症时，肿大的淋巴结柔软、有压病，表面光滑无粘连。慢性炎症时，淋巴结较硬，最终淋巴结可缩小或消退。

（2）淋巴结结核　常发生于血管丰富的颈部，质地稍硬，大小不等，可相互粘连，或与周围组织粘连，如发生干酪性坏死，则可触及波动感。晚期破溃可形成瘘管，愈合后可形成瘢痕。

（3）恶性肿瘤淋巴结转移　恶性肿瘤转移所致肿大的淋巴结，质地坚硬，或有橡皮样感，表面可光滑或突起，与周围组织粘连，不易推动，一般无压痛。肺癌可向右侧锁骨上窝或腋窝淋巴结群转移；胃癌多向左侧锁骨上窝淋巴结群转移，这种肿大的淋巴结称为Virchow淋巴结，常为胃癌转移的标志。

扫码“学一学”

第四节　头部检查

案例导入

患者，女，22岁。因“右眼红、磨感10天”就诊。10天前右眼红，眼部不适，眼睑摩擦感。查体：双眼视力1.5，双眼结膜充血，眼睑有脓性分泌物，穹隆部有明显滤泡形成，睑结膜可见少量滤泡。既往无特殊病史。否认特殊疾病家族史。

请问：

1. 该患者可能的诊断是什么？
2. 需要进一步做哪些体格检查？

头部是检查最先和最容易见到的重要器官，应全面进行视诊和触诊以利于对疾病进行诊断。由于头部器官的功能和解剖特点，检查中有一些特殊的检查方法值得注意。

一、头发和头皮

检查头发（hair）要注意颜色、疏密度、脱发的类型与特点。头发的颜色、曲直和疏密度因种族遗传因素和年龄而不同。儿童和老年人头发较稀疏，头发逐渐变白也是老年性改变。脱发可由疾病引起，如伤寒、甲状腺功能低下等，也可由理化因素引起，如放疗和化疗等，检查时要注意其发生部位、形状与头发改变的特点。

头皮（scalp）的检查需分开头发观察头皮颜色、头皮屑，有无头癣、疖痈、外伤、血肿及瘢痕等。

二、头颅

头颅（skull）视诊时应注意大小、外形和有无异常活动。触诊时，双手仔细触摸头颅的每一个部位，了解其外形，有无压痛和异常隆起。头颅的大小以头围来衡量，测量时以软尺自眉间绕到颅后通过枕骨粗隆。头围在发育阶段的变化为：新生儿约34 cm，出生后的前半年增加8 cm，后半年增加3 cm，第二年增加2 cm，第三、四年内约增加1.5 cm，4～10岁共增加约1.5 cm，到18岁达53 cm或以上，以后几乎不再变化。矢状缝和其他颅缝大多在出生后6个月骨化，骨化过早会影响颅脑的发育。

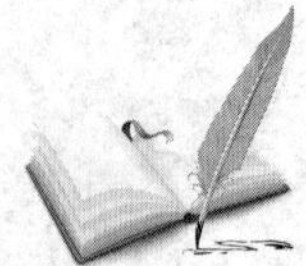

临床常见头颅大小和形态异常如下。

1. 小颅 小儿囟门多在12～18个月内闭合，如闭合过早可形成小头畸形，头围小于同年龄、同性别正常头围两个标准差以上，称为小颅（microcephalia），这种畸形同时伴有智力发育障碍。

2. 尖颅 尖颅（oxycephaly）亦称塔颅（tower skull），由于矢状缝和冠状缝闭合过早所致，头顶部高尖突起（图2－12），见于先天性疾患。尖颅并指（趾）畸形，即Apert综合征。

3. 方颅 方颅（squared skull）前额左右突出，头顶平坦呈方形（图2－13）。见于小儿佝偻病或先天性梅毒。

4. 巨颅 巨颅（large skull）患者额、顶、颞及枕部突出膨大呈圆形，颈部静脉充盈，对比之下颜面很小（图2－14）。由于颅内压增高，压迫眼球，形成双目下视，巩膜外露的特殊表情，称落日现象，见于脑积水。

5. 长颅 长颅（delichocephalia）颅顶至下颌部的长度明显增大，见于Manfan综合征及肢端肥大症。

6. 变形颅 变形颅（deforming skull）的颅骨增大变形，长骨质增厚与弯曲，发生于中年人，见于变形性骨炎（paget病）。

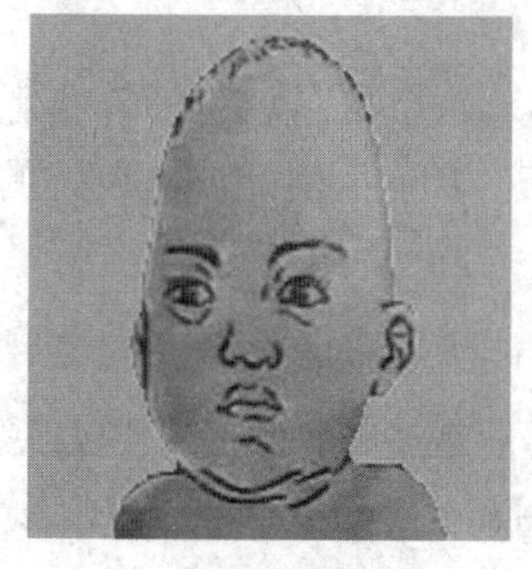

图2－12 尖颅

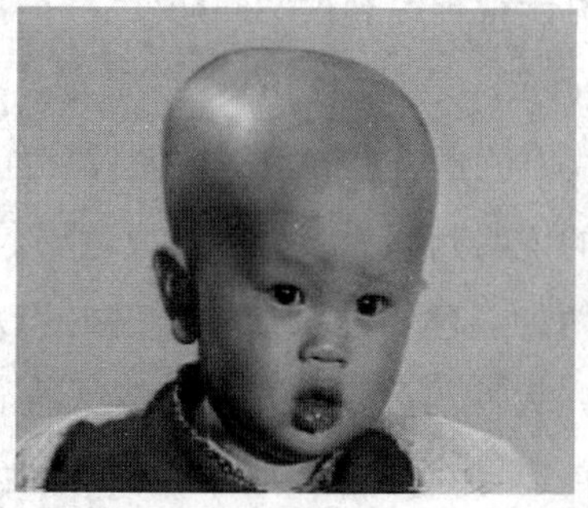

图2－13 方颅

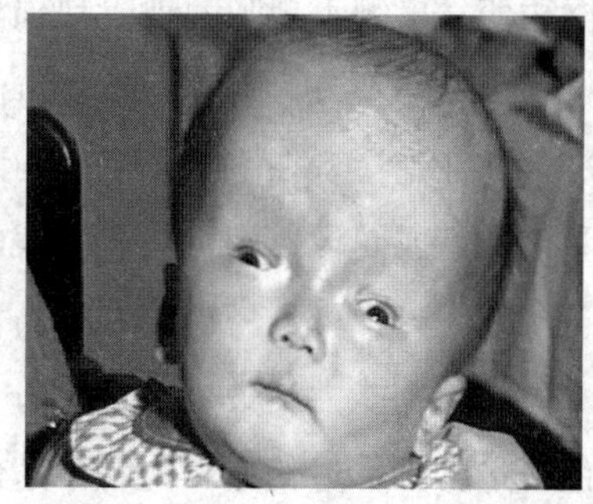

图2－14 巨颅

头部的外形检查以视诊和触诊为主，同时还要注意头部的运动情况。头部活动受限，见于颈椎疾患；颤动，见于震颤麻痹；与颈动脉搏动一致的点头运动，称Musset征，见于严重主动脉瓣关闭不全。

三、颜面及其器官

颜面（face）为头部前面裸露的部分，一般可分为三种类型：即椭圆形、方形及三角形。面部肌群很多，有丰富的血管和神经分布，是构成表情的基础，各种面容和表情的临床意义已如前述。除面部器官本身的疾病外，许多全身性疾病在面部及其器官上有特征性改变，检查面部及其器官对某些疾病的诊断具有重要意义。

（一）眼

眼的检查包括四部分：视功能、外眼、眼前节和内眼。

1. 视功能检查 眼的视功能检查包括视力、视野、色觉和立体视。

（1）视力 视力（visual acuity）分为远视力和近视力，后者通常指阅读视力。其检测是采用通用国际标准视力表进行。

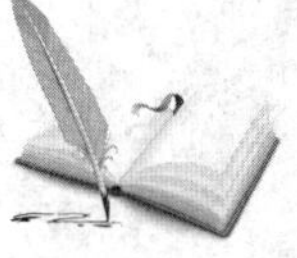

远距离视力表。患者距视力表5m远，两眼分别检查。一般先检查右眼，用干净的卡片或遮眼板盖于左眼前，避免眼球受压。嘱受检者按着检查者指示的图形，说出“E”字形视标开口的方向，记录所能看清的最小一行视力读数，即为该眼的远视力。能看清“1.0”行视标者为正常视力。

近距离视力表。在距视力表33 cm处，能看清“1.0”行视标者为正常视力。

（2）视野　视野（visual fields）是当眼球向正前方固视不动时所见的空间范围，与中心视力相对而言，它是周围视力，是检查黄斑中心凹以外的视网膜功能。采用手势对比检查法可粗略地测定视野。检查方法为：患者与检查者相对而坐，距离约1米，两眼分别检查。如检查右眼，则嘱其用手遮住左眼，右眼注视检查者的左眼，此时，检查者亦应将自己的右眼遮盖。然后，检查者将其手指置于自己与患者中间等距离处，分别自上、下、左、右等不同的方位从外周逐渐向眼的中央部移动，嘱患者在发现手指时，立即示意。如患者能在各方向与检查者同时看到手指，则大致属正常视野。若对比检查法结果异常或疑有视野缺失，可利用视野计做精确的视野测定。

视野在各方向均缩小者，称为向心性视野狭小。在视野内的视力缺失地区称为暗点。视野的左或右一半缺失，称为偏盲。双眼视野颞侧偏盲或象限偏盲，见于视交叉以后的中枢病变，单侧不规则的视野缺损见于视神经和视网膜病变。

（3）色觉　色觉（color sensation）是对颜色的分辨能力。色觉检查要在适宜的光线下进行，让受检者在50 cm距离处读出色盲表上的数字或图像，如5～10 s内不能读出表上的彩色数字或图像，则可按色盲表的说明判断为某种色盲或色弱。

色觉异常可分为色弱和色盲两种。色弱是对某种颜色的识别能力减低；色盲是对某种颜色的识别能力丧失。色盲又分先天性与后天性两种，先天性色盲是遗传性疾病，以红绿色盲最常见，遗传方式为伴性遗传，男性发病率为4.7%，女性为0.7%，后天性者多由视网膜病变、视神经萎缩和球后视神经炎引起。蓝黄色盲极为少见，全色盲更罕见。色觉障碍的患者不适于从事交通运输、服兵役、警察、美术、印染、医疗、化验等工作，因而色觉检查已被列为体格检查的常规项目之一。

（4）立体视的检查　参见《眼科学》教材。

2. 外眼检查　外眼检查包括眼睑、泪器、结膜、眼球位置和眼压检查（图2－15）。

（1）眼睑　眼睑（eyelids）位于眼球前方，构成保护眼球的屏障。

1）睑内翻（entropion）　由于瘢痕形成使睑缘向内翻转，见于沙眼。

2）上睑下垂（ptosis）　双侧睑下垂见于先天性上睑下垂、重症肌无力；单侧上睑下垂见于蛛网膜下腔出血、脑炎、外伤等引起的动眼神经麻痹。

3）眼睑闭合障碍　双侧眼睑闭合障碍可见于甲状腺功能亢进症；单侧闭合障碍见于面神经麻痹。

4）眼睑水肿　眼睑皮下组织疏松，轻度或初发水肿常在眼睑表现出来。常见原因为肾炎、慢性肝病、营养不良、贫血、血管神经性水肿等。

此外，还应注意眼睑有无包块、压痛、倒睫等。

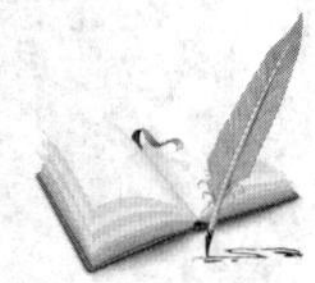

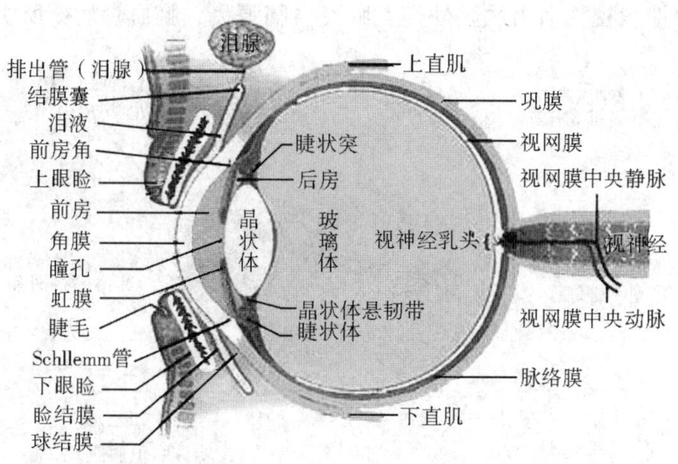

图2－15　眼的外部结构

（2）泪囊　请患者向上看，检查者用双手拇指轻压患者双眼内眦下方，即骨性眶缘下内侧，挤压泪囊，同时观察有无分泌物或泪液自上、下泪点溢出。若有黏液脓性分泌物流出，应考虑慢性泪囊炎。有急性炎症时应避免作此检查。

（3）结膜　结膜（conjunctiva）分睑结膜、穹隆部结膜与球结膜三部分。检查上睑结膜时需翻转眼睑。检查者用右手检查受检者左眼，左手检查右眼。翻转要领为：用示指和拇指捏住上睑中外1/3交界处的边缘，嘱受检者向下看，此时轻轻向前下方牵拉，然后示指向下压迫睑板上缘，并与拇指配合将睑缘向上捻转即可将眼睑翻开。翻眼睑时动作要轻巧、柔和，以免引起受检者的痛苦和流泪。检查后，轻轻向前下牵拉上睑，同时嘱患者往上看，即可使眼睑恢复正常位置。

常见的改变为：充血时黏膜发红可见血管充盈，见于结膜炎、角膜炎；颗粒与滤泡见于沙眼；结膜苍白见于贫血；结膜发黄见于黄疸；若有多少不等散在的出血点时，可见于感染性心内膜炎；如伴充血、分泌物，见于急性结膜炎；若有大片的结膜下出血，可见于高血压、动脉硬化。除沙眼、春季卡他性结膜炎外，几乎所有的结膜炎症在下睑结膜的表现都比上睑结膜更明显。

（4）眼球　眼球（eyeball）检查包括眼球的外形与眼球运动。

1）眼球突出：双侧眼球突出（exophthalmos）见于甲状腺功能亢进症。患者除突眼外还有以下眼征。①Stellwag征：瞬目（即眨眼）减少。②Graefe征：眼球下转时上睑不能相应下垂。③Mobius征：表现为集合运动减弱。④Joffroy征：上视时无额纹出现。

单侧眼球突出，多由于局部炎症或眶内占位性病变所致，偶见于颅内病变。

2）眼球下陷：双侧眼球下陷（enophthalmos）见于严重脱水，老年人眶内脂肪萎缩可有双眼眼球后退；单侧眼球下陷，见于Horner综合征和眶尖骨折。

3）眼球运动：动眼神经、滑车神经和展神经共同支配六条眼外肌的运动。眼球运动反映眼外肌群的运动功能。医师将棉签或手指置于受检者眼前30～40厘米处，嘱其头位固定，眼球随目标方向移动，一般按左→左上→左下，右→右上→右下六个方向的顺序进行，每一方向代表双眼的一对配偶肌的功能，若有某一方向运动受限提示该对配偶肌功能障碍，并伴有复视（图2－16）。由支配眼肌运动的神经核、神经或眼外肌本身器质性病变所产生

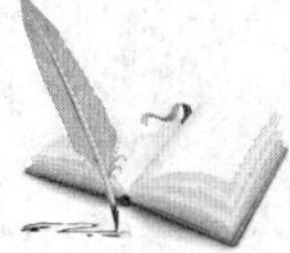

的斜视，称为麻痹性斜视，多由颅脑外伤、脑炎、脑膜炎、脑血管病变所引起。

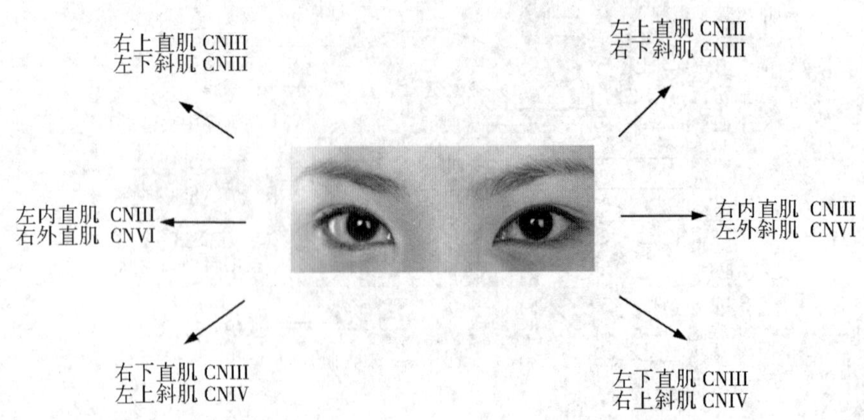

图 2－16　眼球运动、配偶肌和神经支配

双侧眼球发生一系列有规律的快速往返运动，称为眼球震颤。运动的速度起始时缓慢，称为慢相；复原时迅速，称为快相，运动方向以水平方向为常见，垂直和旋转方向较少见。医师手指分别水平运动和垂直运动数次，嘱患者眼球随手指所示方向同时运动，观察是否出现震颤。自发的眼球震颤见于耳源性眩晕、小脑疾患和视力严重低下等。

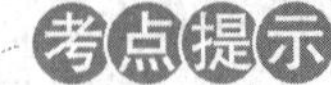

检查眼外肌群运动功能要注意检查位置及顺序。

4）眼内压减低：双眼球凹陷，见于眼球萎缩或脱水。眼内压可采用触诊法或眼压计来检查。前者是医师凭手指的感觉判断其眼球的硬度，该法虽不够准确，但简便易行，有临床应用的价值。检查时，让患者向下看，检查者用双手示指放在上睑的眉弓和睑板上缘之间，其他手指放在额部和颊部，然后两手示指交替地轻压眼球的赤道部，便可借助指尖感觉眼球波动的抗力，判断其软硬度。

5）眼内压增高：见于眼压增高性疾患，如青光眼。

3. 眼前节检查　眼前节包括角膜、巩膜、前房、虹膜、瞳孔和晶状体。

（1）角膜　角膜（cornea）表面有丰富的感觉神经末梢，因此角膜的感觉十分灵敏。检查时用斜照光更易观察其透明度，注意有无云翳、白斑、软化、溃疡、新生血管等。云翳与白斑如发生在角膜的瞳孔部位可以引起不同程度的视力障碍；角膜周边的血管增生可能为严重沙眼所造成。角膜软化见于婴幼儿营养不良、维生素 A 缺乏等。角膜边缘及周围出现灰白色混浊环，多见于老年人，故称为老年环，是类脂质沉着的结果，无自觉症状，不妨碍视力。角膜边缘若出现黄色或棕褐色的色素环，环的外缘较清晰，内缘较模糊，称为 Kayser－Fleischer 环，是铜代谢障碍的结果，见于肝豆状核变性（Wilson 病）。

（2）巩膜　巩膜（sclera）不透明，又因血管极少，故为瓷白色。在发生黄疸时，巩膜比其他黏膜更先出现黄染而容易被发现。巩膜黄染是连续的，近角膜巩膜交界处较轻，越远离此越黄。检查时，可让患者向内下视，暴露其巩膜的外上部分更容易发现黄疸。中年以后在内眦部可出现黄色斑块，为脂肪沉着所形成，应与黄疸鉴别。某些事物或药物（如胡萝卜素、阿的平等）摄入过多时，也可引起皮肤黏膜黄染，应注意与黄疸进行鉴别，参考皮肤检查。

（3）虹膜　虹膜（iris）是眼球葡萄膜的最前部分，中央有圆形孔洞即瞳孔，虹膜内有瞳孔括约肌与扩大肌，能调节瞳孔的大小。正常虹膜纹理近瞳孔部分呈放射状排列，周边受环形排列。纹理模糊或消失见于虹膜炎症、水肿和萎缩。形态异常或有裂孔，见于虹膜后粘连、外伤、先天性虹膜缺损等。

（4）瞳孔　瞳孔（pupil）是虹膜中央的孔洞，正常直径为3～4mm。检查时注意瞳孔的形状、大小、位置及双侧是否等圆、等大，对光及集合反射等。

知识链接

有机磷农药中毒后迅速与体内胆碱酯酶结合，导致胆碱能神经递质大量积聚，产生严重的神经功能紊乱。由于副交感神经末梢兴奋导致平滑肌痉挛和腺体分泌增加，产成毒蕈碱样症状。临床表现为瞳孔缩小、多汗、流涎、心跳减慢、恶心、呕吐、大小便失禁等。

1）瞳孔的形状与大小：正常为圆形，双侧等大。青光眼或眼内肿瘤时可呈椭圆形；虹膜粘连时形状可不规则。引起瞳孔大小改变的因素很多，生理情况下，婴幼儿和老年人瞳孔较小，在光亮处瞳孔较小，青少年瞳孔较大，兴奋或在暗处瞳孔扩大。病理情况下，瞳孔缩小，见于虹膜炎症、中毒（有机磷类农药）、药物反应（吗啡、氯丙嗪）等。瞳孔扩大见于外伤、颈交感神经刺激、青光眼绝对期、视神经萎缩、药物影响（阿托品、可卡因）等。双侧瞳孔散大并伴有对光反射消失为濒死状态的表现。一侧眼交感神经麻痹，产生Horner综合征，表现为：瞳孔缩小，眼睑下垂和眼球下陷，同侧结膜充血及面部无汗。双侧瞳孔大小不等常提示有颅内病变，如脑外伤、脑肿瘤、脑疝等。双侧瞳孔不等，且变化不定，可能是中枢神经和虹膜的神经支配障碍；如双侧瞳孔不等且伴有对光反射减弱或消失以及神志不清，往往是中脑功能损害的表现。

2）对光反射：是检查瞳孔功能活动的测验。

直接对光反射：用笔式手电筒直接照射瞳孔并观察其动态反应。正常人，当眼受到光线刺激后瞳孔立即缩小，移开光源后瞳孔迅速复原。

间接对光反射：用笔式手电筒照射一侧瞳孔，以手挡住光线以免光照射到另一眼，正常人另一眼瞳孔应立即缩小，移开光线，瞳孔扩大。

瞳孔对光反射迟钝或消失，见于昏迷患者。

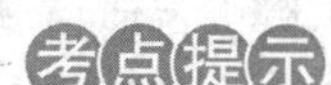

对光反射和集合反射是反映瞳孔调节能力的重要检查。

3）集合反射：嘱患者注视1米以外的目标（通常是检查者的示指尖），然后将目标逐渐移近眼球（距眼球5～10厘米），正常人可见双眼内聚，瞳孔缩小，称为集合反射（convergence reflex）。由于视物由远至近，也同时伴有晶状体的调节，因此，以上双眼内聚、瞳孔缩小和晶状体的调节三者又统称为近反射（near reflex）。动眼神经功能损害、睫状肌和双眼内直肌麻痹，集合反射和调节反射均消失。

4. 内眼　内眼即眼球后部，包括玻璃体和眼底。

眼底需借助检眼镜才能检查，一般要求在不扩瞳情况下检查。许多全身性疾病可引起眼底改变。检查时主要观察：视神经乳头、视网膜血管、黄斑区、视网膜各象限。观察视盘的颜色、边缘、大小、形状、视网膜有无出血和渗出物、动脉有无硬化等。

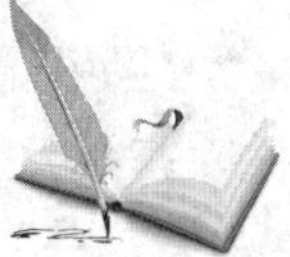

视盘水肿常见于颅内肿瘤、脑脓肿、外伤性脑出血、脑膜炎、脑炎等引起颅内压增高时，其发生的原理是颅内压增高后影响视网膜中央静脉的回流。

（二）耳

耳是听觉和平衡器官，分外耳、中耳和内耳三个部分。

1. 外耳 外耳由耳郭（auricle）和外耳道（external auditory canal）组成。检查耳郭时注意外形、大小、位置和对称性，是否有发育畸形、外伤瘢痕、红肿、瘘口等。痛风患者可在耳郭上触及尿酸盐沉着形成的痛性小结节。耳郭红肿并有局部发热和疼痛，见于感染。牵拉和触诊耳郭引起疼痛，常提示有炎症。检查外耳道时注意皮肤是否正常，有无溢液。如有黄色液体流出并有痒痛者为外耳道炎；外耳道内有局部红肿疼痛，并有耳郭牵拉痛则为疖肿。有脓液流出并有全身症状，则应考虑急性中耳炎。有血液或脑脊液流出则应考虑到颅底骨折。对耳鸣患者则应注意是否存在外耳道瘢痕狭窄、耵聍或异物堵塞。

2. 中耳 观察鼓膜是否穿孔，注意穿孔位置，如有溢脓并有恶臭，可能为胆脂瘤。

3. 乳突 乳突（mastoid）外壳由骨密质组成，内腔为大小不等的骨松质小房，乳突内腔与中耳道相连。患化脓性中耳炎引流不畅时可蔓延为乳突炎，检查时可发现耳郭后方皮肤有红肿，乳突有明显压痛，有时可见瘘管。严重时，可继发耳源性脑脓肿或脑膜炎。

4. 听力 听力（auditory acuity）是运用听觉器官接收声音的能力。通常先用粗略的方法了解听力。在安静的室内，嘱受检者闭目坐于椅子上，并用手指堵塞一侧耳道，医师在距离1米外持手表或以拇指与示指互相摩擦，逐渐向受检者耳部接近，直到受检者听到声音为止，测量距离，同样方法检查另一耳。正常人一般在1米处即可闻及表声或捻指声。如发现受检者听力减退，则应进行精确的听力测试和相应的专科检查。精测方法是使用规定频率的音叉或电测听设备所进行的一系列较精确的测试，对明确诊断更有价值。

听力减退见于耵聍或异物堵塞耳道、听神经损害、局部或全身血管硬化、中耳炎、耳硬化等。

（三）鼻

1. 鼻的外形 视诊时注意鼻部皮肤颜色和鼻外形的改变。黑热病、慢性肝脏疾病可使鼻梁皮肤出现黑褐色斑点或斑片；系统性红斑狼疮患者鼻梁部皮肤可出现红色斑块，病损处高起皮面向两侧面颊部扩展；如发红的皮肤损害主要在鼻尖和鼻翼，并有毛细血管扩张和组织肥厚，见于酒渣鼻。

鼻腔完全堵塞、外鼻变形、鼻梁宽平如蛙状，称为蛙状鼻，见于肥大的鼻息肉患者。鼻骨破坏、鼻梁塌陷称鞍鼻，见于鼻骨折、鼻骨发育不良等。

2. 鼻翼扇动 吸气时鼻孔张大，呼气时鼻孔回缩，称为鼻翼扇动（nasal ale flap），见于伴有呼吸困难的高热性疾病（如大叶性肺炎）、支气管哮喘和心源性哮喘发作时。

3. 鼻中隔 正常成人的鼻中隔很少完全正中，多数稍有偏曲，如有明显的偏曲，并产生呼吸障碍，称为鼻中隔偏曲，严重的高位偏曲可压迫鼻甲，引起神经性头痛，也可因偏曲部骨质刺激黏膜而引起出血。鼻中隔出现孔洞称为鼻中隔穿孔，患者可听到鼻腔中有哨声，检查时用小型手电筒照射一侧鼻孔，可见对侧有亮光透入。穿孔多为鼻腔慢性炎症、外伤等引起。

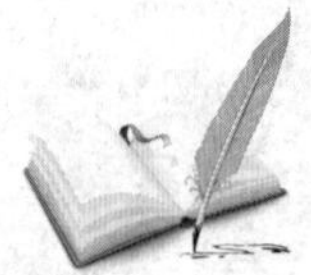

4. 鼻腔黏膜 急性鼻黏膜肿胀多为炎症充血所致，伴有鼻塞和流涕，见于急性鼻炎。

慢性鼻黏膜肿胀多为黏膜组织肥厚，见于各种因素引起的慢性鼻炎。鼻黏膜萎缩、鼻腔分泌物减少、鼻甲缩小、鼻腔宽大、嗅觉减退或丧失，见于慢性萎缩性鼻炎。一般视诊只能观察鼻前庭、鼻底和部分下鼻甲。

5. 鼻腔分泌物 清稀无色的分泌物为卡他性炎症，黏稠发黄或发绿的分泌物为鼻或鼻窦的化脓性炎症所引起。

6. 鼻出血 鼻出血（epistaxis）多为单侧，见于外伤、鼻腔感染、局部血管损伤、鼻咽癌、鼻中隔偏曲等。双侧出血则多由全身性疾病引起，如某些发热性传染病（流行性出血热、伤寒等）、血液系统疾病（血小板减少性紫癜、再生障碍性贫血、白血病、血友病）、高血压病、肝脏疾病、维生素 C 或 D 缺乏等。妇女如发生周期性鼻出血则应考虑到子宫内膜异位症。

7. 鼻窦 鼻窦（nasal sinus）为鼻腔周围含气的骨质空腔（图 2－17），共四对，都有窦口与鼻腔相通。鼻窦引流不畅时容易发生鼻窦炎，表现为鼻塞、流涕、头痛和鼻窦压痛。各鼻窦区压痛检查方法如下。

（1）额窦　一手扶持患者枕部，用另一拇指或示指置于眼眶上缘内侧用力向后向上按压。或以两手固定头部，双手拇指置于眼眶上缘内侧向后、向上按压，询问有无压痛，两侧有无差异。也可用中指叩击该区，询问有无叩击痛。

（2）筛窦　双手固定患者两侧耳后，双侧拇指分别置于鼻根部与眼内眦之间向后方按压，询问有无压痛。

（3）上颌窦　医师双手固定于患者的两侧耳后，将拇指分别置于左右颧部向后按压，询问有无压痛，并比较两侧压痛有无区别。也可用右手中指指腹叩击颧部，并询问有否叩击痛。

（4）蝶窦　因解剖位置较深，不能在体表进行检查。

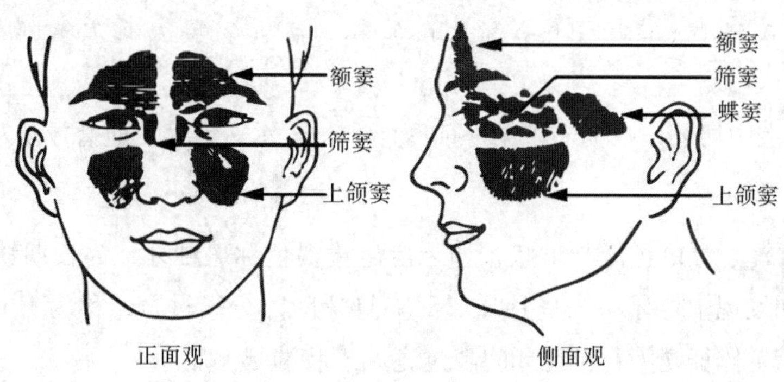

图 2－17　鼻窦位置图

（四）口

口（mouth）的检查包括口唇、口腔内器官和组织以及口腔气味等。

1. 口唇 口唇毛细血管丰富，健康人口唇红润光泽；口唇色泽苍白是由于毛细血管充盈不足或血红蛋白含量降低，见于贫血、主动脉瓣关闭不全等；口唇颜色深红为血循环加速、毛细血管过度充盈所致，见于急性发热性疾病。口唇有红色斑片，加压即褪色，见于遗传性毛细血管扩张症，除口唇外，在其他部位也可出现。血液中还原血红蛋白增多使皮肤和黏膜呈青紫色改变，称为口唇发绀，见于心力衰竭、呼吸衰竭等。口唇干燥并有皲裂，

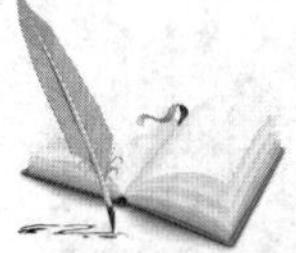

见于严重脱水患者。口唇疱疹为口唇黏膜与皮肤交界处发生的成簇的小水泡，半透明，初发时有痒或刺激感，随后出现疼痛，1 周左右即结棕色痂，愈后不留瘢痕，多为单纯疱疹病毒感染所引起，常伴发于大叶性肺炎、感冒、流行性脑脊髓膜炎、疟疾等。口唇突然发生非炎症性、无病性肿胀，见于血管神经性水肿。唇裂为先天性发育畸形。

口角糜烂见于核黄素缺乏症。口唇肥厚增大见于黏液性水肿、肢端肥大症以及呆小病等。

2. 口腔黏膜 口腔黏膜的检查应在充分的自然光线下或用手电筒照明。正常口腔黏膜光洁呈粉红色。如出现蓝黑色色素沉着斑片多为肾上腺皮质功能减退症（Addison 病）。如见大小不等的黏膜下出血点或瘀斑，则可能为各种出血性疾病或维生素 C 缺乏。在相当于第二磨牙的颊黏膜处出现帽针头大小白色斑点，称为麻疹黏膜斑（Koplik 斑），为麻疹的早期特征。黏膜充血、肿胀并伴有小出血点，称为黏膜疹（eratherna），多为对称性，见于猩红热、风疹和某些药物中毒。黏膜溃疡可见于慢性复发性口疮。雪口病（鹅口疮）为白色念珠菌感染，多见于衰弱的病儿或老年患者，也可出现于长期使用广谱抗生素和抗癌药之后。

检查口底黏膜和舌底部，让患者舌头上翘触及硬腭。由于口底组织比较松软，有时需要用触诊法才能触及口底新生物。

3. 牙 应注意有无龋齿、残根、缺牙和义齿等。如发现牙疾患，应按下列格式标明所在部位。

上：右	8	7	6	5	4	3	2	1	1	2	3	4	5	6	7	8	左
下	8	7	6	5	4	3	2	1	1	2	3	4	5	6	7	8	

注：1. 中切牙；2. 侧切牙；3. 尖牙；4. 第一前磨牙；5. 第二前磨牙；6. 第一磨牙；7. 第二磨牙；8. 第三磨牙。

如 $\underline{1|}$ 为右上中切牙；$\overline{4|}$ 为右下第一前磨牙；$\frac{5|}{|7}$ 示右上第二前磨牙及左下第二磨牙为病变部位。

检查时也要注意牙的色泽与形状，如牙齿呈黄褐色称斑釉牙，为长期饮用含氟量过高的水所引起；如发现中切牙切缘呈月牙形凹陷且牙间隙分离过宽，称为 Hutchinson 齿，为先天性梅毒的重要体征之一；单纯牙间隙过宽见于肢端肥大症。

4. 牙龈 正常牙龈呈粉红色，质坚韧且与牙颈部紧密贴合，检查时经压迫无出血及溢脓。牙龈缘出血常为口腔内局部因素引起，如牙石等，也可由全身性疾病所致，如维生素 C 缺乏症、肝脏疾病或血液系统出血性疾病等。牙龈水肿见于慢性牙周炎，牙龈经挤压后有脓液溢出见于慢性牙周炎、牙龈瘘管等。牙龈的游离缘出现蓝灰色点线称为铅线，是铅中毒的特征。在铋、汞、砷等中毒时可出现类似的黑褐色点线状色素沉着，应结合病史注意鉴别。

5. 舌 舌是进食和言语的重要器官。许多局部或全身疾病均可使舌的感觉、运动与形态发生变化，这些变化往往能为临床提供重要的诊断依据。

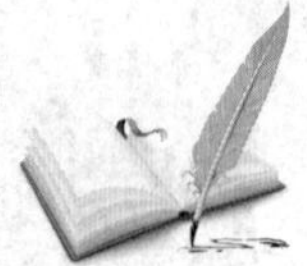

（1）干燥舌 轻度干燥不伴外形的改变；明显干燥见于鼻部疾患（可伴有张口呼吸、

唾液缺乏）、大量吸烟、阿托品作用等。严重的干燥舌可见舌体缩小，并有纵沟，见于严重脱水。

（2）舌体增大　暂时性肿大见于舌炎、口腔炎、脓肿、血管神经性水肿等。长时间的增大见于黏液性水肿、呆小病和先天愚型（Down 病）、舌肿瘤等。

（3）地图舌　舌面上出现黄色上皮细胞堆积而成的隆起部分，状如地图，称地图舌（geographic tongue）。舌面的上皮隆起部分边缘不规则，存在时间不长，数日即可剥脱恢复正常，如再形成新的黄色隆起部分，称移行性舌炎。这种舌炎多不伴随其他病变，发生原因尚不明确，也可由核黄素缺乏引起。

（4）裂纹舌　舌面上横向裂纹，见于 Down 病与核黄素缺乏，后者有舌痛，纵向裂纹见于梅毒性舌炎。

（5）草莓舌　舌乳头肿胀、发红，类似草莓，称为草莓舌（strawberry tongue），见于猩红热或长期发热患者。

（6）牛肉舌　舌面绛红如生牛肉状，称牛肉舌（beefy tongue），见于糙皮病（烟酸缺乏）。

（7）镜面舌　亦称光滑舌（smooth tongue），舌头萎缩，舌体较小，舌面光滑呈粉红色或红色，见于缺铁性贫血、恶性贫血及慢性萎缩性胃炎。

（8）毛舌　也称黑舌，舌面敷有黑色或黄褐色毛，故称毛舌（hairy tongue），为丝状乳头缠绕了真菌丝以及其上皮细胞角化所形成。见于久病衰弱或长期使用广谱抗生素（引起真菌生长）的患者。

（9）舌的运动异常　震颤见于甲状腺功能亢进症；偏斜见于舌下神经麻痹。

6. 咽部及扁桃体　咽部分为三个部分，包括鼻咽、口咽和喉咽。

（1）鼻咽　鼻咽（nasal pharynx）位于软腭平面之上、鼻腔的后方，在儿童时期这个部位淋巴组织丰富，称为腺状体或增殖体，青春期前后逐渐萎缩，如过度肥大，可发生鼻塞、张口呼吸和语音单调。如一侧有血性分泌物和耳鸣、耳聋，应考虑早期鼻咽癌。

（2）口咽　口咽（oral pharynx）位于软腭平面之上、会厌上缘的上方；前方直对口腔，软腭向下延续形成前后两层黏膜皱襞，前面的黏膜皱襞称为舌腭弓，后称为咽腭弓。咽腭弓的后方称咽后壁，一般咽部检查即指这个范围。

咽部的检查方法：受检者取坐位，头略后仰，口张大并发“啊”音，此时医师用压舌板在舌的前 2/3 与后 1/3 交界处迅速下压，此时软腭上抬，在照明的配合下即可见软腭、腭垂、软腭弓、扁桃体、咽后壁等。

若发现咽部黏膜充血、红肿、黏膜腺分泌增多，多见于急性咽炎。咽部黏膜充血、表面粗糙，并可见淋巴滤泡呈簇状增殖，见于慢性咽炎。

扁桃体位于舌腭弓和咽腭弓之间的扁桃体窝中。扁桃体增大一般分为三度。Ⅰ度：不超过咽腭弓；Ⅱ度：超过咽腭弓；Ⅲ度：达到或超过咽后壁中线（图 2－18）。扁桃体发炎时，腺体红肿、增大，在扁桃体隐窝内有黄白色分泌物，或渗出物形成的苔片状假膜，很易剥离。

（3）喉咽　喉咽位于口咽之下，也称下咽部，其前方通喉腔，下端通食管，此部分的检查需用间接或直接喉镜才能进行。

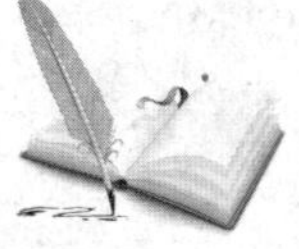

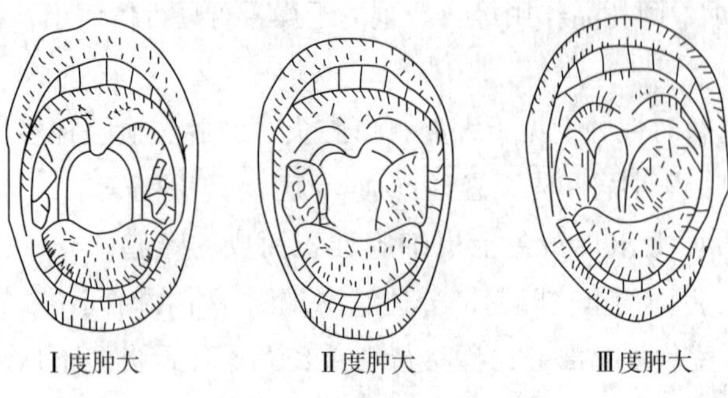

图 2-18　扁桃体肿大

7. 喉　位于喉咽之下，向下连接气管，是发音的主要器官。但声音的协调和语言的构成还需肺、气管、咽部、口腔、鼻腔、鼻窦等多方面的配合才能完成。以上任何部分发生病损时都会使声音发生变化。急性嘶哑或失音常见于急性炎症，慢性失音要考虑喉癌。喉的神经支配有喉上神经与喉返神经。上述神经受到损害，如纵隔或喉肿瘤时，可引起声带麻痹以至失音。

8. 口腔的气味　健康人口腔无特殊气味，饮酒、吸烟的人可有烟酒味，如有特殊难闻的气味称为口臭，可由口腔局部、胃肠道或其他全身性疾病引起。

局部原因：如牙龈炎、龋齿、牙周炎可产生臭味；牙槽脓肿为腥臭味；牙龈出血为血腥味。其他疾病引起的特殊气味：糖尿病酮症酸中毒患者可发出烂苹果味；尿毒症患者可发出氨味；肝坏死患者口腔中有肝臭味；肺脓肿患者呼吸时可发出组织坏死的臭味；有机磷农药中毒的患者口腔中能闻到大蒜味。

9. 腮腺　腮腺位于耳屏、下颌角、颧弓所构成的三角区内，正常腮腺体薄而软，触诊时摸不出腺体轮廓。腮腺肿大时可见到以耳垂为中心的隆起，并可触及边缘不明显的包块。腮腺导管位于颧骨下 1.5 cm 处，横过嚼肌表面，开口相当于上颌第二磨牙对面的颊黏膜（图 2-19）。检查时应注意导管口有无分泌物。

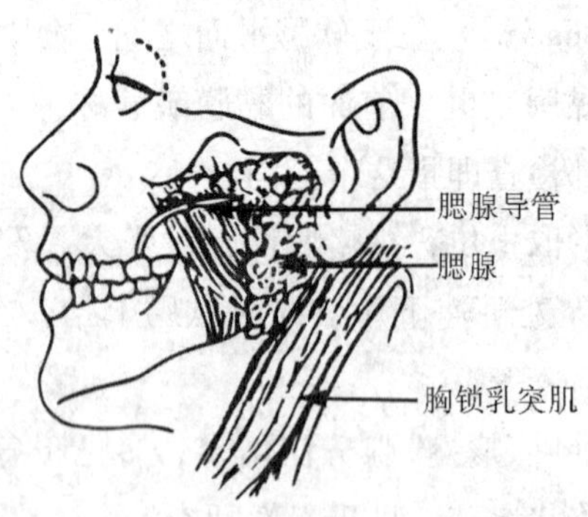

图 2-19　腮腺及腮腺导管位置示意图

腮腺肿大见于以下多种疾病。

（1）急性流行性腮腺炎　腮腺迅速胀大，先为单侧，继而可累及对侧，检查时有压痛，急性期可能累及胰腺、睾丸或卵巢。

（2）急性化脓性腮腺炎　多为单侧性，检查时在导管口处加压后有脓性分泌物流出。发生于抵抗力低下的重症患者，多见于胃肠道术后及口腔卫生不良者。

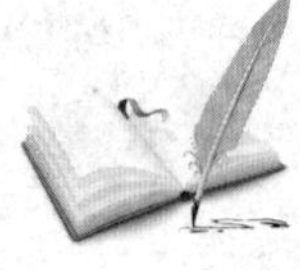

（3）腮腺肿瘤 混合瘤质韧呈结节状，边界清楚，可有移动性；恶性肿瘤质硬、有痛感，发展迅速，与周围组织有粘连，可伴有面瘫。

扫码“练一练”

第五节 颈部检查

案例导入

患者，女，35岁。食欲亢进伴心悸、畏热2个月，体重减少约5kg，家人发现其颈部粗，即来就诊。患者既往无特殊病史。否认特殊疾病家族史。

请问：

1. 本病例应采取哪些体格检查？
2. 异常体征有何临床意义？

颈部的检查应在平静、自然的状态下进行，被检者取舒适坐位或仰卧位，充分暴露颈部和肩部。检查时手法应轻柔，当怀疑颈椎有疾病时更应该注意。

一、一般检查

（一）颈部外形与分区

正常人颈部直立，两侧对称，男性甲状软骨比较突出。女性则平坦不显著，转头时可见胸锁乳突肌突起。头稍后仰，更易观察颈部有无包块、瘢痕和两侧是否对称。正常人静坐时颈部血管不显露。

观察颈前三角和颈后三角有无异常。颈前三角为胸锁乳突肌内缘、下颌骨下缘与前正中线之间的区域。颈后三角为胸锁乳突肌的后缘、锁骨上缘与斜方肌前缘之间的区域。

（二）颈部姿势与运动

正常人坐位时颈部直立，伸屈、转动自如，检查时应注意颈部静态与动态时的改变，有无抬头困难、头部向一侧偏斜、运动受限且伴有疼痛、颈部强直等。

（三）颈部皮肤

注意有无蜘蛛痣、感染（疖、痈、结核）及其他局限性或广泛性病变，如瘢痕、瘘管、神经性皮炎、银屑病等。

（四）颈部包块

注意有无包块及其部位、数目、大小、质地、活动度、与邻近器官的关系和有无压痛、发生和增长的特点。检查时嘱患者做吞咽动作可以鉴别肿大的甲状腺和甲状腺来源的包块与颈前的其他包块。

二、颈部血管

观察颈部静脉有无充盈或曲张，颈动脉有无异常搏动，听诊有无杂音等。

（一）视诊

1. 颈静脉 患者取坐位或立位，观察颈静脉充盈及搏动。

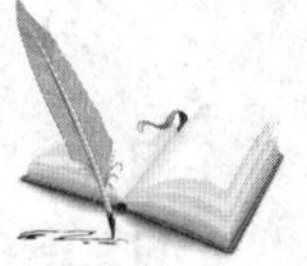

正常人坐位或立位时颈外静脉常不显露，平卧时可稍见充盈，充盈的水平仅限于锁骨上缘至下颌角距离的下 2/3 以内。

若患者在坐位或半坐位（身体呈 45°）时，颈静脉充盈度超过正常水平，称为颈静脉怒张，提示颈静脉压升高，见于右心衰竭、缩窄性心包炎、心包积液、上腔静脉阻塞综合征，以及胸腔、腹腔压力增加等情况。平卧位时若看不到颈静脉充盈，提示低血容量状态。

考点提示

颈静脉怒张的检查方法及临床意义。

颈静脉搏动可见于三尖瓣关闭不全等。颈静脉与右心房的压力改变，右侧颈部较左侧颈部明显，可能是由于右无名静脉系上腔静脉的直接延续且较左无名静脉为短，故应观察右侧颈静脉。

2. 颈动脉 患者取坐位或立位，观察颈动脉有无搏动。

正常人只在剧烈活动后心搏出量增加时可见颈部动脉的搏动，且很微弱。如在安静状态下出现颈动脉的明显搏动，多见于主动脉瓣关闭不全、高血压、甲状腺功能亢进症及严重贫血患者。因颈动脉和颈静脉都可能发生搏动，而且部位相近，应仔细鉴别。一般静脉搏动柔和，范围弥散，无搏动感；动脉搏动比较强劲，为膨胀性，搏动感明显。

（二）听诊

患者取坐位，将听诊器胸件放置于颈部大血管区及锁骨上窝听诊。若发现异常杂音，应注意其部位、强度、性质、音调、传播方向和出现时间，以及患者姿势改变和呼吸等对杂音的影响。

1. 动脉杂音 如在颈部大血管区听到血管性杂音，应考虑颈动脉或椎动脉狭窄。若在锁骨上窝听到杂音，可能为锁骨下动脉狭窄，见于颈肋压迫。

2. 静脉杂音 颈静脉杂音最常出现于右侧颈下部，其随体位变动、转颈、呼吸等发生改变，故与动脉杂音不同。如在右锁骨上窝听到连续性“嗡鸣”样杂音，可能为颈静脉血流快速流入上腔静脉口径较宽的球部所产生，为生理性，用手指压迫颈静脉后可消失。

三、甲状腺

甲状腺（thyroid）位于甲状软骨下方和两侧（图 2－20），正常 15～25g，表面光滑，柔软不易触及。检查甲状腺应注意：①先视诊再触诊；②寻找环状软骨和甲状软骨的标志；③观察甲状腺的位置；④采用浅部触诊法。

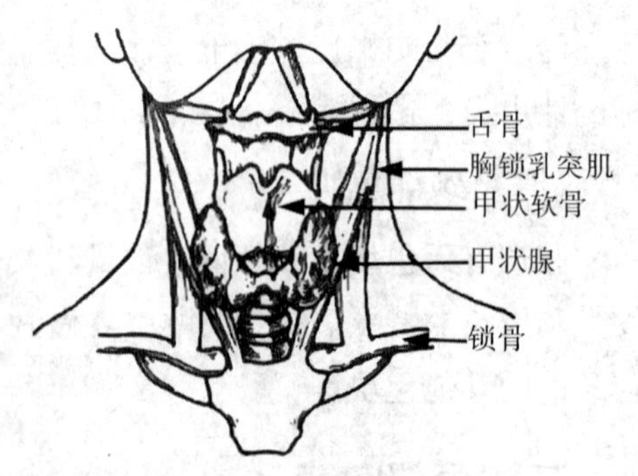

图 2－20 甲状腺位置

（一）视诊

观察甲状腺的大小和对称性。正常人甲状腺外观不突出，女性在青春发育期可略增大。检查时嘱受检者做吞咽动作，可见甲状腺随吞咽动作而向上移动，如不易辨认时，嘱受检者头向后仰、两手置于枕后，再进行观察。

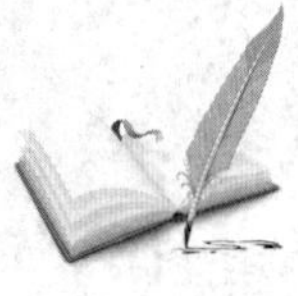

（二）触诊

触诊比视诊更能明确甲状腺的轮廓及病变的性质，主要检查甲状腺的轮廓、大小质地以及活动度。

1. 甲状腺峡部　位于环状软骨下方第二至第四气管环前面。站于受检者前面用拇指或站于受检者后面用示指从胸骨上切迹向上触摸，可感到气管前软组织，判断有无增厚，请受检者吞咽，可感到此软组织在手指下滑动，判断有无增大和肿块。

2. 甲状腺侧叶

（1）前面触诊　一手拇指施压于一侧甲状软骨，将气管推向对侧，另一手示、中指在对侧胸锁乳突肌后缘向前推挤甲状腺侧叶，拇指在胸锁乳突肌前缘触诊，配合吞咽动作，重复检查，可触及被推挤的甲状腺。用同样方法检查另一侧甲状腺。

（2）后面触诊　类似前面触诊。一手示、中指施压于一侧甲状软骨，将气管推向对侧，另一手拇指在对侧胸锁乳突肌后缘向前推挤甲状腺，示、中指在其前缘触诊甲状腺。配合吞咽动作，重复检查。用同样方法检查另一侧甲状腺。

（三）听诊

当触到甲状腺肿大时，用钟型听诊器直接放在肿大的甲状腺上，如听到低调的连续性静脉“嗡鸣”音，可考虑甲状腺功能亢进症的诊断。

甲状腺肿大可分三度。

Ⅰ度：不能看出肿大但能触及者。

Ⅱ度：能看到肿大又能触及，但在胸锁乳突肌以内者。

Ⅲ度：超过胸锁乳突肌外缘者。

引起甲状腺肿大的常见疾病有甲状腺功能亢进症、单纯性甲状腺肿、甲状腺癌、慢性淋巴性甲状腺炎（桥本甲状腺炎）、甲状旁腺腺瘤等。

> **考点提示**
>
> 甲状腺检查方法及异常改变的临床意义。

> **知识链接**
>
> 病理性甲状腺肿大的原因及特点如下。①甲状腺功能亢进症：肿大的腺体质地柔软，两侧对称或不对称，可触及震颤，闻及血管杂音。②单纯性甲状腺肿：腺体明显肿大，呈对称性，质地柔软，可为弥漫性，也可为结节性，不伴有甲亢体征。③甲状腺癌：触诊时包块可有结节感，不规则、质硬。因发展较慢，体积有时不大，易与甲状腺腺瘤、颈前淋巴结肿大相混淆。④慢性淋巴性甲状腺炎（桥本甲状腺炎）：腺体呈弥漫性或结节性肿大，表面光滑，部分局部出现质地较硬的结节。

四、气管

检查气管有无移位。患者取舒适坐位或仰卧位，颈部保持自然正中位，医师将示指与环指分别置于两侧胸锁关节上，然后将中指置于气管之上，观察中指是否在示指与环指中间，或以中指置于气管与两侧胸

> **考点提示**
>
> 气管检查方法及偏移的临床意义。

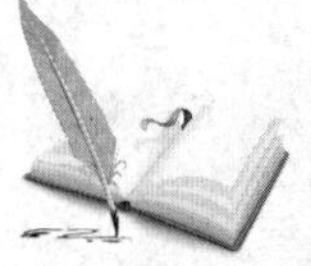

锁乳突肌之间的间隙，据两侧间隙是否等宽来判断气管有无偏移。正常人气管位于颈前正中部，依据气管偏移方向可判断病变的性质。气管偏向健侧，如大量胸腔积液、积气、纵隔肿瘤以及单侧甲状腺肿大等。气管偏向患侧，如肺不张、肺硬化、胸膜粘连等。

此外，主动脉弓动脉瘤时，由于心脏收缩时瘤体膨大将气管压向后下，因而每随心脏搏动可以触到气管的向下拽动，称为 Oliver 征。

扫码“学一学”

第六节　胸部检查

案例导入

患者，男，26 岁。2 天前因淋雨后出现寒战、高热，右侧胸痛，咳嗽、咳少量铁锈色痰，来院就诊。患者既往无特殊病史。否认特殊疾病家族史。

请问：

1. 本病例应着重检查哪里？
2. 应采取哪些体格检查方法？

胸部检查应在安静、温度适宜、光线充足的环境下进行，并尽可能暴露整个胸廓，视病情或检查需要采取坐位、半卧位或卧位。检查时依次为前胸部、两侧胸部及背部，自上而下；注意左右对比及上下对比，全面系统的按视、触、叩、听诊顺序进行检查，避免重要体征的遗漏。

一、胸部的体表标志

为了准确的描述胸壁和胸腔内脏器及其病变所在的部位和范围，常利用胸廓的体表标志（图 2－21、图 2－22）及人为划线（图 2－23、图 2－24）进行定位。

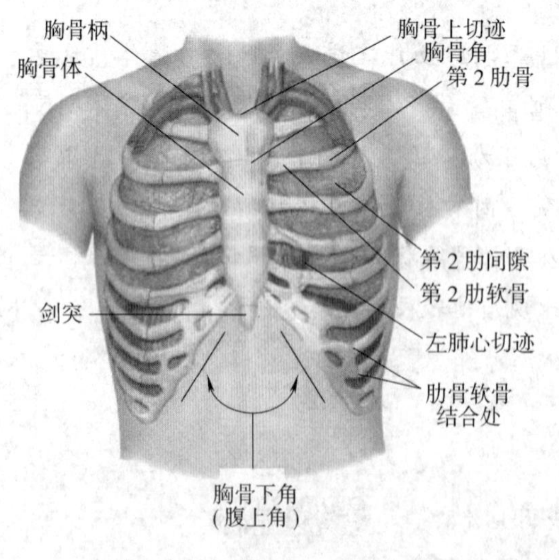

图 2－21　胸部体表标志正面观

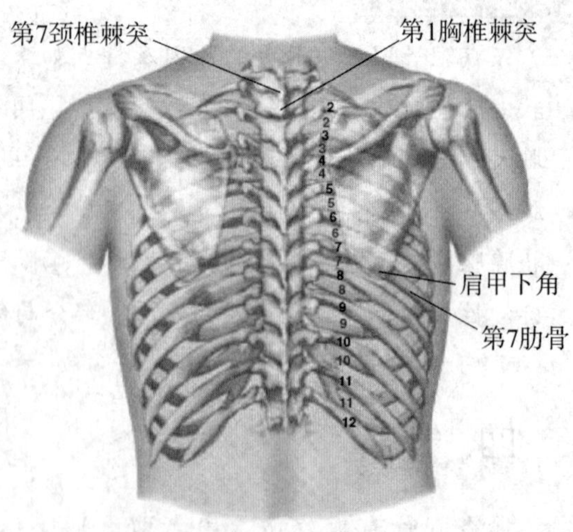

图 2－22　胸部体表标志背面观

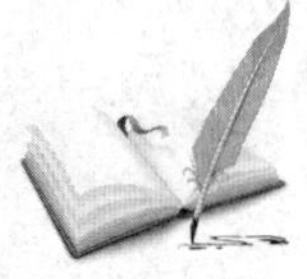

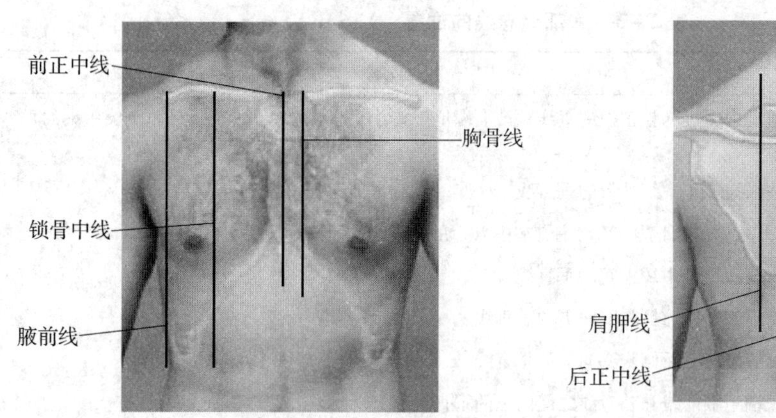

图 2－23 胸部体表标志线与分区正面观

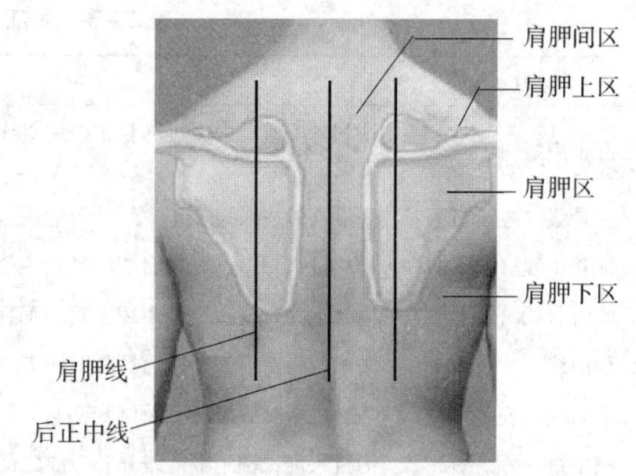

图 2－24 胸部体表标志线与分区背面观

（一）骨性标志

胸部的骨性标志有锁骨、胸骨上切迹、胸骨柄、腹上角、剑突、肋骨、肩胛骨下角等去，其意义见表 2－2。

表 2－2 胸部的骨性标志及其意义

标志	位置及意义
锁骨	锁骨全长均位于皮下，其外侧 1/3 段下方的凹窝称锁骨下窝。通往上肢的大血管及神经均从锁骨下窝内后方通过
胸骨上切迹	位于胸骨柄的上方。正常情况下气管位于胸骨上切迹的正后方
胸骨柄	为胸骨上端略呈六角形的扁状骨。其上部两侧与左右锁骨的胸骨端形成胸锁关节，下方则与胸骨体相连
胸骨角	又称 Louis 角，由胸骨柄与胸骨体的连接处向前突起而成，左右第 2 肋软骨在此与胸骨相连。为计数肋骨和肋间隙的标志。其相当于左右主支气管分叉部、主动脉弓、心房上缘、上下纵隔交界及第 4 或第 5 胸椎的水平
腹上角	左右肋弓（由两侧的第 7～10 肋软骨相互连接而成）在胸骨下端会合处所形成的夹角，又称胸骨下角，相当于横膈的穹隆部。正常 70°～110°，体型瘦长者角度较小，矮胖者较大，深吸气时可稍增宽。其后为肝脏左叶、胃及胰腺的所在区域
剑突	为胸骨体下端的突出软骨，其与胸骨体相连。正常人剑突长 2～4 cm
肋骨	肋骨于背部与相应的胸椎相连，由后上方向前下方倾斜，其倾斜度上方略小，下方稍大。第 1～7 肋骨在前胸部与各自的肋软骨连接，第 8～10 肋骨与 3 个联合一起的肋软骨连接后，再与胸骨相连，构成胸廓的骨性支架。第 11～12 肋骨不与胸骨相连，其前端为游离缘，称为浮肋
肩胛骨下角	肩胛骨的最下端称肩胛下角。被检者取直立位、双上肢自然下垂时，肩胛下角可作为第 7 或第 8 肋骨水平的标志，或相当于第 8 胸椎的水平。此可作为胸部计数肋骨的标志
脊柱棘突	是后正中线的标志。位于颈根部的第 7 颈椎棘突最为突出，其下即为胸椎的起点，常以此处作为计数胸椎的标志
肋脊角	为第 12 肋骨与脊柱构成的夹角。其前为肾脏和输尿管上端所在的区域

（二）常用的胸部标志线

胸部标志线有胸骨线、锁骨中线、胸骨旁线、腋前线、腋中线、腋后线、肩胛线、后正中线，其位置见图 2－23 和表 2－3。

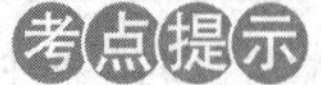

胸骨角、第 7 颈椎棘突、肩胛骨下角的体表标志及临床意义，垂直线体表标志、自然陷窝及解剖区域。

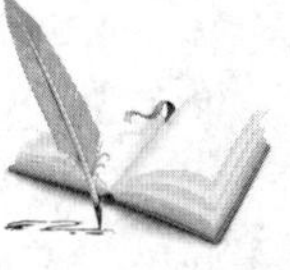

表 2－3　胸部标志线的位置

人为划线	位置
前正中线	即胸骨中线，为通过胸骨正中的垂线，其上端位于胸骨柄上缘的中点，向下通过剑突中央的垂直线
胸骨线（左、右）	为沿胸骨边缘与前正中线平行的垂直线
锁骨中线（左、右）	为通过锁骨中点（锁骨肩峰端与胸骨端中点）的垂直线
胸骨旁线（左、右）	为通过胸骨线和锁骨中线中间的垂直线
腋前线（左、右）	为通过腋窝前皱襞沿前侧胸壁向下的垂直线
腋后线（左、右）	为通过腋窝后皱襞沿后侧胸壁向下的垂直线
腋中线（左、右）	为自腋窝顶端于腋前线和腋后线之间向下的垂直线
肩胛线（左、右）	为双臂下垂时通过肩胛下角与后正中线平行的垂直线
后正中线	即脊柱中线。为通过各椎骨棘突尖所连的垂直线

（三）自然陷窝和解剖区域

胸部的自然陷窝和解剖区域有腋窝、胸骨上窝、锁骨上窝、锁骨下窝、肩胛上区、肩胛下区、肩胛间区，其位置见图 2－24、表 2－4。

表 2－4　自然陷窝和解剖区域的位置

自然陷窝和解剖区域	位置
腋窝（左、右）	为上肢内侧与胸壁相连的凹陷部
胸骨上窝	为胸骨柄上方的凹陷部，正常气管位于其后
锁骨上窝（左、右）	为锁骨上方的凹陷部，相当于两肺上叶肺尖的上部
锁骨下窝（左、右）	为锁骨下方的凹陷部，下界为第 3 肋骨下缘。相当于两肺上叶肺尖的下部
肩胛上区（左、右）	为肩胛冈以上的区域，其外上界为斜方肌的上缘。相当于上叶肺尖的下部
肩胛下区（左、右）	为两肩胛下角的连线与第 12 胸椎水平线之间的区域。后正中线将此区分为左右两部
肩胛间区（左、右）	为两肩胛骨内缘之间的区域。后正中线将此区分为左右两部

（四）肺和胸膜的界限

气管（trachea）上端平第 6 颈椎下缘，起自环状软骨下缘，并与喉相连，向下至胸骨角平面即胸椎 4、5 水平处分为左、右主支气管。右主支气管粗短而陡直，左主支气管细长而倾斜。右主支气管又分为 3 支，分别进入右肺的上、中、下 3 个肺叶；左主支气管分为 2 支，分别进入左肺的上、下 2 个肺叶。后再各自分支形成支气管、细支气管分别进入相应的肺段。每一呼吸性细支气管终末为一肺泡管，由此再分出许多肺泡囊。两侧肺部外形相似，仅左胸前内部由心脏占据。每个肺叶在胸壁上的投影有一定位置，了解其投影的部位，对肺部疾病的定位诊断具有重要的意义（图 2－25）。

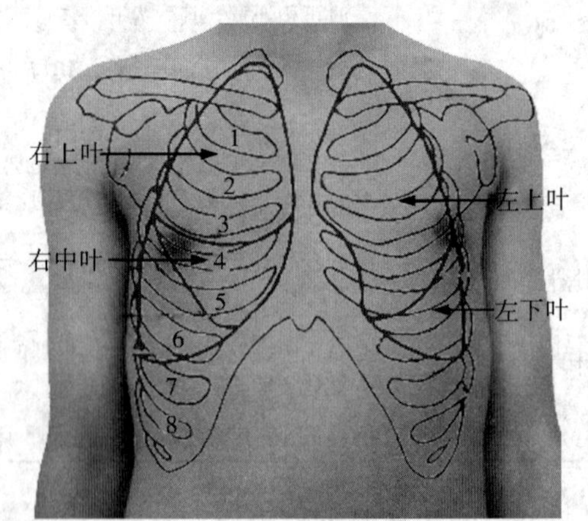

图 2－25　肺界限

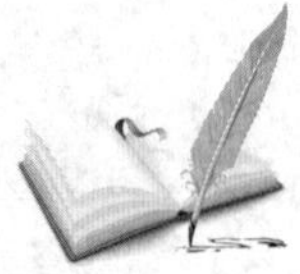

肺尖突出于锁骨之上，其最高点近锁骨的胸骨端，达第 1 胸椎的水平，距锁骨上缘约

3 cm。肺上界于前胸壁的投影呈一向上凸起的弧线。始于胸锁关节向上至第 1 胸椎水平，然后转折向下至锁骨中 1/3 与内 1/3 交界处。肺外侧界由肺上界向下延伸而成，几乎与侧胸壁的内侧伴行。肺内侧界自胸锁关节处下行至胸骨柄后面，于胸骨角水平处左右两肺的前内界几乎相遇。然后分别沿前正中线两旁下行，至第 4 肋软骨水平处分开，右侧几乎呈直线继续向下，至第 6 肋软骨水平转折向右，下行与右肺下界相连；左侧在第 4 肋软骨水平向左达第 4 肋骨前端，沿第 4 ~6 肋骨的前面向下，至第 6 肋软骨水平处再向左，下行与左肺下界连接（图 2 –26、图 2 –27）。

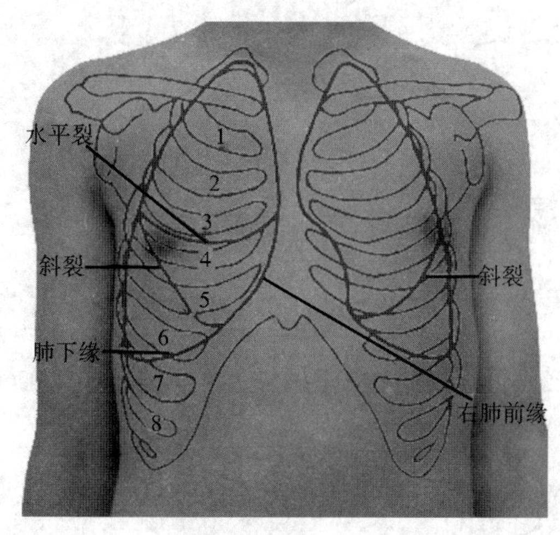

图 2 –26　肺投影前面

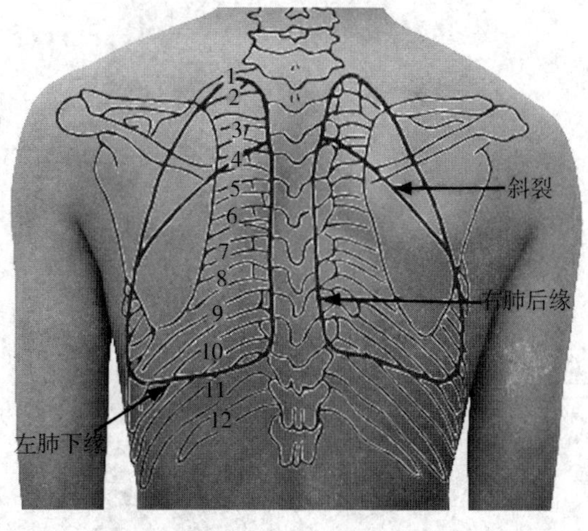

图 2 –27　肺投影背面

胸膜（pleura）是覆盖在肺表面、胸壁内面、纵隔侧面和膈肌上面的浆膜。覆盖在肺表面的胸膜称为脏层胸膜，覆盖在胸廓内面、膈上面及纵隔的胸膜称为壁层胸膜。胸膜的脏、壁两层在肺根部互相反折延续，围成左右两个完全封闭的胸膜腔（pleural cavity）。腔内压较大气压低，故称负压，使两层胸膜紧密相贴，构成一个潜在的无气空腔。胸膜腔内有少量浆液，以减少呼吸时两层胸膜之间的摩擦。

二、胸壁、胸廓与乳房

（一）胸壁

检查胸壁（chest wall）时，除应注意一般营养状态，皮肤、淋巴结和骨骼肌发育的情况外，还应着重检查以下各项。

1. 静脉　正常胸壁看不见明显静脉，当见到胸壁静脉可充盈或曲张时，说明上腔静脉或下腔静脉血流受阻并建立侧支循环。上腔静脉阻塞时，静脉血流方向则自上而下；下腔静脉阻塞时，血流方向则自下而上。

2. 皮下气肿　皮下组织有气体积存时谓皮下气肿。用手按压皮下气肿的皮肤，引起气体在皮下组织内移动，可出现捻发感或握雪感。用听诊器按压皮下气肿部位，可听到类似捻动头发的声音。胸部皮下气肿多由于肺、气管、食管或胸膜受损后，气体自病变部位逸出，积存于皮下所致。亦偶见于局部产气杆菌感染而发生。

3. 胸壁压痛　正常情况下胸壁无压痛。肋间神经炎、肋软骨炎、胸部软组织炎及肋骨骨折的患者，胸壁可有局部压痛。骨髓异常增生者，常有胸骨压痛，见于白血病患者。

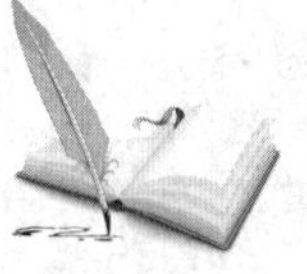

4. 肋间隙 注意肋间隙有无回缩或膨隆。吸气时肋间隙回缩提示呼吸道阻塞；肋间隙膨隆见于大量胸腔积液、张力性气胸或严重肺气肿患者用力呼气时。

（二）胸廓

正常胸廓两侧大致对称，呈椭圆形。成年人胸廓的前后径较左右径为短，两者的比例约为1∶1.5，小儿和老年人胸廓的前后径略小于左右径或几乎相等，故呈圆柱形。常见的胸廓外形改变如下（图2－28）。

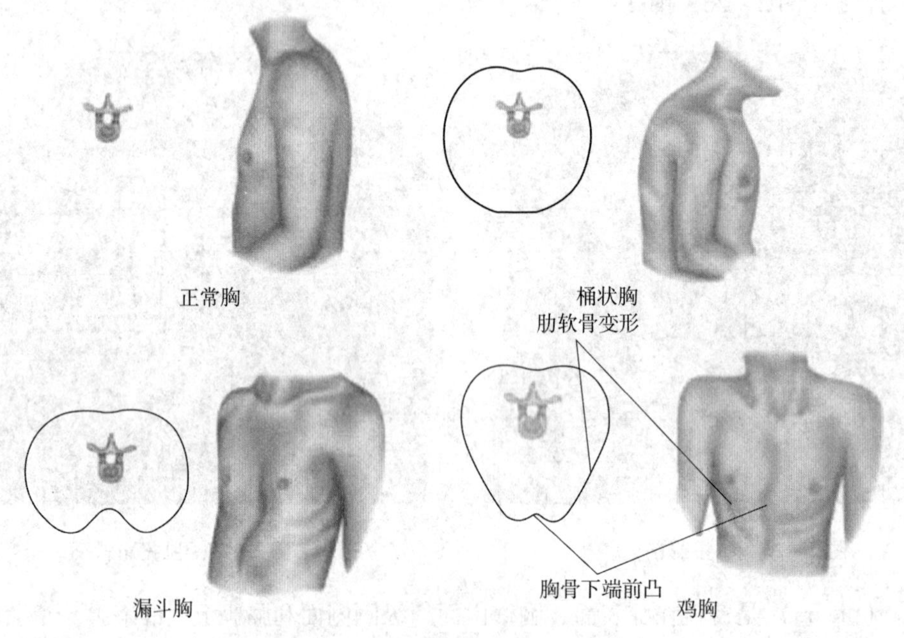

图2－28 常见的胸廓外形改变

1. 扁平胸（flat chest） 胸廓扁平，前后径小于左右径的一半。多见于瘦长体型者，亦可见于慢性消耗性疾病，如肺结核等。

2. 桶状胸（barrel chest） 胸廓前后径增大，与左右径几乎相等或超过左右径，呈圆桶状。肋骨倾斜度减小，肋间隙增宽且饱满，腹上角增大。多见于慢性阻塞性肺气肿晚期的患者，亦可发生于老年，或矮胖体型者。

3. 佝偻病胸（rachitic chest） 为佝偻病所致的胸廓改变，多见于儿童。沿胸骨两侧各肋软骨与肋骨交界处常隆起，形成串珠状，谓之佝偻病串珠（rachitic rosary）。下胸部前面的肋软骨常外翻，沿膈附着的部位其胸壁向内凹陷形成的沟状带，称为肋膈沟（Harrison groove）。若胸骨下端与剑突处明显内陷，形似漏斗，谓之漏斗胸（funnel chest）。胸廓的前后径略长于左右径，其上下距离较短，胸骨下端常前突，胸廓前侧壁肋骨凹陷，称为鸡胸（pigeon chest）。

4. 脊柱畸形引起的胸廓改变 严重者因脊柱前凸、后凸或侧凸，导致胸廓两侧不对称，肋间隙增宽或变窄。胸腔内器官与表面标志的关系发生改变。常见于脊柱结核等。

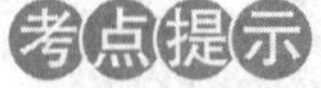

扁平胸、桶状胸、佝偻病胸的概念及临床意义。

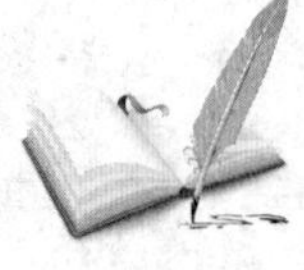

5. 胸廓一侧变形 胸廓一侧膨隆多见于大量胸腔积液或一侧严重代偿性肺气肿。胸廓一侧平坦或下陷常见于肺不张、肺纤维化、广泛性胸膜

增厚和粘连等。

6. 胸廓局部隆起　心前区隆起多见于心脏明显肿大、心包大量积液等。此外，局部隆起还见于肋软骨炎和肋骨骨折等。

（三）乳房

正常儿童及男性乳房（breast）一般不发育，乳头位置大约位于锁骨中线第4肋间隙。正常女性乳房在青春期后开始显著发育生长，呈半球形，乳头也逐渐长大。

乳房的检查应依据正确的程序，不能仅检查患者叙述不适的部位，以免发生漏诊，除检查乳房外，还应包括引流乳房部位的浅表淋巴结。检查时光线应充足，前胸充分暴露，患者可取坐位或仰卧位，一般先视诊，再触诊，注意两侧对比。

1. 视诊

（1）对称性　正常女性坐位时一般情况下两侧乳房相对对称，也有轻度不对称者，多由于两侧乳房发育程度不完全相同的结果。成年女性一侧乳房明显增大见于先天畸形、囊肿形成、炎症或肿瘤等，一侧乳房明显缩小则多因发育不全之故。

（2）皮肤改变　乳房局部皮肤发红提示局部炎症或乳癌累及浅表淋巴管引起的癌性淋巴管炎。前者常伴局部肿、热、痛，后者局部皮肤呈深红色，不伴热痛，可予鉴别。乳房有肿瘤时常因血供增加，肿瘤表面皮肤浅表血管可见。此外，还应注意乳房皮肤有无水肿、回缩、溃疡、色素沉着和瘢痕等。

知识链接

乳房皮肤水肿多见于乳腺癌和炎症。肿瘤浸润导致癌细胞机械性堵塞皮肤淋巴管引起淋巴水肿时，毛囊明显下陷，局部皮肤外观呈“橘皮”或“猪皮”样。炎症水肿是由于炎症刺激使毛细血管通透性增加，血浆渗出至血管外进入细胞间隙之故。检查乳房皮肤水肿时应注意其确切部位和范围。

乳房皮肤回缩可由于外伤或炎症，使局部脂肪坏死，成纤维细胞增生，造成受累区域乳房表层和深层之间悬韧带纤维缩短而引起。然而，如无确切的乳房急性炎症的病史，皮肤回缩常提示恶性肿瘤的存在，特别是当未触及局部肿块、无皮肤固定和溃疡等晚期乳癌表现的患者，轻度的皮肤回缩常为早期乳癌的征象。

（3）乳头　应注意乳头的位置、大小，两侧是否对称，有无内陷。乳头内陷，如系自幼发生，为发育异常；如为近期发生则可能为乳癌侵及乳头韧带使其回缩所致。还应注意乳头、乳晕有无糜烂。

（4）腋窝和锁骨上窝　完整的乳房视诊还应包括乳房淋巴引流最重要的区域。必须详细观察腋窝和锁骨上窝有无红肿、包块、溃疡、瘘管和瘢痕等。

2. 触诊　触诊乳房时，患者取坐位，两臂自然下垂，乳房肥大或下垂明显者，可采取平卧位肩下垫小枕，使胸部抬高以便于检查。以乳头为中心作一垂直线和水平线，可将乳房分为4个象限，便于记录病变部位。

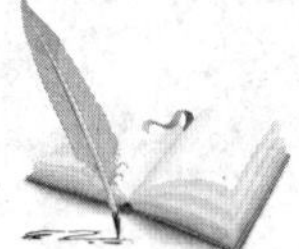

检查者的手指和手掌平置于乳房上，应用指腹，轻施压力，以旋转或来回滑行进行检查。检查者应循序对乳房的外上（包括腋窝前部）、外下、内下、内上4个象限（图2－

29）的顺序，由浅入深地进行触诊，最后触诊乳头。先由健侧乳房开始，后检查患侧。切忌不可用手指对捏乳腺组织，否则会将捏到的腺体组织误认为肿块。

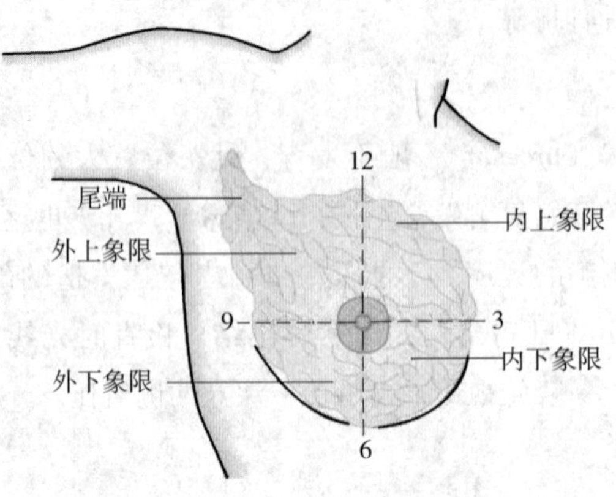

图 2－29　乳房触诊检查顺序

正常乳房多呈模糊的颗粒感和柔韧感。乳房皮下脂肪组织的薄厚，对乳房触诊的影响较大。青年人乳房柔软，质地均匀一致，而老年人则多柔韧感和结节感。女性月经期乳房小叶充血，乳房饱胀，触之皮温较高，并有厚重感，月经后充血迅即恢复。妊娠期乳房增大并有柔韧感，而哺乳期则呈结节感。触诊乳房时必须注意乳房的硬度、弹性，有无压痛及包块。当触及包块需注意部位、大小、外形、硬度、压痛及活动度等。最后医师用拇指和示指轻挤压乳头，观察乳头有无分泌物和渗液。

乳房触诊后，还应仔细触诊腋窝、锁骨上窝及颈部的淋巴结有否肿大或其他异常。因为此处为乳房前哨淋巴结所在地。

3. 乳房的常见病变

（1）急性乳腺炎（acute mastitis）　多因乳汁淤积和细菌侵入而导致的乳腺急性化脓性感染，常以局部红、肿、热、痛为临床症状。炎症早期触诊多呈硬结性改变，炎症晚期多因组织液化、脓肿形成，触诊呈囊性改变，多伴寒战、发热及乏力等全身中毒症状。患者多是产后哺乳期妇女，但亦见于青年女性和男性。

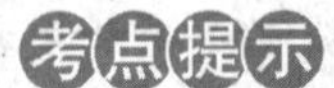

乳房触诊方法，乳腺肿瘤及急性乳腺炎体征。

（2）乳腺肿瘤　应区分良性或恶性。良性肿瘤则质地柔韧或中硬，界限清楚并有一定活动度，以乳腺纤维瘤最为常见。恶性肿瘤以乳腺癌最为常见，多为单发并与皮下组织粘连，局部皮肤呈“橘皮”样，乳头回缩，多见于中年以上妇女，晚期伴有腋窝淋巴结转移。

三、肺和胸膜

检查胸部时患者一般采取坐位或仰卧位，充分暴露胸部，室内环境舒适温暖，避免因寒冷诱发肌肉颤动而影响检查结果。肺和胸膜的检查一般应包括视、触、叩、听诊四个部分。

（一）视诊

1. 呼吸运动　呼吸运动是通过中枢神经和神经反射的调节，借膈肌和肋间肌的收缩和松弛来完成的。正常情况下吸气为主动运动，此时胸廓扩大，胸膜腔内负压增高，肺扩张，

空气经上呼吸道进入肺内。呼气为被动运动，此时肺脏弹力回缩，胸廓变小，胸膜腔内负压降低，肺内气体随之呼出。一般成人静息呼吸时，潮气量约为500 ml。吸气时可见胸廓前部肋骨向外上方移动，膈肌收缩使腹部向外隆起，而呼气时则前部肋骨向下内方移动，膈肌松弛，腹部回缩。

正常男性和儿童以膈肌运动为主，胸廓下部及上腹部的动度较大，形成腹式呼吸。女性的呼吸则以肋间肌的运动为主，胸廓的运动较大而形成胸式呼吸。实际上该两种呼吸运动均不同程度同时存在。

当患者上呼吸道部分阻塞时，因气流进入肺组织不顺畅，故吸气时需呼吸肌高度收缩，造成肺内负压明显增高，从而引起胸骨上窝、锁骨上窝及肋间隙向内凹陷，称为“三凹征”。因吸气时间延长，又称之为吸气性呼吸困难，常见于气管阻塞，如气管肿瘤、异物等。反之，下呼吸道阻塞患者，因气流呼出不畅，呼气需要用力，从而引起肋间隙膨隆，因呼气时间延长，又称之为呼气性呼吸困难，常见于支气管哮喘和阻塞性肺气肿。

2. 呼吸频率 正常成人静息状态下，呼吸为12～20次/分，呼吸与脉搏之频率比为1∶4。新生儿呼吸约44次/分，随着年龄的增长而逐渐减慢。常见的异常呼吸类型及特点如下。

（1）呼吸过速 指呼吸频率超过20次/分。多见于发热、疼痛、贫血、甲状腺功能亢进及心力衰竭等。一般体温升高1℃，呼吸大约增加4次/分。

（2）呼吸过缓 指呼吸频率低于12次/分。多见于麻醉剂或镇静剂过量和颅内压增高等。

（3）呼吸深度的变化 呼吸浅快，见于呼吸肌麻痹、腹腔积液和肥胖等，以及肺部疾病，如肺炎、胸膜炎、胸腔积液和气胸等；呼吸深快，多见于剧烈运动时、情绪激动或过度紧张时。当严重代谢性酸中毒时，亦出现深而慢的呼吸，多见于糖尿病酮症酸中毒和尿毒症酸中毒等，此种深长的呼吸又称之为库斯莫尔（Kussmaul）呼吸。

3. 呼吸节律 正常成人静息状态下，呼吸的节律基本上是均匀而整齐的。当病理状态下，会出现各种呼吸节律的变化（图2－30）。

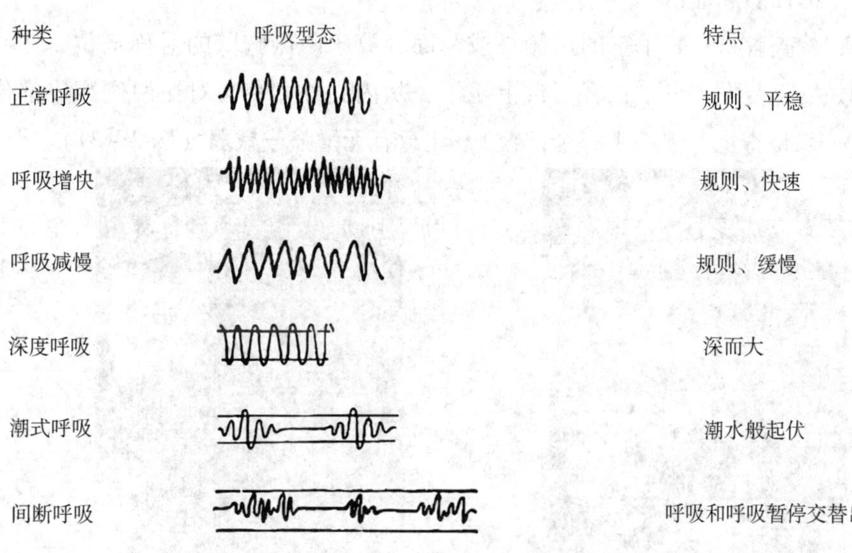

图2－30 常见呼吸类型和特点

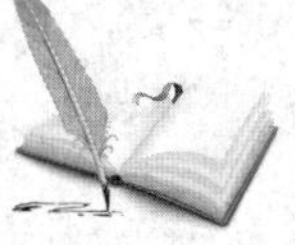

（1）潮式呼吸 又称陈－施（Cheyne－Stokes）呼吸。是一种由浅慢逐渐变为深快，然后再由深快转为浅慢，随之出现一段呼吸暂停后，又开始如上变化的周期性呼吸。潮式呼吸周期可长达30秒至2分钟，暂停期可持续5～30秒。

（2）间停呼吸　又称比奥（Biots）呼吸。表现为有规律呼吸几次后，突然停止一段时间，又开始规律呼吸，周而复始。

以上两种周期性呼吸节律变化是由于呼吸中枢的兴奋性降低，使调节呼吸的反馈系统失常所致。多发生于中枢神经系统疾病，如脑炎、脑膜炎、颅内压增高及某些中毒，如糖尿病酮症酸中毒、巴比妥中毒等。间停呼吸较潮式呼吸更为严重，预后多不良，常在临终前发生。

（3）抑制性呼吸　此为因胸部发生剧烈疼痛所致的吸气相突然中断，呼吸运动短暂地突然受到主动抑制。常见于急性胸膜炎、胸膜恶性肿瘤、肋骨骨折及胸部严重外伤等。

> **考点提示**
>
> 呼吸频率改变的临床意义，潮式呼吸、间停呼吸的特点及临床意义。

（4）叹气样呼吸　表现为在一段正常呼吸节律中插入一次深大呼吸，并常伴有叹息声。此多见于神经衰弱、精神紧张或抑郁症。

（二）触诊

1. 胸廓扩张度　胸廓扩张度（thoracic expansion）即呼吸时的胸廓动度，因胸廓前下部呼吸时动度较大，故此处为主要检查部位。前胸廓扩张度的检查：检查者两手置于胸廓下面的前侧部，左右拇指分别沿两侧肋缘指向剑突，而手掌和伸展的手指置于前侧胸壁，两手沿正中线对称；后胸廓扩张度的测定，则将两手平置于患者背部，约与第10肋骨水平，拇指与中线平行，并将两侧皮肤向中线轻推。嘱患者做深呼吸运动，观察比较两手的动度是否一致。若一侧胸廓扩张受限，见于大量胸腔积液、气胸、胸膜增厚和肺不张等。

2. 语音震颤　语音震颤为受检者发出长音时，声波沿气管、支气管及肺泡，传到胸壁所引起的振动，可由检查者的手感知，故又称触觉语颤。根据其感知振动的增强或减弱，可判断胸内病变的性质和部位。

检查方法：检查者将左右手掌的尺侧缘或掌面轻放于两侧胸壁的对称部位，然后嘱受检者用同等的强度重复发“yi”长音，自上至下，从内到外、交叉对比两侧相应部位语音震颤的差异（一般检查上、中、下三个部位），注意有无增强或减弱（图2－31）。

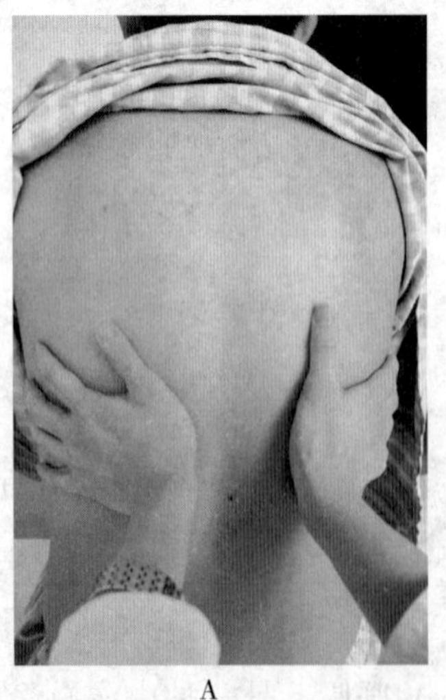

A

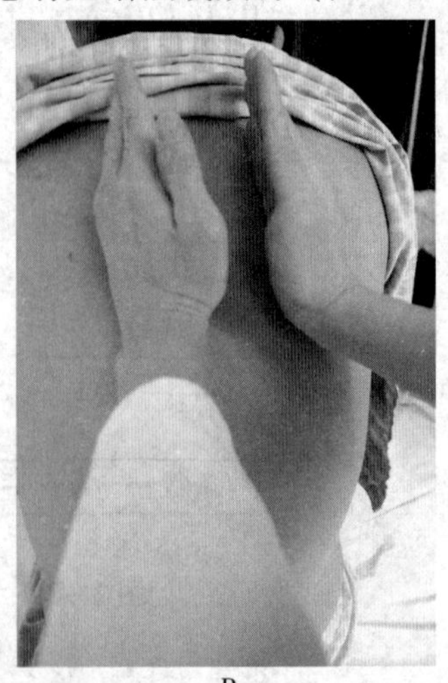

B

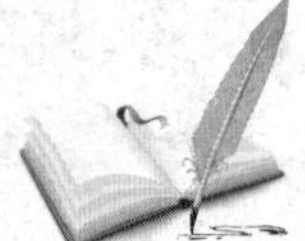

图2－31　语音震颤检查手法

语音震颤的强弱主要取决于气管、支气管是否通畅，肺泡及胸壁传导是否良好而定。正常成人，男性和消瘦者较儿童、女性和肥胖者为强；前胸上部和右胸上部较前胸下部和左胸上部为强。

语音震颤减弱或消失，主要见于：①肺泡内含气量过多，如慢性阻塞性肺疾病；②支气管阻塞，如阻塞性肺不张；③胸膜高度增厚粘连；④大量胸腔积液或气胸；⑤胸壁皮下气肿。

语音震颤增强，主要见于：①肺泡内有炎症浸润，因肺组织实变使声波传导良好，如大叶性肺炎实变期。②接近胸膜的肺内巨大空腔，声波在空洞内产生共鸣，尤其是当空洞周围有炎性浸润并与胸壁粘连时，则更有利于声波传导，使语音震颤增强，如空洞型肺结核、巨大肺大疱等。

3. 胸膜摩擦感 胸膜摩擦感指当急性胸膜炎时，因纤维蛋白沉着于两层胸膜表面上，使其变粗糙，呼吸时脏层和壁层胸膜相互摩擦，可受检者的手感知，故称为胸膜摩擦感。医师双手掌平放在患者胸廓的下前侧部或腋中线第5~6肋间，嘱患者做深呼吸运动，如触及皮革相互摩擦的感觉，通常呼气、吸气两相均可触及，屏住呼吸后消失，可与心包摩擦感鉴别。

考点提示

语音震颤改变的临床意义，胸膜摩擦感检查部位及临床意义。

（三）叩诊

1. 叩诊的方法 胸部叩诊方法有间接和直接叩诊法两种，以间接叩诊法常用。

胸部叩诊时，受检者取坐位或仰卧位，肌肉放松，两臂垂放，平静呼吸。首先检查前胸，叩诊由锁骨上窝开始，然后沿锁骨中线、腋前线自第1肋间隙从上至下逐一肋间隙进行叩诊。其次检查侧胸壁，嘱受检者举起检查侧上臂置于头部，自腋窝开始沿腋中线、腋后线叩诊，向下检查至肋缘。最后检查背部，受检者向前稍低头，双臂交叉抱肘，尽可能外移肩胛骨，叩诊自肺尖开始，沿肩胛线逐一肋间隙向下检查，直至肺底膈活动范围被确定为止。并作左右、上下、内外进行对比，注意叩诊音的变化。叩诊前胸部和后胸部时，板指应平贴于肋间隙并与肋骨平行；叩诊肩胛间区时，板指可与脊柱平行。

2. 叩诊音的分类 胸部叩诊者可分为清音、过清音、鼓音、浊音和实音，在强度、音调、时限和性质方面具有各自的特点，参见表2-5。

表2-5 胸部叩诊音的类型和特点

类型	强度	音调	时限	性质
清音	响亮	低	长	空响
过清音	极响亮	极低	较长	回响
鼓音	响亮	高	中等	鼓响样
浊音	中等	中~高	中等	重击声样
实音	弱	高	短	极钝

3. 正常叩诊音 正常胸部叩诊为清音，其音响强弱和高低与肺脏的含气量的多寡、胸壁的厚薄以及邻近器官的影响有关。正常胸部叩诊音见图（图2-32）。

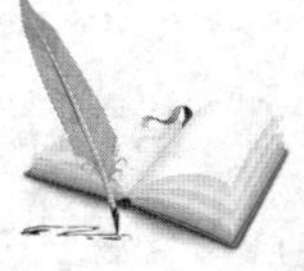

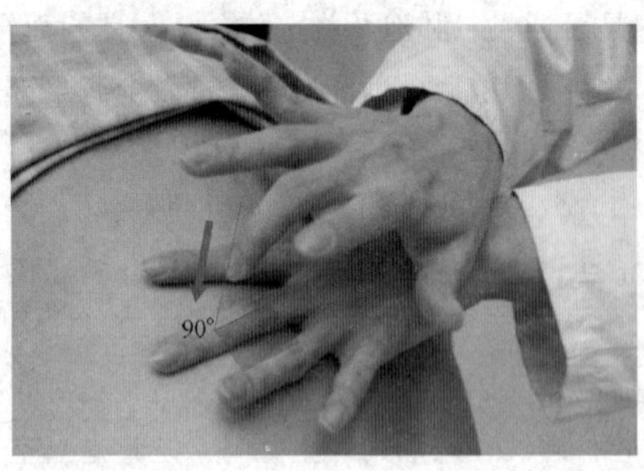

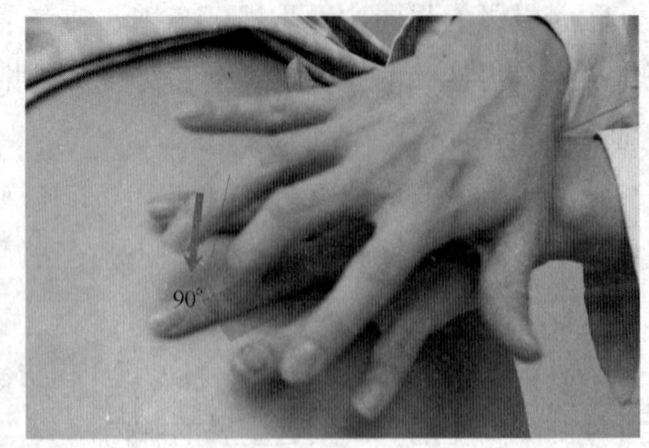

图 2-32　正常胸部叩诊音

4. 肺界的叩诊

（1）肺上界　即肺尖的宽度。叩诊方法是：自斜方肌前缘中央部开始叩诊为清音，水平逐渐叩向外侧，当由清音变为浊音时，即为肺上界的外侧终点。然后再由上述中央部水平叩向内侧，直至清音变为浊音时，即为肺上界的内侧终点。该清音带的宽度即为肺尖的宽度，正常宽度为 4 ~6 cm，又称 Kronig 峡。

（2）肺前界　正常的肺前界相当于心脏的绝对浊音界。右肺前界相当于胸骨线的位置。左肺前界则相当于胸骨旁线自第 4 至第 6 肋间隙的位置。

（3）肺下界　两侧肺下界大致相同，平静呼吸时分别位于锁骨中线第 6 肋间隙上，腋中线第 8 肋间隙上，肩胛线第 10 肋间隙上。正常肺下界的位置可因体型、发育情况的不同而有所差异，如矮胖者的肺下界可上升 1 肋间隙，瘦长者可下降 1 肋间隙。

（4）肺下界的移动范围　即相当于呼吸时膈肌的移动范围。叩诊时首先确定平静呼吸时肩胛线上肺下界的位置，嘱受检者作深吸气后屏住呼吸，沿该线继续向下叩诊至由清音变为浊音时，即为肩胛线上肺下界的最低点。当受检者恢复平静呼吸后，同样于肩胛线上叩出肺下界，再嘱作深呼气并屏住呼吸，然后由下向上叩诊至浊音变为清音时，即为肩胛线上肺下界的最高点。最高至最低两点间的距离即为肺下界的移动范围，正常人为 6 ~8 cm。不同部位测出的肺下界移动范围稍有差异，一般腋中线及腋后线上的移动度最大。

肺下界移动度变小见于肺组织弹性消失，如慢性阻塞性肺疾病、肺组织炎症和水肿。膈神经麻痹患者，肺下界移动度亦消失。

5. 胸部病理性叩诊音　正常肺脏的清音区范围内，如出现浊音、实音、过清音或鼓音时则为异常叩诊音，多提示肺、胸膜、胸壁的病理改变。

（1）浊音及实音　见于肺部大面积含气量减少的病变，如肺炎实变期、肺不张、大面积肺梗死、肺水肿及肺硬化等；肺内不含气的占位性病变，如肺肿瘤、肺包虫或囊虫病、未液化的肺脓肿等；胸膜腔病变，如胸腔积液，胸膜粘连增厚等。

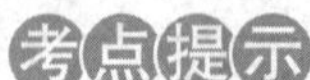

肺上界、肺下界及肺移动度改变的临床意义，病理性叩诊音及临床意义。

（2）鼓音　产生鼓音的原因是肺部出现大的含气腔，见于气胸以及肺内空洞性病变，空洞直径大于 3 ~4 cm，且靠近胸壁时，如空洞型肺结核、液化了的肺脓肿。

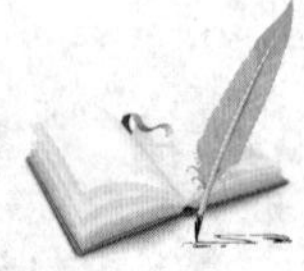

（3）过清音　当肺泡内含气量增多，肺组织弹性降

低时，叩诊为过清音，见于慢性阻塞性肺疾病。

（4）浊鼓音　当肺泡壁松弛，肺泡含气量轻度减少的情况下，如肺不张、肺炎充血期或消散期和肺水肿等，局部叩诊时可呈现一种兼有浊音和鼓音特点的混合性叩诊音。

（四）听诊

肺部听诊时，受检者取坐位或卧位。听诊的顺序一般由肺尖开始，自上而下、由前向后，且应注意上下、左右对称的部位进行对比。受检者作幅度稍大的均匀呼吸，如发现异常音时，应嘱受检者加大呼吸幅度，这样更有利于察觉呼吸音及附加音的改变。

1. 正常呼吸音

（1）气管呼吸音　气管呼吸音是由于空气进出气管所发出的声音。其听诊特点是粗糙、响亮且高调，吸气与呼气相几乎相等。听诊部位位于胸外气管上面。

（2）支气管呼吸音　支气管呼吸音是吸入的空气在声门、气管或主支气管形成震动所产生的声音，颇似抬舌后经口腔呼气时所发出“ha”的音响。听诊特点为音强而调高，吸气相较呼气相短。听诊部位位于喉部、胸骨上窝、背部第6~7颈椎及第1~2胸椎附近。

（3）支气管肺泡呼吸音　兼有支气管呼吸音和肺泡呼吸音特点的混合性呼吸音。吸气音的性质与肺泡呼吸音相似，但音调较高而响亮。呼气音的性质与支气管呼吸音相似，但强度稍弱，音调稍低。吸气与呼气相大致相同。听诊部位位于胸骨两侧第1~2肋间隙，肩胛间区第3~4胸椎水平以及肺尖前后部。

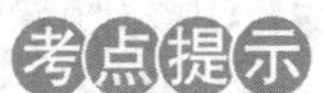

正常呼吸音听诊特点及部位。

（4）肺泡呼吸音　肺泡呼吸音是由于空气在细支气管和肺泡内进出，导致肺泡松紧弹性变化和气流振动的结果。听诊特点为一种叹息样的或柔和吹风样的“fu--fu”声。吸气时音响较强，音调较高，时相较长；呼气时音响较弱，音调较低，时相较短。大部分肺野内均可听及。肺泡呼吸音的强弱与性别、年龄、呼吸的深浅、肺组织弹性及胸壁的厚薄等有关。一般男性较女性为强，瘦长体型者较矮胖体型者强。

2. 异常呼吸音　如在正常肺泡呼吸音听诊区闻及支气管呼吸音则为异常支气管呼吸音，又称管状呼吸音，其原因及评价见表2-6。异常肺泡呼吸音的临床意义见表2-7。

表2-6　异常支气管呼吸音的原因与评价

原因	评价
肺组织实变	由于炎症导致肺泡实变后不通气，仅剩支气管呼吸音，且实变的肺组织使支气管呼吸音更容易传至体表。常见于大叶性肺炎的实变期，其支气管呼吸音强而高调
肺内大空腔	当肺内大空腔与支气管相通时，其周围组织又有实变，有利于音响的传导，故可听及清晰的支气管呼吸音，常见于肺脓肿或空洞型肺结核的患者
压迫性肺不张	胸腔积液压迫肺脏发生压迫性肺不张，因肺组织较致密，有利于支气管音的传导，于积液区上方可闻及支气管呼吸音，但强度较弱且遥远

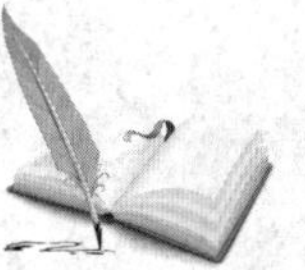

表 2-7　异常肺泡呼吸音的临床意义

异常改变	临床意义
肺泡呼吸音增强	双侧增强见于机体需氧量增加，引起快速深大的呼吸，如运动、发热或代谢亢进等；缺氧兴奋呼吸中枢，如贫血等；血液酸度增高，刺激呼吸中枢，使呼吸深长，如酸中毒等。一侧肺泡呼吸音增强，见于一侧肺、胸部病变，健侧代偿性增强
肺泡呼吸音减弱或消失	与进入肺泡内空气流量减少或流速减慢及呼吸音传导障碍有关。见于胸廓活动受限，如胸痛、肋骨切除等；呼吸肌疾病，如重症肌无力等；支气管阻塞；压迫性肺膨胀不全，如胸腔积液或气胸等；腹部疾病，如大量腹腔积液、腹部肿瘤等
压迫性肺不张	胸腔积液压迫肺脏发生压迫性肺不张，因肺组织较致密，有利于支气管音的传导，于积液区上方可闻及支气管呼吸音，但强度较弱且遥远
呼气音延长	因下呼吸道部分阻塞、痉挛或狭窄，如支气管炎、支气管哮喘等，导致呼气时阻力增加，或由于肺组织弹性减退，使呼气的动力不足，如慢性阻塞性肺疾病
断续性呼吸音	肺内局部炎症水肿或细支气管狭窄，使空气进入肺泡时不连续，引起断续性呼吸音，因其伴短促的不规则间歇，故又称齿轮呼吸音，常见于肺结核和肺炎等
粗糙性呼吸音	由于轻度水肿或炎症浸润造成支气管黏膜不光滑或狭窄，导致气流进出时不畅形成粗糙呼吸音，见于支气管或肺部炎症的早期
异常支气管肺泡呼吸音	由于肺部实变较小且与正常含气肺组织混合存在，或肺实变部位较深并被正常肺组织覆盖所致。常见于支气管肺炎、肺结核

3. 啰音　啰音呼吸音以外的附加音，该音正常情况下并不存在，可分为下列几种。

（1）湿啰音　系由于呼吸时气体通过呼吸道内的分泌物如痰液、血液和脓液等，形成的气过水音，故又称水泡音。湿啰音断续而短暂，常连续出现，于吸气时或吸气终末较为明显，有时也出现于呼气早期；部位较恒定，性质不易变；中、小湿啰音可同时存在，咳嗽后可减轻或消失。湿啰音的分类及特点见表 2-8。

表 2-8　湿啰音的分类及特点

分类	特点
粗湿啰音	又称大水泡音。发生于气管、主支气管或空洞部位，多出现在吸气早期。见于支气管扩张、肺水肿等。昏迷或濒死的患者因无力排出呼吸道分泌物，于气管处可闻及粗湿啰音，有时不用听诊器亦可听到，谓之痰鸣
中湿啰音	又称中水泡音。发生于中等大小的支气管，多出现于吸气的中期。见于支气管炎、支气管肺炎等
细湿啰音	又称小水泡音。发生于小支气管，多在吸气后期出现。常见于细支气管炎、支气管肺炎、肺淤血等
捻发音	一种极细而均匀的湿罗音。多在吸气末闻及，似在耳边用手指捻搓一束头发时所发出的声音而得名。常见于细支气管和肺泡炎症或充血，如肺淤血、肺泡炎等。老年人或长期卧床的患者，可在肺底闻及捻发音，但在多次深呼吸或咳嗽后可消失

（2）干啰音　系由于气管、支气管或细支气管狭窄、部分阻塞，空气吸入或呼出时发生湍流所产生的声音。干啰音为一种持续时间长带乐性的呼吸附加音，音调较高；其强度、性质、部位、数量容易发生变化；吸气及呼气时均可闻及，但以呼气时为明显；发生于主支气管以上大气道的干啰音，有时不用听诊器亦可听及，谓之喘鸣。干啰音的分类及特点见表 2-9。

表2-9　干啰音的分类及特点

分类	特点
高调干啰音	又称哨笛音。音调高，呈短促的"zhi-zhi"声或带乐性，呼气时间明显延长。多发生在较小的支气管或细支气管
低调干啰音	又称鼾音。音调低，呈呻吟声或鼾声的性质，多发生于气管或主支气管

4. 语音共振　语音共振的产生方式和检查方式与语音震颤基本相同。不同的是由听诊器闻及受检者发出长音时所产生的振动。语音共振一般在气管和大支气管附近听到的声音最强，在肺底则相对较弱。语音共振减弱见于支气管阻塞、胸腔积液、胸膜增厚、胸壁水肿、肥胖及肺气肿等疾病。语音共振增强见于肺实变、肺空洞及胸腔积液（积液上方压迫性肺不张的区域）。语音共振的分类及特点见表2-10。

表2-10　语音共振的分类及特点

分类	特点
支气管语音	为语音共振的强度和清晰度均增加，常伴有语音震颤增强、叩诊浊音、支气管呼吸音，常见于肺实变的患者
胸语音	是一种更强、更响亮的支气管语音。见于大面积肺实变患者
羊鸣音	语音的强度增加，带有鼻音性质，似"羊叫声"。嘱被检者发"yi"音，确闻及"ai"音。常在中等量胸腔积液的上方肺受压的区域听到
耳语音	嘱受检者用耳语程度声调发"yi"音，如果在正常肺组织区域听诊，仅能听及极微弱的音响，但当肺实变时，则可清楚地听到音调增强的耳语音。故对诊断肺实变具有重要的价值

5. 胸膜摩擦音　正常胸膜表面光滑，胸膜腔内并有微量液体存在以起到润滑作用，因此，呼吸时胸膜脏层和壁层之间相互滑动并无音响发生。然而，当胸膜面由于炎症、纤维素渗出而变得粗糙时，则随着呼吸便可出现胸膜摩擦音。其特征颇似用一手掩耳，以另一手指在其手背上摩擦时所听到的声音；呼气、吸气均可闻及，一般吸气末或呼气初较为明显，屏气时即消失。

胸膜摩擦音最常听到的部位是前下侧胸壁，因呼吸时该区域的胸膜动度最大。胸膜摩擦音常发生于纤维索性胸膜炎、肺梗死、胸膜肿瘤及尿毒症等患者。

五、心脏检查

心脏检查是心血管疾病诊断的基本功，尽管目前心血管疾病诊断技术日新月异，但是心脏的视诊、触诊、听诊、叩诊仍是诊断心血管疾病的基本方法。

在进行心脏检查时，需有一个安静、光线充足的环境，患者多取卧位或坐位，医师多位于患者右侧，门诊条件下，也有取坐位，但必要时仍需取多个体位进行反复检查比较。心脏检查时，一方面注意采取视诊、触诊、叩诊、听诊依次进行，以全面地了解心脏情况；另一方面在确定某一异常体征时，也可同时将这几种检查方法交替应用，利于做出正确的判断。

（一）视诊

患者尽可能取卧位，除一般观察胸廓轮廓外，必要时医师也可将视线与胸廓同高，以便更好地了解心前区有无隆起和异常搏动等。

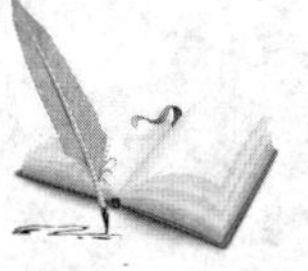

1. 心前区隆起和凹陷 正常人心前区无异常隆起及凹陷，心前区异常隆起及凹陷的临床意义见表2－11。

表2－11 心前区异常隆起及凹陷的临床意义

变化	临床意义
心前区隆起	①心脏增大：多为先天性心脏病引起心脏肥大，在儿童生长发育完成前挤压胸廓而形成。以胸骨下段及胸骨左缘第3、4、5肋间的局部隆起为主要表现症状，如法洛四联症、肺动脉瓣狭窄等。②鸡胸：多见于佝偻病所致的胸骨前凸。③心包积液：大量心包积液时可出现心前区饱满
心前区凹陷	胸骨向后移位，可见于Marfan综合征和部分二尖瓣脱垂患者

2. 心尖搏动 心尖搏动主要由于左心室收缩时，心尖向前冲击胸壁相应部位而形成。正常成人心尖搏动位于第5肋间，左锁骨中线内侧0.5～1.0 cm，搏动范围直径为2.0～2.5 cm。

（1）心尖搏动移位 心尖搏动位置的改变可受多种生理性和病理性因素的影响（表2－12）。

考点提示

正常心尖搏动位置、范围，异常心尖搏动。

1）生理性因素 正常仰卧时心尖搏动略上移；左侧卧位，心尖搏动向左移2.0～3.0 cm，右侧卧位可向右移1.0～2.5 cm。肥胖体型者、小儿或妊娠时，横膈位置较高，使心脏呈横位，心尖搏动向上外移，约在第4肋间左锁骨中线外。若体型瘦长（特别是站立或坐位）使横膈下移，心脏呈垂位，心尖搏动移向内下，可达第6肋间。

2）病理性因素 有心脏本身因素（如心脏增大、心包积液）或心脏以外的因素（如纵隔、横膈位置改变）。

表2－12 心尖搏动移位的常见病理因素

因素	心尖搏动移位	临床常见疾病
心脏因素		
左心室增大	向左下移位	主动脉瓣关闭不全等
右心室增大	向左侧移位	二尖瓣狭窄等
左、右心室增大	向左下移位，伴心浊音界两侧扩大	扩张型心肌病等
右位心	搏动位于右侧胸壁	先天性右位心
心脏外的因素		
纵隔移位	心尖搏动向患侧移位	一侧胸膜增厚或肺不张等
	心尖搏动移向病变对侧	一侧胸腔积液或气胸等
横膈移位	心尖搏动向左外侧移位	大量腹腔积液等，横膈抬高使心脏横位
	心尖搏动移向内下，可达第6肋间	严重肺气肿等，横膈下移心脏垂位

（2）心尖搏动强度变化 生理性因素，如身体消瘦、儿童、肋间隙增宽、剧烈运动、情绪激动时，可使心尖搏动增强、搏动范围增大；体胖或肋间隙变窄时，心尖搏动减弱、搏动范围减小。引起心尖搏动强度变化的病理性因素及原因见表2－13。

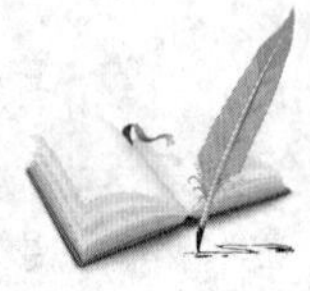

表 2－13 心尖搏动强度变化的病理性因素及原因

强度	因素	原因
增强	心脏疾病	左心室增大
	其他疾病	甲亢、发热、贫血等
减弱	心脏疾病	急性心肌梗死、扩张型心肌病、心包积液、心室扩大等
		左侧胸腔大量积液、积气、肺气肿

（3）负性心尖搏动　心脏收缩时，心尖搏动内陷，称负性心尖搏动。主要见于粘连性心包炎或心包与周围组织广泛粘连。

3. 心前区异常搏动

（1）胸骨左缘第 3～4 肋间搏动　当此部位出现强有力而较持久的搏动，并持续至第二心音开始，多为右心室肥厚征象，多见于先天性心脏病所致的右心室肥厚，如房间隔缺损等。

（2）剑突下搏动　该搏动可能是右心室收缩期搏动，也可由腹主动脉搏动产生。病理情况下，前者可见于肺源性心脏病右心室肥大者，后者常由腹主动脉瘤引起。另外，消瘦者的剑突下搏动可能来自正常的腹主动脉搏动或心脏垂位时的右心室搏动。

（3）心底部异常搏动　胸骨左缘第 2 肋间收缩期搏动，多见于肺动脉扩张或肺动脉高压，或少数正常青年人（特别是瘦长体形者）在体力活动或情绪激动时。胸骨右缘第 2 肋间收缩期搏动，多见于主动脉弓动脉瘤或升主动脉扩张。

（二）触诊

心脏触诊可进一步检查视诊发现的心尖搏动位置和心前区异常搏动，还可发现心脏病特有的震颤及心包摩擦感。与视诊同时交替进行，能起互补效果。触诊方法是检查者先用右手全手掌开始，置于心前区，然后逐渐缩小到用手掌尺侧（小鱼际）或示指和中指指腹并拢同时触诊，必要时也可单指指腹触诊。

1. 心尖搏动及心前区搏动　用触诊确定心尖搏动的位置较视诊更为准确，感知心尖搏动的时间就是心室收缩的开始，即第一心音的开始。心尖区抬举性搏动是指心尖区域徐缓、有力的搏动，可使手指触诊部分抬起且持续至第二心音开始，是左室肥厚的可靠体征。而胸骨左下缘收缩期抬举性搏动是右心室肥厚的可靠指征。

2. 震颤　震颤为触诊时手掌尺侧或手指指腹感到的一种细小震动感，与在猫喉部摸到的呼吸震颤类似，故又称猫喘，此为心脏器质性病变的体征。震颤的部位、产生时期及临床意义见表 2－14。

表 2－14 心前区震颤的部位、产生时期及临床意义

部位	时相	临床意义
胸骨左缘第 2 肋间	收缩期	肺动脉瓣狭窄
胸骨右缘第 2 肋间	收缩期	主动脉瓣狭窄
胸骨左缘第 2 肋间	连续性	动脉导管未闭
胸骨左缘第 3～4 肋间	收缩期	室间隔缺损
心尖区	舒张期	二尖瓣狭窄
心尖区	收缩期	重度二尖瓣关闭不全

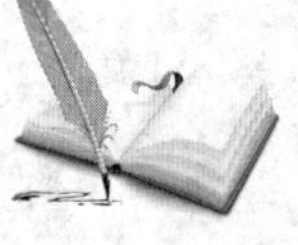

3. 心包摩擦感 心包摩擦感是由于急性心包炎时心包膜纤维素渗出致表面粗糙，心脏收缩时脏层与壁层心包摩擦产生的振动传至胸壁所致。可在心前区或胸骨左缘第 3、4 肋间触及，多是收缩期和舒张期双相的粗糙摩擦感，以收缩期、前倾体位和呼气末（心脏此时靠近胸壁）最为明显。

（三）叩诊

用于确定心界大小及其形状。心浊音界包括相对及绝对浊音界两部分，心脏左右缘被肺遮盖的部分，叩诊呈相对浊音，而不被肺遮盖的部分则叩诊呈绝对浊音。通常心脏相对浊音界反映心脏的实际大小。

1. 叩诊方法 叩诊一般采用间接叩诊法，受检者一般取平卧位，以左手中指作为叩诊板指，板指平置于心前区拟叩诊的部位，以右手中指借右腕关节活动均匀叩击板指，并且由外向内逐渐移动板指，以听到声音由清变浊来确定心浊音界。

2. 叩诊顺序 通常的顺序是先左后右。左界在心尖搏动点外 2～3 cm 处开始，由外向内，由下至上逐个肋间直至第 2 肋间。右界叩诊先叩出肝上界，然后于其上一肋间由外向内，逐一肋间向上叩诊，直至第 2 肋间。对各肋间叩得的浊音界逐一做出标记，并分别测量其与胸骨中线间的垂直距离。

3. 正常心浊音界 正常心脏左界自第 2 肋间起向外向下逐渐形成一外凸弧形，直至第 5 肋间。右界自第 2 肋向下几乎与胸骨右缘一致，仅第 4 肋间稍超过胸骨右缘（图 2－33）。以胸骨中线在各肋间至心浊音界线的垂直距离（cm）表示正常成人相对浊音界（表 2－15），并标出胸骨中线与左锁骨中线的间距。

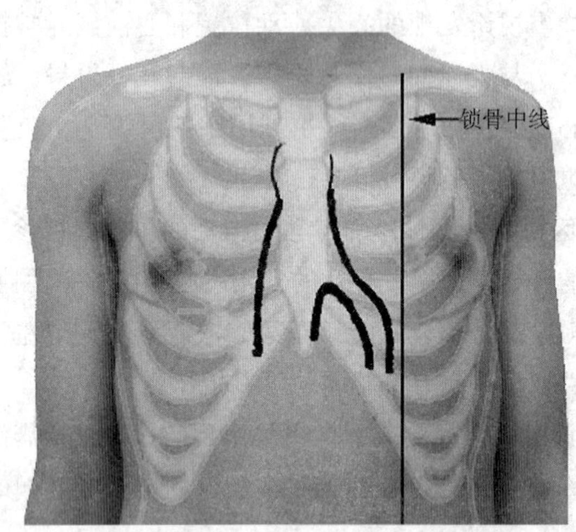

图 2－33 正常心脏浊音界

表 2－15 正常成人心脏相对浊音界

右界（cm）	肋间	左界（cm）
2～3	Ⅱ	2～3
2～3	Ⅲ	3.5～4.5
3～4	Ⅳ	5～6
	Ⅴ	7～9

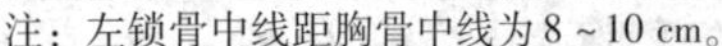

注：左锁骨中线距胸骨中线为 8～10 cm。

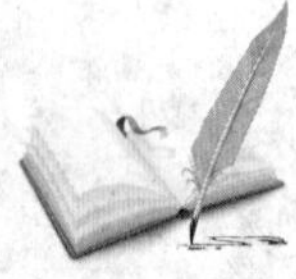

4. 心浊音界各部的组成 心脏左界第 2 肋间处相当于肺动脉段体表投影，第 3 肋间为

左心房耳部，第4、5肋间为左心室，其中主动脉与心脏左心交接处向内凹陷，称心腰。右界第2肋间相当于升主动脉和上腔静脉，第3肋间以下为右心房。

5. 心浊音界改变及其临床意义 心浊音界改变受心脏本身病变和心脏以外因素的影响。

（1）心脏以外因素 凡引起纵隔位置改变的病理因素均可造成心脏移位或心浊音界改变。如一侧大量胸腔积液或气胸使心界移向健侧；一侧胸膜广泛粘连与肺不张使心界移向患侧；大量腹腔积液或腹腔巨大肿瘤可使横膈抬高致心脏横位向左；肺气肿时心浊音界变小。

（2）心脏本身病变 包括心房、心室增大与心包积液等，其心浊音界的改变情况和临床常见疾病见下表（表2-16）。

表2-16 心浊音界改变的心脏因素和临床常见疾病

因素	心浊音界	临床常见疾病
左心室增大	向左下增大，心腰加深，心界似靴形（图2-34）	主动脉瓣关闭不全等
右心室增大	轻度增大：绝对浊音界增大，相对浊音界无明显改变 显著增大：心界向左右两侧增大	肺源性心脏病或房间隔缺损等
左、右心室增大	心界向左右两侧增大，且左界向左下增大称普大心	扩张型心肌病等
左心房增大及肺动脉段扩大	左房与肺动脉段均增大，胸骨左缘第2、3肋间心界增大，心腰更为丰满或膨出，心界如梨形（图2-35）	二尖瓣狭窄等
主动脉扩张	胸骨右缘第1、2肋间浊音界增宽，常伴收缩期搏动	升主动脉瘤等
心包积液	两侧增大，相对、绝对浊音界几乎相同，并随体位而改变，坐位时心界呈三角形烧瓶样，卧位时心底部浊音增宽	心包积液

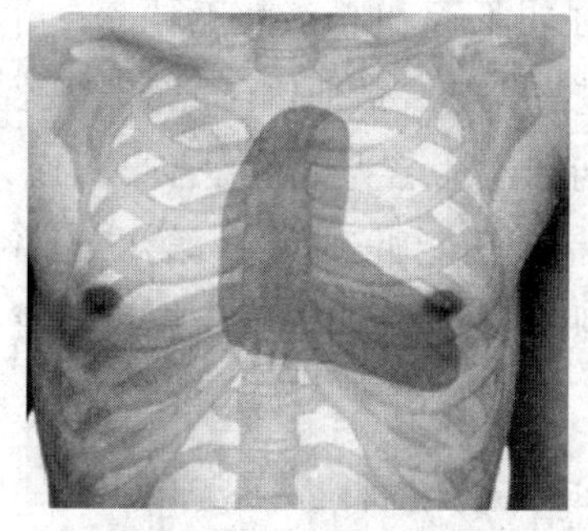

图2-34 靴形心

图2-35 梨形心

（四）听诊

心脏听诊是心脏查体中最重要和较难掌握的方法。通过听诊可得知心率、心律、心音、心脏杂音和额外心音等信息，从而对心脏的病理生理状况进行分析。

听诊时，患者多取卧位或坐位。对疑有二尖瓣狭窄者，应嘱患者取左侧卧位，对疑有主动脉瓣关闭不全者宜取坐位且上半身前倾。注意不能隔着衣服进行心脏听诊。

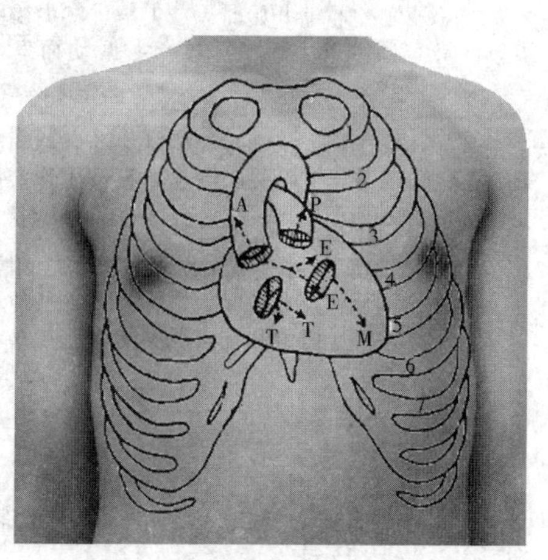

图2-36 心脏瓣膜解剖部位及瓣膜听诊区

1. 心脏瓣膜听诊区 心脏各瓣膜开放与关闭

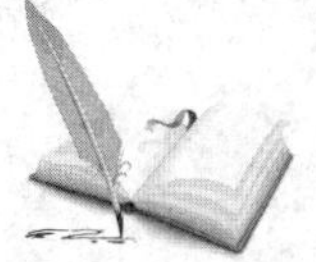

时所产生的声音传导至体表听得最清楚的部位称心脏瓣膜听诊区，与其解剖部位不完全一致。通常有5个听诊区（图2－36）。分别为：①二尖瓣区位于心尖搏动最强点，又称心尖区。②肺动脉瓣区位于胸骨左缘第2肋间隙。③主动脉瓣区位于胸骨右缘第2肋间隙。④主动脉瓣第二听诊区在胸骨左缘第3肋间隙，又称Erb区。⑤三尖瓣区在胸骨下段左缘，即胸骨左缘第4、5肋间。

2. 听诊顺序 通常先听心尖区再听肺动脉瓣区，然后为主动脉瓣区、主动脉瓣第二听诊区，最后是三尖瓣区。

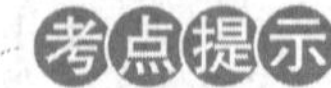

心脏瓣膜听诊区。

3. 听诊内容 包括心率、心律、心音、额外心音、杂音和心包摩擦音。

（1）心率 指每分钟心搏次数。正常成人在静息、清醒的情况下心率范围为60～100次/分，老年人偏慢，儿童较快，女性稍快，3岁以下的儿童多在100次/分以上。凡成人心率超过100次/分，婴幼儿心率超过150次/分称为心动过速。心率低于60次/分称为心动过缓。

（2）心律 指心脏跳动的节律。正常人心律基本规则，部分人吸气时心率稍增快，呼气时减慢，称窦性心律不齐，一般无临床意义。听诊所能检出的心律失常最常见的有期前收缩和心房颤动。

期前收缩是指在规则心律基础上，突然提前出现一次心室收缩，其后有一较长间歇直到下一次正常心室收缩。如果期前收缩呈规律出现，形成联律。例如，连续每一次窦性搏动后出现一次期前收缩称二联律，每两次窦性搏动后出现一次期前收缩则称为三联律，以此类推。

心房颤动的听诊特点是心律绝对不齐、第一心音强弱不等和心率大于脉率，后者称脉搏短绌，常见于二尖瓣狭窄、冠心病和甲状腺功能亢进症等。少数原因不明称特发性。

（3）心音 按其在心动周期中出现的先后次序，可依次命名为第一心音（S_1）、第二心音（S_2）、第三心音（S_3）和第四心音（S_4）。通常成年人只能听到第一、第二心音。部分青少年可闻及第三心音。第四心音一般听不到，如能明确闻及第四心音，属病理性。心音的产生机制、听诊特点及意义（表2－17）。

表2－17 正常心音产生机制、听诊特点及意义

心音	产生机制	听诊特点	临床意义
第一心音	心室收缩开始时，二尖瓣、三尖瓣关闭，瓣叶突然紧张产生振动而发出声音	音调较低钝，强度较响，历时较长（持续约0.1秒）与心尖搏动同时出现，心尖部听诊最清楚	S_1标志着心室收缩期开始
第二心音	主要由心室舒张开始时主动脉瓣和肺动脉瓣突然关闭引起瓣膜及血管壁振动所产生	音调较高而脆，强度较S_1弱，历时较短（约0.08秒），心尖搏动之后出现，心底部听诊最清楚	S_2标志着心室舒张的开始
第三心音	在第二心音之后0.12～0.20秒，由于心室快速充盈时血流冲击室壁，使心室壁、腱索和乳头肌突然紧张、振动所致	音调轻而低，持续时间短（约0.04秒），局限于心尖部或其内上方，仰卧位、呼气时较清楚	
第四心音	出现在心室舒张末期、收缩期前。与心房收缩使房室瓣及其相关结构（瓣膜、瓣环、腱索和乳头肌）突然紧张、振动有关	心尖部及其内侧较明显，低调、沉浊而弱。属病理性	

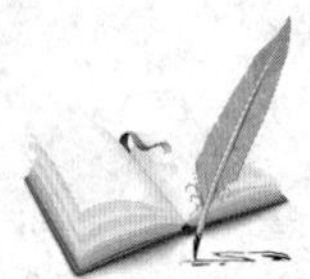

（4）心音的改变及其临床意义

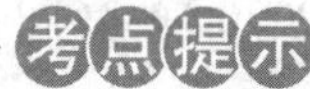

心音产生的机制，第一、第二心音的区别，心音改变的临床意义。

1）心音强度改变：影响心音强度的主要因素是心肌收缩力与心室充盈程度及速度，瓣膜位置的高低，瓣膜的结构、活动性等。

第一心音强度的改变：①S_1增强常见于二尖瓣狭窄。由于心室充盈减少，以致在心室开始收缩时二尖瓣各瓣叶位置偏低，并使心室收缩时左室内压上升加速和收缩时间缩短，造成瓣膜关闭振动幅度增大，关闭时的力度加大，因而S_1亢进。但是，二尖瓣狭窄并伴有严重的瓣叶病变，瓣叶显著纤维化或钙化，使其活动明显受限，则S_1反而减弱。另外，在心肌收缩力增强和心动过速时，如高热、甲状腺功能亢进等均可使S_1增强。②S_1减弱常见于二尖瓣关闭不全。由于左心室舒张期过度充盈，以致在心室收缩时，二尖瓣由于室腔内血液平面较高而位置较高，关闭时振幅小，因而S_1减弱。其他原因可见于心肌炎、心肌病、心肌梗死或心力衰竭时，由于心肌收缩力减弱均可致S_1减弱。③S_1强弱不等常见于心房颤动和完全性房室传导阻滞。前者当两次心搏相近时S_1增强，相距远时则S_1减弱；后者当心房心室几乎同时收缩时S_1增强，又称“大炮音”。

第二心音强度的改变：体循环或肺循环阻力的大小和半月瓣的解剖位置改变是影响S_2的主要因素。S_2有两个主要部分即主动脉瓣部分（A_2）和肺动脉瓣部分（P_2）。①S_2增强：体循环阻力增高或血流增多时，主动脉压增高，心室舒张时主动脉瓣关闭更有力，以致S_2的主动脉瓣部分（A_2）增强。常见于高血压、动脉粥样硬化。同样，肺循环阻力增高或血流量增多时，肺动脉压力增高，S_2的肺动脉瓣部分（P_2）亢进。常见于肺源性心脏病、左向右分流的先天性心脏病（如房间隔缺损、室间隔缺损、动脉导管未闭等）等。②S_2减弱：同理由于各种原因造成体循环或肺循环阻力降低、血流减少、半月瓣钙化或严重纤维化时均可分别导致第二心音的A_2或P_2减弱，常见于低血压、主动脉瓣或肺动脉瓣狭窄等。

2）心音性质改变：心肌严重病变时，第一、二心音均失去原有性质且明显减弱，使S_1、S_2极相似，可形成“单音律”。当心率增快，收缩期与舒张期时间几乎相等时，听诊音类似钟摆声，又称“钟摆律”或“胎心律”，提示病情危重，如大面积急性心肌梗死和重症心肌炎等。

3）心音分裂：正常生理条件下，心脏收缩与舒张时两个房室瓣与两个半月瓣的关闭并非绝对同步，三尖瓣较二尖瓣延迟关闭0.02～0.03s，肺动脉瓣迟于主动脉瓣约0.03s。上述差别不能被人耳分辨，听诊仍为一个声音。当S_1或S_2的两个主要成分之间的时间间距延长，导致听诊闻及每个心音分裂为两个声音即称心音分裂（图2－37）。

S_1分裂：当左、右心室收缩明显不同步时，S_1两个组成成分相距0.03s以上时，可出现分裂，在心尖处可闻及。常见于心室电或机械活动延迟，使三尖瓣关闭明显迟于二尖瓣。电活动延迟见于完全性右束支传导阻滞，机械活动延迟多见于肺动脉高压等。

S_2分裂：临床上较常见，分为：①生理性分裂：由于深吸气末因胸腔负压增加，右心回心血流增加，右室排血时间相对延长，使肺动脉瓣关闭延迟，出现S_2分裂，尤其在青少年更常见。②通常分裂：临床上最为常见，出现于使右心室排血时间延长的情况，如二尖瓣狭窄伴肺动脉高压、肺动脉瓣狭窄等，也可见于左心室射血时间缩短，使主动脉瓣关闭

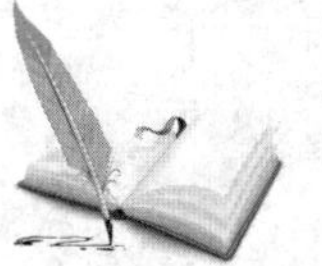

时间提前（如二尖瓣关闭不全、室间隔缺损等）。③固定分裂：指 S_2 分裂不受呼吸的影响，S_2 的两种成分分裂的时距较固定，可见于先天性房间隔缺损，无论吸气或呼气时都存在左房向右房的血液分流，右心室排血时间延长，肺动脉瓣关闭明显延迟，致 S_2 分裂的时距较固定。④反常分裂：又称为逆分裂，指主动脉瓣关闭晚于肺动脉瓣，吸气时分裂时相变窄，呼气时变宽。S_2 逆分裂是病理性体征，见于完全性左束支传导阻滞。

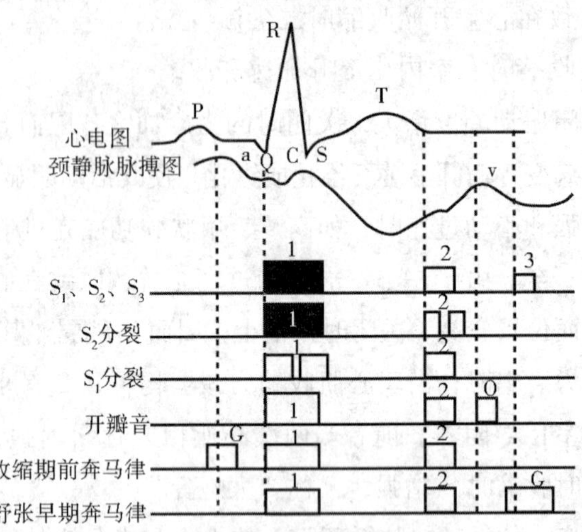

图 2－37　心音分裂示意图

（5）额外心音　指正常心音之外听到的病理性附加心音，不同于心脏杂音。多数为病理性。

1）舒张期额外心音：奔马律系一种发生在舒张期的额外心音，与原有的 S_1、S_2 组成类似马奔跑时的蹄声，故称奔马律。奔马律是心肌严重损害的体征。按其出现时间的早晚可分三种。

> **考点提示**
>
> 额外心音产生原因及临床意义。

A. 舒张早期奔马律：最为常见，是病理性的 S_3，又称第三心音奔马律。其与生理性 S_3 的主要区别是后者见于健康人，尤其是儿童和青少年。一般认为舒张早期奔马律是由于心室舒张期负荷过重，心肌张力减低与顺应性减退，以致心室舒张时，血液冲击引起室壁振动。常见于心力衰竭、急性心肌梗死、重症心肌炎与扩张性心肌病等。听诊部位为左室奔马律在心尖区稍内侧，呼气时响亮；右室奔马律则在剑突下或胸骨左缘第 5 肋间，吸气时响亮。

B. 舒张晚期奔马律：又称收缩期前奔马律或房性奔马律，实为病理性第四心音。多见于心室肥厚的心脏病，如高血压性心脏病、肥厚型心肌病等。听诊特点为：音调较低，强度较弱，距 S_1 较近，在心尖部稍内侧听诊最清楚。

C. 重叠型奔马律：为舒张早期和晚期奔马律同时并重叠出现引起，使此额外音音调明显增强。当心率较慢时，两种奔马律可没有重叠，则听诊为 4 个心音，称舒张期四音律，常见于心肌病或心力衰竭。

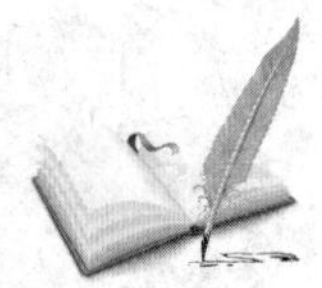

开瓣音又称二尖瓣开放拍击声，见于二尖瓣狭窄且瓣膜尚有弹性时。舒张早期血液高速流入左室，瓣叶迅速开放后由于狭窄又突然停止，使瓣叶振动引起的拍击样声音。听诊特点为音调高、短促而响亮，呈拍击样，在心尖听诊区内侧较清楚。开瓣音的存在是二尖瓣瓣叶弹性较好的间接指标，是选择二尖瓣分离术适应证的重要参考条件。

心包叩击音：见于缩窄性心包炎，当舒张早期心室快速充盈时，由于心包增厚，阻碍心室舒张使心室在舒张过程中被迫骤然停止而产生的声音，在胸骨左缘最清楚。

肿瘤扑落音：见于心房黏液瘤患者。可在心尖或胸骨左缘第3、4肋间闻及，音调较低，且随体位改变。为黏液瘤在舒张期随血流进入左心室，撞击心室壁，肿瘤蒂柄突然绷紧振动所产生。

2）收缩期额外心音：心脏在收缩期出现的额外心音，可分别发生于收缩早期或中、晚期。

收缩早期喷射音：又称收缩早期喀喇音，高调而清脆，在心底部听诊最清楚。其产生机制为病理情况下扩大的肺动脉或主动脉在心室射血时血流冲击动脉壁所产生的振动，以及在主、肺动脉阻力增高的情况下半月瓣瓣叶用力开放，或狭窄的瓣叶在打开时突然受限产生振动所致。根据发生部位可分为肺动脉收缩期喷射音和主动脉收缩期喷射音。

收缩中、晚期喀喇音如关门落锁的“Ka－Ta”样声音，在心尖区及其稍内侧听诊最清楚。喀喇音可由房室瓣（多数为二尖瓣）在收缩中、晚期突入左心房，瓣叶突然绷紧或其腱索的突然拉紧产生振动，发出“张帆”样声响，临床上称为二尖瓣脱垂。

3）医源性额外音：由于医疗水平发展，人工瓣膜和人工起搏器的应用，可导致额外心音。分为人工瓣膜音和人工起搏音。人工瓣膜音是在置换人工金属瓣后由于瓣膜开关时撞击产生的金属乐音。音调高、响亮、短促。人工起搏音是植入人工起搏器后会出现额外音。高频、短促、带咔嚓音性质。在心尖内侧或胸骨左下缘最清楚。为起搏电极发放的电流刺激，引起局部肌肉收缩振动所致。

（6）心脏杂音　心脏杂音是指在正常心音与额外心音之外，在心脏收缩或舒张过程中的异常声音，杂音性质和发生位置的判断对心脏病的诊断具有重要的参考价值。

1）杂音产生的机制：正常血流呈层流状态，无声音。在血流加速、异常血流通道、血管管径异常等情况下，使层流转变为湍流或旋涡而冲击周围组织产生杂音（图2－38）。

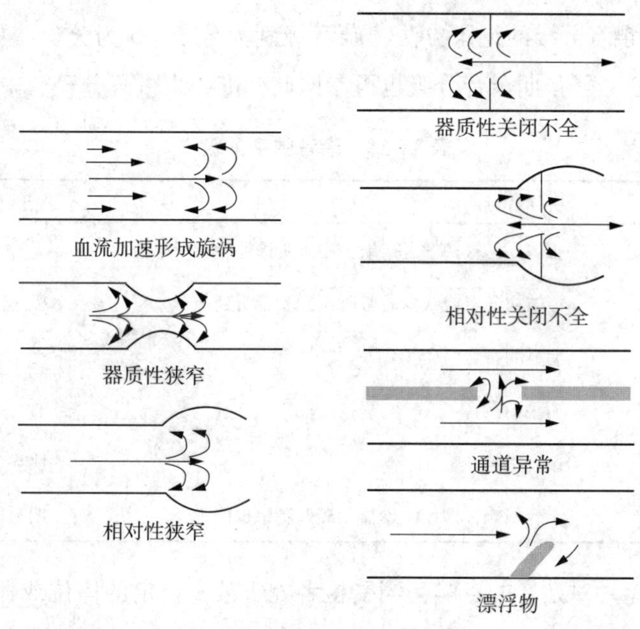

图2－38　杂音产生机制

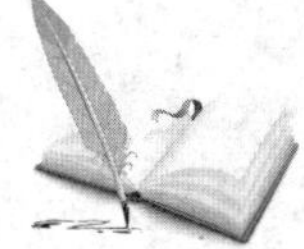

血流加速：各种生理及病理原因（如剧烈运动、严重贫血、高热、甲状腺功能亢进等），造成血流速度越快，越容易产生旋涡，杂音也相对越响。

瓣膜口狭窄：血流通过狭窄处会产生湍流而形成杂音，是形成杂音的常见原因。主要见于二尖瓣狭窄、主动脉瓣狭窄、肺动脉瓣狭窄、先天性主动脉缩窄等。

瓣膜关闭不全：血液流经关闭不全的瓣膜口时会产生旋涡而出现杂音，也是产生杂音的常见原因。见于主动脉瓣关闭不全的主动脉瓣区舒张期杂音，高血压性心脏病左心室扩大导致的二尖瓣相对关闭不全的心尖区收缩期杂音。

异常血流通道：在心脏各腔间或大血管间存在异常通道，如室间隔缺损、动脉导管未闭等，血流经过这些异常通道时会形成旋涡而产生杂音。

心腔内异常物或异常结构：心室内乳头肌、腱索断裂的残端漂浮，附壁血栓或瓣膜赘生物均可能扰乱血液层流而出现杂音。

2）杂音的特性与听诊要点：杂音的听诊有一定的难度需要一定的临床经验，听诊时应根据以下要点进行仔细分辨并分析。

最响部位：杂音最响部位常与病变部位相关，通常认为哪个瓣膜听诊区杂音最响，哪个瓣膜有病变。如杂音在心尖部最响，提示二尖瓣病变；如在胸骨左缘第3、4肋间闻及响亮而粗糙的收缩期杂音，应考虑室间隔缺损等。

心动周期中的时期：不同时期的杂音反映不同性质的病变。可分收缩期杂音、舒张期杂音、连续性杂音和双期杂音（收缩期与舒张期均出现但不连续的杂音）。

性质：指由于杂音的不同频率而表现出音色与音调的不同。临床上常用柔和、粗糙来形容杂音的音调。杂音的音色可形容为吹风样、隆隆样（雷鸣样）、机器样、喷射样、叹气样（哈气样）、乐音样和鸟鸣样等。如心尖区舒张期隆隆样杂音是二尖瓣狭窄的特征；心尖区粗糙的吹风样全收缩期杂音，常指示二尖瓣关闭不全。

强度：杂音的响度及其在心动周期中的变化。收缩期杂音强度一般采用Levine 6级分级法（表2－18）。杂音分级的记录方法：杂音级别为分子，6为分母，如响度为2级的杂音则记为2/6级杂音。舒张期杂音分级也可参照此标准，也可只分轻、中、重度三级。

表2－18　杂音强度分级

级别	响度	听诊特点	震颤
1	很轻	很弱，易被初学者或缺少心脏听诊经验者所忽视	无
2	轻度	能被初学者或缺少心脏听诊经验者听到	无
3	中度	明显的杂音	无
4	中度	明显的杂音	有
5	响亮	杂音很响	明显
6	响亮	杂音很响，即使听诊器稍离开胸壁也能听到	明显

体位、呼吸和运动对杂音的影响：当受检者处于某一特定的体位或体位改变、运动后、深吸气或呼气、屏气等动作可使某些杂音增强或减弱，有助于杂音的判别。左侧卧位使二尖瓣狭窄的舒张期隆隆样杂音更明显；前倾坐位时，主动脉瓣关闭不全的叹气样杂音更清

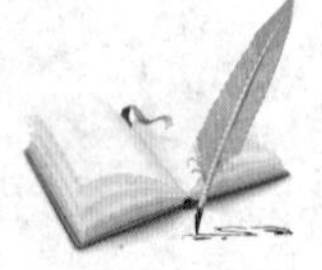

晰；仰卧位则二尖瓣、三尖瓣与肺动脉瓣关闭不全的杂音更明显。深吸气时，胸腔负压增加，回心血量增多和右心室排血量增加，从而使与右心相关的杂音增强，如三尖瓣或肺动脉瓣狭窄与关闭不全引发的杂音。剧烈运动使心率增快、心搏增强，会使杂音一定程度上增强。

3）杂音的临床意义：杂音并非心脏病的必备条件，即有杂音不一定有心脏病，有心脏病也可无杂音。根据产生杂音的部位有无器质性病变，可区分为器质性杂音与功能性杂音。功能性杂音包括生理性杂音、各种原因造成的血流动力学改变产生的杂音（如甲状腺功能亢进）、有临床病理意义的相对性关闭不全或狭窄引起的杂音。后者与器质性杂音又可合称为病理性杂音。生理性与器质性收缩期杂音的鉴别如表2－19。

表2－19 生理性与器质性收缩期杂音的鉴别

鉴别点	生理性	器质性
年龄	儿童、青少年多见	不定
部位	肺动脉瓣区和（或）心尖区	不定
性质	柔和、呈吹风样	粗糙、呈吹风样、常呈高调
持续时间	短促	较长、常为全收缩期
震颤	无	3/6级以上可伴有震颤
强度	≤2/6级	常≥3/6级
传导	局限	沿血流方向传导较远而广

考点提示

心脏杂音产生机制、听诊要点、临床意义。

根据杂音出现在心动周期中的时期与部位，将杂音的特点和临床意义分述如下。

收缩期杂音：二尖瓣区收缩期杂音的特点及临床意义见表2－20。主动脉瓣区收缩期杂音的特点及临床意义见表2－21。肺动脉瓣区收缩期杂音的特点及临床意义见2－22。三尖瓣区收缩期杂音的特点及临床意义见2－23。

室间隔缺损时可在胸骨左缘第3、4肋间闻及响亮而粗糙的收缩期杂音伴震颤，强度3/6级以上，可传导至心前区其他部位，常伴有收缩期震颤。

表2－20 二尖瓣区收缩期杂音的特点及临床意义

分类	特点	临床意义
功能性杂音	性质柔和、呈吹风样、强度1～2/6级，时限短，较局限	常见于剧烈运动后、严重贫血、发热、妊娠与甲状腺功能亢进症等
相对性杂音	具有病理意义的功能性杂音，性质较粗糙、呈吹风样，强度2/6～3/6级，时限较长，可有一定的传导	见于左心室增大引起的二尖瓣相对性关闭不全，如高血压性心脏病等
器质性杂音	杂音性质粗糙、呈吹风样，强度≥3/6级，持续时间长，可占全收缩期，向左腋下传导	主要见于风心病二尖瓣关闭不全、二尖瓣脱垂等

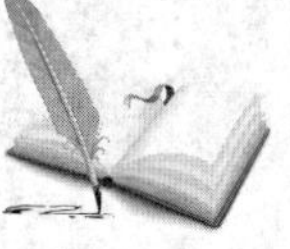

表 2－21　主动脉瓣区收缩期杂音的特点及临床意义

分类	特点	临床意义
功能性杂音	性质柔和，常有 A_2 亢进	由相对性主动脉瓣狭窄所致，见于高血压心脏病、主动脉粥样硬化引起升主动脉扩张
器质性杂音	典型的喷射性收缩中期杂音，性质粗糙，音调响亮，向颈部传导，常伴有收缩期震颤，同时 A_2 减弱	见于各种病因造成的主动脉瓣狭窄

表 2－22　肺动脉瓣区收缩期杂音的特点及临床意义

分类	特点	临床意义
功能性杂音	生理性杂音呈柔和、吹风样、强度 1/6～2/6 级，时限较短	在青少年及儿童中多见
相对性杂音	心脏病理情况下的功能性杂音，听诊特点与生理性类似，但杂音较响，P_2 亢进	是肺动脉高压导致肺动脉扩张产生的肺动脉瓣相对性狭窄的杂音，强度较响，常见于二尖瓣狭窄、先天性心脏病的房间隔缺损等
器质性杂音	典型的收缩中期杂音，喷射性、粗糙、强度≥3/6 级，常伴有震颤，且 P_2 减弱	见于各种病因造成的肺动脉瓣狭窄

表 2－23　三尖瓣区收缩期杂音的特点及临床意义

分类	特点	临床意义
功能性杂音	多见，呈吹风样、性质柔和，强度在 3/6 级以下	多见于右心室扩大导致三尖瓣相对性关闭不全的患者，如二尖瓣狭窄、肺心病等患者
器质性杂音	临床极少见，杂音特点与器质性二尖瓣关闭不全相似，但不传至腋下	见于各种病因造成的肺动脉瓣狭窄

舒张期杂音：包括二尖瓣区、主动脉瓣区、肺动脉瓣区及三尖瓣区舒张期杂音。

二尖瓣区：器质性杂音主要见于风湿性心瓣膜病的二尖瓣狭窄。呈局限于心尖区的舒张中、晚期低调、隆隆样、递增型杂音。

主动脉瓣区：主要见于各种原因的主动脉瓣关闭不全。杂音是由舒张早期开始，递减型，性质柔和叹气样。常见原因为风湿性心瓣膜病或先天性心脏病的主动脉瓣关闭不全。

肺动脉瓣区：多由于肺动脉扩张导致相对性关闭不全所致的功能性杂音。性质柔和、较局限、呈舒张期递减型、呈吹风样，于吸气末增强，又称 Graham Steell 杂音，常见于二尖瓣狭窄伴明显肺动脉高压。

三尖瓣区：见于三尖瓣狭窄而产生的杂音，临床极为少见。

连续性杂音：常见于先心病中的动脉导管未闭。杂音粗糙，持续于整个收缩与舒张期，无中断，在胸骨左缘第 2 肋间稍外侧闻及，常伴有震颤。

（7）心包摩擦音　指心包的脏层与壁层之间由于纤维蛋白沉积而变得粗糙，以致在心脏搏动时产生摩擦而出现的声音。性质粗糙、高音调、类似纸张摩擦的声音。在心前区或胸骨左缘第 3、4 肋间最响亮。主要见于各种感染性心包炎。当心包腔有一定积液量后，摩擦音可消失。

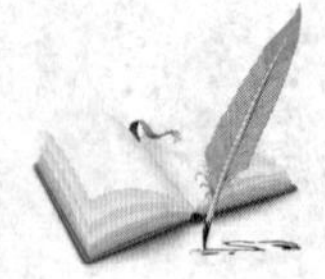

六、血管检查

血管检查是心血管检查的重要组成部分。周围血管检查，以脉搏、血压、血管杂音和周围血管征为主要检查内容。

（一）脉搏

触诊为检查脉搏主要方法。检查部位以桡动脉、股动脉、颈动脉为主。正常人两侧脉搏差异很小。患有缩窄性大动脉炎或无脉症的患者，两侧脉搏明显不同。脉搏的检查内容有脉率、节律、紧张度和动脉壁弹性、强弱和波形变化。

1. 脉率 正常成人脉率与心率基本一致。某些心律失常如心房颤动或频发期前收缩时，由于异常的心脏收缩搏出量低，不足以引起周围动脉搏动，故脉率可少于心率。

2. 脉律 脉搏的节律可反映心脏的节律。是检测是否有心律不齐的常用方法。各种心律失常患者均可影响脉律，引起相应的改变。如心房颤动者脉律绝对不规则，脉搏强弱不等，脉率少于心率，后者称脉搏短绌；二度以上房室传导阻滞者可有脉搏脱漏，称脱落脉等。

3. 紧张度与动脉壁状态 脉搏的紧张度与动脉弹性有关。检查者将两个手指指腹置于欲检查的动脉上，近心端手指用力按压血管阻断血流，使远心端手指触不到脉搏，通过施加压力的大小及感觉来判断脉搏紧张度。

4. 强弱 脉搏的强弱与心排出量、脉压和外周血管阻力相关。脉搏增强且振幅大，是由于每搏心排出量大、脉压宽和外周血管阻力低所致，见于高热、甲状腺功能亢进症等。脉搏减弱而振幅低是由于心排出量少、脉压小和外周血管阻力增高所致，见于心力衰竭、休克等。

5. 脉波 用波形来描述触诊动脉的变化，更易于发现异常的脉搏（图2－39），有助于心血管疾病的诊断。

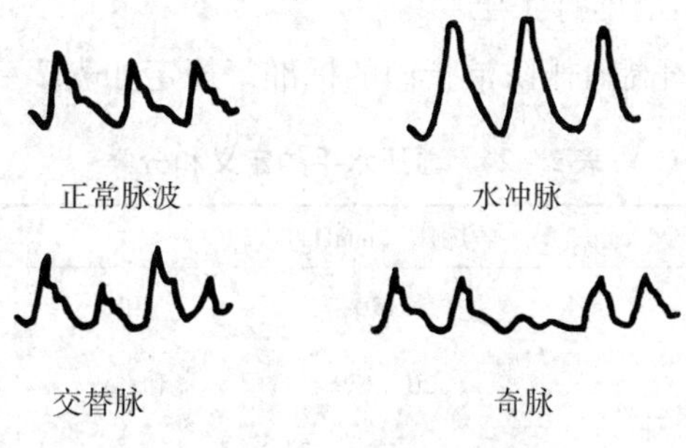

图2－39 各种脉波波形

（1）水冲脉（water hammer pulse） 脉搏如潮水涨落般起伏，故名水冲脉。检查者握紧患者手腕掌面，将其前壁高举过头部，脉搏的冲击感更为明显。这是由于脉压明显增大所致。临床常见于甲状腺功能亢进症、严重贫血、主动脉瓣关闭不全、先天性心脏病动脉导管未闭等。

（2）交替脉（pulsus alternans） 是节律规则而强弱交替的脉搏。系左室收缩力强弱交替所致，为左室心力衰竭的重要体征之一。常见于高血压性心脏病、急性心肌梗死等。

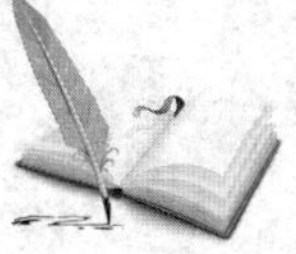

（3）奇脉（paradoxical pulse） 是指吸气时脉搏较呼气时明显减弱或消失。当有心脏

压塞或心包缩窄时，吸气左右心室排出量明显减少所致。

（4）无脉（pulseless） 即脉搏消失，可见于严重休克及多发性大动脉炎。

知识链接

正常脉波由升支（叩击波）、波峰（潮波）和降支（重搏波）三部分构成。升支是左室收缩早期搏出的血液冲击主动脉壁所形成。波峰是在心室收缩过程中（即收缩中晚期）血液在动脉中流动的同时，部分逆返，冲击动脉壁引起。降支是心室舒张动脉血流逐渐减少的过程，在图形上降支有一切迹称重搏波。来源于主动脉瓣关闭时引起的血流短暂流向变化。

（二）血压

血压通常指体循环动脉血压，是重要的生命体征。

1. 测量方法 血压测定方法有两种。①直接测压法：即经皮穿刺将导管由周围动脉（多为股动脉）送至主动脉，导管接监护测压系统显示血压值。本法为有创方式，仅适用于危重、疑难病例。②间接测量法：即袖带加压法，以血压计测量。操作简便，但易受外界因素影响。

操作规程：患者半小时内禁烟、禁刺激性饮料、排空膀胱，安静环境休息至少 5 分钟以上。取坐位或仰卧位，受检者上肢裸露自然伸直并轻度外展，肘部与心脏同一水平，将气袖紧贴皮肤缠于上臂，气袖下缘距肘窝 2 ~ 3 cm。检查者先触及肱动脉搏动处，然后将听诊器紧贴于该处，向袖带内充气，边充气边听诊，待搏动声消失，充气使汞柱再升高 30 mmHg后，缓慢匀速放气，双眼平视汞柱平面，根据 Korotkoff 分期法读出血压值。听到第一声搏动音时（第 1 期）的汞柱数值代表收缩压，随后有所减弱，带有柔和吹风样杂音成为第 2 期，在第 3 期搏动声增强、杂音消失，然后音调突然变为第 4 期，最终声音消失即达第 5 期。第 5 期的血压值即舒张压。

2. 血压标准 根据中国高血压防治指南的标准，规定如表 2 – 24。

表 2 – 24 血压水平的定义和分类

类别	收缩压（mmHg）		舒张压（mmHg）
正常血压	<120	和	<80
正常高值	120 ~ 139	和/或	80 ~ 89
高血压			
1 级高血压（轻度）	140 ~ 159	和/或	90 ~ 99
2 级高血压（中度）	160 ~ 179	和/或	100 ~ 109
3 级高血压（重度）	≥180	和/或	≥110
单纯收缩期高血压	≥140	和	<90

注：若患者的收缩压与舒张压分属不同级别时，应该取较高的级别分类。

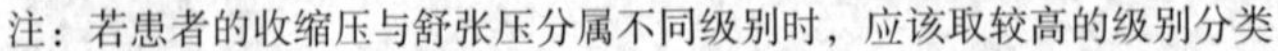

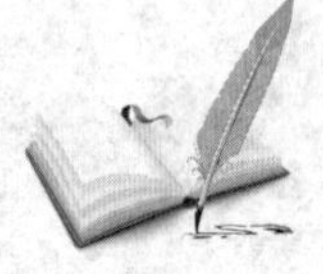

3. 血压变动的临床意义

（1）高血压　排除多种影响因素（如情绪激动、紧张、运动等）在安静、清醒的条件下 3 次以上非同日标准测量后，血压值达到或超过收缩压 140 mmHg 和（或）舒张压 90 mmHg，即可诊断高血压。如果仅收缩压超过 140 mmHg 称为单纯收缩期高血压。

（2）低血压　凡血压低于 90/60 mmHg 时称低血压。持续的低血压状态多见于严重病症，如休克、急性心脏压塞等。低血压也可有体质的原因，患者自诉一贯血压偏低，一般无症状。如患者平卧 5 分钟以上后站立 1 分钟和 5 分钟，收缩压下降 20 mmHg 以上，同时伴有头晕或晕厥。即为直立性低血压。

（3）双侧上肢血压差别显著　正常人双侧上肢血压差别在 5～10 mmHg 内，超过此范围则属异常，见于多发性大动脉炎或先天性动脉畸形等。

（4）脉压改变　脉压明显增大（>40 mmHg），可见于甲状腺功能亢进症、动脉硬化等。若脉压减小（<30 mmHg），可见于主动脉瓣狭窄、严重心力衰竭患者。

4. 动态血压监测　动态血压监测（ambulary blood pressure monitoring，ABPM），是高血压诊治中的一项进展。测量应使用符合国际标准（BHS 和 AAMI）的动态血压检测仪。动态血压的国内正常参考标准介绍如下：24 小时平均血压值 <130/80 mmHg；白昼平均值 <135/85 mmHg；夜间平均值 <125/75 mmHg。凡是疑有单纯性诊所高血压（白大衣高血压）、隐蔽性高血压的患者，应考虑动态血压监测作为常规血压的补充手段。

（三）血管杂音及周围血管征

1. 动脉杂音　多见于周围动脉、肺动脉和冠状动脉。如甲亢患者在甲状腺侧叶处可闻及连续性杂音，提示局部血流丰富；外周动－静脉瘘时则在相应病变部位闻及连续性杂音；肾动脉狭窄时，可在上腹部及腰背部闻及收缩期杂音。

2. 静脉杂音　由于静脉压力低，不易出现涡流，故杂音一般多不明显。临床较有意义的有颈静脉营营声（无害性杂音），在颈根部近锁骨处可闻及，系颈静脉血液快速回流入上腔静脉所致。此外，肝硬化门静脉高压引起腹壁静脉曲张时，可在脐周或上腹部闻及连续性静脉营营声。

3. 周围血管征　由于脉压增大除可触及水冲脉外，还有以下体征。

（1）枪击音（pistol shot）　在外周较大动脉（常选择股动脉）表面，可闻及与心跳一致短促如射枪的声音。

（2）Duroziez 双重杂音　以听诊器钟型体件稍加压力于股动脉表面，可闻及收缩期与舒张期双期吹风样杂音。

（3）毛细血管搏动征（capillary pulsation）　用手指轻压受检者指甲末端或以玻片轻压患者口唇黏膜，使局部发白，其随心脏跳动发生有规律的红、白交替改变即为毛细血管搏动征。

凡体检时发现上述体征及水冲脉称周围血管征阳性，主要见于主动脉瓣重度关闭不全、甲状腺功能亢进症和严重贫血等。

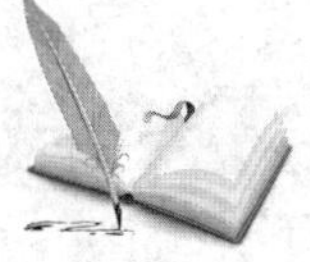

扫码"学一学"

第七节 腹部检查

案例导入

患者，女，28岁。2天前无明显诱因下出现恶心、呕吐，16小时前出现全腹钝痛，伴有轻微腹胀，无明显发热寒战，随后疼痛有缓解，患者未予重视。9小时前腹痛加剧、逐渐转移至右下腹，低热，无恶心、呕吐，来我院急诊。

请问：

1. 为了明确诊断需要做哪些腹部检查？
2. 异常体征有何临床意义？

腹部的主要组成是腹壁、腹腔和其内脏器组成。腹部范围上起横膈，下至骨盆，前面及侧面为腹壁，后面为脊柱及腰肌。腹部检查是体格检查重要组成部分，为了避免触诊引起胃肠蠕动增加，肠鸣音发生变化，腹部检查的顺序为视诊、听诊、触诊、叩诊，记录时仍按视诊、触诊、叩诊、听诊的顺序。腹部检查以触诊为主，而腹部脏器触诊较难掌握，需要勤学苦练。

一、腹部的分区及体表标志

（一）腹部分区

目前常用的腹部分区有四分区和九分区两种方法（图2-40）。

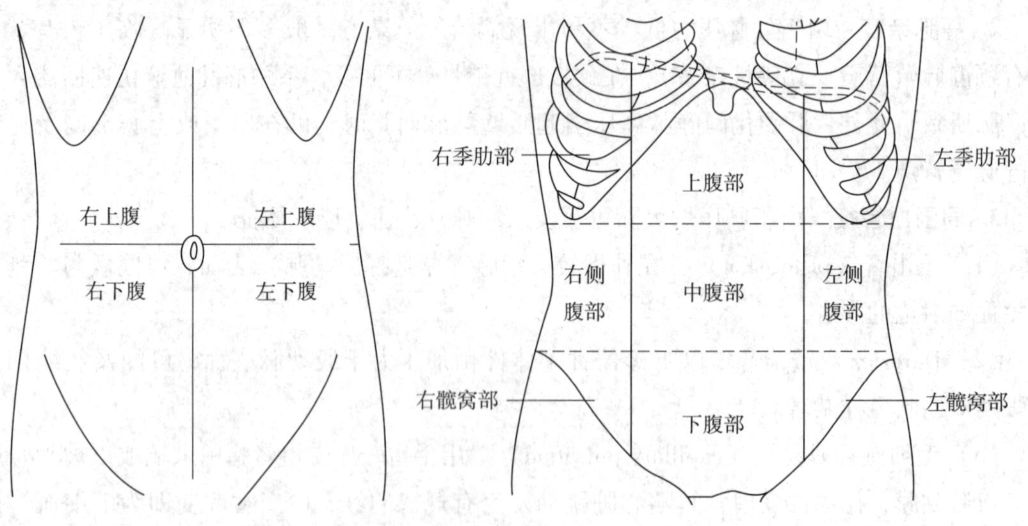

图2-40 腹部体表四区及九区分法

四区分法即通过脐划一水平线与一垂直线，两线相交将腹部分为四区，即左、右上腹部和左、右下腹部。四区分法简单易行，但较粗略，难于准确定位为其不足之处。

九区分法由两条水平线（两侧肋弓下缘连线和两侧髂前上棘连线）和两条垂直线（左、右髂前上棘至腹中线连线的中点）四线相交将腹部划分为"井字形"九区，即上腹部、中腹部（脐部）和下腹部（耻骨上部），以及左、右上腹部（季肋部），左、右侧腹部

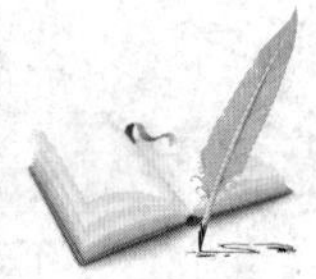

（腰部）、左、右下腹部（髂窝部）。九区分法较细，定位准确，缺点是各区较小，加之体型不同，脏器位置可略有差异，应用不便。

（二）体表标志（图2-41）

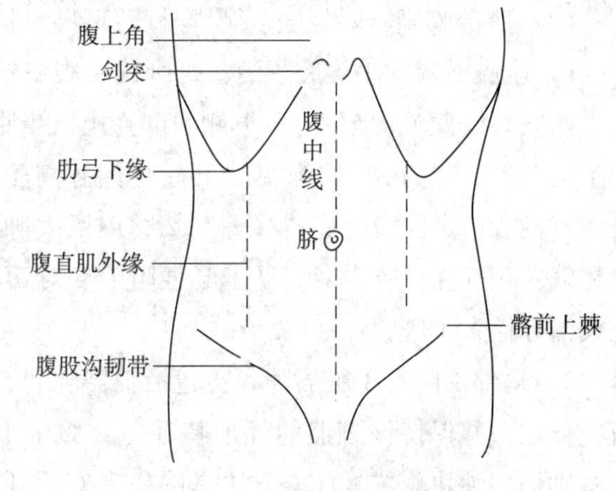

图2-41　腹部体表标志

剑突：是胸骨下端的软骨。是腹部体表的上界。

肋弓下缘：由第8~10肋软骨连接形成的肋缘和第11、12浮肋构成。其下缘是腹部体表的上界。

腹上角：是两侧肋弓至剑突根部的交角。

腹中线：又称腹白线，是胸骨中线的延续。

腹直肌外缘：相当于锁骨中线的延续，右侧腹直肌外缘与肋弓下缘交界处为胆囊点。

脐：位于腹部中心，向后投影相当于第3~4腰椎之间。

髂前上棘：是髂嵴前方突出点。

耻骨联合：是两耻骨间纤维软骨连接，与腹股沟韧带共同组成腹部体表下界。

腹股沟韧带：其与耻骨联合上缘共同构成腹部体表的下界，。

肋脊角：是两侧背部第12肋骨与脊柱的交角。

二、视诊

（一）检查方法

1. 嘱患者排空膀胱后取低枕仰卧位，双上肢自然置于身体两侧，充分暴露全腹部（肋弓下缘、剑突至腹股沟韧带和耻骨联合），其余部位遮盖。

2. 医师立于患者的右侧自上而下进行观察。

（二）注意事项

1. 患者腹部暴露时间不宜过长，以免腹部受凉。

2. 视诊光线应充足柔和、温暖，光线最好为自然光线，从前侧方射入视野。

3. 必要时医师需要将视线降低至腹平面，从侧面呈切线方向观察腹部细小征象。观察腹壁微小的变化。

（三）具体内容

腹部视诊的主要内容有腹部外形、腹部皮肤、腹纹及皮疹、呼吸运动、腹壁静脉、胃肠型及蠕动波、疝等。

1. 腹部外形　观察腹部外形是否对称，全腹或局部有无膨隆或凹陷。有腹腔积液或腹部肿块时，应测量腹围。腹围测量方法是让患者排尿后，取平卧位，用软尺经脐绕腹一周，测得的周长即为腹围，单位厘米。

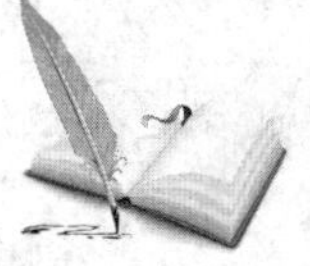

（1）正常腹部外形　腹部平坦：取仰卧位时，前腹壁与自肋缘至耻骨联合的连线大致相平或略为低凹，患者取坐位时起时脐以下部分稍前凸。腹部饱满：前腹壁稍高于肋缘与

耻骨联合的平面，多见于肥胖者或小儿（尤其餐后）。腹部低平：前腹壁稍低于肋缘与耻骨联合的平面，多见于消瘦者及老年人。

（2）腹部膨隆　除妊娠、肥胖外腹部膨隆见于腹腔积液、腹内积气、巨大肿瘤等。

1）全腹膨隆：①腹腔积液：平卧位时腹壁松弛，液体下沉于腹腔两侧，侧腹部明显膨出扁而宽（蛙腹）；坐位时，下侧腹部膨出。当腹膜有炎症或肿瘤浸润时，腹肌紧张，腹部常呈尖凸型，称为尖腹。常见于肝硬化门脉高压症、心力衰竭、肾病综合征、结核性腹膜炎缩窄性心包炎、腹膜癌转移等。②腹内巨大肿块：见于巨大卵巢囊肿、畸胎瘤等。③腹内积气：积气在胃肠内者，见于肠梗阻或肠麻痹；积气在胃肠道外称为气腹，见于胃肠穿孔或治疗性人工气腹。

2）局部膨隆：①脏器肿大：包括脏器肿瘤、炎性肿块、胃或肠胀气。一般都在该脏器所在部位，并保持该脏器的外形特征。②腹壁上的肿块：如皮下脂肪瘤、结核性脓肿等。③鉴别局部肿块位置具体的方法是嘱患者双手托头，从仰卧位做起坐动作，使腹壁肌肉紧张，如肿块更为明显，说明在腹壁上；反之说明肿块可能在腹腔内。④局部膨隆近圆形者，多为囊肿，肿瘤或炎性肿块；呈长形者，多为肠道病变，如肠梗阻、肠套叠、肠扭转、巨结肠症等。膨隆伴搏动多见于动脉瘤或压在大动脉上的肿物；膨隆随体位改变而移位，可能为游走肿大的脾、胃、带蒂的肿块、大网膜或肠系膜上的肿块；随呼吸移动，多见于膈下脏器或肿块；随腹压或体位而变化见于该部位的可复性疝。

（3）腹部凹陷　腹部凹陷分全腹凹陷和局部凹陷。全腹凹陷多见于显著消瘦、严重脱水及恶病质等，如结核病、恶性肿瘤、神经性厌食、糖尿病、甲状腺功能亢进症等患者。在吸气时出现全腹凹陷见于膈麻痹和上呼吸道梗阻。严重的腹壁凹陷，前腹壁凹陷几乎贴近于脊柱，肋弓、髂嵴和耻骨联合明显，全腹呈舟状称为舟状腹。局部凹陷多由于腹壁疝和手术后腹壁瘢痕收缩所致，较少。

2. 呼吸运动　观察呼吸运动有无减弱或消失。腹式呼吸减弱多见于腹膜炎症、腹腔积液、急性腹痛、腹腔内巨大肿物或妊娠等。腹式呼吸消失多见于胃肠穿孔所致急性腹膜炎或膈麻痹等。胸式呼吸受限而致腹式呼吸增强见于肺部、胸膜疾病或癔症。

3. 腹壁静脉　观察腹壁有无充盈或曲张，并判断静脉血流方向。正常人腹壁静脉一般看不清楚，较直条纹，不迂曲。

肝门静脉阻塞有门静脉高压时，腹壁曲张静脉常以脐为中心向四周伸展（俗称海蛇头）；上腔静脉阻塞时，脐部以上（上腹壁）或胸壁的浅静脉曲张的方向均转流向下，曲张的静脉分布在腹壁两侧；下腔静脉阻塞时，脐以下（下腹壁）静脉血流方向转流向上，曲张的静脉分布在腹壁两侧（图 2－42）。

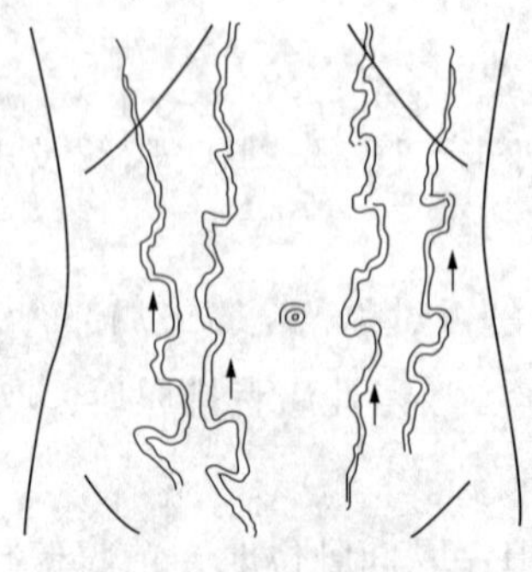

图 2－42　腹壁静脉曲张

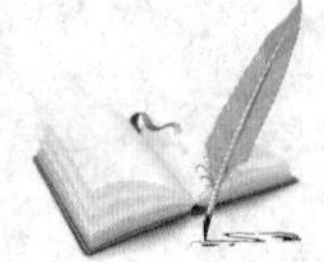

静脉血流方向的检查方法：选择一段没有分支的静脉，医师将右手示指和中指并拢压在该段静脉上，然后将示指沿着静脉紧压并向外移动，将静脉中的血液挤出，到一定距离后放松示指，中指仍紧压静脉，如果挤空的静脉很快充盈，说明血流方向是从示指端至中指端。再用相同的方法放松中指，即可看出血流方向。

4. 胃肠型和蠕动波 观察腹部有无胃肠型和蠕动波正常人腹部一般看不到胃肠型及蠕动波。当胃肠道发生梗阻时，可见胃或肠型。肠蠕动波多见于肠梗阻，肠麻痹时蠕动波消失。

5. 观察腹壁 其他情况包括腹部体毛、皮肤颜色、脐部形态、有无皮疹、腹纹、瘢痕、疝、上腹部搏动。

三、听诊

（一）检查方法

1. 嘱患者排空膀胱后取仰卧位，双上肢自然置于身体两侧，充分暴露全腹部，双下肢屈曲。

2. 医师立于患者的右侧，将听诊器体件紧贴腹壁进行全面听诊各区，尤其注意上腹部、中腹部、腹部两侧及肝、脾各区。

（二）听诊内容

包括肠鸣音、血管杂音、摩擦音和搔弹音、胎儿心音（妊娠5个月以上）等。

1. 肠鸣音 在正常情况下，肠鸣音每分钟4～5次，餐后频繁而明显，休息时稀疏而微弱。

肠鸣音活跃：肠鸣音达每分钟10次以上，但音调不特别高亢，见于急性胃肠炎、服泻药后或胃肠道大出血。

肠鸣音亢进：肠鸣音达每分钟10次以上，音响亮、高亢，甚至呈叮当声或金属音，见于机械性肠梗阻。

肠鸣音减弱：数分钟才听到一次，音调较弱，见于老年性便秘、腹膜炎、电解质紊乱（低血钾）及胃肠动力低下等。

肠鸣音消失：持续听诊3～5分钟未听到肠鸣音，用手指轻叩或搔弹腹部仍未听到肠鸣音，见于急性腹膜炎或麻痹性肠梗阻等。

2. 血管杂音 正常人腹部无血管杂音，血管杂音分为动脉性杂音和静脉性杂音。

（1）动脉性杂音 ①腹主动脉瘤或腹主动脉狭窄：中腹部的收缩期血管杂音（喷射性杂音）。腹主动脉瘤可触到该部搏动的肿块，腹主动脉狭窄则搏动减弱，下肢血压低于上肢，严重者触不到足背动脉搏动。②肾动脉狭窄：左右上腹部的收缩期血管杂音，见于年轻的高血压患者。③髂动脉狭窄：下腹部两侧的收缩期血管杂音。④左叶肝癌压迫肝动脉或腹主动脉：可听到吹风样血管杂音或听到微弱的连续性血管杂音。

（2）静脉性杂音 门静脉高压有侧支循环形成（克吕韦那－鲍姆加滕综合征），出现在脐周或上腹部连续的嗡鸣声，无收缩期与舒张期性质之分。

3. 摩擦音 脾周围炎、脾梗死、肝周围炎或胆囊炎在累及局部腹膜等情况下，可在深呼吸时，在各相应部位听到摩擦音。腹膜纤维渗出性炎症时，可在腹壁听到摩擦音。

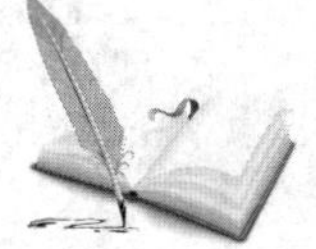

4. 搔弹音 在腹部听诊搔弹音的改变可协助测定肝下缘和微量腹腔积液。

(1) 肝下缘的测定 患者取仰卧位，医师以左手持听诊器膜型体件置于剑突下的肝左叶上，右手指沿腹中线自脐部向上轻弹或搔刮腹壁，搔弹处未达肝缘时，只听到遥远而轻微的声音，当声音明显增强而近耳时为肝下界。

(2) 微量腹腔积液的测定 患者取肘膝位数分钟，使腹腔积液积聚于腹内最低处的脐区。将听诊器膜型体件贴于此处脐旁腹壁，医师以手指在一侧腹壁稳定、快速轻弹，听其声响，同时逐步将体件向对侧腹部移动，继续轻弹，如果声音突然变得响亮，此体处即为腹腔积液边缘之上。用叩听法检查可测定出少至120 ml的游离腹腔积液。

四、触诊

触诊是腹部检查的主要方法，对腹部体征的认知和疾病的诊断具有重要意义。

(一) 检查注意事项

1. 患者排尿后取低枕仰卧位，两手自然置于身体两侧，两腿屈起并稍分开，腹肌放松。

2. 嘱患者作均匀缓慢腹式呼吸，使膈下脏器随呼吸上下移动。

3. 医师立于患者右侧，面对受检者，前臂与腹部表面在同一水平。

4. 先以全手掌放于腹壁上部，手保持温暖，使患者适应片刻，并感受腹肌紧张度。

5. 按顺序进行触诊，手法轻柔，一般自左下腹开始逆时针方向至右下腹，再至脐部。原则是先触诊健康部位，逐渐移向病变区域，同时注意两个区域的比较。

6. 检查肝脏、脾脏时，还可分别取左、右侧卧位；检查肾脏时可用坐位或立位；检查腹部肿瘤时还可用肘膝位。

7. 触诊时注意观察患者的反应与表情，对精神紧张或有痛苦者给以安慰和解释，亦可边触诊边与患者交谈，转移其注意力而减轻腹肌紧张。

(二) 各种触诊手法

1. 浅部触诊法 腹壁压陷约1 cm，用于了解腹壁的紧张度、表浅的压痛、肿块、搏动和腹壁上的肿物等。

2. 深部触诊法 腹壁压陷2 cm以上，用于了解腹腔内脏器情况，用于检查压痛、反跳痛和腹内肿物等。

3. 滑动触诊法 用于探知脏器或肿块的形态和大小。

4. 双手触诊法 常用于肝、脾、肾和腹腔内肿块的检查，检查盆腔的采用双合诊。

5. 冲击触诊法 冲击触诊法亦称浮沉触诊法，用于大量腹腔积液时检查深部的脏器或肿块。

6. 钩指触诊法 多用于肝、脾触诊。

(三) 检查内容

1. 腹壁紧张度 正常人腹壁有一定张力，但触之柔软，较易压陷，腹壁柔软。检查时注意检查腹壁紧张度有无增强、减弱。

(1) 腹壁紧张度增加 全腹壁紧张见于腹内容物增加（肠胀气、腹腔内大量腹腔积液）；急性弥漫性腹膜炎（急性胃肠穿孔或脏器破裂），严重时出现板状强直：结核性腹膜炎且伴有腹膜增厚，肠管和肠系膜粘连，出现揉面感，此征亦可见于癌性腹膜炎。

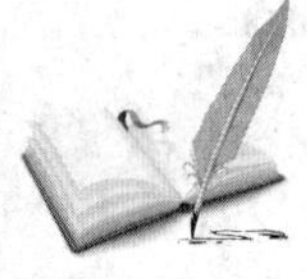

局限性腹壁紧张见于该处脏器的炎症侵及腹膜所致，如急性阑尾炎出现右下腹紧张，急性胆囊炎可发生右上腹紧张，急性胰腺炎可有上腹或左上腹肌紧张。

（2）腹壁紧张度减低　见于慢性消耗性疾病、体弱的老年人、经产妇及放出大量腹腔积液后的患者。脊髓损伤所致的腹肌瘫痪和重症肌无力可使腹壁紧张度消失。

2. 压痛及反跳痛　正常腹部触诊时无疼痛感和反跳痛，重按时可有一种压迫感。

（1）压痛　多见于腹壁或腹腔内的病变，腹腔内脏器的炎症、结核、结石、淤血、肿瘤、破裂、扭转等。如果抓捏腹壁或仰卧屈颈抬肩时触痛明显，可视为腹壁病变。

临床常见的压痛部位和压痛点有：下叶肺炎、胸膜炎、心肌梗死等在上腹部或季肋部出现压痛；急性肝炎时，可在右季肋部、上腹部产生压痛；胆囊的病变常有右上腹部及右肩胛下区压痛；胰体和胰尾的炎症和肿瘤，可有左上腹部及左腰部压痛；阑尾炎有右下腹压痛；盆腔疾病如膀胱、子宫及附件的疾病可有下腹部压痛。

（2）反跳痛　腹部触诊出现压痛后，将示、中、环指并拢压于原处稍停片刻，使压痛感觉趋于稳定，然后迅速将手抬起，观察患者面部表情并询问是否加重。反跳痛的出现，提示炎症已波及腹邻近膜壁层或局部或弥漫性腹膜炎。

知识链接

麦氏点

麦氏点，即 Mc Burney 点，位于右侧髂前上棘与脐连线的中外1/3交界处。是阑尾根部的体表投影点，而麦氏点压痛是急性阑尾炎临床上最常见的重要体征，有助于急性阑尾炎的诊断。同时可作为选择阑尾手术切口的标志。

3. 脏器触诊

（1）肝脏触诊

1）单手触诊法：医师将右手四指并拢，掌指关节自然伸直，与肋缘大致平行地放在右上腹部（右锁骨中线上）估计肝下缘的下方，以示指前外侧指腹接触肝脏，手掌紧贴腹壁。触诊时嘱患者作均匀而较深的腹式呼吸，呼气时，手指压向腹壁深部，吸气时，手指缓慢抬起朝肋缘向上应触下移的肝缘。若未触及时，则可逐渐向上移动触诊，每次移动不超过1厘米，如此反复进行，手指逐渐向肋缘移动，直到触到肝缘或肋缘为止，并沿右肋缘向外及剑突触诊，以了解全部肝下缘的情况。触诊需触诊肝缘并测量其与肋缘或剑突根部的距离，以厘米表示（图2－43）。

2）双手触诊法：医师右手位置手法同单手触诊法，用左手托住受检者右腰部，拇指张开置于肋部，触诊时左手一面向前推，右手进行触诊（图2－44）。

3）钩指触诊法：适用于儿童和腹壁薄软者，医师位于患者右肩旁，面向其足部，将右手或双手掌搭在其右前胸下部，右手或双手第2～5弯曲成钩状，嘱患者做深腹式呼吸，医师随深吸气而更进一步屈曲指关节，这样指腹容易触到下移的肝下缘。

4）浮沉触诊法：腹腔积液患者深部触诊法不能触及肝脏时，可用浮沉触诊法，即用并拢三个手指垂直在肝缘附近冲击式连续按压数次，待排开腹腔积液后脏器浮起时常触及肝脏。肝震颤检查时亦用浮沉触诊法。

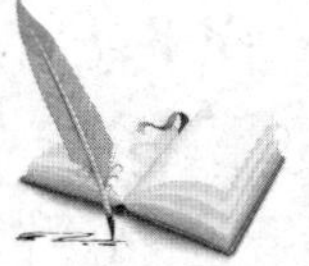

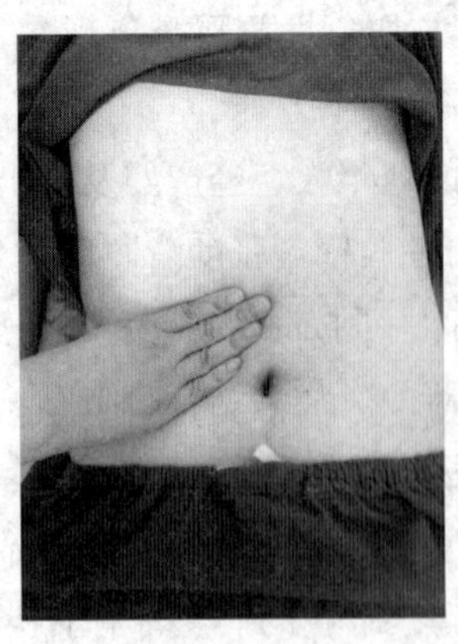

图 2-43　肝脏单手触诊法

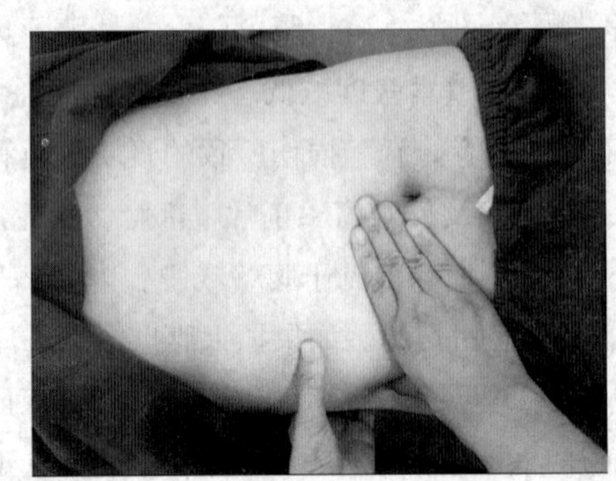

图 2-44　肝脏双手触诊法

5）肝脏触诊内容

大小：正常成人的肝脏，一般在肋缘下触不到，但腹壁松软的瘦长体型，于深吸气时可于肋弓下触及肝下缘，在 1 cm 以内。在剑突下可触及肝下缘，小于 3 cm（腹上角较锐的瘦高者，小于 5 cm）。两岁以下的小儿肝脏相对较大，较易触及。

肝下移：成人如超出上述标准，肝脏质地柔软，表面光滑，且无压痛。肝上界也相应降低，肝上下径正常。可见于内脏下垂，肺气肿、右侧胸腔大量积液导致膈肌下降。

肝大：成人如超出上述标准，肝上界正常或升高。弥漫性肝大见于病毒性肝炎、肝淤血、脂肪肝、早期肝硬化、白血病、血吸虫病等；局限性肝大常可看到或触到局部膨隆，多见于肝脓肿、肝肿瘤及肝囊肿等。

肝脏缩小：见于急性和亚急性重型肝炎、门脉性肝硬化晚期，病情极重。

质地：正常肝脏质地柔软，如触口唇。急性肝炎及脂肪肝时肝质地稍韧，慢性肝炎及肝淤血质韧，如触鼻尖。肝硬化、肝癌者质硬，触之如触前额。

表面及边缘：注意肝脏表面是否光滑、有无结节，边缘是否整齐、厚薄是否一致。

正常肝脏表面光滑、边缘整齐、厚薄一致。肝脏边缘圆钝常见于脂肪肝或肝淤血；肝边缘锐利，表面扪及细小结节，多见于肝硬化。肝脏表面不光滑，边缘不规则，呈不均匀的结节状，见于肝癌、多囊肝和肝包虫病；肝脏表面呈大块状隆起者，见于巨块型肝癌或肝脓肿，肝脏表面呈明显分叶状者见于肝梅毒。肝下缘应注意与横结肠、腹直肌腱划、右肾下极相鉴别。横结肠为横行索条状物，用滑行触诊法在上腹部或脐水平触到，与肝缘感觉不同。腹直肌腱划见于腹肌发达者时，左右两侧对称，不超过腹直肌外缘，且不随呼吸上下移动。右肾下极位置较深，边缘圆钝，不向两侧延展，触诊手指不能探入其后掀起下缘。当右手示指上移到肋缘仍未触到肝脏时，应下移初始触诊的部位自髂前上棘或更低的平面开始。应考虑巨大肝脏，手指可能从开始即在肝脏上面，故触不到肝缘。

压痛：正常肝脏无压痛。轻度弥漫性压痛见于肝炎、肝淤血等；局限性剧烈压痛见于较表浅的肝脓肿。叩击痛一般见于为深部肝脓肿。

搏动：正常肝脏无搏动。炎症、肿瘤等原因引起的肝大本身也不伴有搏动。当肝脏肿大压到腹主动脉或右心室增大到向下推压肝脏时，可出现肝脏搏动。肝脏搏动要注意区分扩张性搏动和传导性搏动。扩张性搏动，为肝脏本身的搏动，见于三尖瓣关闭不全，将两手掌置于肝脏左右叶上面，让患者暂停呼吸，可感觉到肝脏呈开合样搏动，感到两手被推

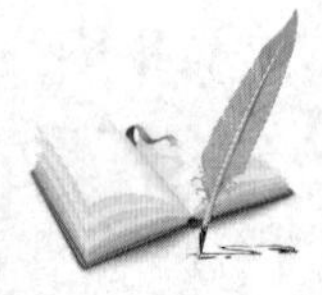

向两侧的感觉。传导性搏动见于肿大的肝脏压在腹主动脉上。双手掌放在肝表面有被推向上的感觉。

肝区摩擦感：正常肝脏无摩擦感。肝区摩擦感见于肝周围炎，肝表面和邻近的腹膜可因纤维素性渗出物而变得粗糙，两者的相互摩擦，可用手触知。

肝震颤：当手指掌面稍用力按压片刻肝囊肿表面时，如感到一种微细的震动感，称为肝震颤，可见于肝包虫病。

（2）胆囊触诊　触诊方法采用单手滑行触诊法或钩指触诊法。正常时胆囊隐存于肝之后，不能触及。胆囊肿大可在右肋缘下腹直肌外缘处触到。呈梨形或卵圆形，有时较长呈布袋形，表面光滑，张力较高，随呼吸上下移动，其质地和压痛视病变性质而定。

胆囊肿大尚未超过肋缘，可用墨菲征（Murphy）检查方法。患者取仰卧位，医师将左手掌放于患者右肋缘，左手拇指按压在右腹直肌外缘与右肋交界处，嘱患者缓慢深吸气，如在吸气过程中因疼痛而突然停止，为墨菲征（Murphy）阳性，又称胆囊触痛征（图2－45）。见于急性胆囊炎。胆囊肿大见于胆总管癌、胆总管结石及胰头癌、急性胆囊炎、胆囊内有大量结石或癌肿等。

胆囊显著肿大但无压痛，发生明显黄疸且逐渐加深阳性，见于胰头癌压迫胆总管导致阻塞时，胆囊不肿大伴有黄疸见于胆总管结石梗阻所致的黄疸患者。

（3）脾脏触诊　正常人体的脾脏不能触及。

1）触诊方法

单手触诊法：适用于检查明显肿大而位置表浅的脾脏。患者取仰卧位，双腿屈曲或取右侧卧位，右下肢伸直，左下肢屈曲，医师立于受检者右侧。将右手中间三指并拢，手掌平放于患者左上腹部，从脐平面开始与患者的腹式呼吸配合，手指向肋缘方向探触逐渐触向肋缘。

双手触诊法：对于位置较深的脾脏，可嘱患者取仰卧位，双腿屈曲，医师右手掌平放于患者脐部，左手绕过患者腹部，手掌置于其左胸下部第9～11肋处，试将其脾脏从后向前托起，并限制胸廓运动，从脐平面开始与患者的腹式呼吸配合，直至触到脾缘或左肋缘为止（图2－46）。对于轻度肿大的脾脏，可嘱患者取右侧卧位，右下肢伸直，左下肢屈曲，医师左手绕过患者腹部，置于后背7～10肋处，向前加压，右手从脐平面开始探触配合患者的腹式呼吸，直至触到脾缘或左肋缘为止。

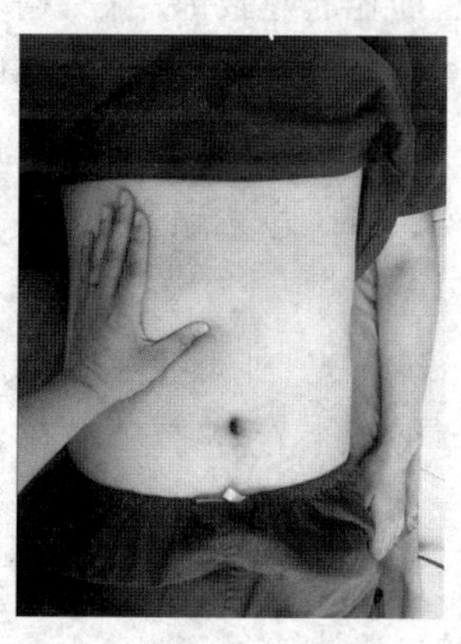

图2－45　Murphy征检查方法

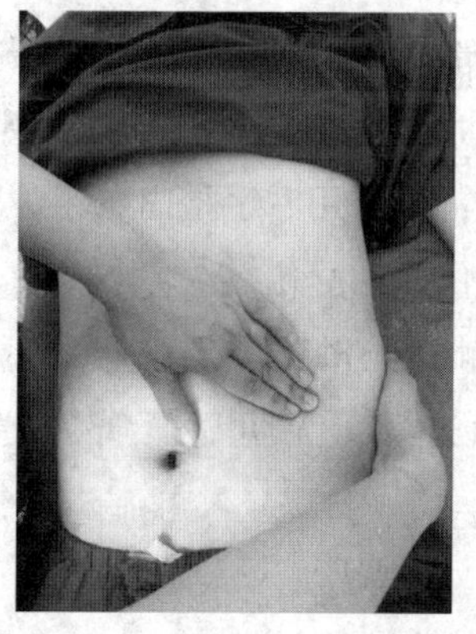

图2－46　脾脏双手触诊方法

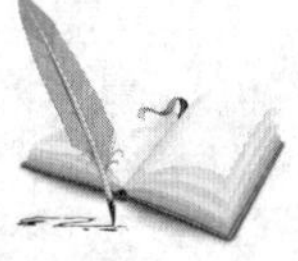

2）触诊按压轻柔，防止将脾脏推入腹腔深部而不易触及。触诊应注意其大小、形态、质地、表面光滑、有无压痛、摩擦感、切迹等。脾大的分度见表 2－25。

表 2－25　脾大的分度及临床意义

分度	测量标准	临床意义
轻度	脾缘不超过肋下 2 cm	急慢性肝炎、急性疟疾、感染性心内膜炎、败血症、伤寒
中度	脾缘超过肋下 2 cm，但不超过脐水平	肝硬化、慢性淋巴细胞性白血病、慢性溶血性黄疸、系统性红斑狼疮
高度	脾缘超过脐水平线或前正中线	慢性粒细胞性白血病、黑热病、慢性疟疾、骨髓纤维化、淋巴瘤等

3）测量脾脏大小：应测量三条线判断其大小，脾脏高度肿大时需要加测第 2、3 线。

第 1 线（又称甲乙线）指左锁骨中线与左肋缘交点至脾下缘的距离。

第 2 线（又称甲丙线）指左锁骨中线与左肋缘交点至脾脏最远点的距离。

第 3 线（又称丁戊线）指脾右缘与前正中线的距离脾脏明显肿大时，脾右缘超过前正中线以“＋”表示；未超过以“－”表示。

（4）肾脏触诊　正常人肾脏一般不易触及，有时可触到右肾下极。

1）触诊方法：触诊右肾时，嘱患者取仰卧位，两腿屈曲并做深腹式呼吸。医师立于患者右侧，左手掌置于患者右侧腰部向上托起，右手掌平放在右上腹部，手指方向大致平行于右肋缘。嘱患者深吸气，双手夹触肾脏（图 2－47）。

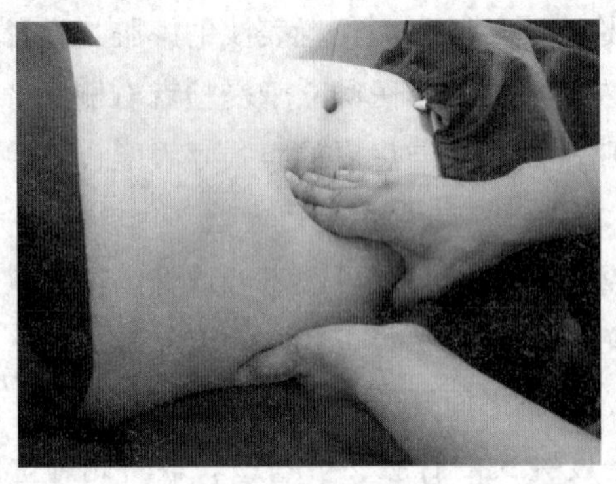

图 2－47　肾脏双手触诊法

触诊左肾时，体位同前，医师左手越过患者腹部从后面托起左腰部，右手掌横置于患者左上腹部，触诊左肾。若患者腹壁较厚或触诊不协调，以致右手难以压向后腹壁时，嘱患者吸气时，用左手向前冲击后腰部，如肾下移至两手之间时，则右手有被顶推的感觉；与之相反，也可用右手指向左手方向腰部做冲击动作。若患者卧位未触及肾脏，可让患者采取侧卧位或站立位。

2）触到光滑钝圆的脏器，可能触到较低的右肾下部 1/3，外形呈蚕豆状，质地坚韧，表面光滑，无明显压痛，夹持时患者有酸痛或类似恶心的不适感。压痛点见表 2－26。

表 2-26 肾脏和尿路疾病压痛点及临床意义

压痛点	位置	临床意义
季肋点	第 10 肋骨前端肋弓与腹直肌外缘交点处，右侧位置稍低	肾脏病变
上输尿管点	腹直肌外缘平脐水平线	输尿管结石、结核或化脓性炎症
中输尿管点	腹直肌外缘与髂前上棘水平连线交叉处	输尿管结石、结核或化脓性炎症
肋脊点	背部第 12 肋骨与脊柱的交角的顶点	肾盂肾炎、肾脓肿和肾结石
肋腰点	腰大肌外缘与第 12 肋骨的交角顶点	肾盂肾炎、肾脓肿和肾结石

（5）膀胱触诊　正常膀胱空虚时位于盆腔内不易触到。当膀胱充盈胀大，超出耻骨上缘可触及。膀胱触诊一般采用单手滑行触诊法。胀大的膀胱多为积尿所致，呈扁圆形或圆形，触之囊性感，不能用手推移。按压时有尿意，排尿或导尿后缩小或消失。膀胱胀大多见于尿道梗阻、脊髓病（如截瘫）所致的尿潴留，也见于昏迷患者、腰椎或骶椎麻醉后、手术后局部疼痛患者。如长期尿潴留致膀胱慢性炎症，导尿后膀胱不能完全回缩。

（6）胰腺触诊　正常胰腺部位深、质地软不能触及。当胰腺有病变时，可在上腹部出现体征。

4. 检查腹部肿块　正常腹部可触及的脏器包括腹直肌肌腹及腱划、腰椎椎体、骶骨岬、盲肠、横结肠、乙状结肠粪块。除了正常脏器外，还有些病理性的肿块。包括肿大或异位的脏器、炎症性肿块、囊肿、肿大淋巴结、良性肿瘤、恶性肿瘤等。

（1）部位　某些部位的肿块常来源于该部的脏器，如上腹中部触到肿块常为胃或胰腺的肿瘤、囊肿或胃内结石；两侧腹部的肿块常为结肠的肿瘤等，但有些包块可在腹腔内游走，如卵巢囊肿。

（2）大小　凡触及的肿块均应测量其大小（上下径、左右径和前后径）。也可以用公认大小的实物做比喻，如拳头、鸡蛋、核桃、蚕豆等。

（3）形态　触到肿块应注意其形状、轮廓是否清楚、边缘和表面是否光滑、是否不规则、有无切迹等。形态规则，圆形，表面光滑的肿块多为良性，以囊肿或淋巴结居多；形态不规则，表面凸凹不平、坚硬，多为恶性肿瘤、炎性肿物或结核性肿块。

（4）质地　肿块若为实质性的，质地柔软、中等硬或坚硬，多见于肿瘤、炎性或结核浸润块等。肿块若为囊性，质地柔韧，见于囊肿、脓肿。

（5）压痛　有明显压痛一般多为炎性肿块。与脏器有关的肿瘤压痛有时反而不明显。

（6）搏动　如在腹中线附近触到明显的膨胀性搏动，则应考虑腹主动脉或其分支的动脉瘤。有时尚可触及震颤。

（7）移动度　肿块随呼吸而上下移动，多为肝、脾、胃、肾或其肿物。移动度大的多为带蒂的肿物或游走的脏器。局部炎性肿块或脓肿及腹腔后壁的肿瘤，一般不能移动。

5. 液波震颤　见于腹腔内有大量游离液体，如大量腹腔积液。患者取平卧位，医师以左手掌面贴于患者一侧腹壁，右手四指并拢屈曲，用指端叩击对侧腹壁，如有大量液体存在，则左手手掌有被液体波动冲击的感觉，即波动感。让另一人将手掌尺侧缘压于脐部腹中线上为防止腹壁本身的震动传至对侧。当腹腔积液超过 3000～4000 ml 才能查出液波震颤，不如移动性浊音敏感（图 2-48）。

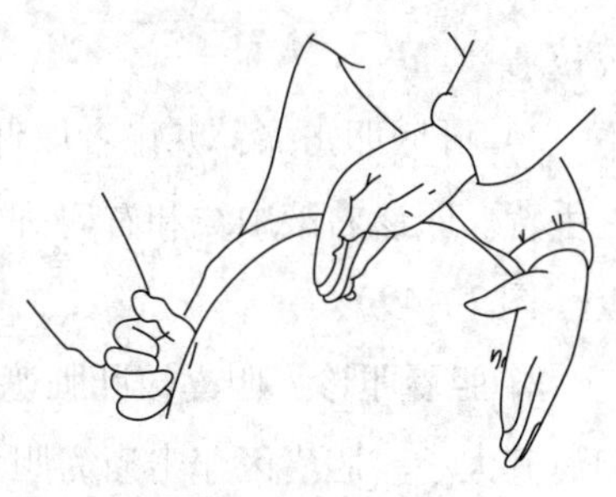

图 2-48　液波震颤

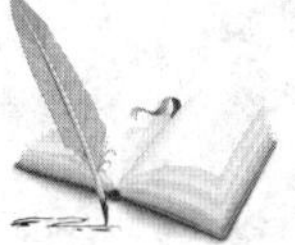

6. 振水音 见于胃内有多量液体及气体存留。患者取仰卧位，双下肢屈曲。医师以一耳凑近上腹部，同时以冲击触诊法振动胃部，即可听到气体和液体撞击的声音，亦可将听诊器膜型体件置于上腹部进行听诊。正常人在餐后或饮多量液体时可有上腹部振水音。在清晨空腹或餐后6～8 h以上有振水音，则可能是幽门梗阻或胃扩张。

考点提示

腹部检查中触诊。

五、叩诊

腹部叩诊主要采用间接叩诊法，用于了解某些脏器的大小、部位、叩痛，胃肠道充气情况，腹腔内有无积气、积液和包块等。叩诊一般从左下腹开始逆时针方向至右下腹部，再至脐部。

（一）检查腹部叩诊音

正常腹部大部分区域叩诊为鼓音，肝、脾所在部位以及两侧腹部近腰肌处叩诊呈浊音或实音。腹腔脏器极度增大、腹腔内肿瘤和大量腹腔积液时，鼓音区缩小；胃肠大量胀气、胃肠穿孔致气腹时，则鼓音区明显增大。

（二）脏器叩诊

1. 肝脏叩诊

（1）叩诊方法 患者取仰卧位，双腿屈曲，医师立于患者右侧，暴露腹部，采用间接叩诊法。

（2）叩诊内容

1）肝界：在右锁骨中线、右腋中线和右肩胛线上叩诊，由肺部叩向腹部，当清音转为浊音时，即为肝上界（肝相对浊音界）。再向下叩1～2肋间，则浊音变为实音，称肝绝对浊音界（肺下界）。沿右锁骨中线或正中线上由腹部鼓音区向上叩，由鼓音转为浊音处即为肝下界。多用触诊确定肝下界。叩诊肝下界比触诊高1～2 cm。匀称体型者的正常肝脏肝上界在右锁骨中线上，右腋中线和右肩胛线上分别在第5肋间、第7肋间、第10肋间。肝下界在右锁骨中线上，右腋中线上分别在右季肋下缘第10肋骨水平。矮胖体型者肝上下界均可高一个肋间，瘦长体型者则可低一个肋间。

病理情况下，肝浊音界上移见于右肺纤维化、右下肺不张、气腹和鼓肠等；肝浊音界下移见于肺气肿、右侧张力性气胸、内脏下垂等。肝浊音界扩大见于肝癌、肝脓肿、肝炎、肝淤血、多囊肝、膈下脓肿；肝浊音界缩小见于急性重型肝炎、肝硬化和胃肠胀气等；肝浊音界消失代之以鼓音者，多见于急性胃肠穿孔、间位结肠、全内脏转位等。

2）肝区叩击痛：嘱患者取仰卧位，医师的左手掌置于患者右前胸下部，右手握拳叩击左手背。叩诊右腋中线和右肩胛线时，可嘱患者取左侧卧位。力度应适当，不宜过轻或过重（图2－49）。

2. 胆囊叩诊 胆囊被肝脏遮盖，位置较深，临床上用叩诊只能检查有无叩击痛，无法叩诊其大小。胆囊区叩击痛为胆囊炎的重要体征。

3. 脾脏叩诊 患者取右侧卧位，双下肢屈曲，采用间接叩诊法，于左腋中线自上而下叩诊。脾浊音区正常时在该线上第 9 ~ 11 肋之间叩到，其长为 4 ~ 7 cm，前方不超过腋前线。脾浊音区扩大见于各种原因导致的脾大。脾浊音区缩小见于左侧气胸、胃扩张、肠胀气等。

4. 胃泡鼓音区叩诊　患者取仰卧位，医师在其左前胸下部进行叩诊。胃泡鼓音区上界为横膈及肺下缘，下界为肋弓，左界为脾脏，右界为肝左缘。鼓音区扩大见于胃扩张、幽门梗阻等；鼓音区缩小见于中重度脾大、心包积液、左侧胸腔积液、肝左叶肿大；鼓音区消失而转为浊音，见于进食过多所致急性胃扩张或溺水患者。

5. 膀胱叩诊　在耻骨联合上方从上往下进行叩诊，用来判断膀胱膨胀的程度。膀胱充盈时注意与妊娠增大的子宫、子宫肌瘤或卵巢囊肿等鉴别。排尿或导尿后复查，如浊音区转为鼓音，即为尿潴留所致膀胱增大。

6. 肾脏叩诊　主要检查有无肋脊角叩击痛。嘱患者采取坐位或侧卧位，医师用左手掌平放在其肋脊角处（肾区），右手握拳用由轻到中等的力量叩击左手背。当出现叩击痛见于肾炎、肾盂肾炎、肾结石、肾结核及肾周围炎（图 2 – 50）。

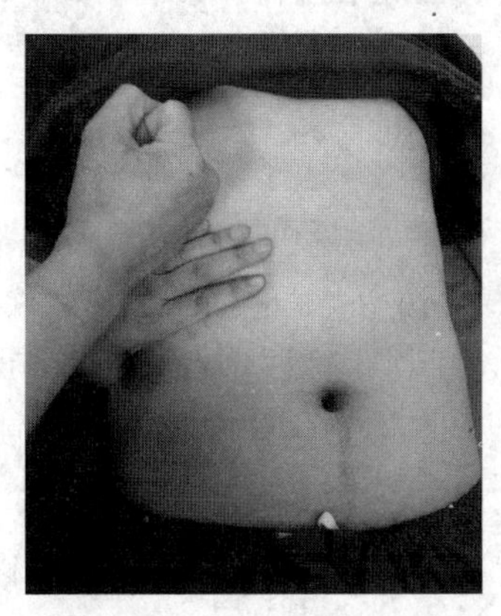

图 2 – 49　肝区叩击痛检查方法

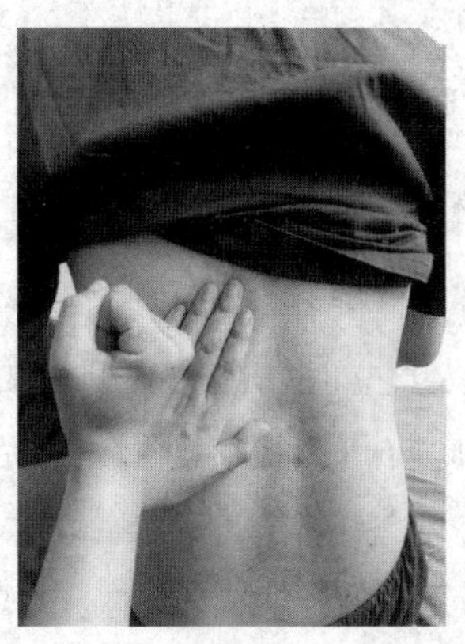

图 2 – 50　肾区叩击痛

（三）移动性浊音

腹腔内有较多的液体时，因重力作用，液体多潴积于腹腔的低处，叩诊时该部位呈浊音；变换体位后，腹腔内液体随体位的变换而移动，叩诊时浊音区亦随之变动，此种体征称为移动性浊音。

1. 叩诊方法　采用间接叩诊法。嘱患者取仰卧位，双下肢屈曲。医师立于患者右侧。由脐部开始向左侧叩诊，叩诊到浊音后，板指固定不动。再嘱患者右侧卧，再叩诊为鼓音，表明浊音移动。可用同样方法向右叩诊，用来核实移动性浊音。

2. 移动性浊音意义　当腹腔内游离腹腔积液在 1000 ml 以上时，即可查出移动性浊音。如果腹腔积液量少，在病情允许情况下可让患者取肘膝位，由侧腹部向脐部叩诊，如由鼓音转为浊音，则提示有腹腔积液的可能。或取站立位，如下腹部积有液体而呈浊音，液体的上界呈一水平线，在此水平线上为浮动的肠曲，叩诊呈鼓音。腹腔积液要注意与肠梗阻、巨大的卵巢囊肿相鉴别。

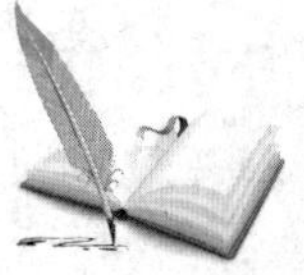

扫码"学一学"

第八节 脊柱与四肢检查

案例导入

患者，男，48岁。20余年前诊断为"强直性脊柱炎"，未正规治疗，长期口服镇痛药物，驼背，近1周疼痛加剧，影响生活。为求进一步治疗来我院就诊。患者右股骨头坏死病史7年，无慢性传染病、过敏、外伤、手术输血史。否认家族遗传史。

请问：

可以做哪些特殊试验检查?

体格检查是脊柱四肢疾病诊断最基本和最重要的方法。检查顺序是先上后下、先主动后被动、先健处后患处。采取视诊和触诊相互结合，特殊情况下进行叩诊和听诊。

一、脊柱检查

脊柱检查包括弯曲度、活动度、压痛与叩击痛。

（一）脊柱弯曲度检查

正常人直立时，脊柱从侧面观察有四个生理弯曲，即颈段稍向前凸，胸段稍向后凸，腰椎明显向前凸，骶椎则明显向后凸。弯曲度检查主要是观察脊柱有无侧弯和前后突出畸形。

1. 有无侧弯 患者取站立位或坐位，检查者用示、中指或拇指沿脊椎的棘突以适当的压力往下划压，划压后皮肤出现一条红色充血痕，以此痕为标准，观察脊柱有无侧弯。

2. 前后突出畸形 患者取站立位或坐位，检查者从侧面观察脊柱各部形态。

（1）脊柱前凸 脊柱过度向前凸出性弯曲。多发生在腰椎部位，患者腹部明显向前突出，臀部明显向后突出，多见于妊娠晚期、大量腹腔积液、腹腔巨大肿瘤等。

（2）脊柱后凸 脊柱过度后弯，也称为驼背，多发于胸段。常见病因如下。

1）佝偻病：多在儿童期发病，坐位时胸段里明显均匀性向后弯曲，仰卧位时弯曲可消失。

2）结核病：多在青少年时期发病，多发生于胸椎下段及腰段。可形成特征性的成角畸形。

3）强直性脊柱炎：多见于成年人，脊柱胸段成弧形后凸，常有脊柱强直性固定，仰卧位时亦不能伸直。

4）脊椎退行性变：多见于老年人，多发生于胸椎段，可形成驼背。见于椎间盘退行性萎缩、骨质退行性变等。

5）其他：如外伤所致脊椎压缩性骨折，造成脊柱后凸；青少年胸段下部均匀性后凸，见于脊椎骨软骨炎（Scheuerman disease）。

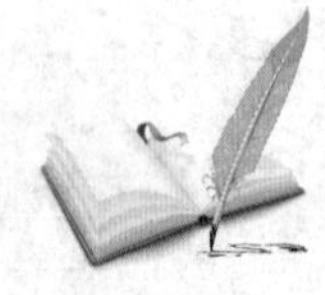

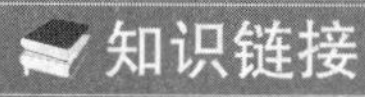

强直性脊柱炎

强直性脊柱炎（AS）是一种以骶髂关节和脊柱附着点炎症为主要症状的疾病，引起脊柱强直和纤维化，造成不同程度眼肺肌肉骨骼病变，与 HLA－B27 呈强关联，属自身免疫性疾病。目前该病的病因尚不明确。

（二）脊柱活动度检查

正常人颈椎段和腰椎段的活动范围最大；胸椎段活动范围最小；骶椎和尾椎几乎无活动性。检查脊柱的活动度时，患者取站立位，骨盆固定，嘱患者作前屈、后伸、侧弯、旋转等动作，观察脊柱的活动情况及有无变形。活动范围参考表 2－27。

表 2－27　颈、胸、腰椎及全脊椎活动范围

	前屈	后伸	侧弯	旋转度（一侧）
颈椎	35°～45°	35°～45°	45°	60°～80°
胸椎	30°	20°	20°	35°
腰椎	75°～90°	30°	20°～35°	30°
全脊柱	128°	125°	73.5°	115°

注：由于年龄、运动训练以及脊柱结构差异等因素，脊柱运动范围存在较大的个体差异。

（三）脊柱压痛与叩击痛

1. 压痛　嘱患者取端坐位，身体稍向前倾。检查者以右手拇指从枕骨粗隆开始自上而下逐个按压脊椎棘突及椎旁肌肉（以第 7 颈椎棘突为标志计数病变椎体的位置），观察每个棘突及椎旁肌肉有无压痛。

2. 叩击痛　叩击方法有两种。

（1）直接叩击法　即用中指或叩诊锤垂直叩击各椎体的棘突，多用于检查胸椎与腰椎。颈椎疾病一般不用此法检查（图 2－51）。

（2）间接叩击法　嘱患者取端坐位，医师将左手掌置于其头部，右手半握拳以小鱼际肌部位叩击左手背，观察脊柱各部位有无疼痛。阳性提示脊柱结核、脊椎骨折及椎间盘突出等（图 2－52）。

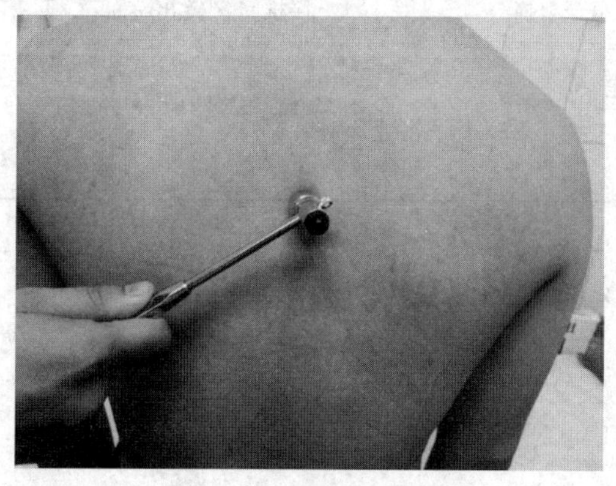

图 2－51　脊柱直接叩击法

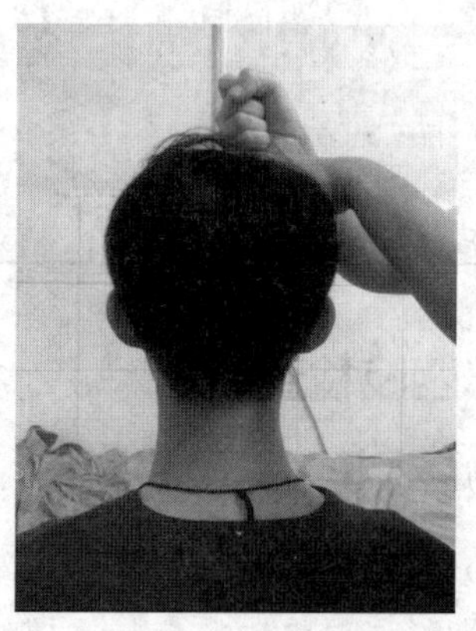

图 2－52　脊柱间接叩击法

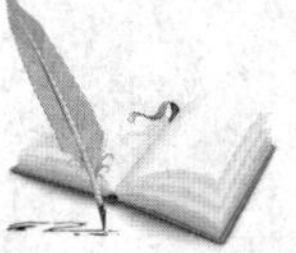

（四）特殊试验

1. 颈椎特殊检查 颈椎检查特殊检查的方法、阳性反应和临床意义见表2－28。

表2－28 颈椎检查特殊检查的方法、阳性反应和临床意义

	检查方法	阳性体征	临床意义
Jackson压头试验	患者坐位，医师双手重叠放于其头顶，向下压	颈痛，上肢放射痛	颈椎病，颈椎间盘突出
颈静脉加压试验	患者取仰卧位，医师双手指按压患者两侧静脉	颈部及上肢疼痛加重	根性颈椎病
前屈旋颈试验	患者头颈部前屈，并左右旋转	颈椎处疼痛	颈椎小关节退行性改变
旋颈试验	患者坐位，头略后仰，并向左右做旋颈运动	头痛，头晕，视物模糊	椎动脉型颈椎病

2. 腰骶椎特殊检查 腰骶椎特殊检查的方法（图2－53，图2－54）、阳性反应和临床意义见表2－29。

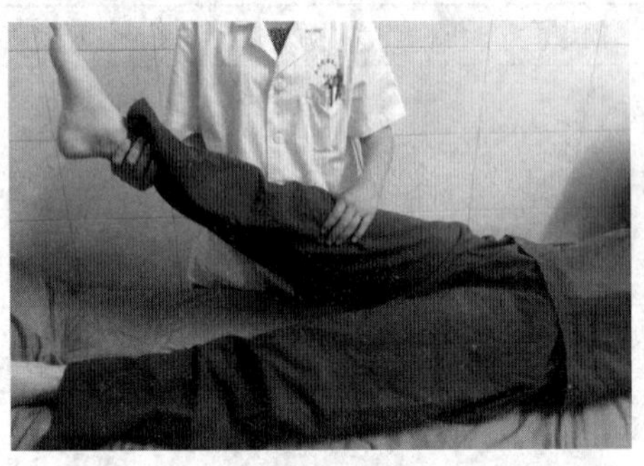

图2－53 直腿抬高试验

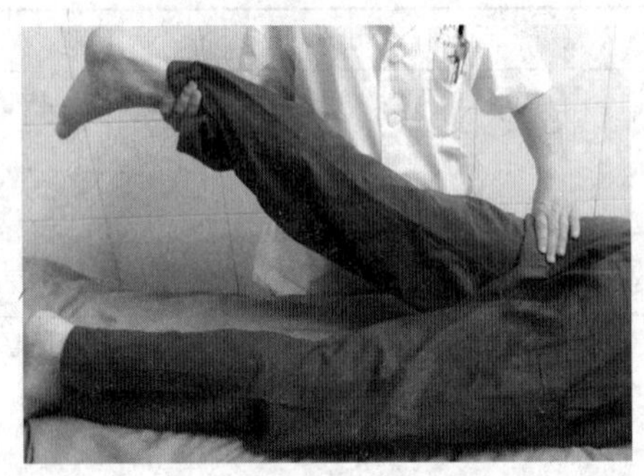

图2－54 股神经牵拉试验

表2－29 腰骶椎检查特殊试验的方法、阳性反应和临床意义

	检查方法	阳性体征	临床表现
摇摆试验	患者平卧，屈膝髋，双手抱于膝前，医师手扶患者双膝，左右摇摆	腰部疼痛	腰骶部病变
拾物试验	嘱患者拾起地上物品	患者一手扶膝蹲下，腰部挺直用手接近物品	腰椎间盘突出，腰肌外伤，炎症
直腿抬高试验	患者仰卧，双下肢平伸，医师一手握住患者踝部，一手置于大腿伸侧做抬高动作（如图2－53）	抬高不足70°，且下肢后侧放射性疼痛	腰椎间盘突出，单纯性坐骨神经痛
屈颈试验	患者坐位，医师一手置于患者胸前，一手置于枕后，缓慢上抬头部	下肢放射痛	腰椎间盘突出症的“根肩型”
股神经牵拉试验	患者俯卧位，髋、膝关节伸直，医师将一侧下肢抬起，使髋关节过伸（图2－54）	大腿前方放射痛	高位腰椎间盘突出

二、四肢检查

四肢检查以关节检查为主。

（一）上肢

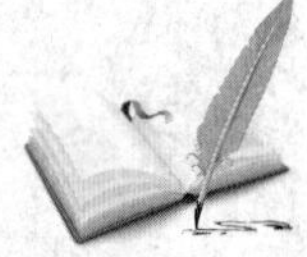

1. 测量上肢长度

（1）双上肢长度可用目测，嘱患者双上肢向前手掌并拢比较其长度。

（2）患者取直立位，将皮尺金属头置于肩峰，拉紧皮尺至桡骨茎突或中指指尖，两侧对比。上臂长度则从肩峰至尺骨鹰嘴的距离。前臂长度是从鹰嘴突至尺骨茎突的距离。

2. 肩关节 正常双肩对称，呈弧形。能做自主运动无活动受限和压痛点。肩关节异常及临床意义见表2-30。

（1）前屈、后伸功能检查 患者向前、向上伸直双臂；再向后伸直双臂。

（2）外展功能检查 患者双臂垂于体侧，向外侧平伸并向上举过头。

（3）内收功能检查 患者双臂于胸前，由一侧向另一侧摆动。

（4）旋转功能检查 嘱患者先将手置于脑后，再向下运动至腰后侧。

表2-30 肩关节异常及临床意义

肩关节异常	临床意义
肩峰突出，呈“方肩”	肩关节脱位或三角肌萎缩
肩下垂，肩部突出，呈“肩章状肩”	外伤性肩锁关节脱位
肩关节一高一低，颈短耸肩	先天性肩胛高耸症及脊柱侧弯
冻结肩	肩关节周围炎
肩关节外展达60°范围时感疼痛，超过120°时则消失	冈上肌腱炎
患侧手掌平放于对侧肩关节前方，前臂不能自然贴紧胸壁	肩关节脱位

3. 肘关节 正常肘关节双侧对称、伸直时肘关节轻度外翻5°~15°。肘关节活动正常时屈135°~150°，伸10°，旋前（手背向上转动）80°~90°，旋后（手背向下转动）80°~90°。

（1）外展功能 嘱患者伸直两上肢，手掌向前，左右对比。大于15°为肘外翻，小于15°为肘内翻。

（2）屈曲功能 患者固定上臂，屈臂触肩。

（3）旋转功能 患者肘关节处于屈曲位，旋转手臂掌心向下，再反向旋转掌心向上。

（4）注意双侧及肘窝部是否饱满、肿胀。

（5）触诊注意肘关节周围皮肤温度，有无肿块，肱动脉搏动，桡骨小头是否压痛，滑车淋巴结是否肿大。

4. 腕关节及手 手的功能位置为腕背伸30°并稍偏尺侧，拇指于外展时掌屈曲位，其余各指屈，呈握杯姿势。手的自然休息姿势呈半握拳状，腕关节稍背伸约20°，向尺侧倾斜约10°，拇指尖靠达示指关节的桡侧，其余四指呈半屈曲状，屈曲程度由示指向小指逐渐增大，且各指尖均指向舟骨结节处。

（1）常见畸形有垂腕症（见于桡神经损伤），猿掌（见于正中神经损伤），爪形手（见于尺神经损伤），餐叉样畸形（见于colles骨折），杵状指（趾）（见于慢性肺脓肿、、肝硬化、发绀型先天性心脏病等）、匙状甲（缺铁性贫血、高原疾病）。

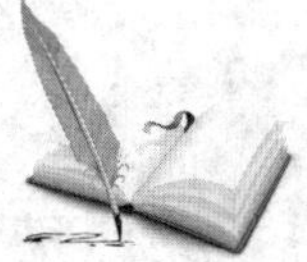

（2）局部有无肿胀与隆起。

（3）患者向下屈腕检查屈曲功能，伸直手腕检查外展功能和尺桡侧运动。

（二）下肢

1. 测量下肢长度

（1）双下肢长度可用目测，嘱患者仰卧位，双下肢伸直并拢对比两侧长度。

（2）患者取直立卧位位，将皮尺金属头置于髂前上棘，拉紧皮尺至内踝中心或下缘，两侧对比。

2. 髋关节 髋关节活动正常时屈曲 130°～140°，掌屈 50°～60°，内收 20°～30°，外展 30°～45°，旋转 45°，后伸 15°～30°。

（1）视诊

1）异常步态：跛行（见于髋关节结核、于小儿麻痹症后遗症），鸭步（见于先天性双侧髋关节脱位、髋内翻），呆步（见于髋关节强直、化脓性髋关节炎）。

2）观察腹股沟是否饱满，臀肌是否丰满，臀部皱褶是否对称。

3）观察髋关节周围皮肤有无肿块，窦道及瘢痕。

4）畸形：患者取仰卧位，双下肢伸直，观察下肢是否离开中线，髌骨及拇趾是否向内外侧偏斜。畸形包括内收畸形、外展畸形、旋转畸形。

（2）触诊 取腹股沟韧带中点后下 1 cm，再向外 1 cm，触诊有无压痛及波动感。

（3）叩诊 患者下肢伸直，医师以拳叩击足跟。

（4）听诊 嘱患者做屈髋和伸髋动作，是否闻及大粗隆上方有明显的声音。

（5）髋关节运动功能检查 见表 2－31。

1）屈曲功能：患者取仰卧，医师一手按压髂嵴，另一手将屈膝靠近胸部。

2）内收功能：患者取仰卧，双下肢伸直，固定骨盆，一侧下肢自中立位向对称下肢前面交叉内收。

3）外展功能：患者仰卧，双下肢伸直，固定骨盆，使下肢自中立位平移远离中线。

4）旋转功能：患者取仰卧位，屈髋屈膝 90°，医师一手扶患者臀部，另一手握踝部，向相反方向运动，小腿作外展、内收动作。

5）后伸功能：患者俯卧，医师一手按压臀部，另一手握小腿下端屈膝 90°上提。

表 2－31 膝关节特殊检查方法、阳性体征及临床意义

	试验名称	检查方法	阳性体征	临床意义
髋关节	“4”字试验	患者仰卧位，双下肢伸直，医师将一侧下肢屈曲使其外踝置于对方髌骨上方，下压其膝部（图 2－55）	髋关节出现疼痛	髋关节有病变或内收肌痉挛
	托马斯征	患者仰卧位，充分屈曲一侧髋关节和膝关节，并使大腿紧贴腹壁，使腰部紧贴于床面，另一下肢伸平放（图 2－56）	伸直的下肢不能平放在床上或伸直下肢时身体向前移动	髋部病变、腰肌挛缩

3. 膝关节 正常膝关节屈曲可达 120°～150°，伸 5°～10°，内旋 10°，外旋 20°。

（1）视诊

1）畸形：膝内翻即“O 形腿”（见于佝偻病），膝外翻即“X 形腿”（见于佝偻病），膝反张即膝反屈畸形（见于小儿麻痹后遗症、膝关节结核）。

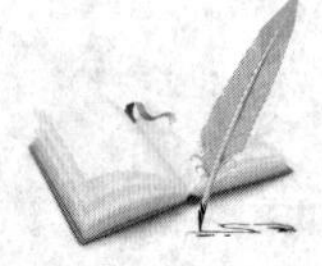

2）观察有无肿胀、红热、窦道、肌萎缩。

（2）触诊

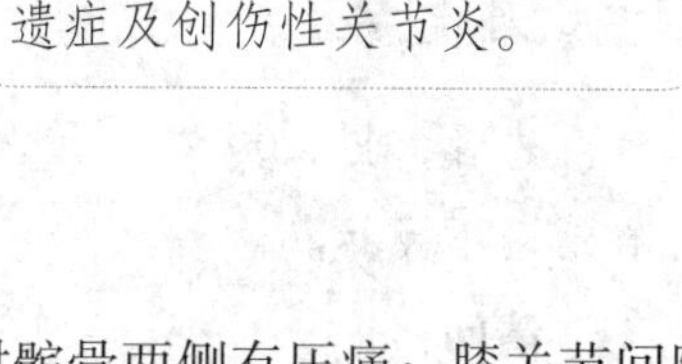

考点提示

膝部有摩擦感，提示膝关节面不光滑，见于炎症后遗症及创伤性关节炎。

1）屈曲功能：患者取站立位，嘱其屈膝并用力使足跟接触臀部。

2）摩擦感：医师一手置于患膝前方，另一手握住患者小腿做膝关节的伸屈动作。

3）肿块：膝关节周围的肿块，触诊其大小、硬度、活动度，有无压痛及波动感。

4）压痛：膝关节发炎时，双膝眼处压痛；髌骨软骨炎时髌骨两侧有压痛；膝关节间隙压痛提示半月板损伤；侧副韧带损伤，压痛点多在韧带上下两端的附着处。

（3）膝关节特殊检查　见表2－32。

表2－32　膝关节特殊检查方法、阳性体征及临床意义

	试验名称	检查方法	阳性体征	临床意义
膝关节	浮髌试验	患者平卧位，下肢伸直放松，医师一手拇指和中指在髌骨上方压迫髌上囊，另一手拇指和中指在髌骨下方，将液体挤入关节腔内，示指垂直按压髌骨并迅速抬起（图2－57）	按压时髌骨与关节面有碰触感，松手时髌骨浮起	中等量以上的关节腔积液
	侧方加压试验	患者仰卧位，膝关节伸直，医师一手握住踝关节向外侧推抬，另一手置于膝关节外上方向内侧推压，使内侧副韧带紧张度增加	膝关节疼痛	副韧带损伤

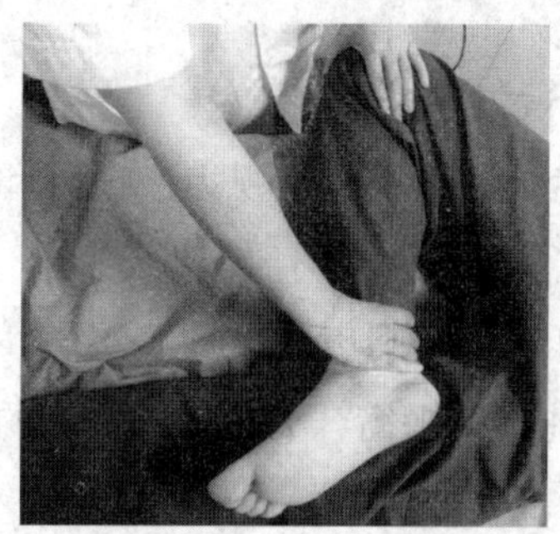

图2－55　“4”字试验

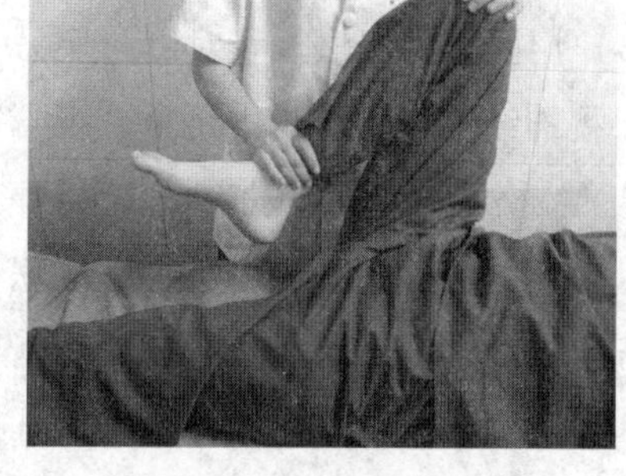

图2－56　托马斯征

4. 踝关节与足　正常踝关节活动度：背伸20°～30°，跖屈40°～50°；跟距关节内、外翻各30°。

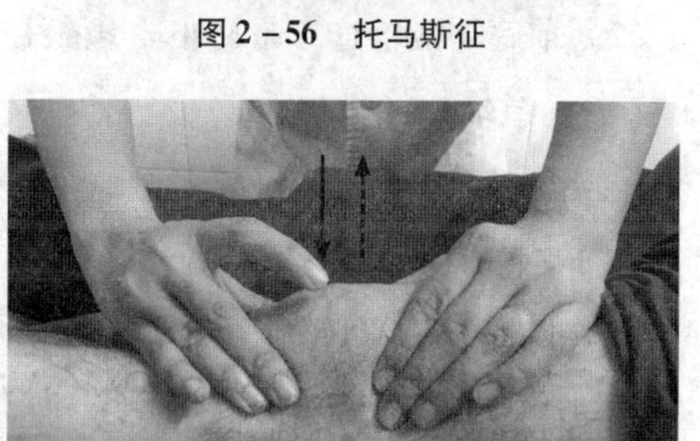

图2－57　浮髌试验

（1）检查时可左右对比观察。观察踝关节是否有肿胀，局限性隆起。

（2）足部常见畸形有扁平足、跟足畸形、足内翻（见于小儿麻痹后遗症）、足外翻（见于胫前胫后肌麻痹）。

（3）观察踝关节与足的活动范围有无改变。

（4）注意有无压痛点、跟腱张力、跖筋膜有无挛缩及足背动脉搏动有无减弱。

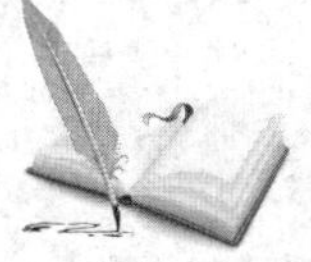

扫码“学一学”

第九节　神经系统检查

案例导入

患者，男，60岁。于数周前突然昏迷不醒，意识恢复后，出现右上下肢瘫痪，舌活动不灵活。

请问：

1. 需要做哪些神经系统检查？
2. 异常体征有何临床意义？

一、脑神经检查

脑神经共12对，检查脑神经对颅脑病变的定位诊断极为重要。检查时注意双侧对比，无重复遗漏。

（一）特殊感觉神经

1. 嗅神经　正常即可以识别气味并正确命名。

（1）观察患者鼻腔是否通畅，排除局部鼻黏膜病变。

（2）嘱患者闭目，压住一侧鼻孔，用患者熟悉的、无刺激性气味的物品（如牙膏、香烟、香皂等）置于另一鼻孔下，让患者辨别气味。

（3）用同样的方法检查对侧。换另一侧鼻孔进行测试，注意双侧比较。

2. 视神经　正常即视力正常，视野完整，眼底无病变。检查包括视力、视野和眼底检查，详见体格检查中眼检查。

3. 位听神经　包括前庭神经和耳蜗神经。正常即可听见口哨声或表针滴答声。前庭功能检查眼球运动正常（无眼球震颤反应减弱或消失），能保持平衡，无眩晕或头晕的症状。

（1）听力检查　详见体格检查中耳检查。

（2）前庭功能检查　通过外耳道灌注冷、热水试验、旋转试验。

（二）单纯运动神经

1. 动眼、滑车、外展神经　正常即双侧瞳孔等大、等圆，存在对光反射，眼球在各个方向运动保持平滑、一致。

（1）检查瞳孔大小、形状和对光反射。

（2）医师将示指置于患者眼前30 cm处，嘱患者头部不动，随示指移动而转动眼球。

2. 副神经　正常即双肩、颈部在不同方向上对阻力的抵抗是一致的。嘱患者作耸肩及转头运动时，医师给予一定的阻力，比较两侧胸锁乳突肌和斜方肌肌力。

3. 舌下神经　正常即伸舌无偏斜，左右上下运动一致，左右抵抗力一致，发音清楚。

（1）嘱患者伸舌，注意观察有无伸舌偏斜、舌肌萎缩及肌束颤动。

（2）嘱患者张口左右，上下运动舌头。

（3）医师用压舌板压住舌一侧施加阻力，嘱患者用力推动压舌板，对比双侧舌肌力。

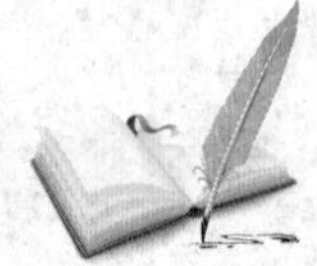

（4）嘱患者发音“t”“d”等。

（三）混合神经

1. 三叉神经 正常即对轻触和尖锐刺激都有感知，直接反射、间接反射均存在，咀嚼时两侧肌力对称，张口下颌无偏斜。

（1）面部感觉 嘱患者闭眼，以针刺、棉絮、冷热水分别检查痛觉、触觉和温度觉，两侧及内外对比。

（2）角膜反射 嘱患者睁眼向内侧注视，以捻成细束的棉絮从患者视野外接近并轻触外侧角膜，避免触及睫毛，直接角膜反射为被刺激侧迅速闭眼，间接角膜反射为对侧出现眼睑闭合反应。

（3）运动功能 双手触按患者颞肌、咀嚼肌，嘱患者作咀嚼动作，对比双侧肌力强弱；再嘱患者作张口运动或露齿，以上下门齿中缝为标准，观察张口时下颌有无偏斜。

2. 面神经 正常即面部运动和力量对称，舌两侧味觉一致。

（1）运动功能 观察患者双侧额纹、眼裂、鼻唇沟和口角是否对称；嘱患者做睁眼、闭眼、皱眉、露齿、微笑、鼓腮或吹哨动作，观察能否完成和两侧面肌是否对称。

（2）味觉检查 嘱患者伸舌，用棉签将少量糖、食盐、醋、奎宁溶液涂于一侧舌面测试味觉。在此期间患者不讲话、缩舌和吞咽，指出事先写在纸上的酸、甜、苦、咸四个字之一。每种味觉试验完成后，用水漱口，再测试下一种味觉。

3. 舌咽神经和迷走神经 正常即声音响亮清脆，无呛咳、吞咽困难。悬雍垂居中，两侧软腭上抬是否一致。

（1）观察患者有无发音嘶哑、鼻音、是否呛咳、有无吞咽困难。

（2）检查时观察患者张口发“啊”音时悬雍垂是否居中，两侧软腭上抬是否一致。

（3）咽反射 用压舌板轻触左侧或右侧咽后壁黏膜。

二、运动功能检查

（一）检查肌力

嘱患者做肢体伸屈动作，医师从相反方向给予阻力，检查患者抗阻力力量，注意两侧对比。

肌力的记录采用0～5级的六级分级法。

0级 完全瘫痪，测不到肌肉收缩。

1级 仅测到肌肉收缩，但不能产生动作。

2级 肢体在床面上能水平移动，但不能抵抗自身重力，即不能抬离床面。

3级 肢体能抬离床面，但不能抗阻力。

4级 能作抗阻力动作，但不完全。

5级 正常肌力。

（二）检查肌张力

嘱患者肌肉放松，医师根据触摸肌肉的硬度或者屈曲和伸展两侧肢体判断肌张力。肌张力增高时，触摸肌肉，坚实感，伸屈肢体时阻力增加；肌张力降低时，肌肉松软，伸屈其肢体时阻力低，关节运动范围扩大。

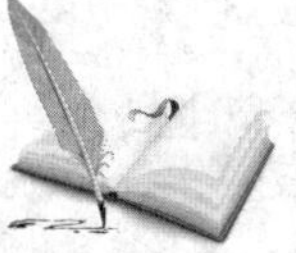

（三）检查不自主运动

患者意识清楚的情况下，随意肌不自主收缩所产生的一些无目的的异常动作，多为锥体外系损害的表现。包括震颤（静止性震颤和意向性震颤）、舞蹈样运动（儿童期脑风湿性病变）、手足徐动（脑性瘫痪、肝豆状核变性等）。

（四）检查共济运动

机体任一动作的完成均依赖于某组肌群协调一致的运动，称共济运动。这种协调主要靠小脑的功能，以协调肌肉活动、维持平衡和帮助控制姿势，由运动系统的正常肌力、前庭神经系统的平衡功能、深感觉及锥体外系的协调共同参与作用。这些部位的任何损伤均可出现共济失调。临床常用检查试验见表 2－33。

表 2－33　共济运动常用检查试验及临床意义

	检查方法	临床意义
指鼻试验	嘱患者先以示指接触距其前方 0.5m 医师的示指，再手臂外展伸直，以示指触自己的鼻尖，由慢到快，先睁眼、后闭眼，重复进行	小脑半球病变：同侧指鼻不准；感觉性共济失调：睁眼时指鼻准确，闭眼时出现障碍
跟膝胫试验	患者取仰卧位，上抬一侧下肢，将足跟置于另一下肢膝盖上，再沿胫骨前缘向下移动，先睁眼、后闭眼重复进行	小脑损害：动作不稳；感觉性共济失调：闭眼时足跟难以寻到膝盖
快速轮替动作试验	嘱患者伸直手掌并以前臂做快速旋前旋后动作，或者患者一手用手掌、手背连续交替拍打对侧手掌	共济失调：动作缓慢、不协调
闭目难立征	嘱患者足跟并拢站立，闭目，双手向前平伸	小脑病变：身体摇晃或倾斜；感觉性共济失调：睁眼时能站稳而闭眼时站立不稳

三、感觉功能检查

（一）浅感觉检查

1. 触觉　用棉签轻触患者的皮肤或黏膜，询问有无感觉。触觉障碍见于脊髓丘脑前束和后索病损。

2. 痛觉　用别针的针尖均匀轻刺患者皮肤，询问患者是否疼痛，注意两侧对称比较，记录痛感障碍类型（正常、过敏、减退或消失）与范围。痛觉障碍见于脊髓丘脑侧束损害。

3. 温度觉　用盛有热水（40～50℃）或冷水（5～10℃）的玻璃试管交替接触患者皮肤，嘱患者辨别冷、热感觉。温度觉障碍见于脊髓丘脑侧束损害。

（二）深感觉检查

1. 运动觉　嘱患者闭目，医师用拇指和示指轻轻夹住患者的手指或足趾两侧，上或下移动，嘱患者根据感觉说出移动的方向。运动觉障碍见于后索病损。

2. 震动觉　用震动着的音叉（128 Hz）柄置于骨突起处（如手指、脚趾、内外踝、手指、桡尺骨茎突、髂棘、膝盖、胸骨、鹰嘴等），询问有无震动感觉，判断两侧有无差别。振动感觉障碍见于后索病损。

3. 位置觉　嘱患者闭目，医师将患者的肢体摆成某一姿势，请其描述该姿势或用对侧

肢体模仿。位置觉障碍见于后索病损。

（三）复合感觉检查

复合感觉检查方法及障碍的临床意义见表2－34。

表2－34　复合感觉检查方法及障碍的临床意义

	检查方法	障碍的临床意义
皮肤定位觉	医师用手指或棉签轻触患者皮肤某处，让患者指出被触部位	皮质病变
实体觉	嘱患者用单手触摸熟悉的物体，如钥匙、硬币等，并说出物体的大小、形状和名称	皮质病变
两点辨别觉	嘱患者闭目，以钝脚圆规两脚轻轻接触皮肤，逐渐缩小双脚间距，直到患者感觉为一点时，测其实际间距，两侧比较	额叶病变：触觉正常而两点辨别觉障碍
体表图形觉	医师在患者的皮肤上画图形（方、圆、三角形等）或写简单的字（一、二、十等），嘱其说出图形和字，双侧对比	丘脑水平以上病变

注意事项：①患者必须意识清晰，充分配合。②检查时嘱患者闭目，以避免主观或暗示作用。③注意两侧、左右、远近端部位的差别。感觉功能检查主观性强，易产生误差。④检查部位先感觉缺失部位，后正常部位。

四、神经反射检查

神经反射由反射弧完成，反射弧包括感受器、传入神经元、中枢、传出神经元和效应器等。反射弧中任一环节有病变都可影响反射，使其减弱或消失；反射又受高级神经中枢控制，如锥体束以上病变，可使反射活动失去抑制而出现反射亢进。反射包括生理反射和病理反射，根据刺激的部位，又可将生理反射分为浅反射和深反射两部分。

（一）生理反射

1. 浅反射

（1）角膜反射　见三叉神经检查。

（2）腹壁反射　①患者取仰卧位，双下肢稍屈曲，腹壁放松。②医师用钝头竹签分别沿肋缘下、脐平及腹股沟上。由外向内轻划两侧腹壁皮肤。③正常反射活动是腹肌收缩。④反射消失分别见于不同平面胸髓损伤（图2－58）。

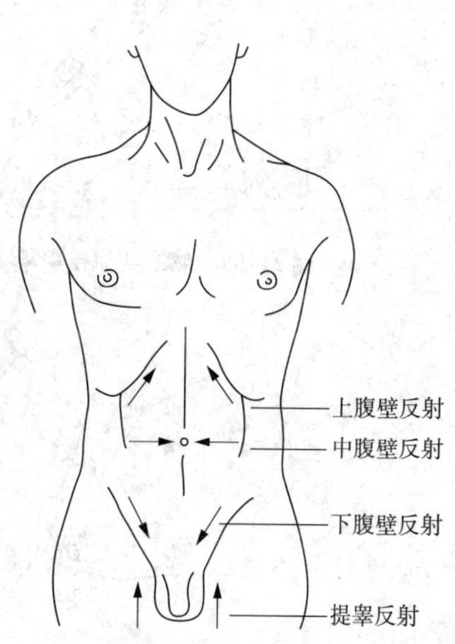

图2－58　腹壁反射检查

（3）提睾反射　①患者取仰卧位，双腿稍分开。②医师用钝头竹签由下而上轻划股内侧上方皮肤。③正常反射活动是同侧提睾肌收缩，睾丸上提。④双侧反射消失见于腰髓1～2节段病损；一侧反射减弱或消失见于锥体束损害；局部病变如腹股沟疝、阴囊水肿等。

（4）跖反射　①患者取仰卧位，双下肢伸直。②医师用钝头牙签沿足底外侧，由足跟向前至近小趾根部再转向

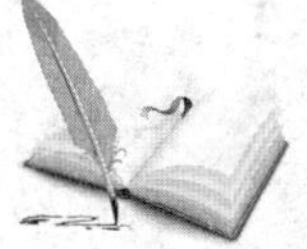

拇趾根部。③正常反射活动是足跖屈曲。④若反射消失见于骶髓1~2节病损。

（5）肛门反射 ①患者取肘膝位，充分暴露肛门。②医师用钝头牙签轻划肛门周围皮肤。③正常反射活动是肛门外括约肌收缩。④反射障碍见于骶髓4~5节或肛尾神经病损。

2. 深反射（腱反射） 具体检查方法见表2－35。

表2－35 深反射检查

	检查方法	反射活动	反射中枢
肱二头肌反射	患者取坐位或卧位，肘关节自然放松屈曲45°医师左拇指置于患者肘部肱二头肌腱上，然后右手持叩诊锤叩击左拇指（图2－59）	肱二头肌收缩，前臂快速屈曲	颈髓5~6节
肱三头肌反射	患者取坐位或卧位，外展前臂，半屈肘关节。医师左手轻托其肘部，右手用叩诊锤叩击鹰嘴上方的肱三头肌腱（图2－60）	前臂伸展	颈髓6~7节
桡骨膜反射	患者取坐位或卧位，肘部为半屈半旋前位。医师左手托住其前臂，并使腕关节自然下垂，叩诊锤叩桡骨茎突（图2－61）	屈肘和前臂旋前动作	颈髓5~6节
膝反射	患者取坐位，膝关节屈曲90°，下腿下垂。医师左手托起其膝关节使之屈曲约120°，用右手持叩诊锤叩击膝盖髌骨下方股四头肌腱（图2－62）	小腿伸展	腰髓2~4节
跟腱反射	患者取仰卧位，髋及膝关节屈曲，下肢外旋。医师左手将患者足部背屈成直角，右手用叩诊锤叩击跟腱（图2－63）	足向跖面屈曲	骶髓1~2节
踝阵挛	患者取仰卧，髋与膝关节稍屈，医师一手持患者小腿，一手持患者足掌前端，突然用力使踝关节背屈并维持（图2－64）	腓肠肌与比目鱼肌节律性收缩，足部呈现交替性屈伸	骶髓1~2节
髌阵挛	患者取仰卧位，下肢伸直，医师以拇指与示指捏住髌骨上缘，用力迅速向远端快速推动数次后维持推力（图2－65）	股四头肌发生节律性收缩，髌骨上下移动	腰髓2~4节

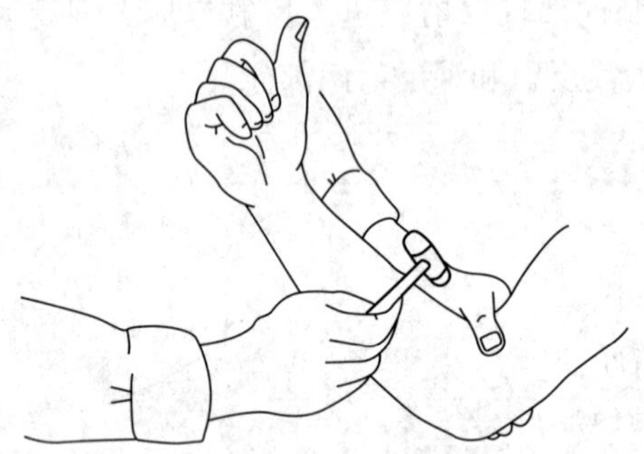

图2－59 肱二头肌反射检查

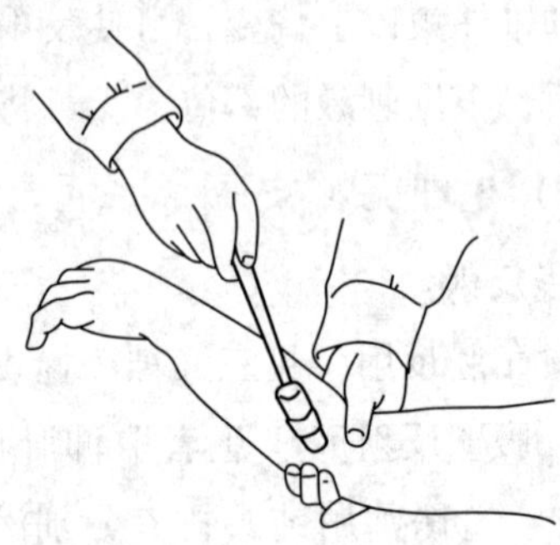

图2－60 肱三头肌反射检查

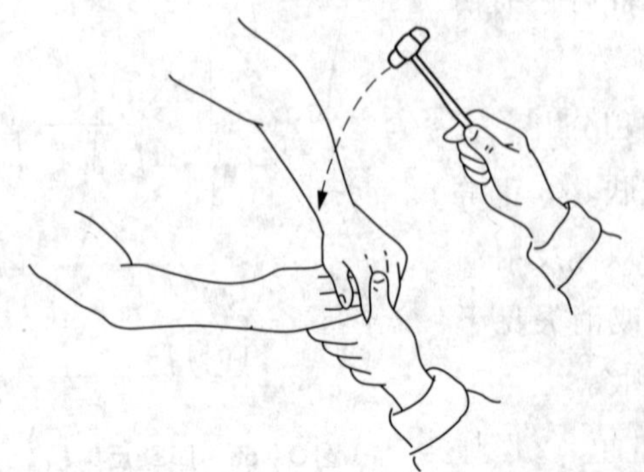

图2－61 桡骨膜反射检查

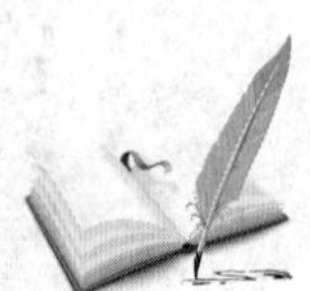

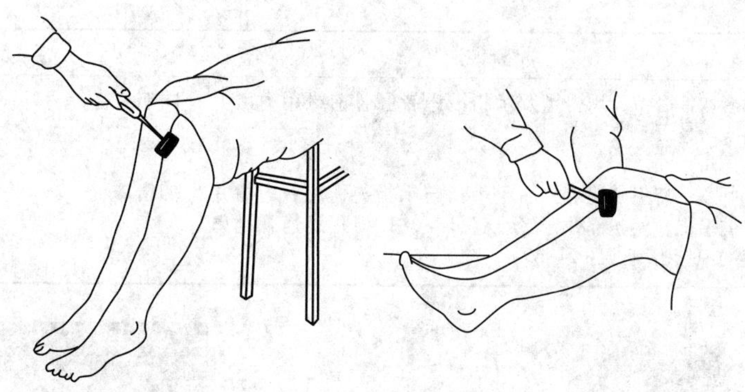

图 2－62　膝反射检查

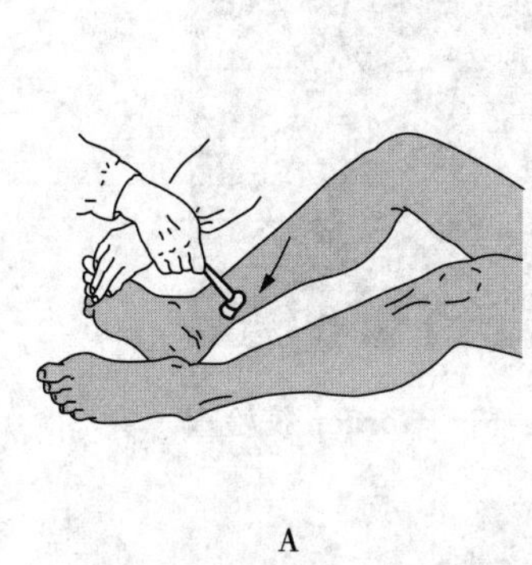

A

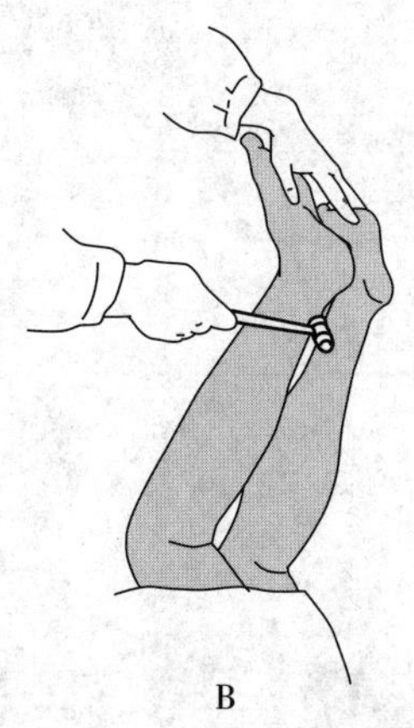

B

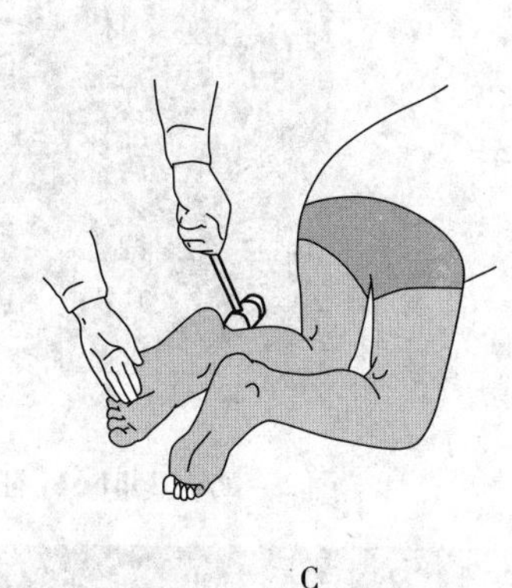

C

图 2－63　跟腱反射检查

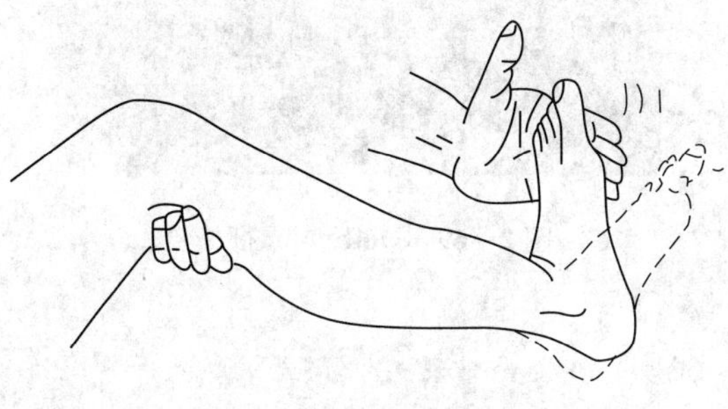

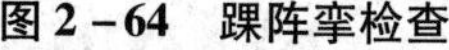

图 2－64　踝阵挛检查

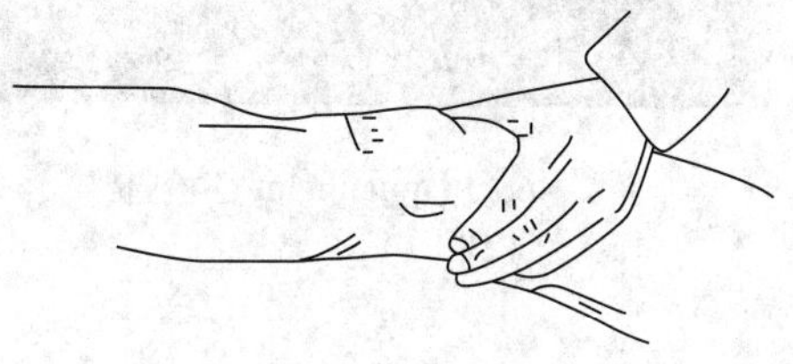

图 2－65　髌阵挛检查

（二）病理反射

锥体束受损时，大脑失去对脑干和脊髓的抑制作用而出现的异常反射为病理反射。具体检查方法见表 2－36。

表 2－36　病理反射检查

病理反射	检查方法	反应
Babinski 征	患者取仰卧位，双下肢伸直，用钝头竹签轻划患者足底外侧，从足跟至小趾根部转向内侧（图 2－66）	拇趾背伸，余趾呈扇形展开
Gordon 征	患者取仰卧位，医师以一定力量捏压腓肠肌（图 2－67）	同上

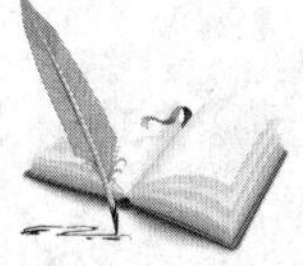

续表

病理反射	检查方法	反应
Oppenheim 征	患者取仰卧位，用拇指及示指沿患者胫骨前缘用力由上向下滑压（图 2－68）	同上
Hoffmann 征	医师左手持患者腕部，右手中指与示指夹住患者中指并稍向上提，使腕部处于轻度过伸位。以拇指迅速弹刮患者的中指指甲（图 2－69）	四指掌屈

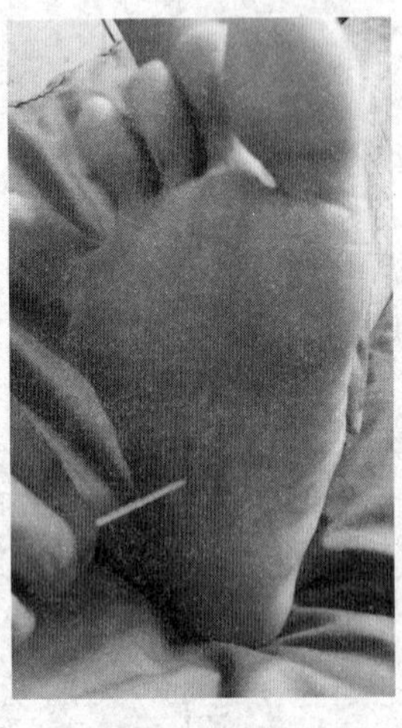

图 2－66 Babinski 征检查

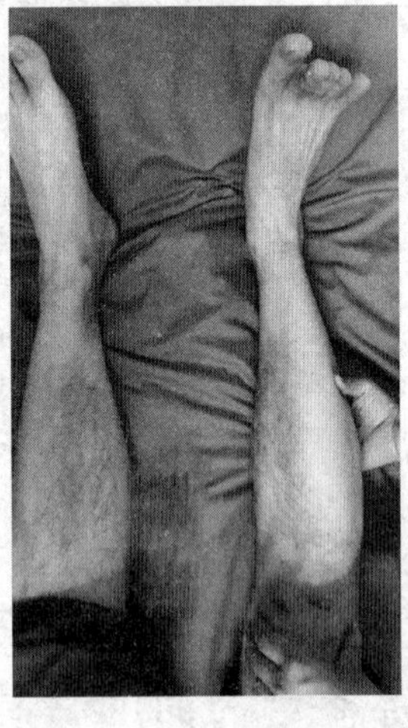

图 2－67 Gordon 征检查

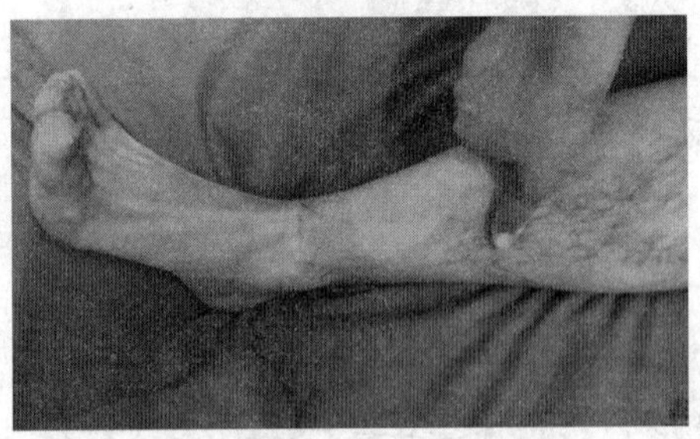

图 2－68 Oppenheim 征检查

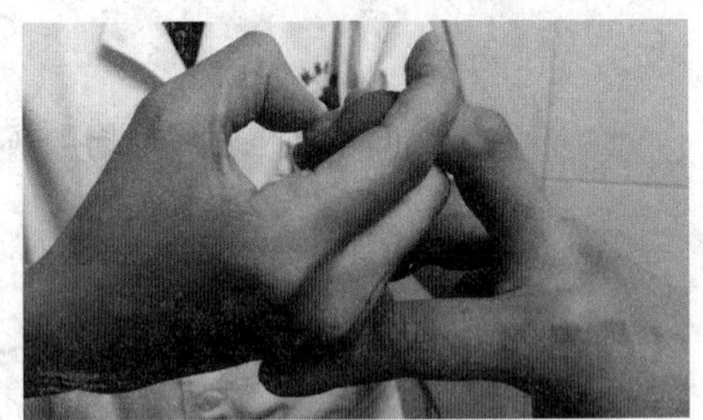

图 2－69 Hoffmann 征检查

（三）脑膜刺激征

脑膜刺激征为某些脊神经根受刺激，其支配的肌肉反射性痉挛，产生一系列阳性体征常见的检查方法与阳性反应见表 2－37。

> 考点提示
>
> 脑膜刺激征为脑膜受激惹的体征，见于脑膜炎、蛛网膜下腔出血和颅内压增高等。

表 2－37 脑膜刺激征

脑膜刺激征	检查方法	阳性反应
颈强直	患者取仰卧位，医师以托患者枕部，使头部前屈，作屈颈动作	屈颈受限
Kernig 征	患者仰卧，医师托起一侧下肢，使髋、膝关节屈曲呈 90°固定，抬起小腿（图 2－70）	大腿和小腿夹角小于 135°，即出现伸膝受阻并伴有疼痛和屈肌痉挛
Brudzinski 征	患者取仰卧位，双下肢伸直，医师轻托其枕部前屈（图 2－71）	双髋与膝关节同时屈曲

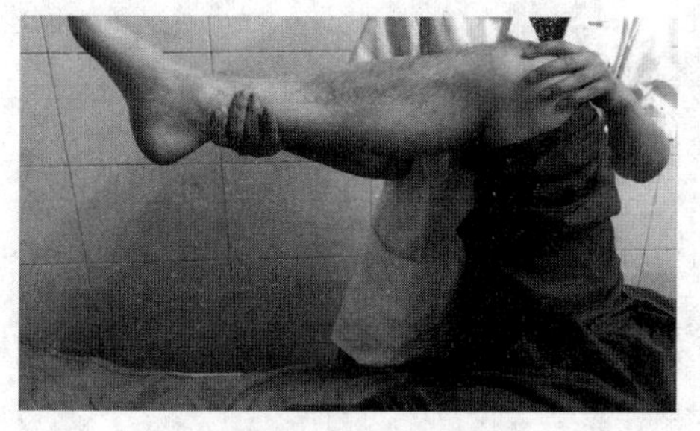

图 2-70　Kernig 征检查

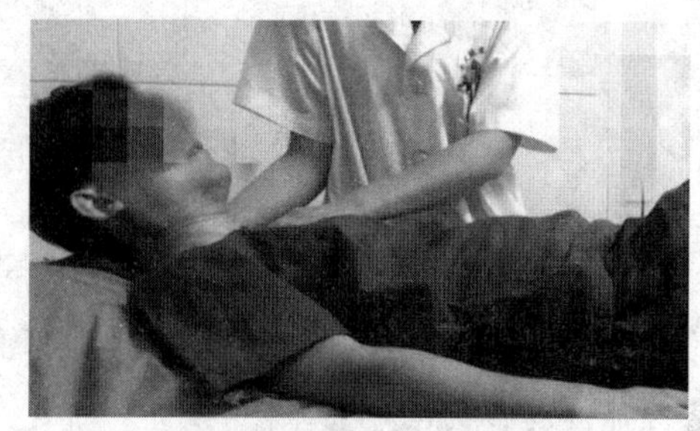

图 2-71　Brudzinski 征检查

（四）自主神经功能检查

1. 一般检查　主要观察皮肤黏膜、毛发与指甲、全身或局部出汗情况。

2. 内脏与括约肌功能　注意大小便情况。

3. 自主神经反射

（1）皮肤划痕试验　①用钝头竹签在皮肤上适度加压划一条线。②正常反应：数秒钟后，出现白色划痕后变红。

交感神经兴奋性增高：白色划痕持续较久，超过 5 分钟。

副交感神经兴奋性增高或交感神经麻痹：红色划痕迅速出现、持续时间较长、明显增宽甚至隆起。

（2）竖毛反射　将冰块置于患者颈后或腋窝，数秒钟后可见竖毛肌收缩，出现梳毛反应，刺激 7～10s 最明显，后逐渐消失。根据反射障碍的部位，判断交感神经功能障碍的范围。

（3）眼心反射　患者取仰卧位，双眼自然闭合，计数 1 分钟脉率。嘱患者闭眼后下视，用手指压迫眼球，加压 20～30s 后记录脉率。

知识链接

Valsalva 动作

Valsalva 是由意大利解剖学家 Antonio Maria Valsalva 于 1704 年提出而命名。Valsalva 试验是嘱患者行强力闭呼动作，即深吸气后紧闭声门，再用力做呼气动作，呼气时对抗紧闭的会厌，通过增加胸内压来影响血液循环和自主神经功能状态，进而达到诊疗目的的一种临床生理试验。

正常可减少 10～12 次/分；迷走神经功能增强时超过 12 次/分。

迷走神经麻痹则无反应；交感神经功能亢进时压迫后，脉搏不减慢反而加速。

（4）卧立位试验　①患者取仰卧位记录 1 分钟脉率，然后突然起立站直，再计数 1 分钟脉率。②交感神经兴奋性增强：如增加超过 10～12 次/分；迷走神经兴奋性增强：脉率减慢超过 10～12 次/分。

（5）发汗试验　①用碘 1.5 g，蓖麻油 10 ml 与 95% 酒精 100 ml 混合涂布于皮肤，干后再敷以淀粉。皮下毛果芸香碱 10 mg 注射，出汗。②出汗处淀粉变蓝色，无汗处皮肤颜色不变，可协助判断交感神经功能障碍的范围。

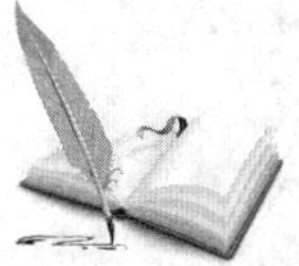

本章小结

体格检查是医师的一项重要基本功，熟练将基本方法与特殊检查方法运用到各器官系统的体格检查中，对疾病的临床诊断具有重要意义。检查前的良好沟通，检查中的技巧应用是医师应具备的素质要求。

目标检测

一、选择题

扫码“练一练”

1. 深部触诊法不适用于下列哪项检查
   A. 阑尾压痛点
   B. 腹部压痛及腹肌紧张度
   C. 腹部反跳痛
   D. 胆囊压痛点
   E. 肝、脾触诊
2. 叩诊鼓音常见于
   A. 气胸
   B. 肺炎
   C. 胸腔积液
   D. 正常肺组织
   E. 肺气肿
3. 昏迷患者呼吸呈烂苹果味，其可能病因是
   A. 糖尿病酮症酸中毒
   B. 尿毒症
   C. 肝性脑病
   D. 有机磷农药中毒
   E. 败血症
4. 女性患者，面色晦暗，双颊紫红，口唇轻度发绀。该患者面容是
   A. 病危面容
   B. 肝病面容
   C. 肾病面容
   D. 二尖瓣面容
   E. 慢性面容
5. 患者呼吸急促，诊断为左侧大量胸腔积液。该患者多采用的体位是
   A. 自主体位
   B. 仰卧体位
   C. 端坐体位
   D. 右侧卧位
   E. 左侧卧位
6. 外耳道有血液或脑脊液渗出应考虑
   A. 外耳道炎
   B. 急性中耳炎
   C. 颅内肿瘤
   D. 颅顶骨折
   E. 颅底骨折
7. 甲状腺肿大分为Ⅲ度，Ⅲ度指
   A. 不能看到仅能触及
   B. 能看到又能触及
   C. 超过胸锁乳突肌外缘
   D. 甲状腺上有结节
   E. 甲状腺肿大有脓性分泌物

8. 肝 - 颈静脉回流征不出现于
   A. 右心衰竭　　B. 上腔静脉阻塞综合征
   C. 缩窄性心包炎　　D. 心包积液
   E. 肺源性心脏病
9. Oliver 征可见于
   A. 主动脉弓动脉瘤　　B. 气管异物
   C. 甲状腺癌　　D. 纵隔肿瘤
   E. 甲状腺炎
10. 肿大的甲状腺与颈前其他包块的鉴别，下列最重要的是
   A. 甲状腺表面光滑
   B. 甲状腺多呈弥漫性、对称性肿大
   C. 甲状腺位于甲状软骨下方
   D. 甲状腺肿大的程度多在胸锁乳突肌以内
   E. 甲状腺可随吞咽动作向上移动
11. 正常人平静呼吸时肺下界的位置在
   A. 锁骨中线第 6 肋间隙，腋中线第 8 肋间隙，肩胛线第 10 肋间隙
   B. 锁骨中线第 6 肋间隙，腋中线第 9 肋间隙，肩胛线第 11 肋间隙
   C. 锁骨中线第 5 肋间隙，腋中线第 8 肋间隙，肩胛线第 10 肋间隙
   D. 锁骨中线第 6 肋间隙，腋中线第 6 肋间隙，肩胛线第 10 肋间隙
   E. 以上都不是
12. 上腔静脉梗阻时，胸壁静脉曲张，其血流方向为
   A. 自上而下　　B. 自下而上
   C. 乳头以下往下流　　D. 乳头以上往上流
   E. 方向不定
13. 患者，女，45 岁。一侧乳房皮肤局部呈橘皮样，乳头内陷，可能为
   A. 乳腺炎　　B. 乳腺小叶增生
   C. 乳腺囊肿　　D. 乳腺癌
   E. 以上都不是
14. 患者表现为明显的吸气性呼吸困难，伴有三凹征，常见于
   A. 支气管肺炎　　B. 支气管哮喘
   C. 气管异物　　D. 阻塞性肺气肿
   E. 肺结核
15. 心浊音界呈靴形者见于
   A. 二尖瓣关闭不全　　B. 心包积液
   C. 二尖瓣狭窄　　D. 主动脉瓣关闭不全
   E. 主动脉瓣狭窄
16. 以下不是全腹膨隆的原因是
   A. 腹腔积液　　B. 腹内积气
   C. 腹内巨大肿块　　D. 肥胖

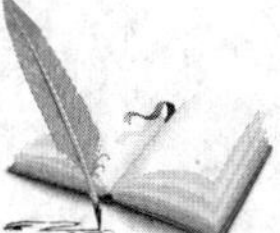

E. 斜疝

17. 门脉高压时，腹壁浅静脉的血流为
   A. 脐以上血流方向由下至上，脐以下血流由上至下
   B. 脐以上血流方向由上至下，脐以下血流由下至上
   C. 脐以上血流方向由下至上，脐以下血流由下至上
   D. 脐以上血流方向由上至下，脐以下血流由上至下
   E. 以脐为中心向四周伸展

18. 上腹部出现明显胃蠕动波，常见于
   A. 急性胃炎　　B. 胃黏膜脱垂
   C. 胃溃疡　　D. 幽门梗阻
   E. 胃癌

19. Murphy 征阳性见于
   A. 急性胰腺炎　　B. 急性阑尾炎
   C. 消化性溃疡　　D. 急性胆囊炎
   E. 急性肝炎

20. 结核性腹膜炎患者腹壁特点是
   A. 腹壁柔软　　B. 腹部饱满
   C. 板状腹　　D. 柔韧感
   E. 腹肌紧张度减弱

21. 匙状甲多见于
   A. 支气管扩张　　B. 支气管肺癌
   C. 缺铁性贫血　　D. 风湿热
   E. 甲癣

22. 膝关节腔积液的重要体征是
   A. 膝关节红　　B. 膝关节运动障碍
   C. 浮髌试验阴性　　D. 浮髌试验阳性
   E. 膝关节肿胀

23. 脊柱后凸多发生于
   A. 颈段　　B. 胸段
   C. 腹段　　D. 骶段
   E. 尾段

24. 尺神经损伤者手部改变为
   A. 爪手形　　B. 匙状甲
   C. 杵状指　　D. 梭形指
   E. 垂腕

25. 青少年脊柱后凸多为哪一种病引起
   A. 胸椎结核　　B. 类风湿关节炎
   C. 骨折　　D. 强直性脊柱炎
   E. 佝偻病

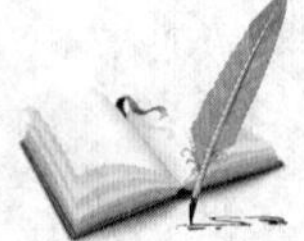

26. 2 级肌力表现为

A. 肢体能水平移动而不能抗阻力
B. 可见肌肉收缩运动而无肢体
C. 完全瘫痪
D. 肢体能抬离床面，但不能抗阻力
E. 能做抗阻力动作，但较正常差

27. 典型的 Babinski 征阳性反应为

A. 拇趾跖屈，四趾背屈
B. 拇趾跖屈，四趾扇形展开
C. 拇趾背伸，四趾扇形展开
D. 拇趾跖屈，四趾并拢
E. 拇趾背伸，四趾并拢

28. 共济运动检查不包括

A. 指鼻试验征
B. 跟膝胫试验
C. 快速轮替试验
D. 是否有震颤
E. 闭目难立征

29. 下列属于脑膜刺激征的是

A. Babinski 征
B. Gordon 征
C. Kernig 征
D. Chaddock 征
E. Hoffmann 征

30. 肱二头肌反射消失，受损的脊髓节段是

A. 颈髓 5 ~ 6 节
B. 颈髓 6 ~ 8 节
C. 颈髓 5 ~ 8 节
D. 颈髓 5 ~ 7 节
E. 颈髓 8 ~ 胸 1 节

二、思考题

1. 简述深部触诊的方法和适用范围。
2. 简述头部淋巴结的检查顺序和淋巴结肿大的意义。
3. 试述甲状腺的检查方法。
4. 简述干湿啰音的听诊意义。
5. 简述心脏听诊部位及听诊内容。
6. 简述移动性浊音的检查方法。
7. 简述浮髌试验的检查方法及意义。
8. 简述肌力的分级和各级的含义。

（杨国华　周　源　李　瑜）

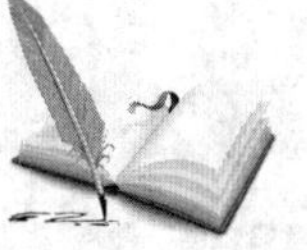

第三章　病历书写

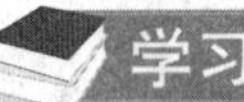

1. **掌握**　病历书写方法和要求。
2. **熟悉**　病历书写的内容、格式和种类。
3. **了解**　电子病历。
4. 学会正确书写门诊病历和住院病历。

扫码“学一学”

第一节　病历书写的基本规则和要求

案例导入

主诉：腹部肿块2个月。

现病史：患者自诉，2个月前无明显诱因出现右上腹疼痛，为隐痛性，同时扪及腹部肿块……起病以来体重明显下降……（体格检查门诊资料略）

初步诊断：腹痛原因待查。肝癌？胃癌？

请问：

以上现有的门诊病历内容中错误的是什么？

病历书写有严格的规则和要求，书写完整规范的病历是每位医师必须掌握的基本功。

1. 病历书写的内容务必客观、真实、完整地反映病情和诊治过程。

2. 病历书写务必格式规范，项目完整，不可遗漏。表格栏无内容者画“/”或“－”。度量衡单位均采用中华人民共和国法定计量单位。各项记录应注明年、月、日，急诊、抢救等记录应注明至时、分，采用24小时制。

3. 病历书写务必及时。门诊病历在患者就诊时及时书写，急诊病历在接诊同时或处置完成后及时书写。住院病历，入院记录应于入院后24小时内完成。危急患者的病历，因抢救危急患者未能及时书写的，应在抢救后6小时内据实补记，而且需要注明抢救时间和补记时间。

4. 病历书写要使用规范的汉语，使用通用的医学词汇和术语。两位以上的数字一律用阿拉伯数字书写，一位数字一律用汉字。通用的外文缩写和无正式中文译名的症状、体征、疾病名称、药物名称可以使用外文。患者述及的既往所患疾病名称和手术名称应加引号。疾病诊断、手术、各种治疗操作的名称书写和编码应符合《国际疾病分类》的规范要求。

5. 病历书写字迹清楚。使用蓝黑色墨水书写。

6. 病历书写有严格的审阅修改制度。实习医务人员、未取得执业医师资格证的医务人

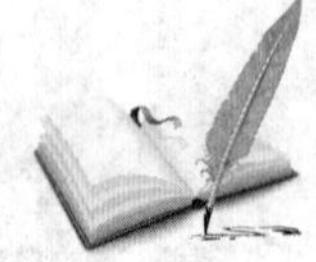

员书写的病历，应当经过在本医疗机构合法执业的医务人员审阅、修改并签名，审查修改应保持原记录清楚可辨，并注明修改时间。上级医师审核签名应在署名医师的左侧，并以斜线相隔。

若出现错字、错句，应在错字、错句上用双横线标示，不得采用刀刮、胶粘、涂黑、剪贴等方法抹去原来的字迹。

7. 病历书写中应体现知情权和选择权。各种知情同意书、手术同意书、特殊检查及治疗同意书应由患者本人签署。患者不具备完全民事行为能力时，应当由其法定代理人签字；患者因病无法签字时，应当由其近亲签字，没有近亲的，由其关系人签字；为抢救患者，在法定代理人或近亲、关系人无法及时签字的情况下，可由医疗机构负责人或者被授权的负责人签字。

对于一些实施保护性医疗措施，不宜向患者说明的情况，可由患者近亲签署同意书，并及时记录。若患者无近亲或者近亲无法签署同意书的，可由患者的法定代理人或者关系人签署同意书。

第二节 病历书写的种类、格式与内容

案例导入

患者，女，33岁。咳嗽3天，发热1天。患者3天前自觉鼻塞、流涕、轻微咳嗽，自服抗感冒药物效果不佳。近1日觉畏寒、发热，体温37.7℃。患者神清，查咽喉部红肿，扁桃体腺（-），双肺呼吸音清，心脏听诊无异常，腹部检查无异常。WBC正常，LY稍高。余（-）。诊断为上呼吸道感染。处理：利巴韦林5片/次，3次/日；VC银翘片3片/次，3次/日；尼美舒利1片，发热时服用。

请问：

请根据以上资料，按照门诊病历格式书写一份规范的门诊病历。

一、门诊病历

门诊病历是用于门诊就诊，由患者自行保管的简要病历。由接诊医师书写。门诊病历包括门诊病历首页（封面）、病历记录、化验单（检验报告）、医学影像检查资料等。

（一）门诊病历首页（封面）内容包括姓名、性别、出生年月、药物过敏史等。

（二）门诊病历记录分为初诊和复诊病历记录。

初诊病历记录包括时间、科别、主诉、现病史、既往史、检查、初步诊断、治疗意见和医师签名。

1. 主诉 主要症状及持续时间（不超过20个字）。

2. 病史 现病史包括本次患病的起病日期、主要症状、他院诊治情况及疗效。既往史包括与本次疾病有关的过去史、个人史及家族史。

3. 检查 体格检查：一般情况，重点记录阳性体征及有助于鉴别诊断的阴性体征。可包括实验室检查、特殊检查或会诊记录。

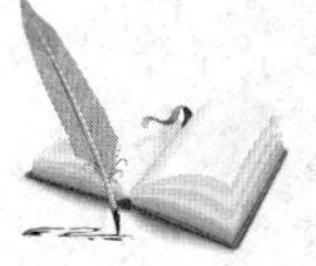

4. 初步诊断 如暂不能明确，可在病名后用“?”。

5. 处理措施

(1) 处方及治疗方法应分行列出，药品应记录药名、剂量、总量、用法。

(2) 进一步检查措施或建议。

(3) 休息方式及期限。

6. 签名 出诊医师签全名，盖印章。

7. 复诊病历 包括时间、科别、主诉、病史、检查、诊断、治疗意见和医师签名。

(1) 症状 上次诊治后的病情变化和治疗反应。

(2) 检查 体格检查着重记录原来阳性体征的变化和新的阳性体征。包括补充的实验室检查、器械检查等。

(3) 诊断 如诊断无变更，可不再写诊断。3 次不能确诊的患者，应请上级医师会诊，上级医师应写明会诊意见及会诊时间并签名。

(4) 处理措施 要求同初诊病历书写要求。

(5) 签名 出诊医师签全名，盖印章。

二、住院病历

住院病历是患者在住院期间由实习医师、住院医师书写的医疗文书。住院病历包括住院病案首页、入院记录、病程记录（首次病程记录、日常病程记录、上级医师查房记录、疑难病例讨论记录、转科记录、阶段小结、会诊记录、手术记录、出院记录、死亡记录等）、同意书（手术同意书、麻醉同意书、输血治疗知情同意书、特殊检查、特殊治疗同意书）、住院病历中的其他记录和文件（医嘱单、辅助检查报告、体温单、病危重通知书等）。

（一）住院病案首页

一般是表格式的，按照表格依次填写即可。是对住院情况的简明扼要的概括。包括病案号、患者的基本情况、入院出院日期、出院诊断、入院病情、病理诊断、药物过敏、血型和医师信息等。

（二）入院记录

1. 入院记录 患者入院后，医师通过问诊、体格检查、辅助检查等获得相关资料，整理分析书写而成的医疗文书。必须在患者入院后 24 小时内完成。

一般项目包括姓名、性别、年龄、科室、病区、床号、住院号、民族、婚姻、职业、出生地、职业、工作单位、住址、病史叙述者（应注明与患者的关系、可靠程度）、入院日期及记录日期。需依次填写，无空缺。

(1) 主诉 患者就诊最主要的原因，其中包括主要症状（体征）和持续时间。主诉要简明扼要，字数在 20 字以内。若主诉多于一项，按发生的先后次序列出，同时记录每个症状的持续时间。不能用诊断和检查结果代替主诉。

(2) 现病史 现病史是医师通过问诊获得信息，归纳分析后，描述本次疾病的发生、发展、诊疗全过程的。住院病历书写的重点内容，应结合问诊内容，经整理分析后，围绕主诉进行描写，主要内容应包括以下内容。

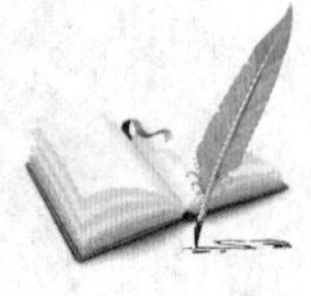

1）起病情况：起病的时间、部位、特点、发展、起病缓急、前驱症状、可能的病因。

2）主要症状：出现的部位、范围、性质、程度、持续时间及加重或缓解的因素。

3）病程发展：记录病情持续、进展、缓解、加重情况。

4）伴随症状：除主要症状以外的其他症状，包括阳性症状和主要阴性症状。记录其与主要症状之间的相互关系。

5）诊疗过程：患者发病后具体的诊疗过程，需要详细记录所做的各种检查、治疗、用药情况、诊疗效果及其诊断。

6）一般状况：简要记录患者的精神状态、两便情况、精神、睡眠、体重改变等情况。

（3）既往史 患者过去的健康和疾病状况。包括一般健康状况、传染病史、药物过敏史、手术外伤史等。

（4）系统回顾 对患者整体健康状况的回顾。各个系统疾病常见症状回顾。

1）头颅五官：视力障碍、耳聋、耳鸣、眩晕、鼻出血、牙痛、牙龈出血及声音嘶哑等。

2）呼吸系统：咳嗽、咳痰、呼吸困难、咯血、胸痛、发热等。

3）循环系统：心悸、呼吸困难、胸闷胸痛、发绀、心前区痛、晕厥、水肿、头晕、风湿热病史等。

4）消化系统：腹痛、嗳气、恶心、呕吐、反酸、呕血、便血、黄疸和腹泻、便秘史等。

5）泌尿系统：腰痛、尿频、尿急、尿痛、排尿情况、尿色、清浊度、水肿以及淋病、梅毒等性传播疾病史。

6）血液系统：皮肤苍白、皮肤黏膜出血、头晕、眼花、耳鸣、记忆力减退、淋巴结及肝脾大、骨骼痛史。

7）内分泌系统及代谢：畏寒、怕热、多汗、乏力、烦渴、多尿、显著肥胖或明显消瘦史、毛发增多或脱落、色素沉着、性功能改变等。

8）肌肉骨骼系统：关节肿痛、畸形、运动障碍、肌无力、萎缩、瘫痪等。

9）神经精神系统：头痛、失眠、记忆力障碍、语言障碍、意识障碍、皮肤感觉异常、瘫痪、抽搐、幻觉、妄想、定向力障碍、情绪异常等。

（5）个人史 患者的出生地和久居地，有无疫区生活史，有无烟酒等嗜好，职业与工作条件（有无工业毒物、粉尘、放射性物质接触史），有无冶游史等。

（6）婚姻史 记录未婚或已婚、结婚年龄、配偶健康状况、性生活情况等。

（7）月经史、生育史 月经史包括初潮年龄、月经周期、经期、经量，经期伴随症状、末次月经时间或绝经年龄等。

月经史采用月经式来表示记录格式如下：

$$\text{初潮年龄}\frac{\text{行经期天数}}{\text{月经周期天数}}\text{末次月经时间（或绝经年龄）}$$

（8）生育史 生育情况包括足月产、早产、流产次数、现存子女数，以数字顺序表示。同时记录计划生育措施。男性记录子女情况、节育措施和相关疾病。

（9）家族史（family history）

1）与患者有血缘关系的家人，如父母、兄弟、姐妹及子女的健康及疾病情况，尤其是与患者患有同样的或类似的疾病，如已死亡，应记录死亡原因及年龄。

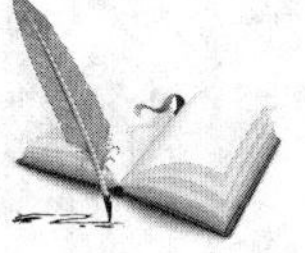

2）家族中有无传染性疾病，如结核、肝炎等。

3）有无家族性遗传性疾病，如糖尿病、血友病等。

（10）体格检查　T（体温）℃　P（脉搏）次/分　R（呼吸）次/分　BP（血压）/mmHg

（11）一般状况　发育（正常、异常），体型，营养（良好、中等、不良），意识状态（清楚、嗜睡、意识模糊、昏睡、谵妄及昏迷），语调语态，体位（自主、被动、强迫），面容与表情（安静、烦躁、痛苦、急性病容、慢性病容、贫血面容、肝病面容、肾病面容、甲状腺功能亢进面容、黏液性水肿面容、二尖瓣面容、满月面容、苦笑面容、面具面容等），姿势，步态（蹒跚步态、醉酒步态、共济失调步态、慌张步态、剪刀步态），检查能否配合。

（12）皮肤、黏膜　颜色（正常、发红、苍白、发绀、黄染、色素脱失、色素沉着），湿度，弹性，皮疹，脱屑，皮下出血，蜘蛛痣，肝掌，水肿，瘢痕，皮下结节，毛发。

（13）淋巴结　有无肿大，若有肿大淋巴结，注意部位、大小、数目、硬度、活动度或粘连情况，局部皮肤有无红肿、瘘管、瘢痕等。

（14）头部检查

1）头发和头皮：头发的颜色、曲直、疏密度；头皮（颜色、疖痈、外伤、头皮屑、瘢痕等）。

2）头颅：大小、形状、异常活动。

3）眼：视力，视野，色觉，眼睑（睑内翻、上睑下垂、水肿、包块、压痛、倒睫）、泪囊、结膜（充血、苍白、水肿、发黄、出血），眼球（突出、下陷、运动、眼压），角膜（云翳、白斑、软化、新生血管、色素环），巩膜（黄染），虹膜（纹理、形态），瞳孔（形状、大小、双侧是否等大等圆、对光反射、集合反射），眼底（视神经乳头、视网膜血管、黄斑区）。

4）耳：耳郭（位置、外形、大小、对称性，畸形、结节、红肿），外耳道（有无溢液），中耳（鼓膜穿孔），乳突压痛，听力。

5）鼻：外形、鼻翼扇动、鼻中隔、鼻腔分泌物、出血、鼻窦。

6）口腔：口唇，口腔黏膜（溃疡、出血点、斑点、色素沉着），牙齿（色泽、形状、龋齿、残根、缺牙、义齿），牙龈（出血、色泽、色素沉着），舌（形态、运动），颊黏膜（发疹、出血点、溃疡、色素沉着），咽部（充血、红肿、分泌物、反射），扁桃体（大小、充血、分泌物、假膜），喉（发音清晰、嘶哑、失音），口腔的气味，腮腺（大小、分泌物）。

（15）颈部　对称，运动是否受限，颈动脉搏动或怒张，颈部包块（部位、大小、数目、质地、活动度、压痛），甲状腺（大小、对称性、软硬、结节、震颤、血管杂音），气管位置。

（16）胸部　胸壁（静脉、皮下气肿、压痛、肋间隙）；胸廓（对称、外形，有无局部隆起或塌陷）；乳房（大小，皮肤改变，乳头的硬度、弹性、压痛、包块、分泌物）；肺和胸膜（呼吸运动、呼吸频率、呼吸节律、语音震颤、胸膜摩擦感、叩诊音、呼吸音）；心脏（心前区隆起、心尖搏动、心前区搏动、震颤、心包摩擦感、叩诊、心界大小及形状、心律、心率、心音、杂音、心包摩擦音）；血管（脉搏、血压、血管杂音、周围血管征）。

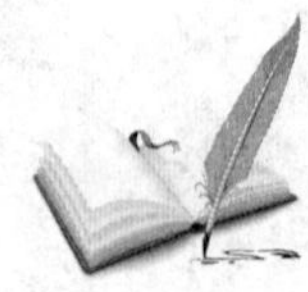

（17）腹部　腹部外形，呼吸运动，腹壁静脉，胃肠型和蠕动波，皮疹，腹纹，色素，瘢痕，疝，体毛，脐部，上腹部搏动，腹壁紧张度，压痛、反跳痛。肝脏（大小、质地、边缘、表面状态、压痛、搏动、肝区摩擦感、肝震颤）；脾脏（大小、质地、边缘、表面状态、压痛、摩擦感）；胆囊（大小、形态、压痛、Murphy 征、库瓦西耶征）；肾脏（大小、形状、硬度、移动度、有无压痛）；膀胱（大小、肾及输尿管压痛点）；胰腺（大小、质地、压痛）；腹部肿块（部位、大小、形态、质地、压痛、搏动、移动度）；液波震颤、振水音、各脏器叩诊音、移动性浊音、肠鸣音、血管杂音、摩擦音。

（18）肛门、直肠　视病情需要检查。肛门瘢痕、红肿、痣、直肠瘘、直肠指检（肛门及括约肌紧张度、压痛、肿块、波动感）。

（19）外生殖器　根据病情需要作相应检查。男性：阴茎、阴囊、前列腺、精囊。女性：检查时必须有女医护人员在场，必要时请妇科医师检查。包括外生殖器（阴阜、阴道前庭、大小阴唇、阴蒂），内生殖器（阴道、子宫、输卵管、卵巢）。

（20）脊柱　弯曲度、活动度、压痛和叩击痛等。

（21）四肢与关节　有无畸形，杵状指（趾），静脉曲张，骨折及关节红肿、疼痛、压痛、积液，水肿。

（22）神经系统　肌力，肌张力，不自主运动，共济运动。

（23）神经反射　浅反射，深反射，病理反射（Babinskin 征、Gordon 征、Hoffmann 征等），脑膜刺激征。必要时作运动、感觉等及神经系统其他特殊检查。

（24）专科情况　主要记录与本专科有关的体征，如妇科情况、口腔科情况、外科情况等。

（25）实验室及特殊检查（包括门诊和院外的检查）　入院前做的与诊断相关的实验室及器械检查结果（包括在外院所做的检查，需要注明医院名称和检查日期）。

（26）病历摘要　将病史、体格检查、实验室及特殊检查中有意义的结果（包括阳性和有鉴别意义的阴性结果）进行总结概括，字数在 300 字以内。

（27）诊断　诊断名称应准确，按照主次顺序排列，主要疾病在前，次要疾病在后，并发症在相关主要疾病之后，伴发病放在最后。诊断应尽量包括病因诊断和功能诊断（病理解剖部位）。对一时难以确定诊断的疾病，可在病名后加“?”。一时查不清病因，可暂写某症状待查，并在后面注明 1 ~ 2 个可能性较大的疾病的名称。

（28）初步诊断　初步诊断写在住院病历或入院记录末页中线右侧。

（29）入院诊断　主治医师或上级医师第一次查房所确定的诊断为“入院诊断”。入院诊断写在初步诊断的下方，并注明日期；入院诊断与初步诊断相同时，上级医师只需在病历上签名，不需重复书写。

（30）修正诊断　如果随着病情变化，入院时诊断不明确或者不全面的，逐渐确定。上级医师应做出“修正诊断”，写在住院病历或入院记录末页中线左侧，修正医师签名并注明日期。

（31）医师签名或盖章　在初步诊断的右下角要求签全名，字迹清晰。上级医师审核签名应在署名医师的左侧，并以斜线相隔。

以上是完整的入院记录，实习医师应书写完整入院记录（大病历），住院医师可书写入院记录（不包含系统回顾和病历摘要，体格检查按照顺序依次简要描述即可）。

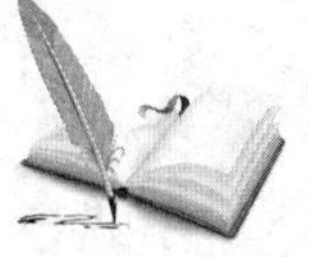

2. 再入院记录 患者再次入住同一个医疗机构时书写的。除了基本的入院记录外还需要在现病史中增加之前的住院经过的小结。

3. 24 小时内入、出院记录或 24 小时内入院死亡记录

（1）24 小时内入、出院记录 患者入院不足 24 小时出院时书写的。包括姓名、性别、年龄、民族、婚姻、职业、出生地、职业、工作单位、住址、病史叙述者、入院时间、记录日期、主诉、入院情况、入院诊断、诊治经过、出院情况、出院诊断、出院医嘱、医师签全名。

（2）24 小时内入院死亡记录 患者入院不足 24 小时发生死亡时书写的。包括姓名、性别、年龄、民族、婚姻、职业、出生地、职业、工作单位、住址、病史叙述者、入院时间、记录日期、主诉、入院情况、入院诊断、抢救经过、死亡原因、死亡诊断、出院医嘱、医师签全名。

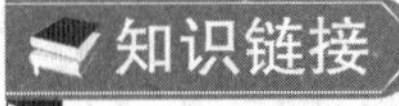

病历、病例与病案

病历是医务人员对患者疾病的发生、发展、转归，进行检查、诊断、治疗等医疗活动过程的记录。病例是指具体某种疾病的例子。病案是指按规范记录患者疾病表现和诊疗情况的档案，由医疗机构的病案管理部门按相关规定保存。不仅有纸质的，还有电子文档、医学影像检查胶片、病理切片等保存形式。

（三）病程记录

病程记录是医师对患者住院期间病情观察、诊断和治疗的全过程的记录。病程记录要真实及时，还要有分析判断。包括患者的一般情况、病情变化、辅助检查结果及意义、会诊意见、讨论意见、治疗操作记录、上级医师查房意见、向患者及近亲告知重要事项等。

主要由经治医师书写，上级医师有计划地进行检查，做出修改和补充。病情稳定的患者至少 3 天记录一次。病情稳定的慢性病或恢复期患者至少 5 天记录一次。手术后患者应连续记录 3 天，之后视病情进行记录。危重病例应随病情变化及时记录，时间具体到分钟。

1. 首次病程记录 患者入院后 8 个小时内完成的第一次病程记录，由床位医师或值班医师书写。主要内容包括分析疾病特征，提出诊断依据并给予初步诊断，给出具体的治疗措施。若诊断不明可以写进行鉴别诊断。

2. 上级医师查房记录 需要有三级查房记录（主任、主治、住院医师）。上级医师在查房时对患者病情、诊断、鉴别诊断、当前治疗措施疗效的分析及下一步诊疗意见的记录，由下级医师应在查房后及时完成，在病程记录中要明确标记上级医师的姓名和职称。查房医师需要审阅签名。

3. 疑难病例讨论记录 指对于疑难病例，由科室的主任或副主任医师以上医师组织相关医务人员进行讨论的记录，内容包括时间、主持人、参加人员的姓名和职称以及讨论意见。

4. 抢救记录 对危重患者实施抢救措施的记录。内容包括病情变化、抢救时间、实施

的抢救措施、参加抢救的医务人员姓名及职称。可在抢救结束后6小时内据实补记。

5. 会诊记录 指患者在住院期间他科（院）协助诊疗时书写的记录。包括申请会诊记录和会诊意见记录。申请会诊记录内容包括描述简要病史、体征、检查情况、诊疗措施、申请会诊的理由和目的。会诊意见记录内容应包括会诊医师对病情的分析、诊断和进一步诊治的意见、会诊日期及时间、会诊医师签名。

6. 转科记录 系指患者住院期间需转科治疗时，由转出科室和转入科室经治医师分别书写转出记录和转入记录。内容包括入院日期、转出日期，转出（入）科室，患者姓名、性别、年龄，病历摘要，入院诊断，诊疗经过，目前情况，目前诊断，转科目的，提请接收科室注意的事项、转入前病情，转入原因，转入本科后的问诊、体检及重要检查结果，转入后的诊断及治疗计划。转出记录应在患者转出科室前书写完成（紧急情况下除外）。转入记录于患者转入后24小时内书写。

7. 交（接）班记录 指患者经治医师发生变更时，由交（接）班医师分别对患者病情及诊疗情况进行简要总结的记录。分为交班记录和接班记录。

（1）交班记录应简明扼要地记录患者的入院情况、诊疗经过（手术患者需记录的手术方式和术中发现）、患者目前的病情、诊断、今后的诊疗意见和注意事项。

（2）接班记录重点记录今后的诊疗的具体计划和注意事项，避免过多重复。

（3）交班记录由交班医师在交班前书写完成，接班记录由接班医师于接班后24小时内完成。在病程记录中需在横行适中位置标明“交班记录”或“接班记录”字样。其中交班记录紧接病程记录书写，接班记录紧接交班记录书写。

8. 阶段小结 对患者的病情和诊疗情况的总结。一般患者住院时间超过1个月者可作阶段小结。内容包括入院日期、小结日期、患者姓名、性别、年龄、主诉、入院情况、入院诊断、诊治经过、目前诊断、目前情况、诊疗计划和医师签名。

9. 出院记录 患者出院时，医师对住院期间情况的总结。

（1）内容包括患者姓名、性别、年龄、职业、入院日期、出院日期、主诉、入院情况、入院诊断、诊疗经过、出院情况、出院诊断、出院医嘱和带药。

（2）出院记录由床位医师书写，主治医师审核并签名。另立专页，并在横行适中位置标明“出院记录”。出院记录一式两份，一份医院留存归档，一份交给患者或近亲。

10. 死亡记录 患者在住院期间发生死亡，医师对患者诊疗和抢救经过的记录。

（1）内容包括患者姓名、性别、年龄、职业、入院日期、入院诊断、死亡日期及时间（具体到分钟）、主诉、入院情况、入院诊断、诊治经过、死亡原因、死亡诊断。

（2）死亡记录由经治医师书写，科室主任或具有副主任医师以上职称医师审核并签名。需要另立专页，并在横行适中位置标明“死亡记录”。在患者死亡后及时完成（最迟不超过24小时）。

（3）患者近亲属或代理人同意或不同意尸检均需在病历中明确表态并签字。

11. 死亡讨论记录 指对于死亡病例，由科室的主任或副主任医师以上职称的医师组织相关医务人员进行讨论、分析的记录。

（1）内容包括入院日期、死亡日期、讨论日期、患者姓名、性别、年龄、主持人、参加人员的姓名和职称以及具体讨论意见。

（2）讨论在患者死亡一周内进行（特殊病例及时讨论）。应在横行列出“死亡讨论记

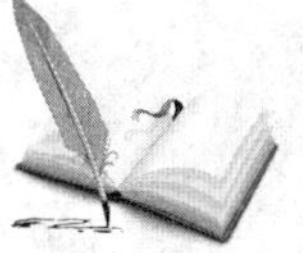

录”标题。参加者发言纪要按发言人分列即可。

12. 术前小结 患者施行手术前对于患者病情所作小结。

（1）内容包括一般项目（患者姓名、性别、年龄、婚姻、床号、住院号）、简要病史、诊断依据（手术前应完成的实验室及器械检查的结果，如有异常应记录）、术前诊断、手术指征、拟施行手术名称和方式、拟施行手术日期、拟行麻醉方式、术前准备情况等。

（2）术前小结由经治医师书写，主治医师审核签名。书写格式需在横行适中位置标明“术前小结”。

13. 手术前讨论记录 对于患者病情较重或手术难度较大、新开展的手术，由科室的主任或副主任医师以上职称的医师组织相关医务人员进行病例和手术进行讨论、分析的记录。

（1）内容包括一般情况（患者姓名、性别、年龄），讨论日期，主持人及参加人员的姓名和职称，术前诊断，手术指征，手术准备，手术方式（体位、入路、切口、手术步骤），麻醉方式，注意事项，可能出现的意外及应对措施，记录者签名。

（2）甲、乙类手术和特殊手术必须进行手术前讨论。

14. 麻醉记录 指在手术过程中施行麻醉和处理过程的记录，由麻醉医师书写。内容包括患者一般情况、麻醉前用药、术前诊断、术中诊断、麻醉方式、麻醉用药、术中患者出现的异常情况的处理过程、手术起止时间、麻醉效果及麻醉医师签名等。

15. 手术记录 指手术过程的全记录。

（1）内容应包括一般情况（患者姓名、性别、科室、床号、病历号），手术日期（时间具体到分钟），术前诊断，拟行手术，术中诊断，手术方式，手术医师（主刀医师、第一助手、第二助手、手术护士），手术时间（开始时间、完成时间、共计时间），麻醉时间（开始时间、完成时间、共计时间），手术经过，术中发现情况及处理等。

（2）手术经过内容包括患者体位，皮肤消毒方法，消毒巾的铺盖，切口部位、方向、长度，解剖层次及止血方式。探查情况及主要病变部位、大小、与邻近脏器或组织的关系（肿瘤应记录有无转移、淋巴结肿大）。手术的方式需要详细记录，包括：离断、切除病变组织或脏器的名称及范围；修补、重建组织与脏器的名称；吻合口大小及缝合方法；缝线名称及粗细号数；引流材料的名称、数目和放置部位；吸引物的性质及数量等；需要送检的病理标本的名称及病理标本的肉眼所见情况；术中患者耐受情况、失血量、术中用药、输血量、特殊处理和抢救情况；手术麻醉效果是否满意。

（3）手术记录由手术医师书写，特殊情况下可由第一助手书写，但第一助手书写的手术记录必须由手术者审核签名。手术记录应术后及时完成（最迟不超过24小时）。

16. 术后病程记录

（1）内容包括手术时间、麻醉方式、术中诊断、手术方式、手术经过（简述）、引流物、术后处理措施、术后应特别注意观察的事项等。

（2）伤口愈合情况及拆线日期在病程记录中体现。

（3）手术后首次病程记录由手术者或第一助手于手术及时书写。

（四）同意书

根据《中华人民共和国执业医师法》《医疗机构管理条例》《医疗事故处理条例》和《医疗美容服务管理办法》，凡在临床诊治过程中，需行手术治疗、特殊检查、特殊治疗、

实验性临床医疗和医疗美容的患者，应对其履行告知义务，并详尽填写同意书。包括手术同意书、麻醉同意书、输血治疗知情同意书、特殊检查、特殊治疗同意书等

1. 手术同意书是手术前，由医师告知患者相关手术情况及可能出现并发症和风险，患者签署是否同意的医疗文书。包括术前诊断、拟施行手术名称、术中或术后可能出现的并发症及手术风险、患者意见、签名。

2. 麻醉同意书包括拟行手术方式、拟行麻醉方式、麻醉中拟行的有创操作和检测、麻醉可能出现并发症和麻醉风险、患者意见、签名等。

3. 输血治疗知情同意书包括拟输血成分、输血风险和不良后果、患者意见、签名等。

4. 特殊检查和特殊治疗同意书包括检查治疗的项目、目的、风险性及并发症。

5. 新技术、实验性临床医疗等项目应按国家有关规定办理手续，并如实告知患者及其近亲属。

6. 同意书由经治医师必须亲自使用通俗语言向患者或其近亲属、法定代理人、关系人告知并取得意见签名（由患者近亲属或其法定代理人、关系人签字的，应提供授权人的授权委托书、授权人和被委托人的身份证明及复印件）。同意书一式两份，一份归入病历中保存，一份由患者保存。

三、表格式住院病历

表格式住院病历主要内容格式与传统的住院病历相同，只是采用表格式记录，使得书写更为简便和高效。

表格式病历的书写直接按照表格内容依次进行填写即可。对于初学者务必先学会完整病历的书写再填写表格式住院病历。

四、电子病历

电子病历系统是通过电子病历信息的采集存储访问和在线帮助而提供的信息处理和智能化服务功能的计算机系统。电子病历是公立医院信息化建设的重要内容，其解决了传统病历的采集、传递、存储的不足。电子病历不仅可以他提供病历书写，还可以为患者建立数据库、下达医嘱、管理检验报告、病历质量监控等功能。对于电子病历的书写医务人员采用工号登录电子病历系统，按照《病历书写基本规范》的格式和内容书写病历。

本章小结

病历是临床医疗工作的全面记录，是医院管理、医疗质量的反映，是临床教学、科研和信息管理的基本资料，还是医疗服务质量评价的主要依据，是医疗纠纷的认定依据。病历包括门诊病历和住院期间病历。书写完整而规范的病历是每个医师必须要掌握的一项临床基本功。

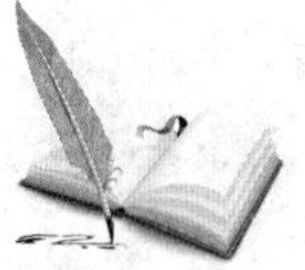

扫码“练一练”

目标检测

一、选择题

1. 主治医师首次查房记录应于患者入院后多久完成
   A. 24 小时　　B. 48 小时
   C. 36 小时　　D. 72 小时
   E. 出院前
2. 下列哪项不是手术同意书中所包含的内容
   A. 术前诊断　　B. 上级医师查房记录
   C. 术中或术后可能出现的并发症　　D. 经治医师或术者签名
   E. 手术名称
3. 下列不属于病历书写基本要求的是
   A. 尽量使用医学术语
   B. 使用刀片刮除书写错误的文字
   C. 应当客观、真实、准确、及时、规范、完整
   D. 文字工整，字迹清晰，表述正确
   E. 描述要精炼，用词恰当
4. 首次病程记录应当
   A. 在患者入院 36 小时内完成　　B. 在患者入院 24 小时内完成
   C. 在患者入院 12 小时内完成　　D. 在患者入院 8 小时内完成
   E. 在患者入院 2 小时内完成
5. 为抢救患者，在法定代理人或被授权人不能签字的情况下，正确的做法是
   A. 不能由医疗机构负责人或授权的负责人签字
   B. 应当由其关系人签字
   C. 可由医疗机构负责人或授权的负责人签字
   D. 必须等待法定代理人签字
   E. 必须等患者本人签字
6. 关于主诉的写作要求，下列不正确的是
   A. 提示疾病主要属何系统　　B. 提示疾病的急性或慢性
   C. 指出发生并发症的可能性　　D. 指出疾病的发生、发展及预后
   E. 文字精炼、术语准确
7. 患者对青霉素、磺胺类过敏，这一记录属于
   A. 主诉　　B. 现病史
   C. 既往史　　D. 个人史
   E. 家族史

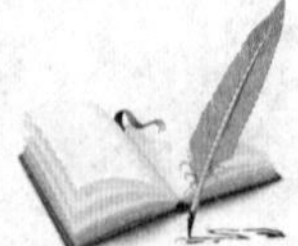

8. 科间会诊一般应在（　）小时内完成
   A. 10 分钟　　B. 12 小时

C. 24 小时　　D. 48 小时
E. 72 小时

9. 书写日常病程记录时，对病情稳定的患者至少（　）天记录一次病程记录
A. 1　　B. 2
C. 3　　D. 4
E. 5

10. 关于病历，下列不正确的是
A. 反映了患者的发病、病情演变、转归和诊疗情况
B. 病历是医疗、教学和科研工作的基本资料
C. 病历可作为健康档案和医疗保险依据
D. 病历不能成为医疗纠纷及诉讼的重要依据
E. 病历是临床医师根据问诊、查体、检查资料经过归纳、分析、整理写成的

二、思考题

1. 病历书写的原则有哪些？
2. 应在 24 小时内完成的记录有哪些？
3. 出院记录内容包括什么？

（李　瑜）

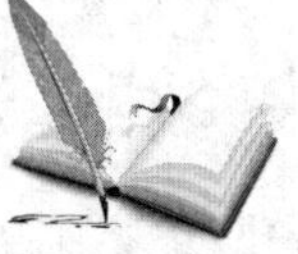

第四章　外科手术基本技能

学习目标

1. **掌握**　无菌术、消毒、灭菌的概念；术中无菌原则，并通过实验操作树立无菌观念。

2. **熟悉**　外科器械、物品、敷料的灭菌消毒法；手术的基本操作技术。

3. **了解**　医院的灭菌消毒制度；手术室管理制度；手术的特殊设备。

4. 学会手术人员的术前准备；患者手术区域的准备工作；外科基本操作的正确方法。

5. 能按照无菌原则为手术患者进行术区准备；运用所学知识对患者及家属进行指导，帮助患者做好无菌要求的辅助工作。

第一节　无菌术

扫码“学一学”

案例导入

患者，男，25岁，农民。因“转移性右下腹痛1天，加重半天”急诊入院。1天前因腹部受凉后觉上腹、脐周痛，呈持续性。伴恶心呕吐，呕吐胃内容物。发病2小时后感右下腹痛加剧，来急诊按“急性阑尾炎”给予对症治疗后未见缓解。今晨右下腹痛加剧，后渐渐波及全腹，剧痛，持续性。既往无特殊病史。经讨论：急性阑尾炎诊断明确，应急诊行手术治疗。

请问：

请简述手术人员的一般准备过程及手术区消毒铺巾过程。

无菌术的原则贯穿于外科临床的全过程，是针对可能造成感染的微生物源所采取的防御措施。由消毒法、灭菌法、管理制度及操作规范组成。

在医疗过程的各个步骤中，包括手术、插管、穿刺、注射、换药等，如不采取一定措施，微生物即可通过直接接触、飞沫和空气进入伤口，并引起感染。

消毒指杀灭病原微生物和其他有害微生物，并不要求清除或杀灭所有微生物（如芽孢等）。常应用化学方法来消灭微生物，如器械的消毒、手术室空气的消毒、手术人员的手和臂的消毒以及患者的皮肤消毒。有关的操作规则和管理制度则是为了防止已经灭菌和消毒的物品、已行无菌准备的手术人员或手术区被污染，以免引起伤口感染。

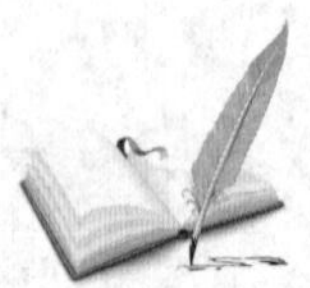

灭菌指杀灭一切活的微生物。灭菌法一般是指预先用物理方法，彻底消灭掉与手术区

或伤口接触的物品上所附带的微生物。灭菌法所用的物理方法有高温、紫外线、电离辐射等，而以高温的应用最为普遍。消毒法所用化学制剂的种类很多。理想的消毒药物应能杀灭细菌、芽孢、真菌等一切能引起感染的微生物而不损害正常组织。但目前尚无能够达到上述要求的药物。

一、灭菌法和消毒法

（一）灭菌法

1. 高压蒸汽灭菌法　用蒸汽压力104.0～137.3 kPa时，温度可达121～126℃，维持30分钟，包内和包外都贴一条灭菌指示带，当指示带上出现黑色条纹，表示已达灭菌的要求。杀死包括具有顽强抵抗力的细菌芽孢在内的一切微生物，达到灭菌目的。此法应用较普遍，效果可靠。高压蒸气灭菌法多用于一般能耐受高温的物品，如金属器械、玻璃、敷料、橡胶类、药物等灭菌。物品灭菌后，应存放妥当防止污染。一般可保留14天。超过期限，需重新消毒。

2. 紫外线　杀灭空气中、水中和附于物体表面的细菌、真菌、支原体和病毒等。但不能射入食品和衣物等纺织物，所以常用于室内空气的灭菌。

3. 电离辐射　主要用于无菌医疗耗材和药物，常用的抗生素、激素、类固醇、维生素等，以及塑料注射器和缝线等的灭菌，属于工业化的灭菌法。

4. 煮沸灭菌法　物品在水中煮沸至100℃后，持续15～20分钟，可杀灭一般细菌，但带芽孢的细菌则需要煮沸1小时才被杀灭。例如，在加有碳酸氢钠的水中，水煮沸时温度可达105℃，灭菌时间可缩短至10分钟，并可防止金属物品生锈。高原地区一般应延长煮沸时间或应用压力锅来煮沸灭菌。本法适用于金属器械、玻璃及橡胶类等物品的灭菌。

5. 火烧法　在亟需的特殊情况下可采用此法，将器械放在搪瓷中，倒入95%酒精少许，点燃后直接烧灼器械即可。主要对耐火烧的金属器械进行灭菌。但此法常使锐利器械变钝，又能使器械失去光泽，一般不宜应用。

（二）消毒法

1. 浸泡消毒法　锐器、内镜、腔镜等不适于高温高压的灭菌，可用药液浸泡消毒。常用的消毒剂有下列几种。

（1）70%酒精溶液，浸泡30分钟，用途同新洁尔灭溶液。酒精每周必须过滤一次，并核对浓度。

（2）1∶1000新洁尔灭溶液，浸泡30分钟，常用于手术刀片、剪刀、缝针消毒。如再在1000 ml溶液中加入医用亚硝酸钠5g，配成“防锈新洁尔灭溶液”，可有效防止金属器械生锈。药液应每7天更换一次。

（3）2%中性戊二醛水溶液，浸泡30分钟，应用范围同新洁尔灭溶液，但灭菌效果较1∶1000新洁尔灭溶液更好。药液每周更换一次。

（4）1∶1000氯己定溶液，浸泡30分钟，抗菌作用强于新洁尔灭溶液。

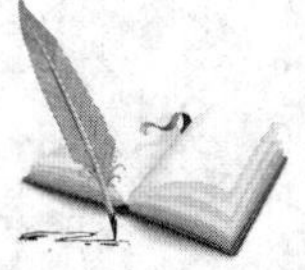

知识链接

医院消毒灭菌监测制度

一、高压蒸气灭菌　B－D试验：每日一次。生物监测每月一次。

二、紫外线　日常监测：灯管应用时间、累计照射时间、使用人签名。强度监测：每半年一次。

三、消毒剂　生物监测：碘、酒精、过氧乙酸每季一次，戊二醛每月一次。化学监测：氯等每日监测，戊二醛每周一次，每月一次滴定法测浓度。

四、消毒或灭菌　物品、手、物表、空气，每月生物监测一次。

五、内镜　各种消毒后的内镜（如胃镜、肠镜、喉镜、气管镜等）应每季监测。各种灭菌后的内镜（如胸腹腔镜、关节镜、胆道镜、膀胱镜等）、活检钳，必须每月监测。

六、血液净化系统　每月对入、出透析器的透析水进行监测。

七、污水、污物　污水每日2次监测。每月进行粪大肠埃希菌监测。每月进行一次致病菌监测。

八、清洁、保管和处理　一切器械、敷料和用具在使用后，都必须经过一定的处理，才能重新进行消毒，供下次手术使用。

二、手术人员和患者手术区域的准备

（一）手术人员术前准备

手术人员进入手术室时要更换手术室的衣裤、鞋帽、口罩，进行手和前臂刷洗及消毒，穿无菌手术衣、戴无菌手套。

1. 一般准备　进手术室要换穿手术室准备的清洁鞋，再进入更衣间换穿清洁衣裤，戴好帽子及口罩。口罩要罩住口鼻，帽子要盖住全部头发（图4－1），衣服的下摆要叠放入裤腰内。剪短指甲，并除去甲缘下污垢。若前臂和手皮肤有化脓感染或破损时不能参加手术。

2. 手臂消毒法　人体皮肤表面存在着微生物群落，一部分存在于皮肤皱褶和毛孔等深部，称为常居菌落，不易被摩擦等方式清除；另一部分为皮肤表面的暂居菌，多是来自环境，松散附着于皮肤表面。手臂消毒法仅能清除皮肤表面几乎所有暂居菌和少部分常居细菌。在手术过程中，深藏的常居菌可能逐渐移到皮肤表面。所以在手臂消毒后，还要戴上消毒橡胶手套和穿无菌手术衣，以防止这些细菌污染伤口。

手臂的消毒法有以下几种。

（1）肥皂刷洗消毒液浸泡法

1）参加手术的人员先用肥皂作一般的清洗手臂后，再用无菌毛刷蘸煮过的肥皂水刷洗双手及前臂，从指尖至肘上10 cm处，两臂交替刷洗，特别注意指尖、甲缘、甲沟及指蹼等处的刷洗。指尖朝上肘朝下，用清水冲洗手臂上的肥皂水。刷洗3遍，每次大约刷洗3分钟，共约10分钟。然后从手到肘部用无菌毛巾擦干手臂（图4－2）。

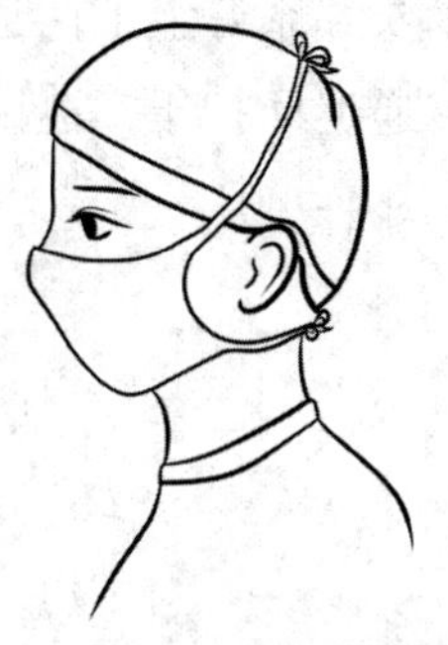

图 4-1　戴口罩、帽子

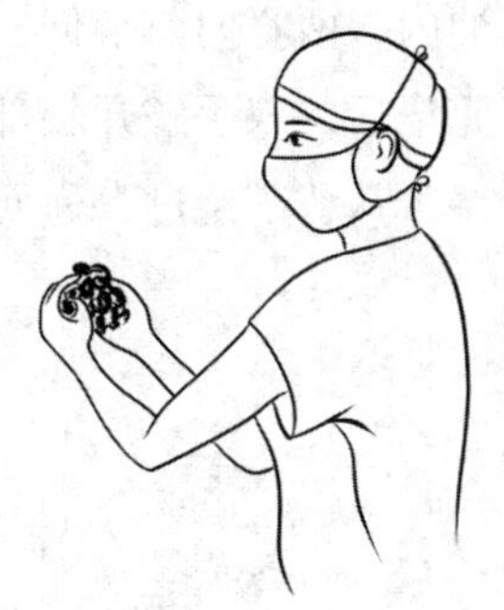

图 4-2　手和前臂的刷洗

2）手和前臂浸泡在 70% 酒精溶液内，从指尖到肘上 6 cm 处为浸泡范围，可用桶内的毛巾轻轻擦洗手臂，浸泡 5 分钟后取出，待其自然晾干。如用新洁尔灭代替酒精，则刷手时间可缩短为 5 分钟即可。

3）洗手消毒完毕，呈拱手姿势，手臂不应下垂，不可再接触任何未经消毒的物品。否则，需重新刷洗手臂。

现肥皂刷手法已逐渐被应用新型灭菌剂的刷手法所代替。后者刷洗手时间短，灭菌效果好，能保持较长时间的灭菌作用。

（2）灭菌王刷手法　灭菌王是高效复合型消毒液，其不含碘。清水洗双手及前臂至肘上 10 cm，再用无菌毛刷蘸灭菌王 3～5 ml 刷洗双手及前臂 3 分钟。流水冲净，用无菌毛巾擦干，再取吸足灭菌王的纱布球涂擦手和前臂。待自然晾干后进行穿手术衣和戴无菌手套。

（3）络合碘手臂消毒法　肥皂水擦洗双手及前臂至肘上 10 cm 共两遍约 5 分钟，流动水冲净，并用无菌毛巾擦干。然后用浸透 0.5% 络合碘的纱布涂擦手及前臂 2 遍，至肘上 6 cm 处，待其自然阴干。

> **考点提示**
>
> 刷洗至肘上 10 cm；消毒至肘上 6 cm。

若手术结束，手套完好未破损，需进行另一台手术时，可不用重新洗手，仅需浸泡新洁尔灭溶液或 70% 酒精溶液 5 分钟，也可用灭菌王或络合碘涂擦双手及前上臂，再穿无菌手术衣和戴无菌手套。如前一台手术为污染手术，则必须重新洗手后再施行另一台手术。

3. 穿无菌手术衣和戴手套的方法　手臂消毒法仅能除去皮肤表面的细菌，并不能完全消灭隐藏在皮肤皱褶及深处的细菌。在手术过程中，这些细菌可能会逐渐转出到表面皮肤，所以手臂消毒后，必须穿无菌手术衣并戴上无菌手套，避免这些细菌造成手术伤口的污染。

目前所有医院均采用经高压蒸汽灭菌的干手套，极少数使用消毒液浸泡的湿手套。如用湿手套，则应先戴手套，后穿手术衣；戴干手套前，应先穿手术衣，后戴无菌手套。

（1）穿对开式无菌手术衣　先拿起反叠的手术衣，注意勿将衣服外面对向自己或触碰到其他物品或地面。双手提起手术衣衣领两角，轻轻抖开，斜向前上方轻轻抛起，顺势将两手插入衣袖内，两臂向前平伸，由他人协助向后拉拢手术衣并系好背部系带。最后身体微向前倾，双臂交叉提起腰带向后传递，由他人在身后将腰带系紧（图 4-3）。注意未戴手套的双手不要触碰手术衣表面。

（2）穿包背式无菌手术衣　一手拿起反叠的手术衣，注意勿将衣服外面对向自己或触碰到其他物品或地面。双手提起手术衣衣领两角内侧面，轻轻抖开，斜向上方轻抛，双手

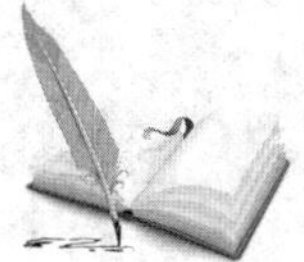

顺势插入衣袖内，两臂向前平伸，由别人协助向后拉拢手术衣并系好上下两道背带。然后戴无菌手套完毕后，双手解开腰部系带提起，将右侧系带传递巡回护士，巡回护士持无菌卵圆钳夹持系带从背部绕过，递回后与左侧腰带系在一起（图4-4）。

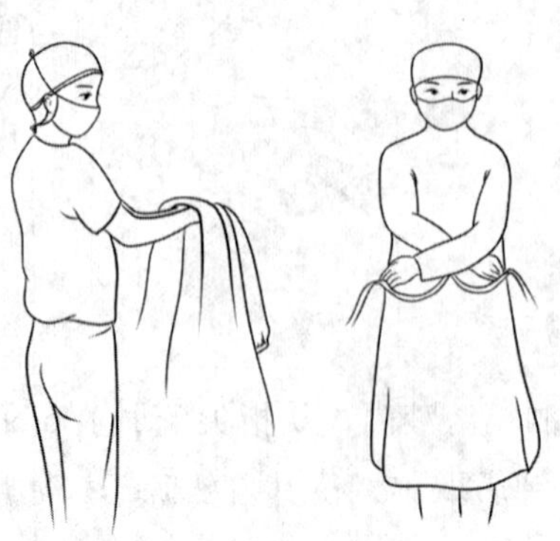

图4-3　穿对开式无菌手术衣

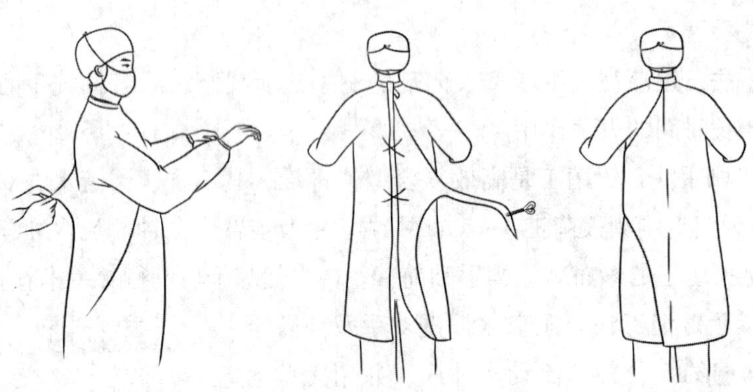

图4-4　穿包背式手术衣

（3）戴脱无菌手套

1）戴干手套法：打开手套内包装，一只手捏手套翻折处将两只手套掌心相对，然后捏住手套套口翻折部，将手套取出。将另一只手插入手套内，注意勿触及手套外面；再用已戴好手套的手的手指插入没戴的手套的翻折部内，帮助另一只手插入手套内，最后将手套翻折部翻回盖住手术衣袖口（图4-5）。用无菌盐水冲净手套外面的滑石粉。

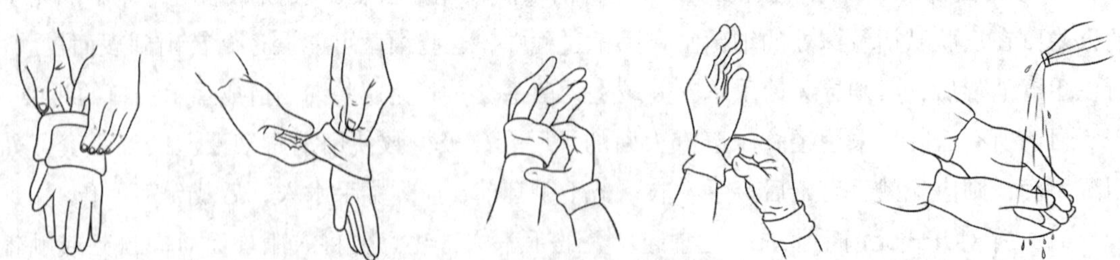

图4-5　戴无菌手套

注意：没有戴无菌手套的手，只允许接触手套套口的向外翻折部分，不应碰到手套外面。已戴好手套的手不可触碰手套套口的向外翻折部分及未戴手套的手。双手上举不能超过肩部，双手向下时禁止低于腰部。

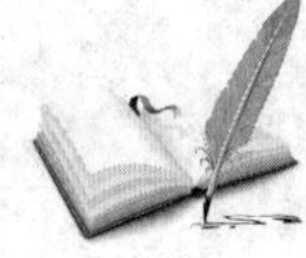

2）脱手套方法：在他人协助下解开背部系带，将手术衣自背部向前反折脱去，使手套

的腕部随之翻转于手上，然后用右手扯下左手手套至手掌部，再以左手指脱去右手手套，最后用右手指在左手掌部推下左手手套。脱手套时，手套的外面不能接触皮肤。

（二）患者手术区的准备

目的是消灭拟作切口处及其周围皮肤上的细菌。

1. 一般手术　患者需在前一天洗浴清洁皮肤，术前修整术区毛发，若皮肤上有较多油脂或胶布粘贴的痕迹，可先用汽油或松节油拭去。

2. 消毒剂

传统消毒用2.5% ~3%碘酊涂擦皮肤，待碘酊干后，以70%酒精将碘酊擦净2次。另一消毒方法是用1∶1000新洁尔灭溶液或0.5%碘尔康溶液涂擦2遍。在植皮时，可用70%酒精对供皮区进行消毒涂擦2 ~3遍。也可用0.75%碘酊消毒，此药作用较持久，刺激性小。对婴儿、面部皮肤、口腔、肛门、外生殖器，一般用1∶1000新洁尔灭或1∶1000氯己定涂擦2次消毒。现在被国家卫生部列为基本消毒药物的碘附，安全性较高，临床公认的广泛用于人体皮肤黏膜的消毒剂。

3. 消毒原则　清洁手术皮肤消毒时，涂擦上述药物时，由手术区中心部向四周涂擦。若为感染伤口或会阴部位手术时，则应从手术区外周向会阴肛门处或感染伤口处涂擦。已经接触污染部位的药液纱布，切记不应再返擦清洁处。环形消毒适合术区小的消毒；叠瓦形或平行形消毒法常用于术区较大的消毒。

4. 手术区皮肤消毒范围　手术切口周围15 cm的区域。评估手术有延长切口的可能时，则应适当扩大消毒的范围。不同手术部位的皮肤消毒范围展示如下列图片所示（图4 -6）。

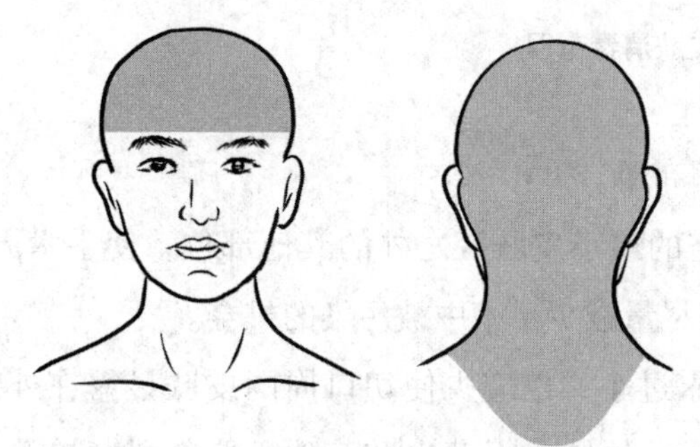

（a）颅脑手术

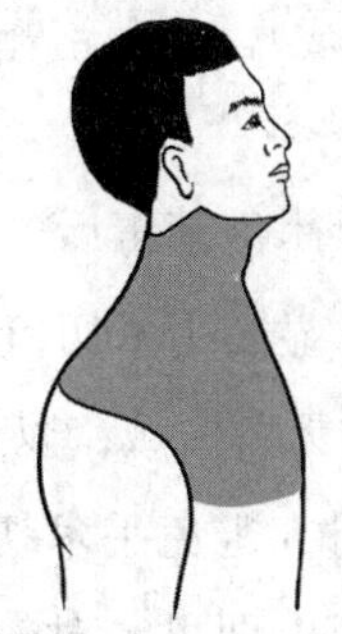

（b）颈部手术

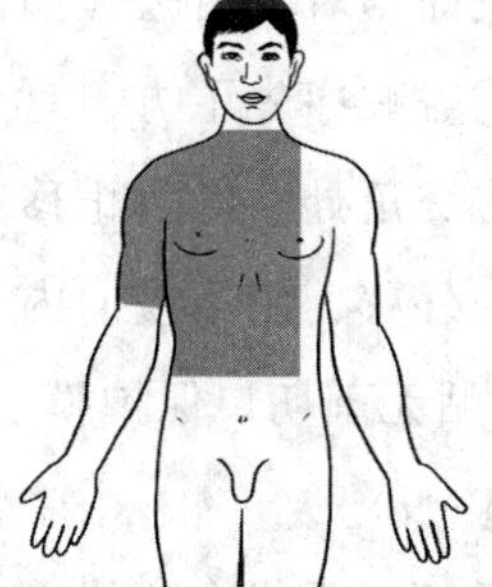

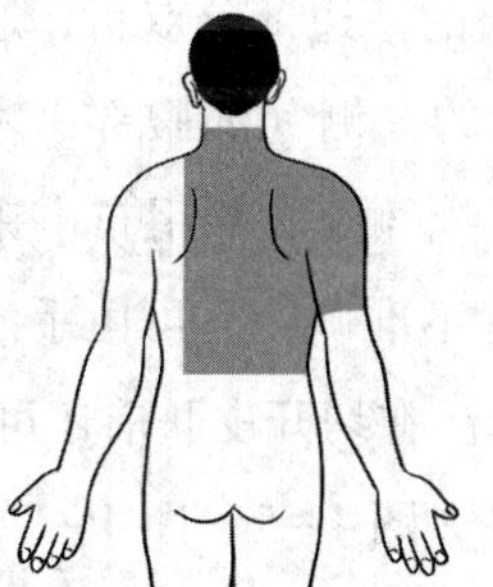

（c）胸部手术

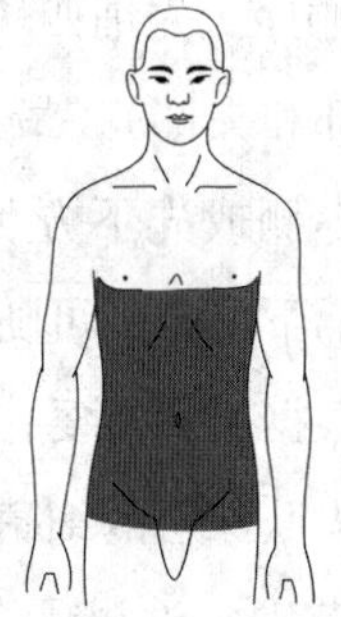

（d）腹部手术

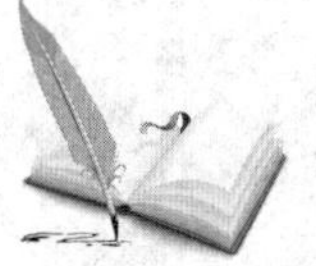

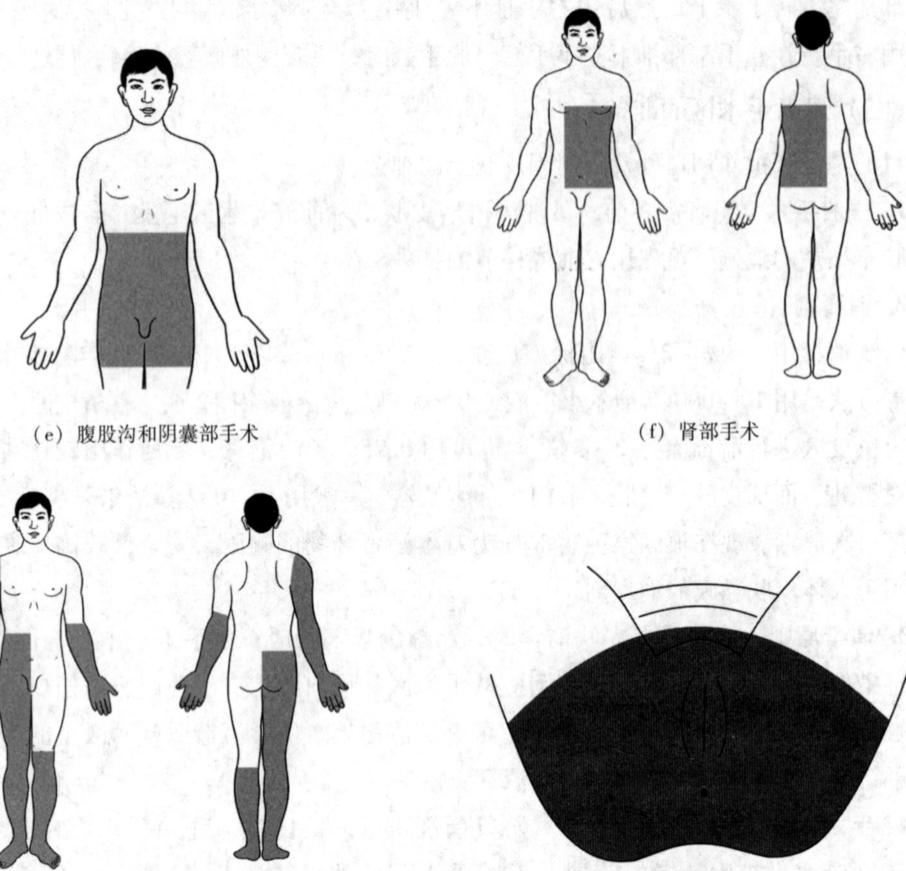

(e) 腹股沟和阴囊部手术

(f) 肾部手术

(g) 四肢手术

(h) 会阴部和肛门部手术

图4-6　手术区皮肤消毒范围

5. 手术区铺无菌单　手术区消毒后，铺无菌布单。

(1) 铺单目的　遮盖除显露手术切口所必需的最小皮肤区之外的其他部位，使手术周围环境成为一个足够范围的无菌区域，以避免和尽量减少手术中被污染的机会。

(2) 铺单原则　铺单时，避免手术切口暴露过小，也应少使切口周围皮肤显露在外。小手术仅需覆盖一块无菌洞巾即可。对较大手术，须铺盖无菌巾和其他必要的无菌单等。原则是除手术野外，至少要有两层无菌布单遮盖。

(3) 铺单顺序　先铺四块小切开巾，每块的一边部分双折，通常先铺相对不洁区（如会阴部、下腹部和头部），最后铺靠近操作者的一侧（如腹部手术，铺盖顺序先下方、对侧、后上方、本侧或先下方、上方、后对侧、本侧）。并用布巾钳夹住交角处，以防止移动。小切开巾铺下后，不可随便移动，如位置不准确，只可由手术区向外移，则不应向内移动。然后，根据手术需要，再铺中单、大单。在切开皮肤前还可以粘贴无菌切口保护膜，这样可以避免皮肤深层的细菌在术中污染切口（图4-7、图4-8、图4-9）。

(4) 铺单范围　头侧铺单要盖过头侧的麻醉架，两侧及足侧应下垂超过手术台边缘下30 cm。

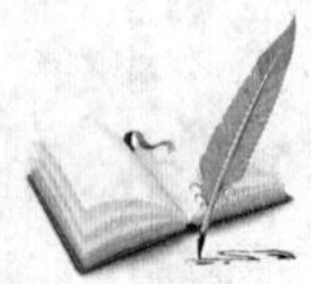

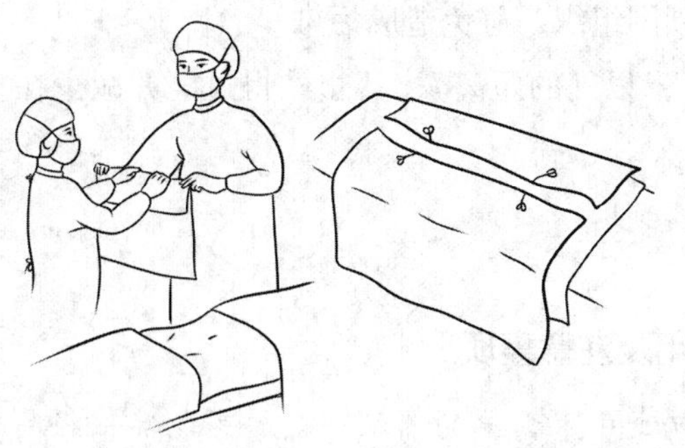

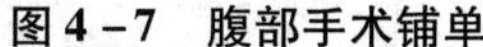

图4－7　腹部手术铺单

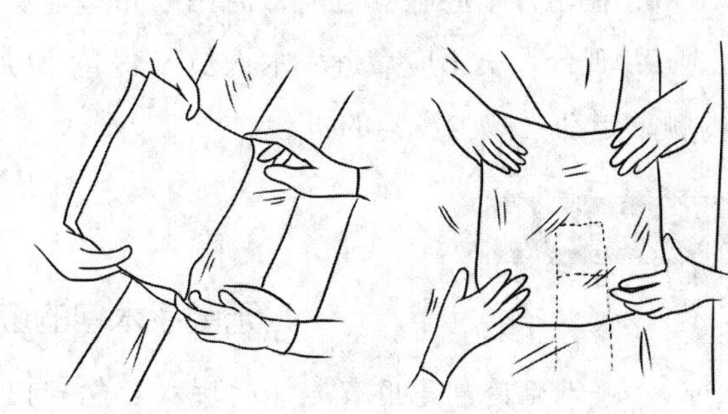

图4－8　铺大单后贴无菌切口薄膜

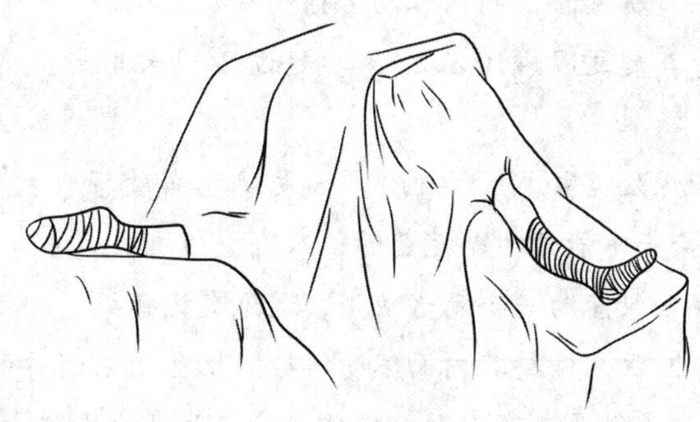

图4－9　上、下肢手术铺单

三、手术进行中的无菌原则

1. 手术人员洗手后，双手及前上臂不允许接触任何未经消毒的物品。穿好手术衣和戴无菌手套之后，双手不能接触肩部以上、腰部以下及腋前线以后的部位，除此部位均视为有菌区；同样，禁止接触手术台边缘以下的布单。

2. 手术人员切勿经背后传递手术器械及用品。手术器械及用品坠落到无菌巾或手术台边以外，禁止再用。

3. 被液体浸透的无菌巾及布单等物品，则无菌隔离作用不再完整，应加盖干的无菌巾。术中如有手套破损或不慎接触到有菌区，应立即更换无菌手套。前臂或肘部被浸湿，应加套无菌袖套或更换无菌手术衣，如接触有菌区被污染则应立即更换手术衣及手套。

4. 在手术过程中，同侧手术人员如需调换位置时，其中一名手术人员应先退后一步，转身，背对背地转到另一位置，避免背部有菌区与无菌区接触造成污染。口罩潮湿后要更换，出汗较多时，应将头偏向一侧，由台下人员协助擦拭，避免汗液掉落术区内造成感染。

5. 开始手术前要仔细清点敷料、器械，手术结束时，仔细检查胸、腹腔等处，核对器械、清点敷料数无误后，才能缝合关闭切口，严禁造成异物遗留体腔，造成严重不良后果。

6. 切口边缘应以切口保护膜覆盖，或无菌大纱布垫或手术巾遮盖并固定，仅显露手术切口。

7. 对皮肤切口以及皮肤缝合之前，需用酒精再进行一次皮肤涂擦消毒。缝合皮肤后再用酒精涂擦一遍，最后覆盖切口粘贴或无菌敷料。

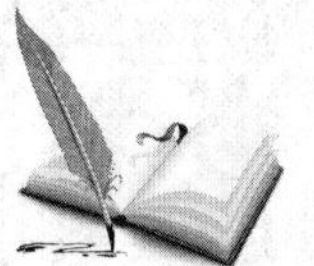

8. 在切开空腔脏器之前，需用纱布垫保护周围组织，避免造成污染。

9. 观台人员不应靠近手术人员（保持20厘米以外的距离），禁止站得过高并减少在室内频繁走动，减少污染的机会。

知识链接

无菌手术包的应用及注意事项

手术无菌包是用布类（两块双层包布）包裹手术需要的器械、敷料等物品，经高压灭菌后备用。

1. 无菌包外应系有标签，注明内容物名称和有效日期。

2. 无菌物品，春季超过7～10天，冬季超过2周未用者，需再次消毒后，方可使用。

3. 应置于清洁干燥处（柜内、桌内）。如发现包布破损或被水浸湿或失去标签，则包内物品应疑为污染而不能认为是无菌的，只有重新消毒后方可使用。

4. 一份无菌物品，仅能为一个患者应用，避免交叉感染。

5. 打开包布时，应注意保持其内面不受污染。切勿用未消毒的手或其他未灭菌的器械拿取包内无菌物品或触及包布内面。操作者应与无菌物品保持20 cm以外的距离。

6. 如只需其中部分器械物品，用无菌持物钳或镊取出后，必须保持其无菌状态，按原状包好，做好标记，下次尽量先应用。

第二节　外科手术常用器械及使用方法

扫码“学一学”

案例导入

患者，男，25岁，农民。因“转移性右下腹痛1天，加重半天”急诊入院。1天前因腹部受凉后觉上腹、脐周痛，呈持续性。伴恶心呕吐，呕吐胃内容物。发病2小时后感右下腹痛加剧，来急诊按“急性阑尾炎”给予对症治疗后未缓解。今晨右下腹痛加剧，后渐波及全腹，剧痛，持续性。既往无特殊病史。经医疗讨论：急性阑尾炎诊断明确，应急诊行手术治疗。

请问：

请简述手术过程中常用器械及使用方法。

在手术操作过程中，不论手术大小及难易程度，都要使用一些基本手术器械，进行一系列的操作来完成手术。所以要掌握各种手术器械的结构特点和基本性能，才能正确、灵活地使用，才能达到手术要求的“稳、准、细、快”的基本原则，使得手术顺利完成。外科常用手术器械根据结构及功能特点不同而分为许多型号和种类。

一、手术刀

（一）结构及分类

由刀片和刀柄两部分组成，手术刀有活动刀柄和固定刀柄两种，常用的活动刀柄是一种可以装拆刀片的手术刀；刀片、刀柄有各种型号（图 4－10 ）。

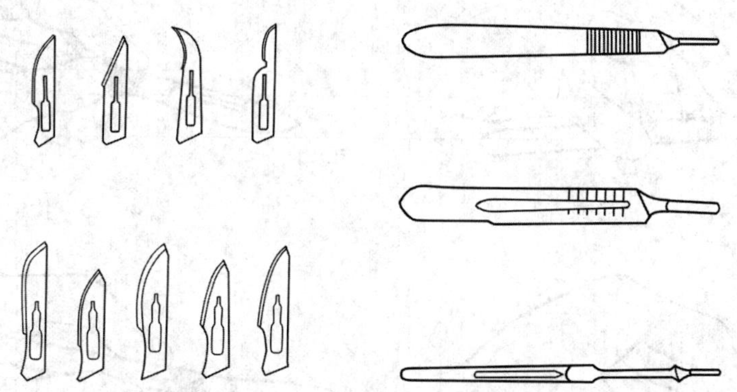

图 4－10 各种手术刀片及手术刀柄

（二）装卸方法

安装：持针器夹住刀片尖端背侧，使刀柄下端侧方的槽口嵌入刀片中间的槽口，应从刀片槽口上方向尖端嵌入；卸下：用持针器夹住刀片背侧尾端边缘轻轻上翘，向上推即可取下（图 4－11）。

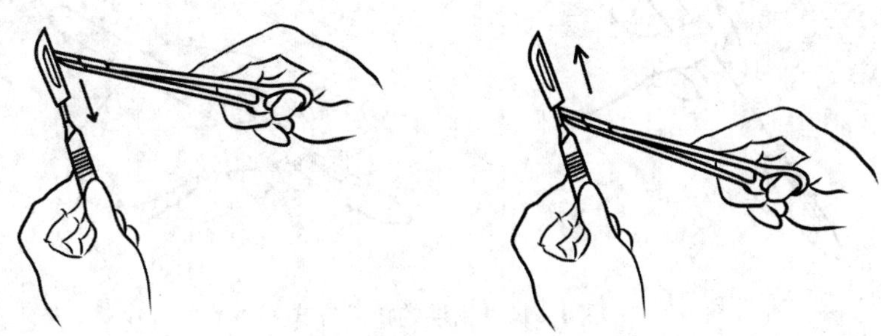

图 4－11 刀片装卸方法

（三）功能

用于切开组织和解剖组织。

（四）执刀法

正确执刀方法有以下四种。

1. 执弓式 又称指压式，是最常用的一种皮肤切开的方式，动作灵活、范围广，拇指在刀柄下，借示指在刀柄上加压，凭腕部用力，将较坚韧的组织或皮肤切开。一般用于较长的皮肤切口及腹直肌前鞘的切开等（图 4－12）。

2. 执笔式 呈握笔的姿势，适用于小切口或精细解剖操作，如解剖组织（分离血管、神经等）和锐性分离（图 4－13）。

3. 握持式 持刀较稳。切割范围较广，适合力量较大的切开。用于较长的皮肤切口或大块组织切除。如肌腱切开及截肢等（图 4－14）。

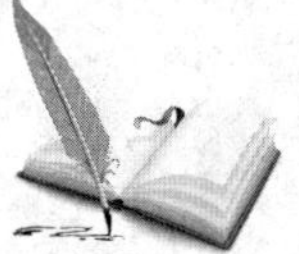

4. 反挑式 即刀刃向上，由下向上挑，防止深部组织损伤，适用于浅表脓肿切开引流、

刺破空腔脏器如血管或胆总管等（图4－15）。

任何一种执刀方式，都应以刀刃突出面与组织呈垂直方向，逐层将组织切开，切记不要以刀尖部用力操作，避免执刀过高控制不稳，同时过低亦妨碍视线，要抓持适中（图4－16）。

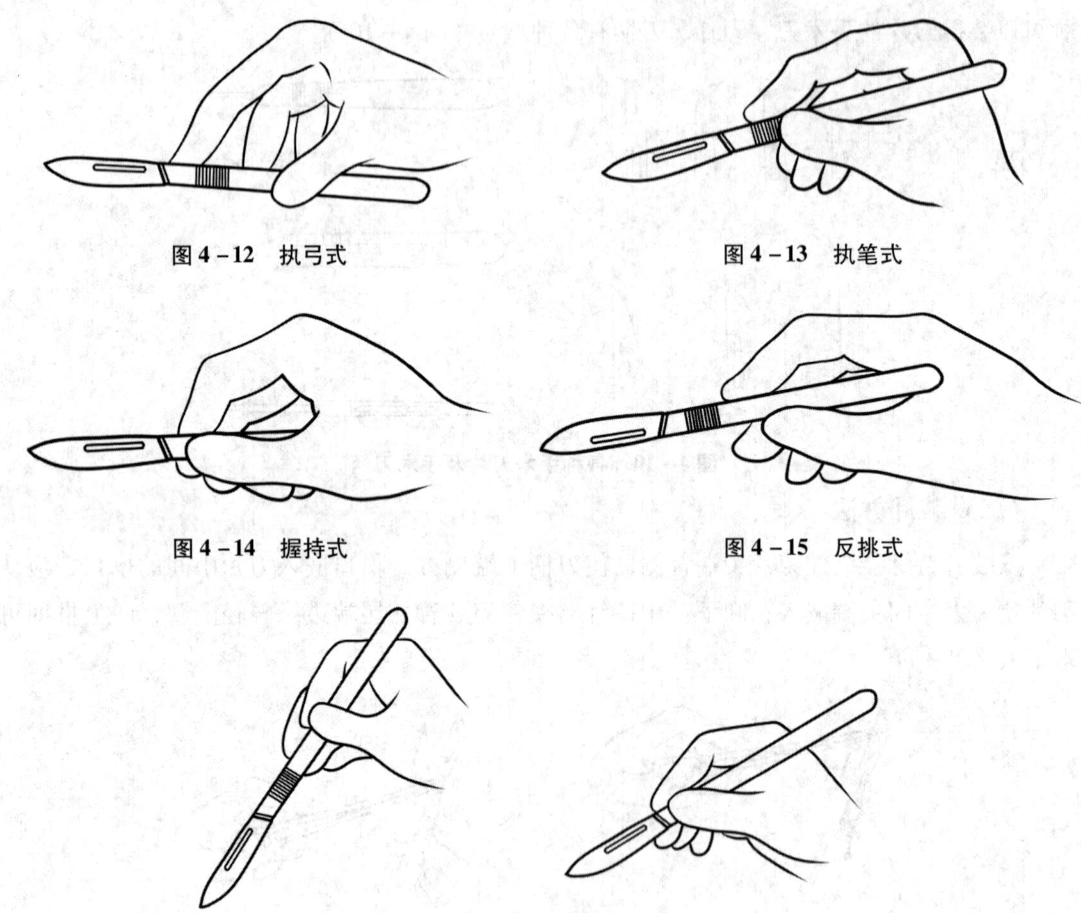

图4－12　执弓式

图4－13　执笔式

图4－14　握持式

图4－15　反挑式

图4－16　错误的执刀方式

（五）手术刀的传递法

传递手术刀时，传递者（常为器械护士）应握住刀柄和刀片衔接处的背侧，将刀柄末端送至术者的手里。切记不可将刀刃端传递给术者，以免造成刺伤（图4－17）。

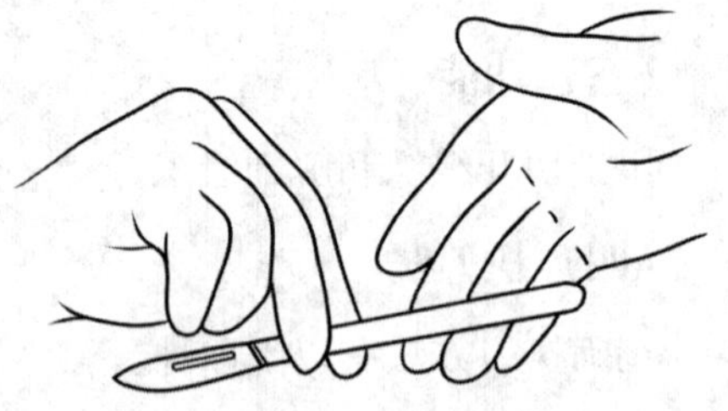

图4－17　刀的传递法

目前应用的还有高频电刀，超声刀等，具有切割、分离组织及电凝止血作用。

二、手术剪

（一）分类

根据其结构特点及用途分为线剪及组织剪。分别有不同的大小型号。

1. 线剪　又分拆线剪和普通线剪，多为直剪。前者一侧头端带有小钩，便于拆线；后者头端尖，刃较厚（图4－18）。

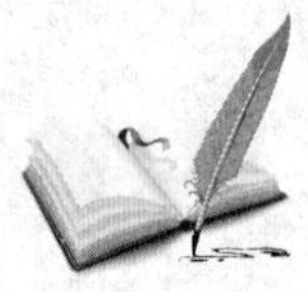

2. 组织剪　尖端较薄而尖，有一定弯度，刃锐利而精细。有大小以及直、弯之分，通常浅部手术操作用直剪，深部手术操作用则用弯剪（图 4 - 19）。

（二）正确持剪刀法

为拇指和环指分别插入剪刀柄的两环内，但不宜过深，中指放在环指指环的剪刀柄上，食指压在轴节处起稳定和向导作用，拇指插入指环时不要超过指间关节，便于操作（图4 - 20）。

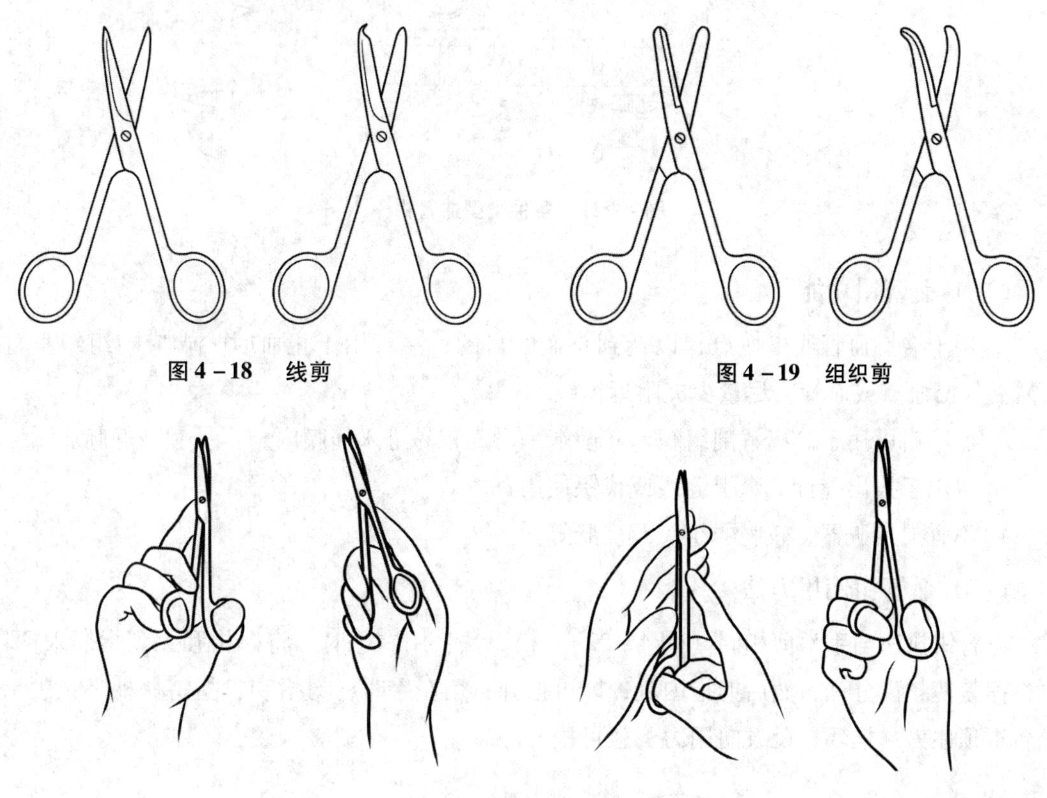

图 4 - 18　线剪　　**图 4 - 19　组织剪**

图 4 - 20　持剪法

（三）功能

1. 线剪　用于剪断缝线、裁剪敷料和修剪引流管等。

2. 组织剪　一是剪断组织（即锐性分离）；二是分离组织（即钝性分离），可用闭合的剪刀头端，插入组织间隙后缓缓撑开，可穿通无血管组织和分离疏松粘连，如用于系膜、网膜的分离等。

三、血管钳

血管钳主要用于钳夹出血点或血管，又称止血钳。

（一）血管钳种类

根据齿槽床的不同，分为弯、直、直角、弧形（如肾蒂钳）等。根据术野的深浅有大、中、小及纹式血管钳。无损伤血管钳主要用于血管手术的血管钳，齿槽的齿较细、较浅，弹性较好，对组织的压榨作用及对血管内膜、血管壁的损伤均较轻（图 4 - 21）。

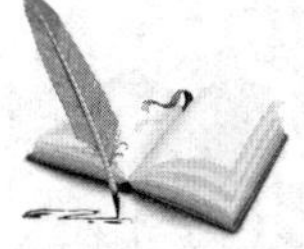

弯血管钳用于钳夹血管出血或深部组织。直血管钳用于夹持皮下及浅层组织出血。有

齿血管钳用于钳夹较厚组织及易滑脱组织内的血管出血，例如大网膜、肠系膜等，前端齿可防止滑脱。整形及面部等精细手术的止血应用蚊式血管钳或显微器械。

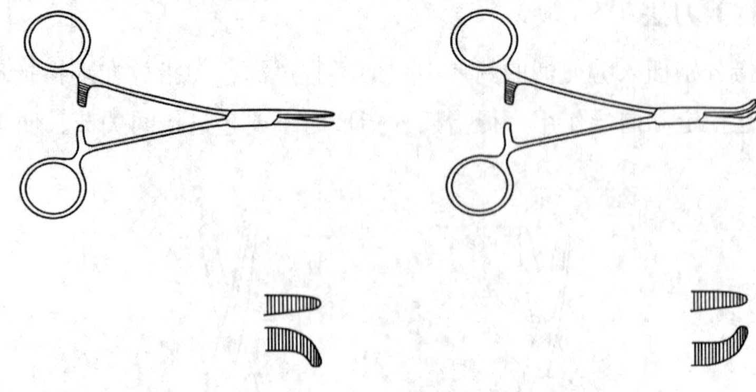

图4－21　各种类型血管钳

（二）血管钳功能

1. 用于夹持血管或出血点，以达到止血的目的；注意用于止血时尖端应与组织垂直，只需夹住出血点或血管，尽量少夹附近组织。

2. 血管钳可用于分离解剖组织，其前端平滑，较易进入筋膜内，不易刺破静脉。

3. 也用于拔出缝针、牵引缝线或代镊使用。

4. 不宜夹持脏器、较脆弱组织及皮肤等。

（三）血管钳使用方法

血管钳执法与手术剪相同（图4－22）。松钳法：用右手时，将拇指和无名指插入柄环内，捏紧使扣齿分开，然后拇指内旋，即可松开；用左手时，拇指和食指持一柄环，中指、无名指顶住另一柄环，反方向用力，就可松开。

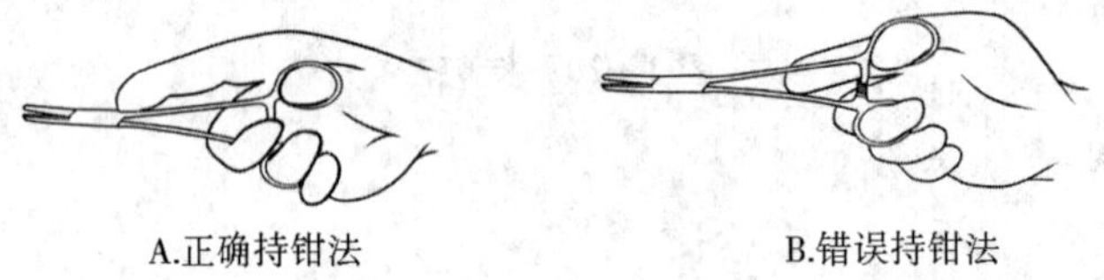

图4－22　止血钳使用方法

四、手术镊

（一）结构分类

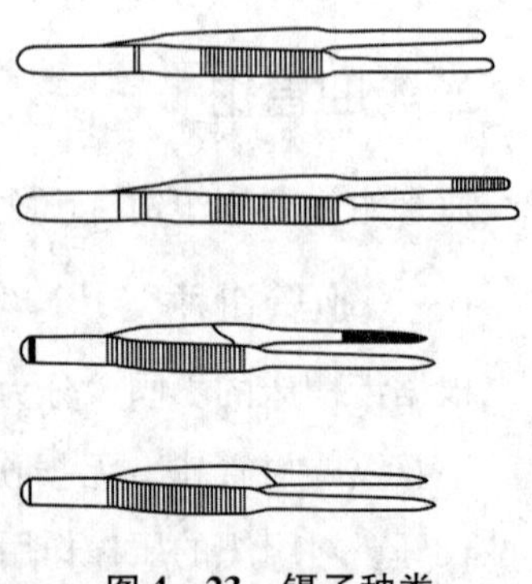

图4－23　镊子种类

根据手术镊尖端的结构特点分为（图4－23）。

1. 无齿镊　又叫平镊或敷料镊。尖端无对合齿，用于夹持脆弱的组织。浅部操作时用短镊，深部操作时用长镊。在血管、神经等手术中常用尖头平镊，对组织损伤较轻。

2. 有齿镊　又称组织镊，镊的尖端有尖锐的对合齿，齿又分为细齿与粗齿，细齿镊用于精细手术，如整形手术、肌腱缝合等；粗齿镊用于夹持较硬的组织，如肌腱、皮肤等。

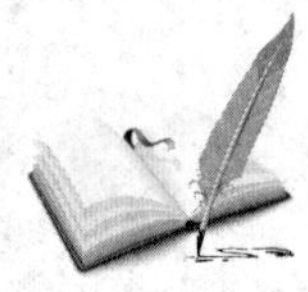

因其尖端有钩齿、夹持牢固，但对组织具有一定损伤。

（二）持握姿势

以拇指对中指，示指附上固定方向，执稳适当用力握住即可（图4－24）。

考点提示

手术镊的选择及正确握持姿势。

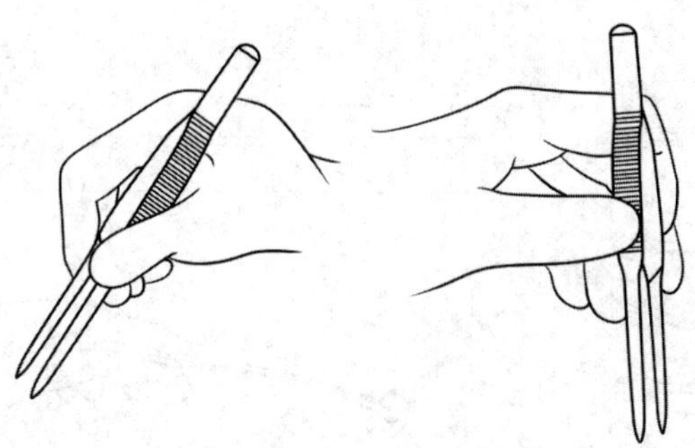

图4－24　正确执镊姿势

（三）作用

用于夹持或提起组织，便于分离、切开或缝合等手术操作。

五、持针钳

持针钳又称持针器。主要用于夹持缝针，缝合各种组织。有时也用于器械打结。正确的使用方法为用持针器的尖端夹住缝针的中、后1/3交界处为宜，右手缝合时，夹持的针尖应向左，左手缝合时，夹持的针尖应向右，缝线应重叠1/3，且将缝线重叠部分也放于持针器尖端开口处。常用的持针钳拿法有如下几种。

1. 掌握法　俗称一把抓，即用手掌握拿持针器（图4－25）。优点是缝合稳定，容易改变缝合针的方向，方法灵活旋转幅度较大，操作方便较常用。

2. 指套法　传统执钳法（图4－26）。正确的方式为用拇指、环指套入钳环内，控制其开与合时的动作范围。

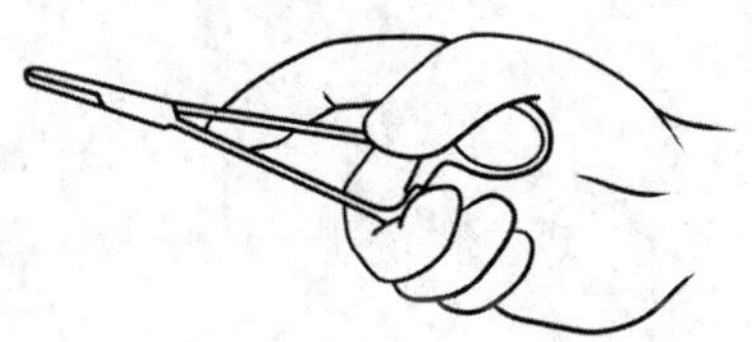

图4－25　掌握法

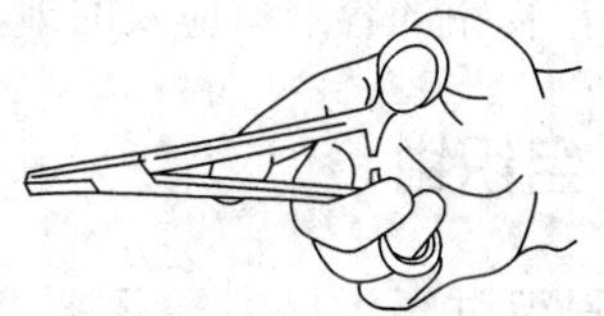

图4－26　指套法

3. 掌指法　拇指插入持针器一环内，示指放在钳的前半部做支撑引导，其余三指压钳环固定于掌中。拇指可以进行上下开关，控制持针器的合拢与张开（图4－27）。

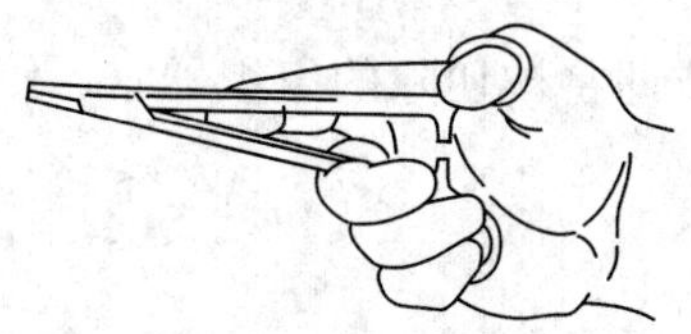

图4－27　掌指法

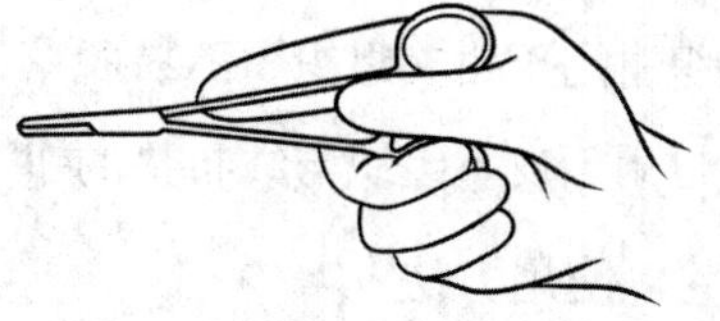

图4－28　掌拇法

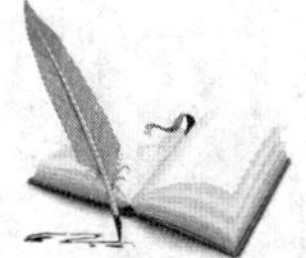

4. 掌拇法 手掌及拇指握住持针器，扣齿关闭并位于虎口区，其余手指握住指环。（图4－28）。

六、海绵钳

亦称卵圆钳，也称持物钳（图4－29a）。

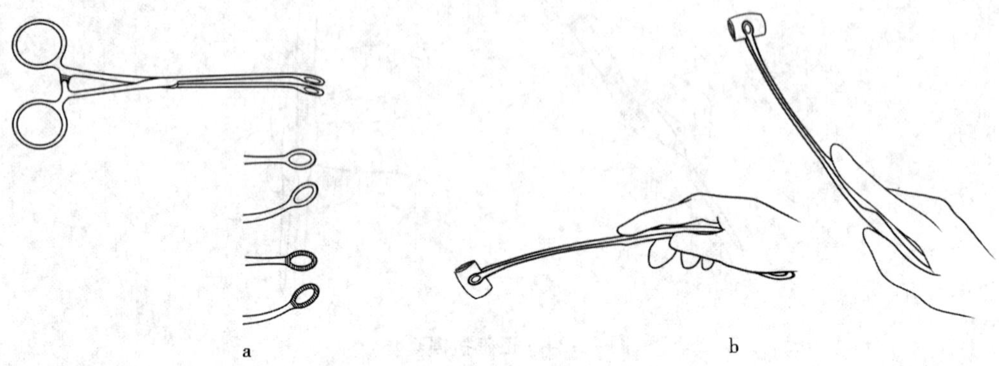

图4－29 海绵钳及其用法

（一）种类

分为无齿纹、有齿纹两种。

（二）功能

有齿纹的主要用以传递、夹持已消毒的器械、缝针、缝线、敷料及引流管等，也用于钳夹蘸有消毒液的纱布棉球，以消毒手术野的皮肤，或用于手术野深处拭血。无齿纹的海绵钳用于协助暴露，夹持脏器。

（三）取物时需注意以下几项

1. 尖端应始终朝下，不可将其尖端（即浸入消毒液内的头端）朝上，否则会将消毒液流到柄端的有菌区域，在放回时液体反流会使尖端污染（图4－29b）。
2. 专用夹取无菌物品的卵圆钳，不能用于换药。
3. 放持物钳的容器口应及时遮盖。

七、组织钳

亦称鼠齿钳。

（一）结构特点

钳柄较狭窄，头端有一排细齿，弹性较好，有大小型号之分（图4－30）。

（二）作用

组织钳用于钳夹组织，不易脱落，如筋膜、皮瓣或即将被切除的组织器官，便于进行手术；也用于皮下组织与纱布垫的钳夹固定。

（三）使用方法

组织钳的执法、关、开放方法与血管钳相同。

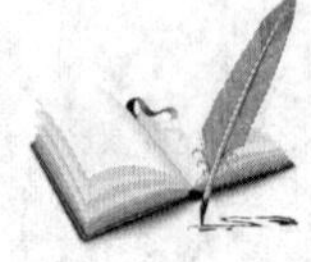

八、布巾钳

（一）结构特点

其尖端为相互重叠的两个弯曲的细齿（图4－31）。

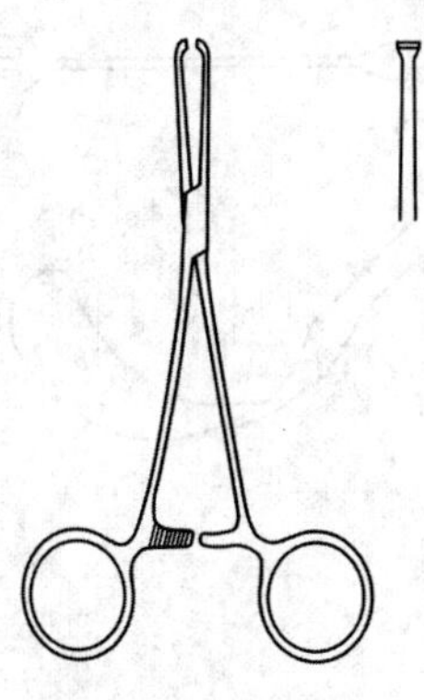

图4－30　组织钳

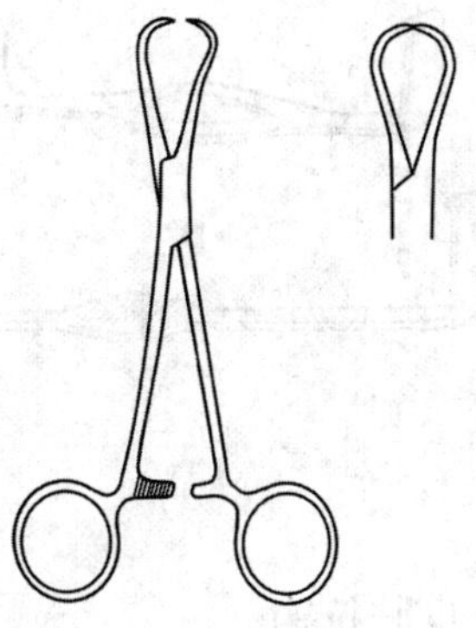

图4－31　布巾钳

（二）作用

用于固定、夹持铺盖手术切口周围的切开巾。

（三）持握姿势

布巾钳的执法、开放、关闭也与血管钳相同。

九、肠钳（肠吻合钳）

用于夹持肠管，弹性好，齿槽薄，对组织损伤小，使用时可外套乳胶管，以避免对肠壁的损伤（图4－32）。

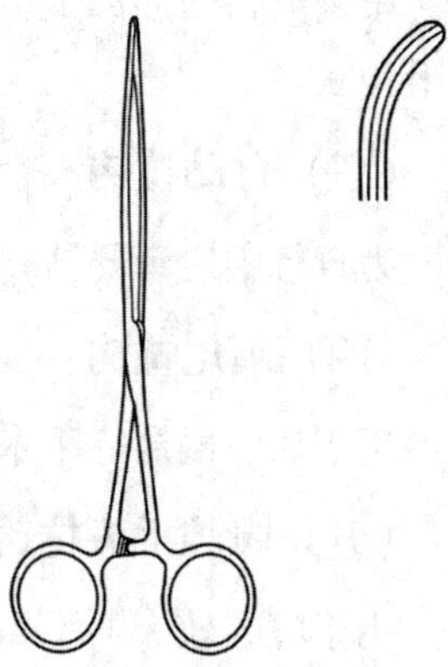

图4－32　肠钳

十、胃钳

用于钳夹胃以便于胃肠吻合，轴为多关节，力量较大，压榨力强，齿槽为直纹且较深，组织不容易滑脱（图4－33）。

十一、腹膜钳

仅用于夹持腹膜，钳尖为较锐利的单齿状咬合，对组织损伤较大（图4－34）。

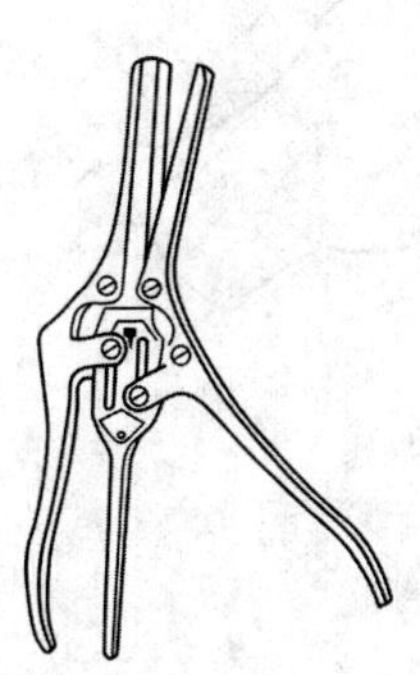

图4－33　胃钳

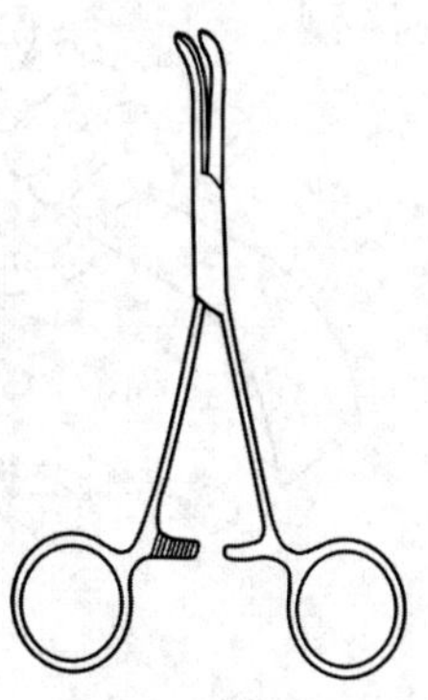

图4－34　腹膜钳

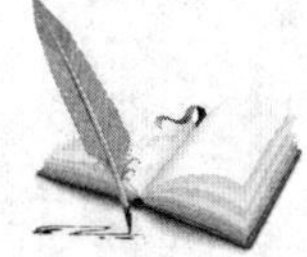

十二、牵开器

又称拉钩或牵开器，是显露手术野必用的器械。常用几种拉钩介绍分别如下（图4－35）。

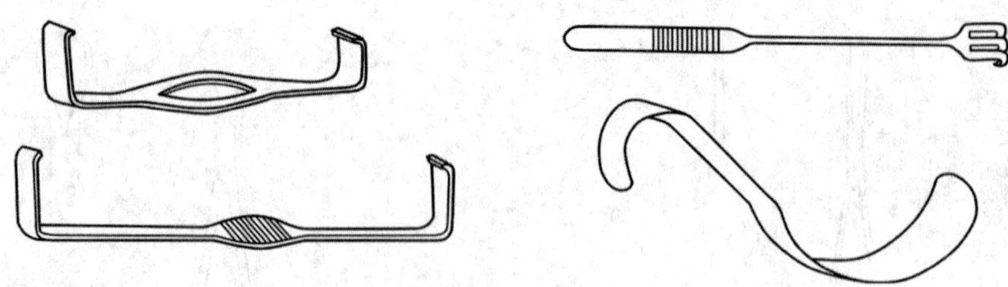

图4－35　各种拉钩

（一）皮肤拉钩

用于浅部手术的皮肤牵开，呈耙状的牵开器。

（二）甲状腺拉钩

用于甲状腺部位手术的牵拉显露，也可用于腹部手术中腹壁切开时的皮肤及肌肉牵拉，呈平钩状。

（三）自动拉钩

为自行固定牵开器，胸腔、腹腔、盆腔手术均可应用。

（四）阑尾拉钩

用于疝、阑尾等手术中腹壁牵拉，牵开器呈钩状。

（五）腹腔平头拉钩

用于腹腔较大的手术，平滑钩状较为宽大。

（六）S状拉钩

是一种类似“S”型状的腹腔深部拉钩。拉钩时应用纱垫将组织与拉钩隔开，均匀牵拉用力，切勿突然用力或用力过猛，以免损伤组织。正确持拉钩方法是掌心向上（图4－36）。

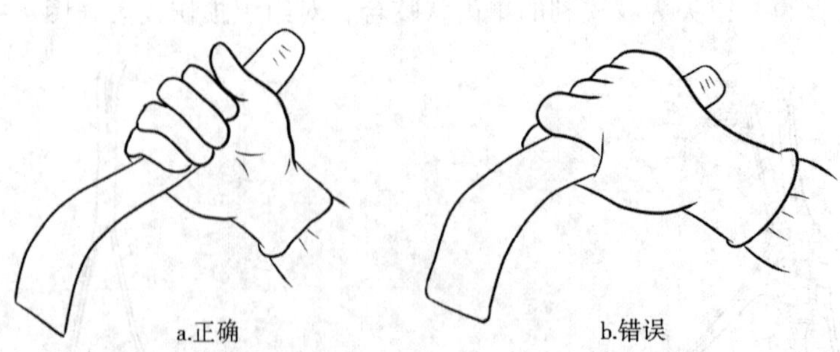

图4－36　拉钩使用方法

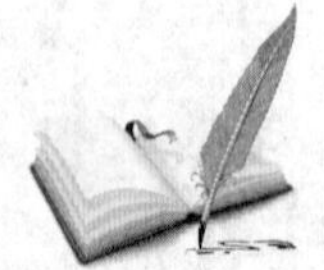

十三、吸引器

吸引器由吸引头、橡皮管或塑料材质接头、吸引瓶及动力部分组成。用于吸除手术野中出血、脓液、渗出物、空腔脏器中的内容物，使手术野保持清晰，避免造成污染（图4－37）。吸引头的外形和结构有多种多样，主要有套管型及单管型，尾部以胶管接于吸引瓶上待用。套管吸引头用于吸除腹腔及胸腔内的液体，其外套管近头部有多个侧孔，可有效避免肺组织、大网膜、肠壁等软组织被吸住、堵塞吸引头。单管吸引头用于吸除胸、腹腔内液体及术野的血液渗出等。

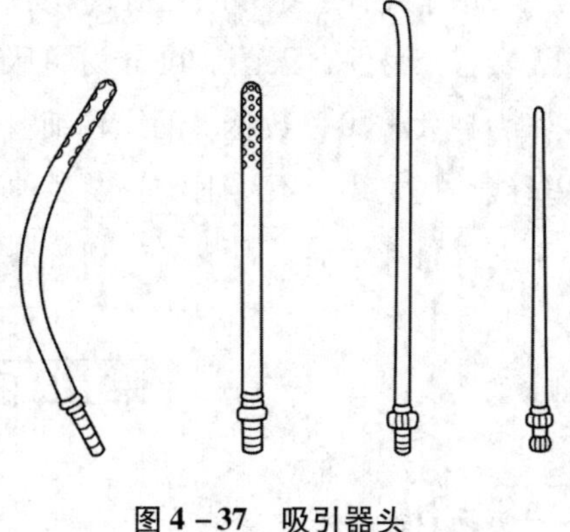

图4－37 吸引器头

十四、缝针

用于各种组织缝合的器械，根据针尖形状可分为角针和圆针。圆针无刃缘，损伤小，应用范围最大，用于缝合胃肠道、血管、肌肉、筋膜、皮下组织等。三角针前半部为三棱形刃缘，较锋利，用于缝合皮肤、软骨、韧带等坚韧组织，损伤性较大。根据弧度不同又分为1/2，3/8弧度等（图4－38，4－39），弧度大者常用于深部组织。用弯针缝合时，需顺弯针弧度从组织拔出，否则容易造成缝针折弯断裂。

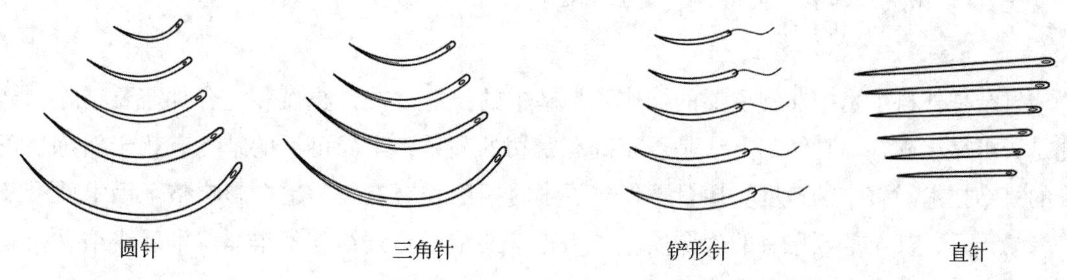

图4－38 缝针

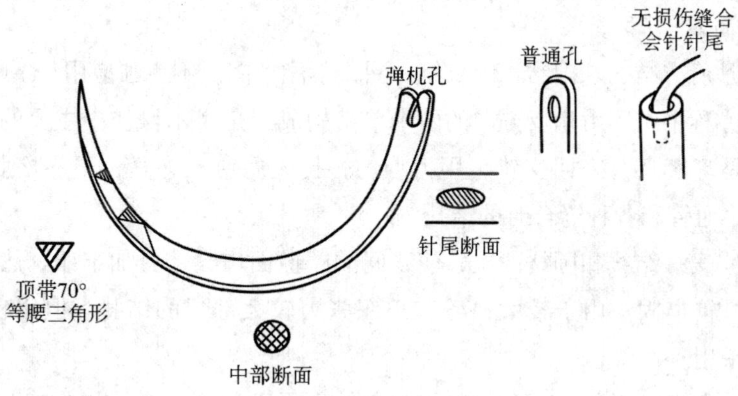

图4－39 无损伤缝合针

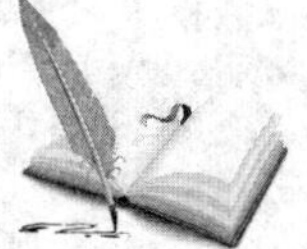

十五、缝线

用于缝合组织和结扎血管。手术缝线应具备条件：有一定张力，易打结，排斥反应小，无毒害，易保存灭菌。可分为可吸收缝线和不可吸收缝线两大类。正号数越大缝线越粗，张力越大。“0”数越多的线越细。可吸收缝线主要有肠线及合成纤维线；不吸收缝线有蚕丝线、尼龙线、不锈钢丝等很多种。现在已有特殊缝合材料主要有：外科拉链、医用粘合剂、外科缝合器（订皮器、吻合器等）。

第三节　外科手术打结法

扫码“学一学”

案例导入

患者，25 岁，农民。因“转移性右下腹痛 1 天，加重半天”急诊入院。1 天前因腹部受凉后觉上腹和脐周痛，呈持续性。伴恶心呕吐，呕吐物为胃内容物。发病 2 小时后感右下腹痛加剧，来急诊按“急性阑尾炎”给予对症治疗后未见缓解。今晨右下腹痛加剧，后渐渐波及全腹，剧痛，持续性。既往无特殊病史。经讨论：急性阑尾炎诊断明确，应行急诊手术治疗。

请问：

简述手术操作步骤和常用器械及其使用方法。

打结是外科手术中非常重要的操作，是基本的技能之一，止血和缝合都需要结扎，结扎是否可靠牢固，与打结的方法是否正确有密切的关系，牢固可靠的结扎有赖于熟练、正确的打结技术。打结的速度与质量不仅与手术时间的长短有关，也会影响整个手术质量及患者的预后，甚至危及患者的生命安全。不正确的结可导致结扎不牢靠，术后线结易松脱引起术后出血、吻合口及继发感染等。

（一）结的种类（图 4－40）

正确的结有以下几种。

1. 单结　是所有结的基础结，因只绕一圈，不能牢固，不单独应用。

2. 方结　亦称平结，由相反方向的两个单结构成，是手术操作中主要的打结方式。其特点是结扎线是环套环，来回交错，用力均匀，打成后愈拉愈紧，不易松脱，可靠牢固。多用于结扎较小血管和各种缝合时的结扎。

3. 外科结　第一结线扣围绕两次，使线间的摩擦面增大，更加牢靠。然后打第二结线扣时不易松脱，较牢固。用于较大血管和组织张力较大部位的结扎。但比较麻烦及费时，手术中一般不采用。

4. 三重结　又称三叠结，就是在打好的方结上再重复第一个结，共三个结，第三个结与第二个结的方向相反，与第一个结方向相同，以加强结扎线间的摩擦力，因而牢固可靠，常用于较大动脉和张力较大组织缝合，尼龙线、肠线的打结也常用。缺点为遗留在组织内的结较大。

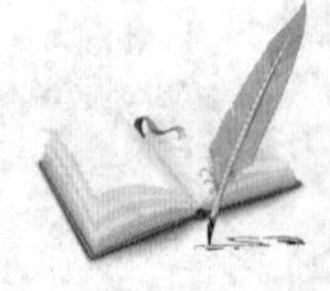

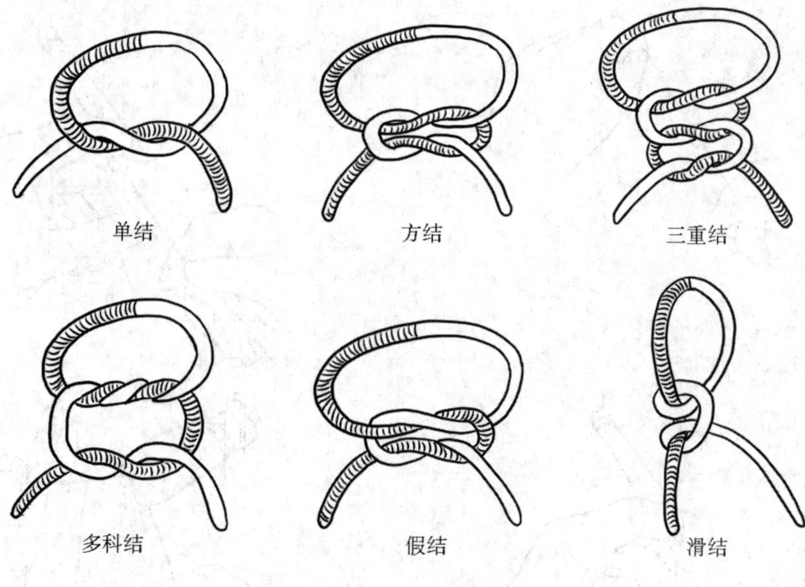

图 4-40　结的种类

错误的结有以下几种。

1. 假结　又称“十字结”、顺结。结扎后易自行松脱。由两个完全相同方向的单结构成，手术中不使用。

2. 滑结　在打方结时，双手用力不均匀，使结线彼此垂直重叠，而形成滑结，手术中不宜采用此结，特别是在大血管结扎时应力求避免使用。

（二）打结方法及技术

方结的打结可分为单手打结、双手打结及器械打结三种方法。

1. 单手打结法　应用广泛，简单、迅速，左右两手均可操作。打结时，由左手持线，右手动作打结。拉线作结时要注意线的方向。此法适合于各个部位的结扎（图 4-41）。

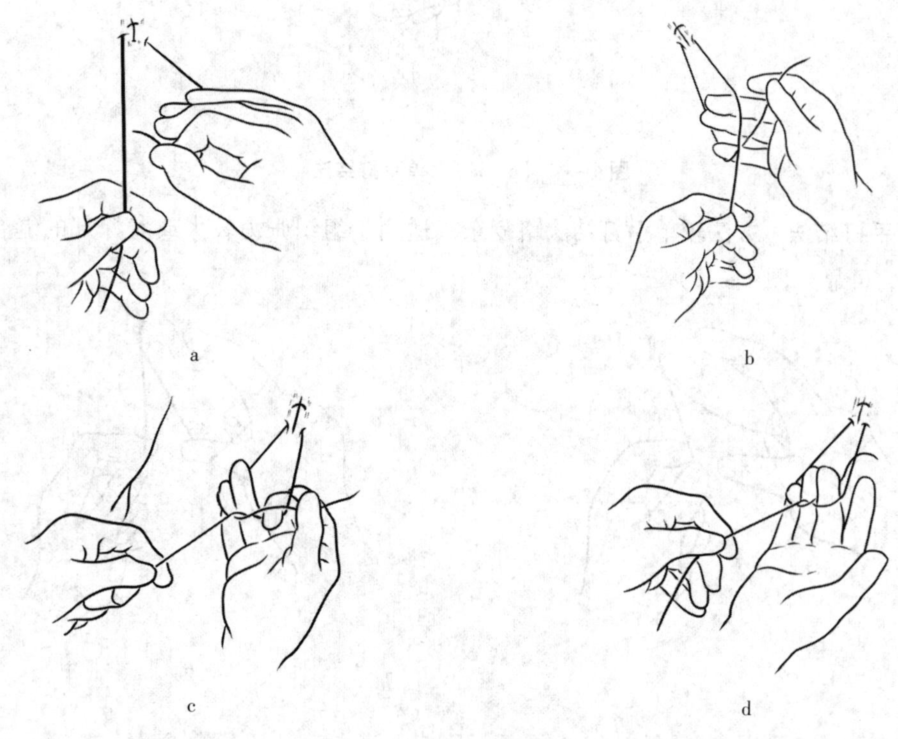

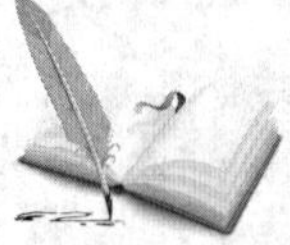

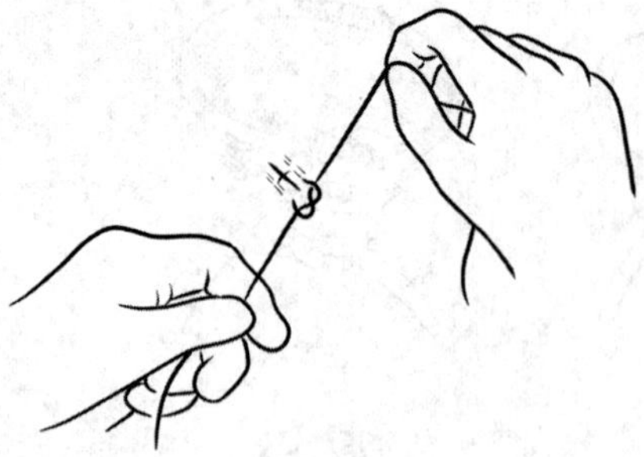

e

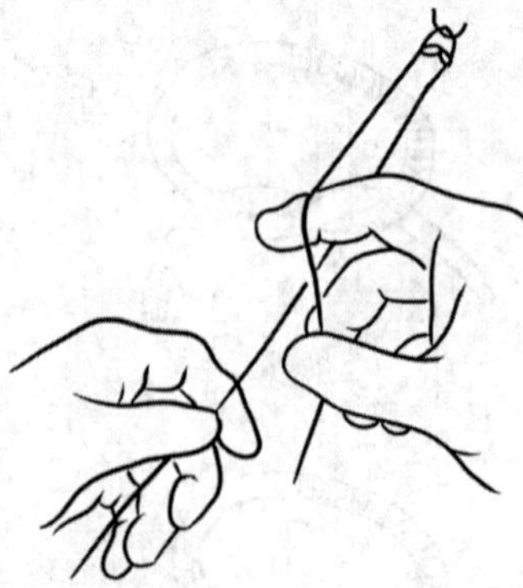

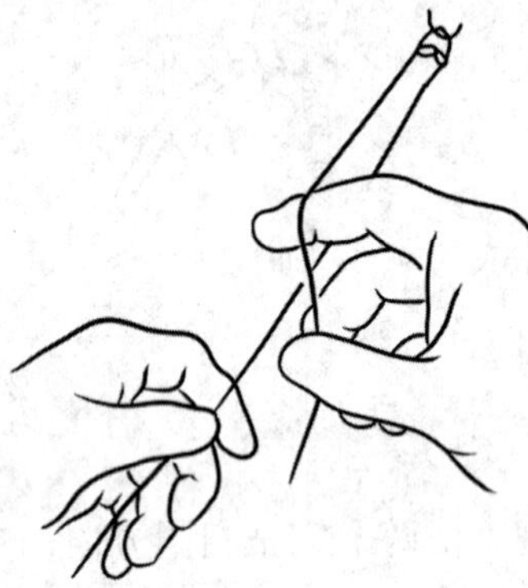

g

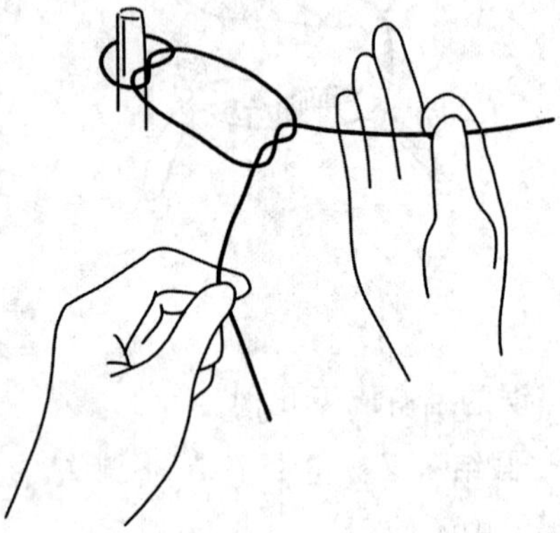

h

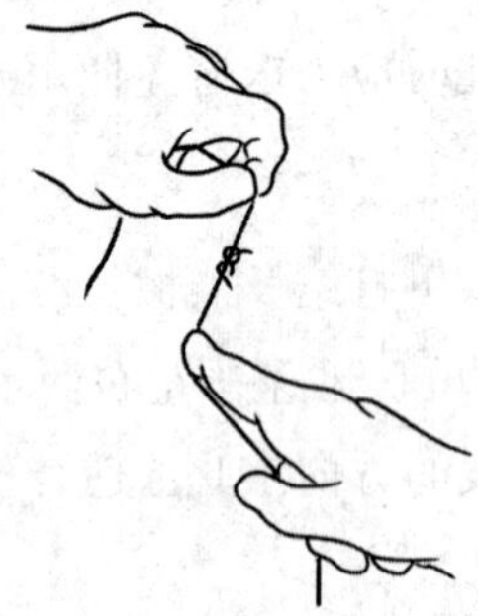

i

图4－41（a－i） 单手打结法

2. 双手打结法 方法较单手打结法略复杂。适用于组织张力较大或对深部的缝合结扎较为方便、可靠（图4－42）。

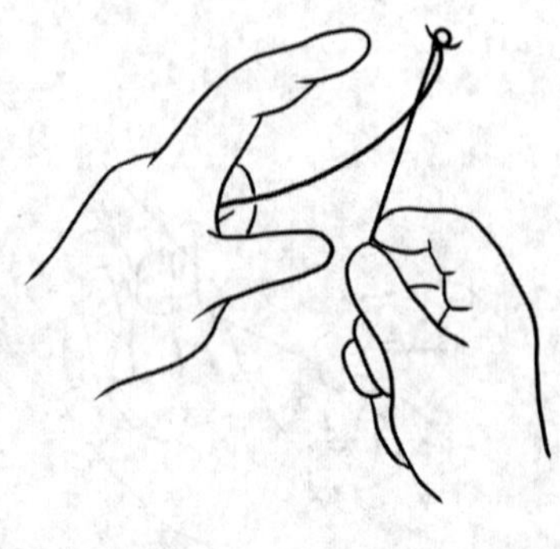

a

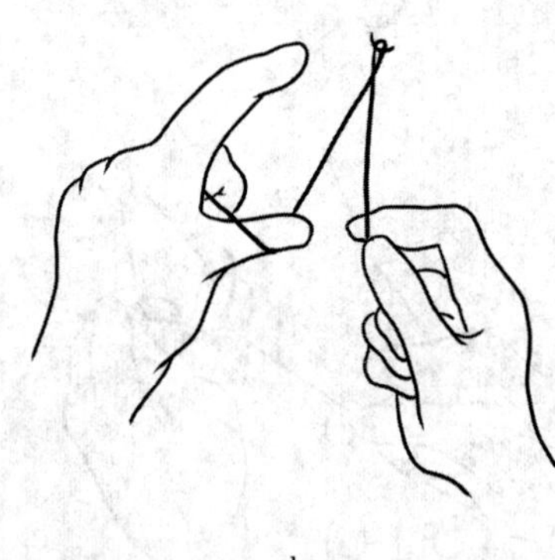

b

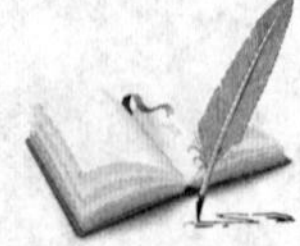

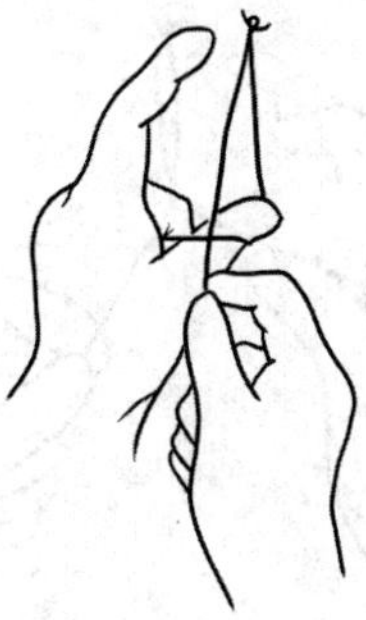

c

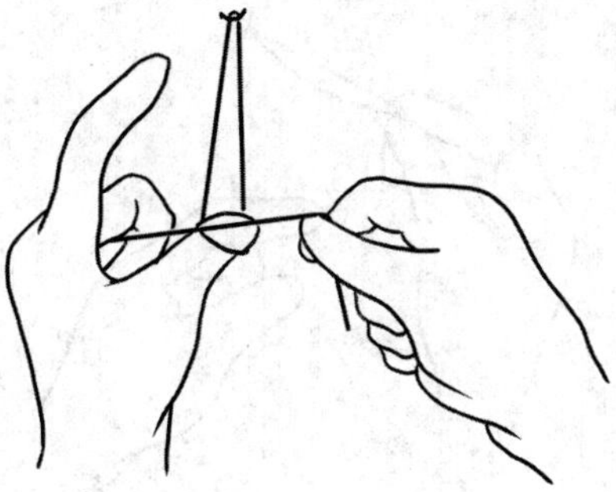

d

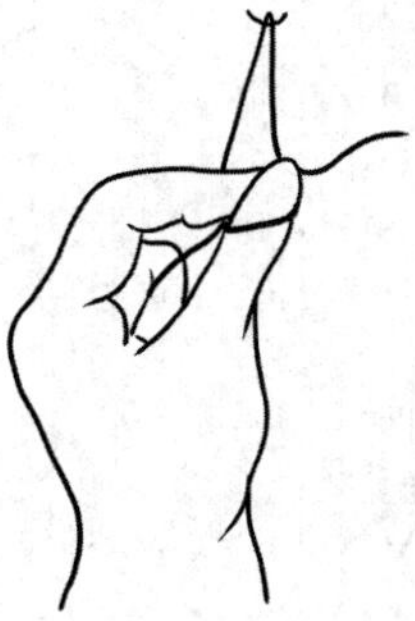

e

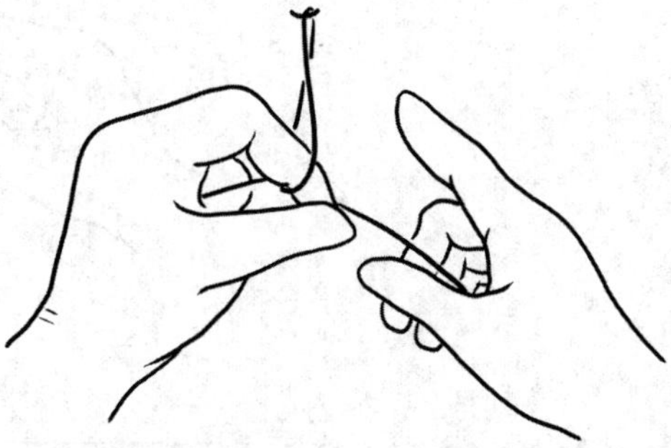

f

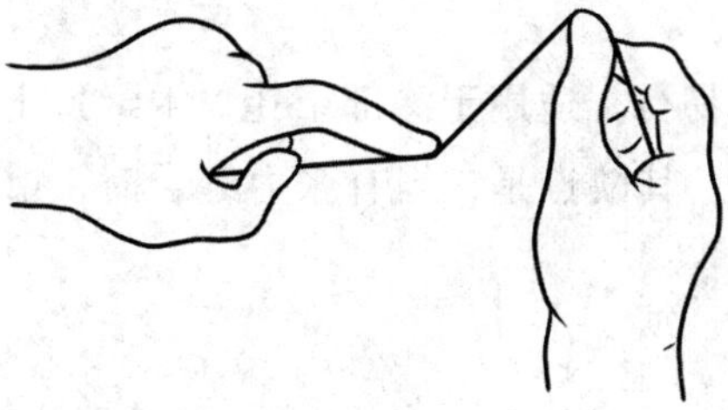

g

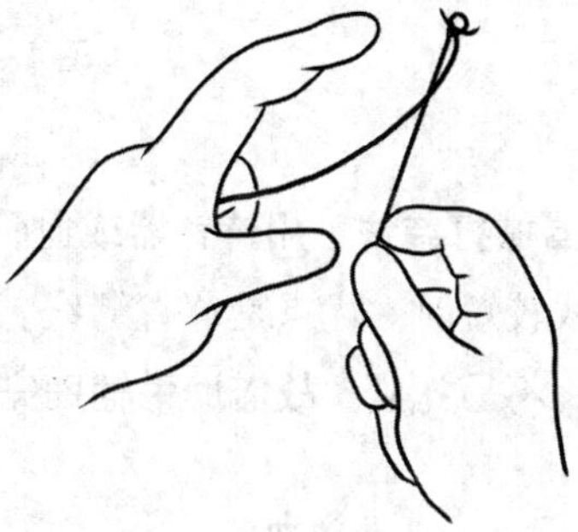

h

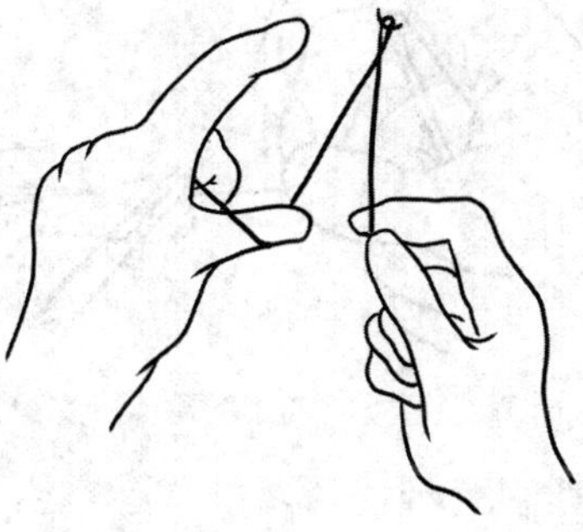

i

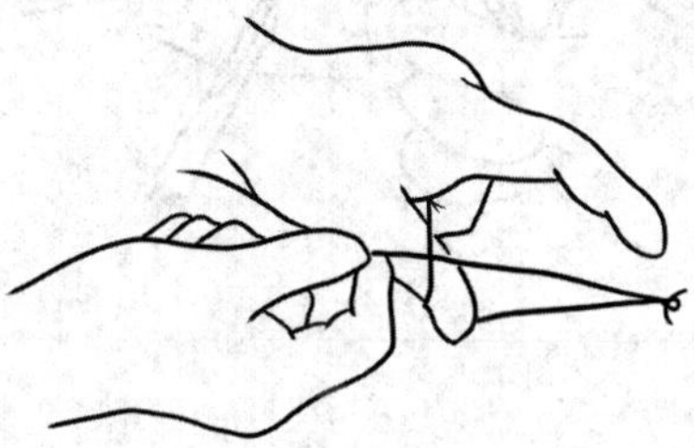

j

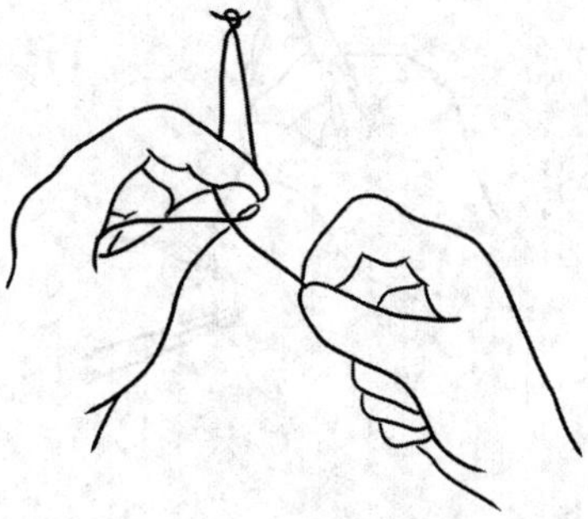

k

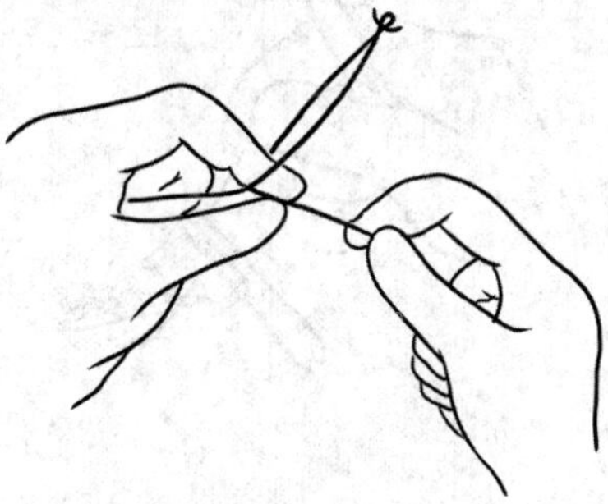

l

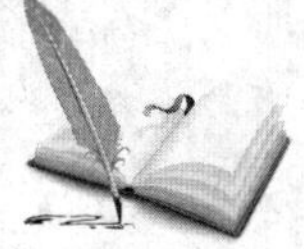

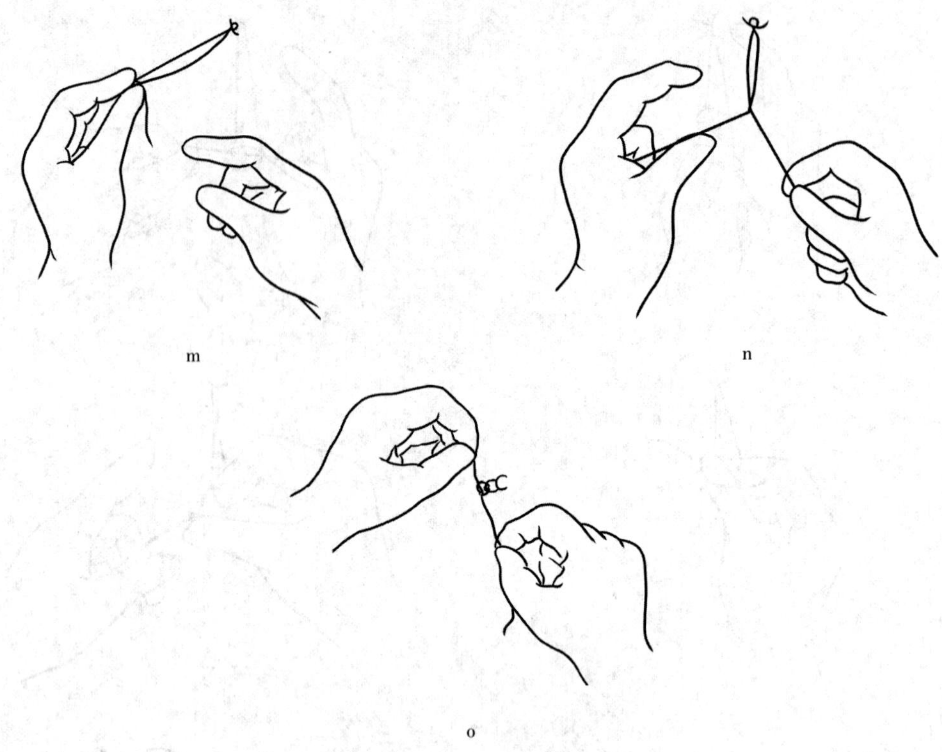

图4-42（a-o） 双手打结法

3. 器械打结法 用持针器或血管钳打结，简单易行。适用于深部结扎、术野狭小的结扎或缝线较短时。优点是节省缝线，节约穿线时间。其缺点是，当有张力缝合时，第一结易松脱，不易扎紧。故需助手辅助完成（图4-43）。

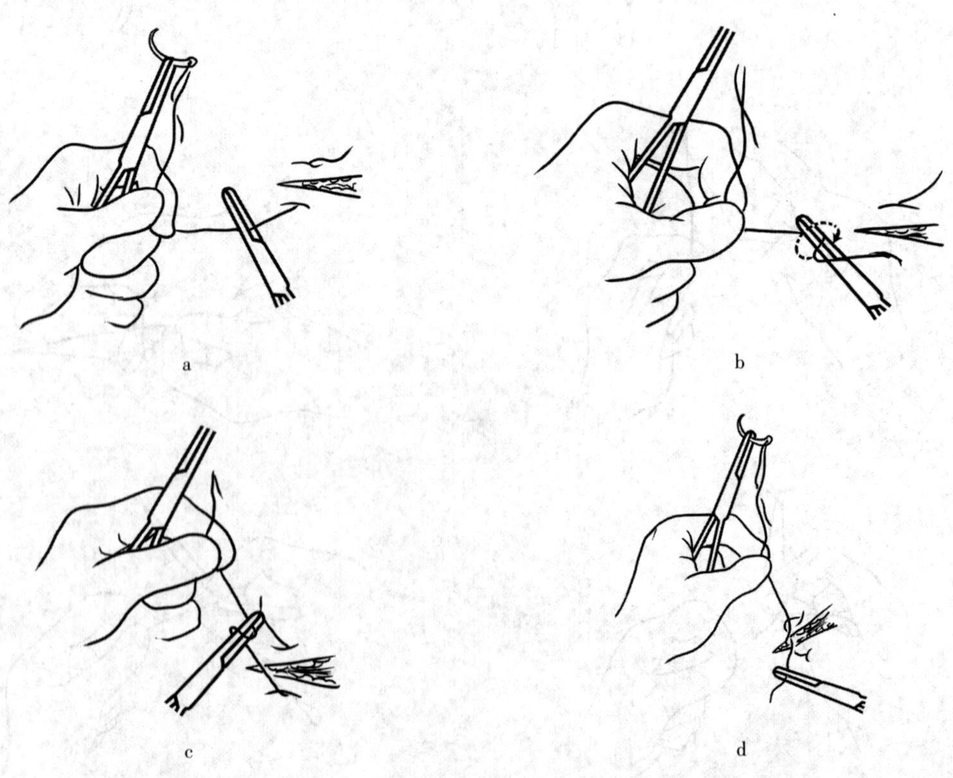

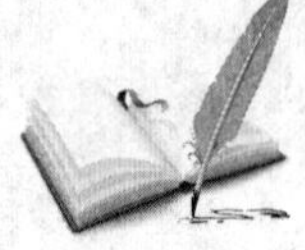

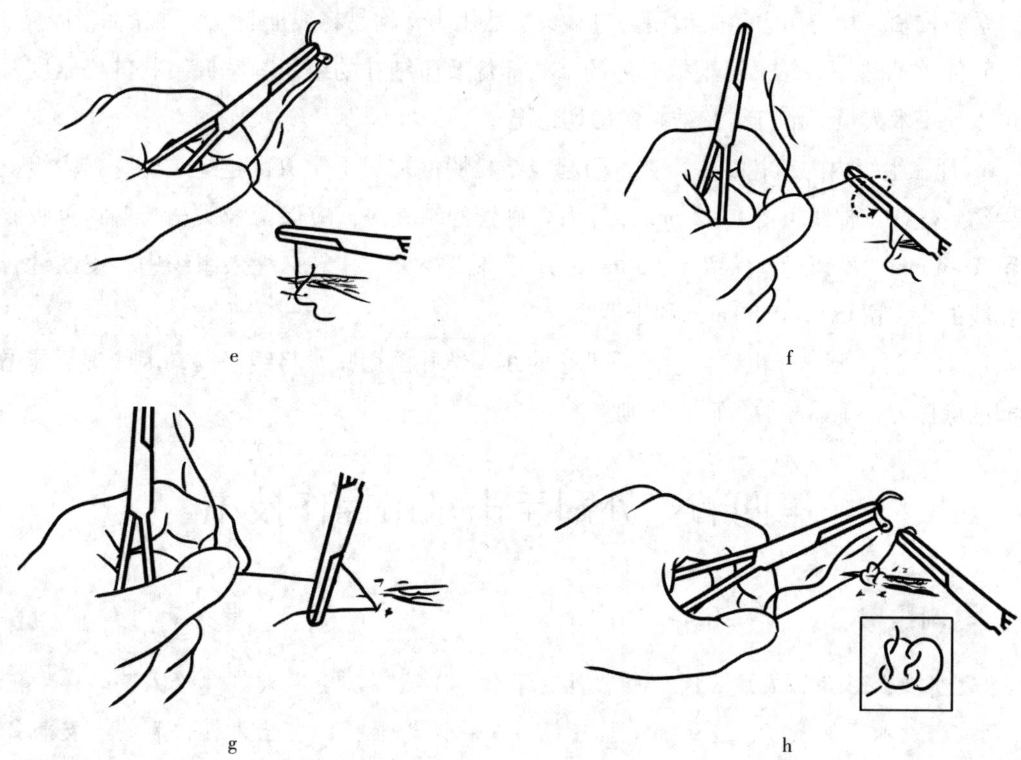

图4-43　器械打结法

（三）打结时注意事项

1. 在打结的过程中，要正确持线，指腹持线摩擦力大不易滑脱，两手要均匀用力，否则，可能形成滑结。打结线后收紧时要求三点成一直线，两手用力相等，每一结均应放平后再拉紧。避免由于对结扎组织的牵拉，造成撕裂、撕脱（图4-44）。

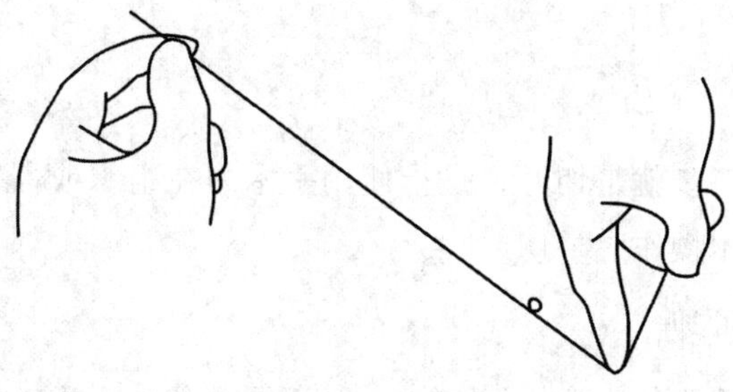

图4-44　两手用力均匀

2. 不论用何种打结方法，二结的方向不能相同，否则形成假结，易松脱。若开始打第一结前缝线已处交叉状态，结扎后双手不交叉，拉紧缝线，第二结结扎后双手再交叉；若开始打第一结前缝线处于平行状态，结扎后双手交叉拉紧缝线，第二结结扎后则双手不交叉。但在实际手术操作中的打结，可能打结的方向因术野及操作部位的限制而有范围较小的方向性改变。改变应在小于90°的范围内；如果大于90°或接近180°，就会出现滑结或折断线的可能。

3. 打第二结时，第一结不应松弛，双手稍带力牵引结扎线不松开打第二结，或者助手可用止血钳压住第一结处，待第二结收紧扣时，再移去止血钳即完成。

4. 结扎时，两手持线距离不宜离线结过远，尤其是深部打结时，可用一手指按线近结

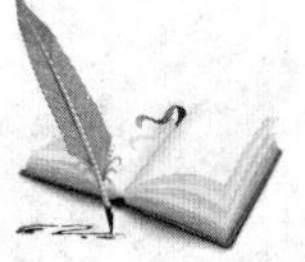

处，缓缓拉紧，均匀用力。防治用力过猛或突然用力，均易将线扯断或未扎紧而滑脱。

5. 应在直视下打结。可根据具体的结扎部位及所结扎的组织，掌握结扎的松紧度，并且可以使手术人员了解打结及结扎的确切情况。

6. 埋在组织内的结扎线头，在不引起线结松脱的前提下，剪得越短越好，减少组织内的异物。丝线、棉线可留 1～2 mm，若为大血管的结扎时，应保留线头稍长些；可吸收线保留 3～4 mm；不锈钢丝保留 5～6 mm，并应将“线头”扭转，埋入组织中；皮肤缝合的结扎线的线头留 0.5～0.8 cm，利于拆线。

7. 打结时，要选择粗细合适的质量好的线。结扎前用盐水将线浸湿，因线湿后能增加线间的摩擦力，不易松脱。而干线则易断。

第四节　外科手术基本操作技术

扫码“学一学”

案例导入

患者，25 岁，农民。因“转移性右下腹痛 1 天，加重半天”急诊入院。1 天前因腹部受凉后觉上腹、脐周痛，呈持续性。伴恶心呕吐，呕吐为胃内容物。发病 2 小时后感右下腹痛加剧，来急诊按“急性阑尾炎”给予对症治疗后未见缓解。今晨右下腹痛加剧，后渐渐波及全腹，剧痛，持续性。既往无特殊病史。经讨论：急性阑尾炎诊断明确，应行急诊手术治疗。

请问：

请简述手术人员的一般准备过程及手术区消毒铺巾过程。

一、切开

外科手术操作的第一步就是切开，是指使用手术刀在组织或器官上造成切口的外科操作过程，是外科手术基本操作之一切。

（一）选择切口的原则

正确的切口是做好手术的重要因素之一，对不同部位的手术，可采用各种常规的和非常规的切口。多年来，外科专家们对很多外科疾患创造了许多典型的定型切口，这对手术成功起了重要作用。

切开首先是选择切口，切口的选择是手术显露的重要步骤，对各部手术的切口选择应根据各种手术的特殊性以及手术野显露的需要全面分析而定，在切口选择上应考虑以下几点。

1. 切口应取在病变部位附近，通过最短途径以显露病变的最佳术野。

2. 切口应避免组织损伤过大，不损伤重要的解剖结构如神经、血管等；不影响该部位的生理功能，避免垂直通过腋窝、肘窝等部位或作在手掌、足底等敏感、负重的部位，以免术后瘢痕受压，影响功能；关节部位切口至关节平面时应尽量与关节轴相平行。

3. 应根据患者的体型、病变深浅、手术的难度及麻醉条件等因素来计划切口的大小。避免过小的切口，以免在术中因用力牵拉而造成过多的组织损伤，切口宁可稍大而勿太小，并且需要时应易于延长。

4. 尽量不遗留明显的瘢痕，如手部、关节、颜面部的手术切口应与皮纹一致，尽量选取较隐蔽的切口。

（二）切开方法及要点

切口较大的由术者与助手用手在切口两旁或上下将皮肤绷紧固定，小切口由术者用拇指及示指在切口两旁固定，术者持手术刀，将刀腹刃部与皮肤垂直，刀尖先垂直刺入皮肤，然后与皮面成45度斜角，用力均匀一次切开皮肤及皮下组织，使切口呈线状，切口边缘平滑，避免多次切割导致切口边缘参差不齐；直至预定切口的长度，再将手术刀与皮面成垂直方向提出切口。切开时要掌握用刀力度，不可用力过猛，以免误伤深部重要组织（图4－45）。

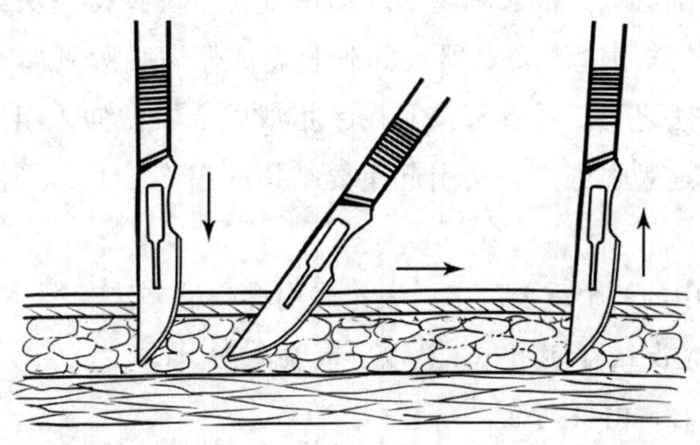

图4－45　正确的切皮方法

二、分离

也称游离及剥离，是显露手术区解剖和切除病变组织、器官的重要手术基本操作。剥离按形式可分为锐性和钝性两种，临床上常常将两者结合交替使用。

（一）锐性分离

指用锐利器械进行的解剖分离，常用于致密的组织如腱膜、鞘膜和瘢痕组织等的分离。此法对组织损伤小，但必须在直视下进行操作，动作要准确、精细，避免损伤重要组织。锐性分离用刀时，刀刃应锐利，多采用执笔法，利用手指的伸缩动作进行切割，刀刃应与所需切开的组织或组织间隙垂直作短距离切开（图4－46）；用剪刀时，可将锐性和钝性分离交替使用，先使剪刀闭合用尖端伸入组织间隙内，不宜过深，然后张开剪柄钝性分离组织，仔细观察，确定无重要组织时剪开组织进行锐性分离（图4－47）。最好不直接剪，用推剪的方法，即将剪尖端微张，轻轻向前推进。此法虽可将不需结扎的小血管剪断，但不至将被致密组织包着的较大血管、神经剪断。如遇有较大血管时应先用止血钳夹住或结扎后再切断。

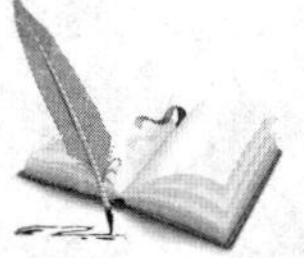

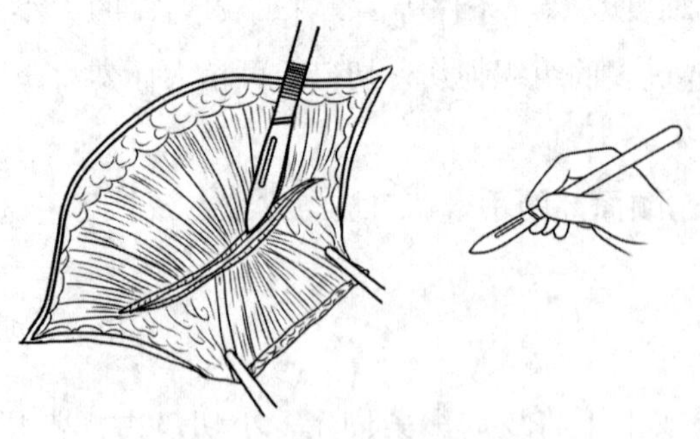

图 4-46　用刀作锐性分离

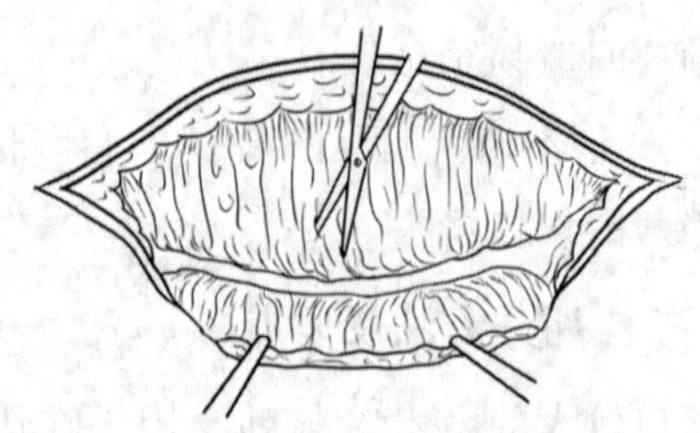

图 4-47　用剪作锐性分离

（二）钝性分离

多用于疏松组织的解剖，如正常组织间隙、较疏松的粘连、良性肿瘤或囊肿包膜外间隙等的解剖，因常无重要血管神经等组织结构，有时可在非直视下进行。常用的器械为血管钳、闭合的解剖剪、刀柄、剥离子（即用血管钳端夹持一块如花生米大的小纱布球）、手指以及各种特殊用途的剥离器（如骨膜剥离器、脑膜剥离器）等。手指剥离是钝性分离中常用的方法之一。钝性分离是用手指或以上器械伸入组织间隙，逐步轻推开周围组织，避免粗暴地勉强分离，会引起重要结构的损伤，尤其是慢性炎症或粘连较多的部位。

分离是手术操作中的一个重要环节，无论采用哪一种方法和哪一种器械进行分离，在操作时都应根据实际情况结合使用并注意以下事项。

（1）由外围到核心，由易到难。

（2）相邻两个器官粘连，分界不清，若其中之一为实质器官，可通过实质器官边缘进行剥离。

（3）脏器包膜炎症严重粘连，在包膜外无法分离，合理根据解剖层次进行处理。

三、止血

止血是处理出血的过程和手段，是贯穿手术全过程的需立即处理的基本操作，及时、恰当的止血方法对于手术成功至关重要。术者应熟悉各种止血的方法。

（一）压迫止血法

术中最常用的止血方法。其原理是以一定的压力使血管裂口缩小或闭合，继而血流减慢，血小板、纤维蛋白、红细胞可迅速形成血栓，停止出血。压迫止血可用一般纱布压迫或采用40～50℃的温热盐水纱布压迫止血，加压需有足够的时间，一般需5分钟左右再轻轻取出纱布，必要时重复2～3遍。压迫止血还可用纱布或纱布垫填塞压迫，因留置的纱布易引起感染和继发性出血等并发症，故不作为理想的止血手段，但是对于广泛渗血，如果现有办法均未奏效，可采用填塞压迫止血。方法是采用无菌干纱布、纱布垫填塞压迫，填塞处勿留无效腔，要保持适当的压力，填塞时纱布数及连接一定要绝对准确可靠，填塞时要做到有序的折叠。填塞物一般于术后5～7天逐步松动取出，并且清点纱布数量及做好处理再次出血的一切准备。

（二）结扎止血法

分为单纯结扎和缝合结扎两种方法。

1. 单纯结扎法　在手术操作过程中经常使用，对可能出血的部位或出血点，助手用止血钳进行准确钳夹止血点，要根据钳夹的组织多少以及血管粗细进行选择结扎线，血管粗时应单独游离结扎。结扎时止血钳的钳尖一定要旋转提出（图4－48），使血管钳放平略偏向一侧显露钳端，结扎线要将所需结扎组织完全套住，术者在钳端的深面做结，在收紧第一结时将血管钳逐渐缓慢松开，第一个结完全扎紧时再彻底松钳，再打第二结。需注意的是，止血钳不能松开过快，这样会造成结扎部位的松脱不完全而酿成出血，更严重的是因结扎不准确导致术后出血。结扎时收线不宜过紧或过松，避免过紧造成切割血管导致出血，过松可引起结扎线松脱出血。

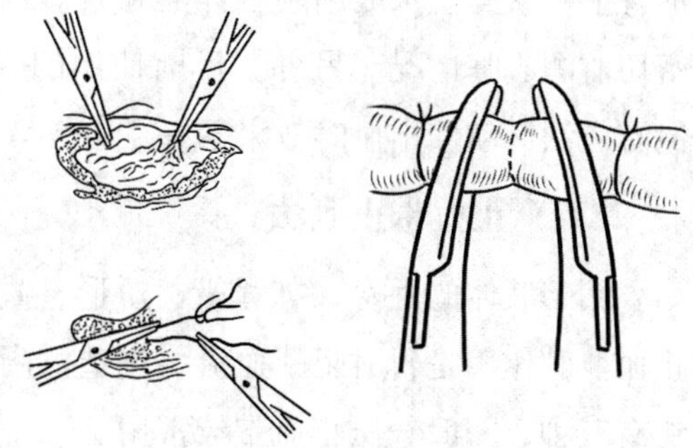

图4－48　结扎止血法

2. 缝合结扎法　多用于钳夹的组织较多、单纯结扎有困难或线结容易滑脱时进行贯穿缝扎。方法为“8”字缝合（图4－49）。对于重要的血管一般需要缝扎止血，切记勿穿透动、静脉壁，否则可发生出血、血肿形成，甚至造成动静脉瘘的可能。

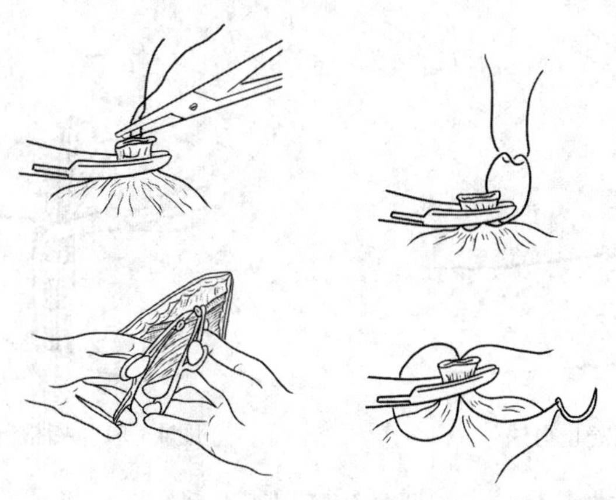

图4－49　缝扎法

（三）电凝止血法

即用电灼器止血。常用的电灼器有高频电刀、氩气电刀，就其止血的方式而言，有单极电凝及双极电凝。止血时，向上轻轻提起血管钳，除所夹的出血点以外，不与周围组织接触，血液擦干，将电凝器与血管钳接触，待钳夹处出烟即可（图4－50）。出血点或血管处应用止血钳准确地夹住，应钳夹的组织较少，不可接触其他组织，防止烧伤。电凝时间勿过长，否则烧伤范围过大影响切口愈合。在大血管附近、空腔脏器及皮肤等处不能用电凝止血，防止组织坏死后造成并发症。

（四）局部药物或生物制品止血法

该方法常用在一般方法难以止血的手术创面。常用的止血药物或生物制剂有：止血粉、

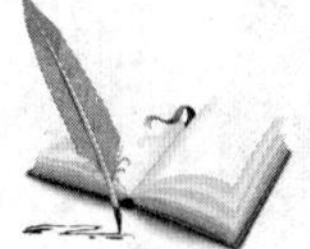

肾上腺素、凝血酶、止血纱布、明胶海绵等；也可用自身组织如网膜、肌肉等作为止血材料；骨质的渗血可用骨蜡。可采用局部填塞、喷涂、局部注射等方法，如在手术部位注射加肾上腺素的盐水或用蘸有肾上腺素盐水的纱布压迫局部均可减少创面出血并止血，但应密切监测心脏情况。另外，目前使用的一些医用生物胶作局部涂喷亦有较好的止血效果，但有广泛活动性出血时效果不好。

（五）止血带止血法

用于肢体的手术（如骨折、矫形、截肢、烧伤的切痂等手术）止血和外伤患者的紧急止血。其作用是暂时阻断血流，创造清晰术野，可减少术中失血量并有利于精细操作。方法有三种，一般气压止血带较常用。

1. 棉布类止血带止血　在伤口近端，用绷带、带状布条或三角巾叠成带状，扎紧止血。一般常作为现场急救时外伤的止血。

2. 橡皮止血带止血

（1）上、下肢橡皮止血带止血法　将橡皮止血带拉紧适度拉长绕肢体2~3周。橡皮带尾端紧压在另一端橡皮带上。

（2）指根部橡皮止血带止血　将无菌乳胶手套袖口处皮筋，剪取适当宽度后清洗，浸泡于75%酒精溶液内备用；指根部垫两层纱布条，将橡皮筋环状交叉于纱布上，同时用止血钳适度钳夹交叉处，同时不应过紧免影响血流（图4-51）。

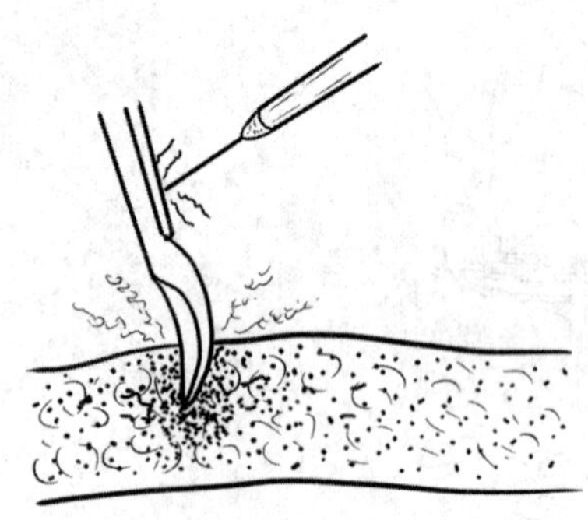

图4-50　电凝止血法

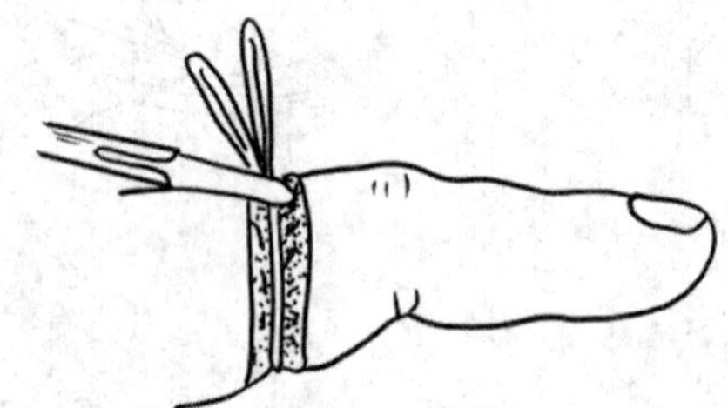

图4-51　指根部橡皮止血带止血法

3. 充气式气压止血带止血　所需器械包括以下几种。

气压止血带：气压止血带与血压计袖带类似，可分儿童气压止血带、成人气压止血带，以及上、下肢气压止血带。气压止血带还分为电动充气与手动充气止血带。

驱血带：材质为乳胶制成，长150 cm、宽10~12 cm、厚1mm。

具体步骤如下。

先抬高肢体，加用驱血带后，上肢在上臂上1/3、下肢在大腿中上段、手指在指根部，与皮肤之间应加衬垫后扎止血带。止血带要松紧适度，以远端停止出血、不能触及动脉搏动为佳。压力应维持在180~200 mmHg，过高容易发生组织坏死，过低则阻断了静脉回流，增加肢体的淤血及出血量。止血带捆扎的时间不应超过1.5小时，如连续使用则应每隔1小时需放松1次，使血液流通5~10分钟，待血流恢复后再进行扎紧。当松解止血带时，由于大量的血流入扩张的血管床内导致全身有效血容量骤减，尤其是下肢，可导致血压下降，所谓“止血带性休克”。所以必须严格掌握使用止血带的方法及

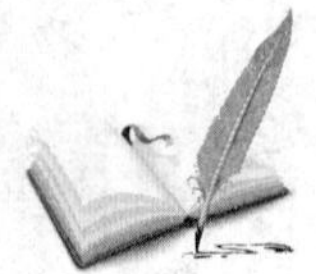

适应范围，防止造成并发症。

四、缝合

即将外伤断裂或已经切开的组织、器官进行对合或重建其腔道，使其恢复原有功能。是外科手术重要的基本操作技术。不同部位的组织器官需采用不同的方式方法进行缝合。缝合一般用持针钳进行，也有徒手持直针、皮肤钉合器、消化道吻合器和切割闭合器等。

（一）常用的缝合方法及分类

根据缝合后边缘的形态可分为内翻、外翻及单纯缝合三种类型，每一类中又按缝合时缝线是否连续分为连续或间断缝合两种；按缝线与缝合组织间的位置关系分为垂直缝合、水平缝合；按缝合形态分为半荷包缝合、荷包缝合、8 字缝合、Y 形缝合、U 字缝合、T 字缝合等。

1. 单纯缝合　缝合后切缘对合平整，例如皮肤缝合。

（1）间断缝合　应用最多，操作简单，每缝一针均单独打结，多用在皮肤、皮下组织、腱膜及肌肉缝合（图 4－52）。

（2）连续缝合　第 1 针缝合后打结，然后用此缝线缝合整个切口，结束前的一针，将缝线尾拉出留在对侧，形成双线并与缝线尾打结（图 4－53）。优点是省时、省线。

（3）连续锁边缝合　止血效果好，操作省时，缝合过程中每次将线交错，常用于整张游离植皮时边缘的固定缝合或胃肠道吻合时的后壁全层缝合等（图 4－54）。

（4）“8”字缝合　由两个间断缝合组成，常用于腱膜缝合。结扎较可靠牢固且省时。“8”字缝合要注意交叉需在切口深面，若在浅面则结扎后的切口易形成折皱（图 4－55）。

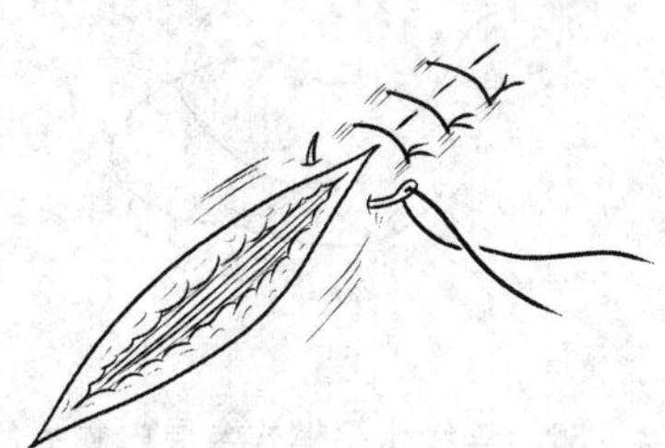

图 4－52　单纯间断缝合

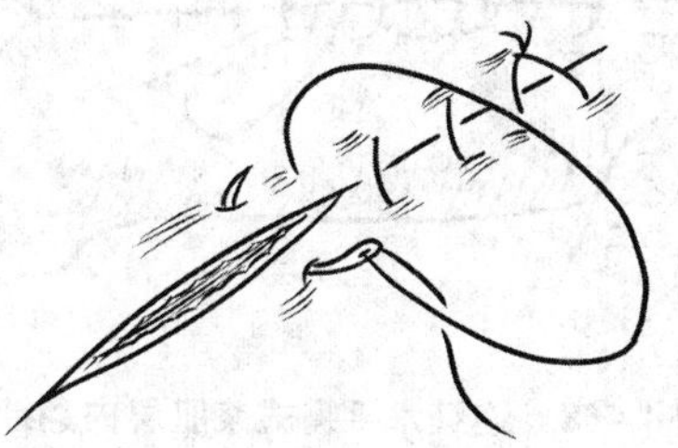

图 4－53　连续缝合法

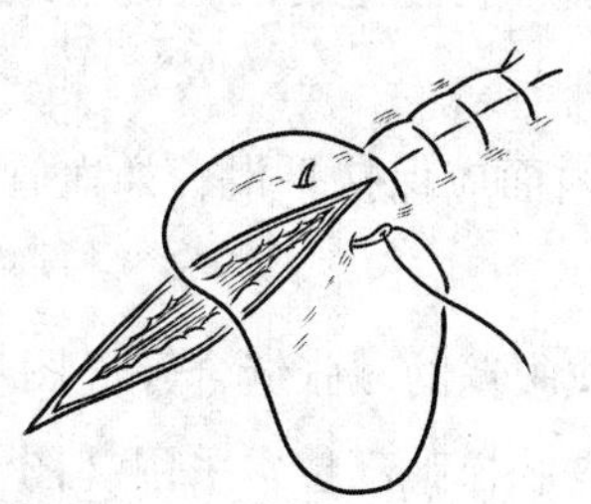

图 4－54　连续锁边缝合法

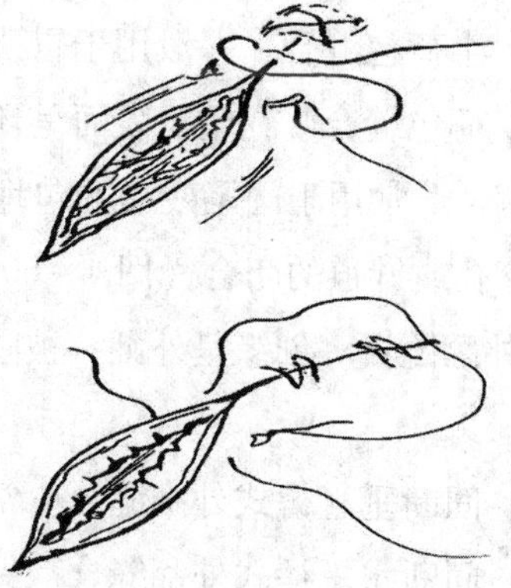

图 4－55　两种“8”字缝合法

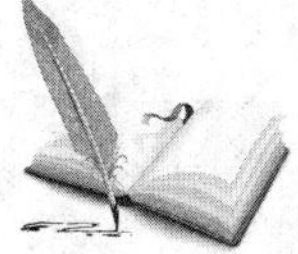

（5）贯穿缝合　亦称缝合止血法或缝扎法，此法多用于钳夹较多的组织，线结容易脱落或单纯结扎有困难时。

2. 内翻缝合　缝合后边缘内翻，表面光滑。如膀胱的缝合和胃肠道吻合。

（1）间断垂直褥式内翻缝合　亦称伦孛特缝合法，多用于胃肠道缝合浆肌层吻合（图4－56）。

（2）间断水平褥式内翻缝合　亦称何尔斯太缝合法，多用于小的胃肠道穿孔和胃肠道浆肌层缝合（图4－57）。

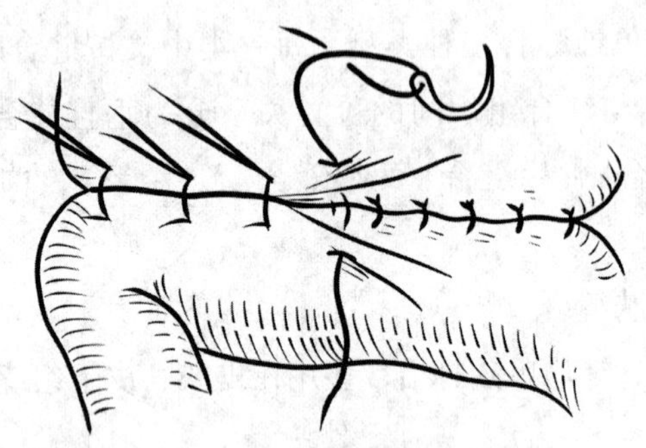

图4－56　间断垂直褥式内翻缝合

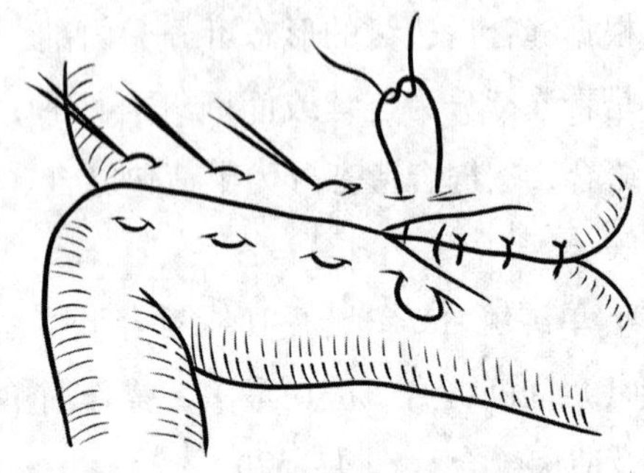

图4－57　间断水平褥式内翻缝合

（3）连续水平褥式浆肌层内翻缝合　亦称库兴氏缝合法，一般用于连续浆肌层缝合（图4－58）。

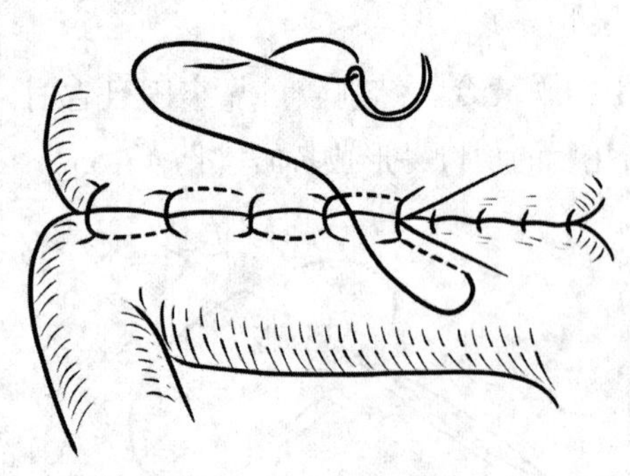

图4－58　连续水平褥式浆肌层内翻缝合

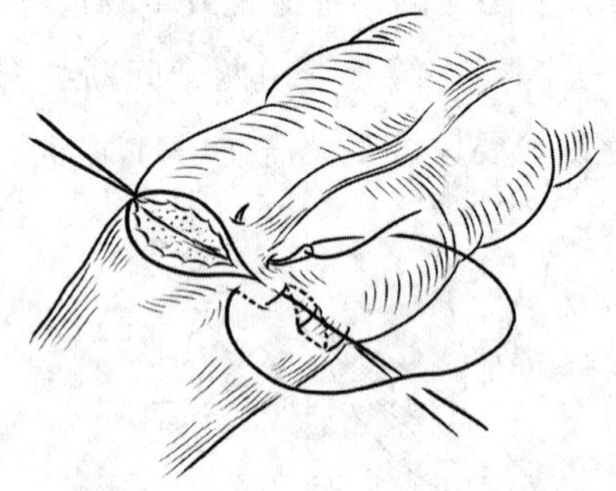

图4－59　连续水平褥式全层内翻缝合

（4）连续全层水平褥式内翻缝合法　亦称康乃尔缝合法，一般用于胃肠道吻合时，吻合口前壁全层缝合（图4－59）。

（5）半荷包缝合　一般用于胃残端角部、十二指肠残角部的内翻包埋等。

（6）荷包缝合　在组织表面呈环形连续缝合一圈，将中心内翻包埋后结扎，表面光滑，有利于愈合。常用于阑尾残端的包埋，固定胃、肠、膀胱、胆囊造瘘的引流管或缝合小的胃肠道穿孔或针道的闭合（图4－60）。

3. 外翻缝合　创缘呈外翻，被吻合或缝合的空腔的内面应保持平滑，如血管的吻合或缝合。

（1）间断垂直褥式外翻缝合　常用于胆管空肠吻合或腹壁的减张缝合等（图4－61）。

（2）间断水平褥式外翻缝合　一般用于皮肤缝合，皮肤松弛部位常采用（图4－62）。

（3）连续水平褥式外翻缝合　一般用于血管壁吻合或腹膜缝合（图4－63）。

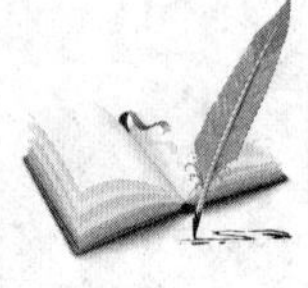

（4）Y形缝合 见（图4－64）。

（5）T形缝合 见（图4－65）。

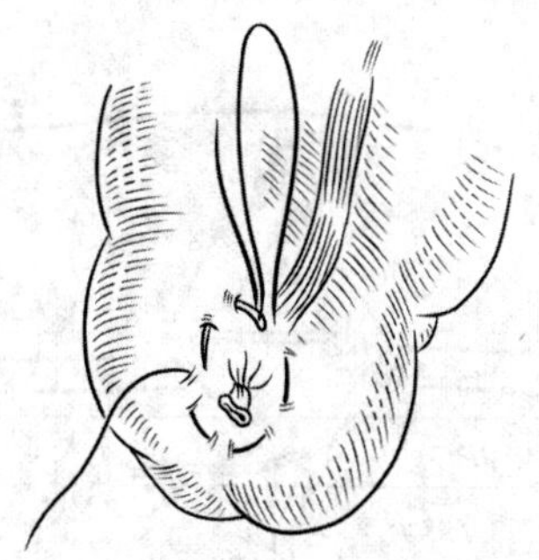

图4－60　荷包缝合

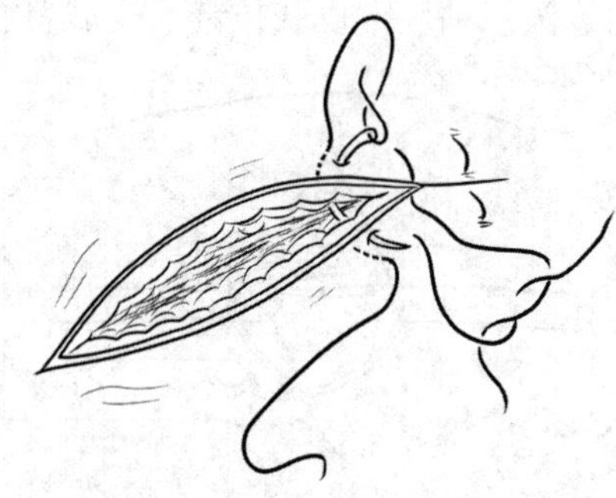

图4－61　间断垂直褥式外翻缝合

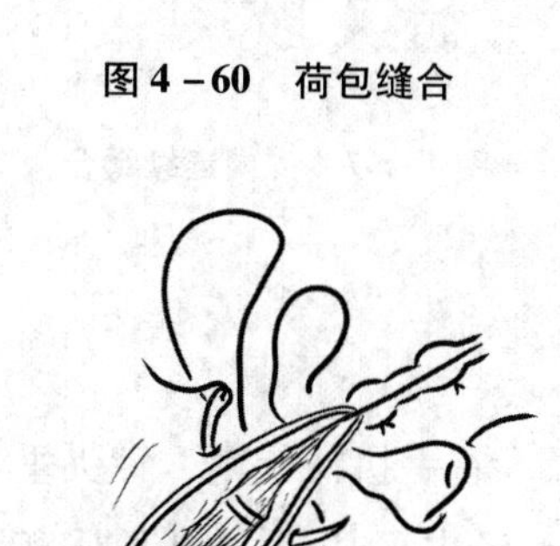

图4－62　间断水平褥式外翻缝合

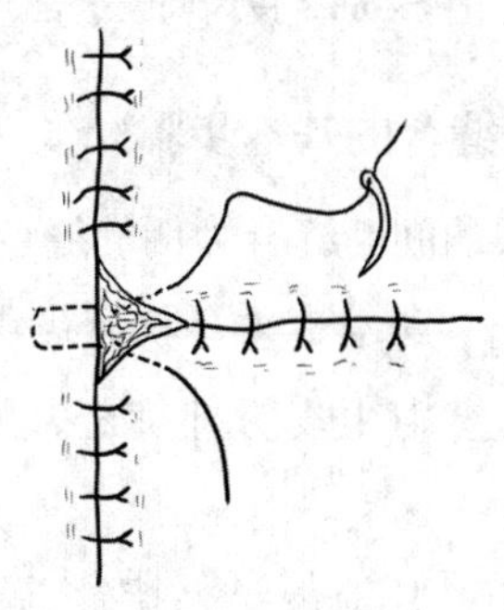

图4－63　连续水平褥式外翻缝合

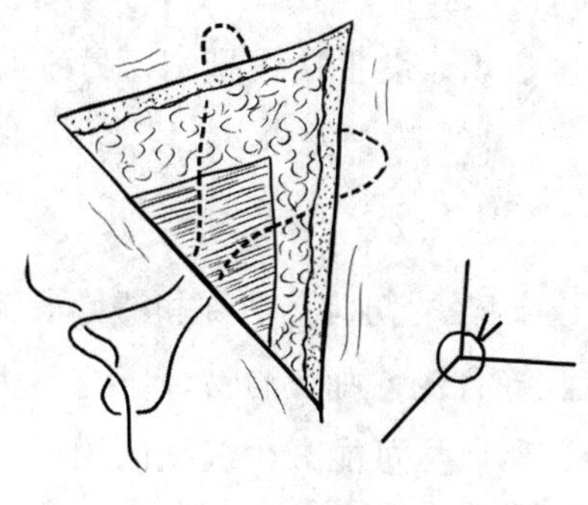

图4－64　Y形缝合

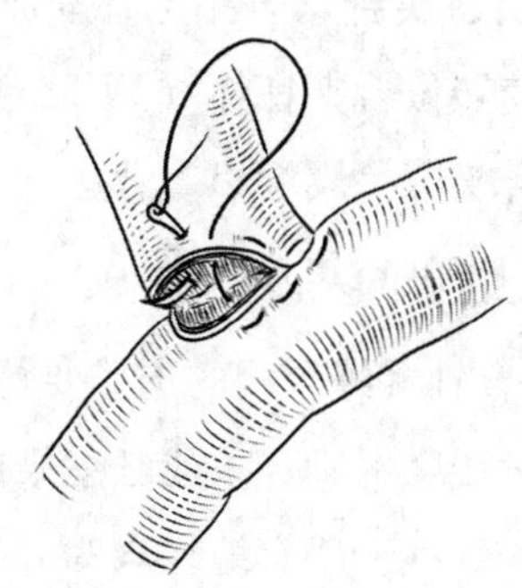

图4－65　T形缝合

4. 减张缝合　一般用于腹壁切口缝合处组织张力大的部分进行减张缝合，便于防止切口裂开，缝合线可选用较粗的丝线或不锈钢丝等，距创缘2～2.5 cm处进针，经过腹直肌后鞘与腹膜之间均由腹内向皮外出针，确保组织层次的准确性，还可避免脏器损伤。在结扎之前将缝线穿过一段纱布做的枕垫或橡皮管，防止皮肤被割裂，结扎时避免过紧，而造成血运障碍。缝合间距3～4 cm。

5. 皮内缝合　亦分为皮内间断及连续两种缝合方法，皮内缝合应采用小三角针、0号丝线及小持针钳。缝合要点：由切口的一端进针，随后交替穿过两侧切口边缘的皮内组织，直至缝到切口的另一端穿出皮肤，然后抽紧，切口两端可作纱布小球垫或蝴蝶结。一般用于缝合外露皮肤的切口，如甲状腺手术颈部的切口。其皮下组织缝合的密度、对合层次决定缝合的好坏。若切口张力较大，皮下缝合对拢困难，则不易采用此缝合法。皮内缝合的

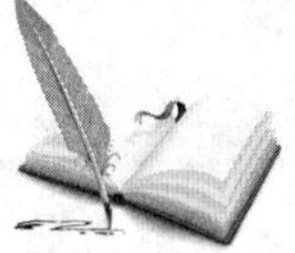

优点是愈合瘢痕小，美观，对合好，拆线早（图4－66、4－67）。

现代医学科学技术的不断创新，除以上的缝合法之外，出现了吻合器、封闭器、切割闭合器、医用粘胶、皮肤拉链及皮肤钉合器等等。

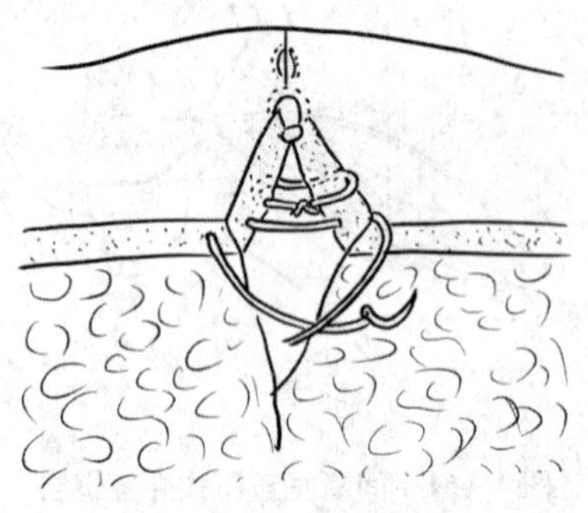

图4－66　皮内间断缝合

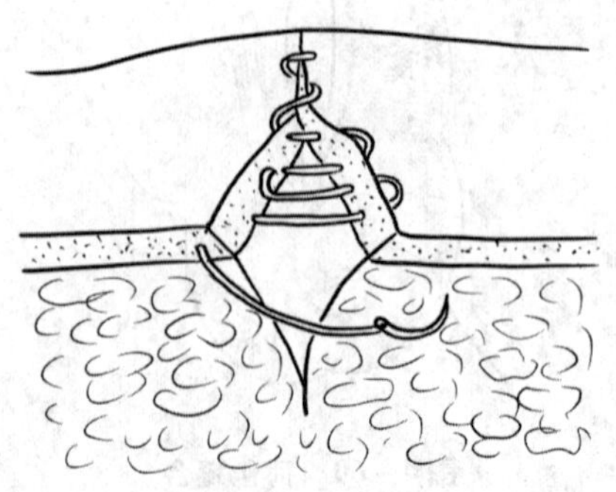

图4－67　皮内连续缝合

（二）缝合的基本步骤

以皮肤的间断缝合为例的缝合步骤如下。

1. 进针　缝合时左手执有齿镊，提起一侧皮肤边缘，右手执持针钳，针尖垂直于皮肤表面，用腕臂力由皮缘外旋进，顺针的弧度刺入皮肤，经皮下从另一侧等距离切口皮缘刺出。

2. 拔针　用有齿镊夹持针前端沿针的弧度向外拔出，与此同时持针器顺势从针后部前推。

3. 出针、夹针　当针要完全拔出对侧皮肤时，持针器松开，单用镊子夹针继续外拔，持针器迅速转位再夹针体（后1/3扁平处），将针完全拔出，助手接线打结，另一助手剪线，即缝合步骤完成。

（三）缝合的基本原则

1. 缝合针和缝合线的选择要得当。无菌切口及污染较轻的伤口在消毒和清创清洗处理后可选用丝线，污染严重或已感染的伤口可选用可吸收缝合线，血管的吻合应选择相应型号的无损伤针线。所有缝线均为异物，存在排斥反应，所以尽可能减少缝线的用量，可吸收缝线常用于连续缝合而丝线常用于间断缝合。

2. 保证缝合伤口或创面的对合良好，应注意缝合处组织张力。应根据组织的解剖层次逐层缝合，不应过浅或过深，不要卷缝其他组织。过浅或过松将留有无效腔、积血积液，或伤口对合不齐，导致伤口感染或裂开。过深或过紧则皮缘易内卷或下陷，过紧还影响切口血运，发生肿胀，妨碍愈合。结扎缝合线时的松紧度，不宜过松或过紧。缝合时的距创缘及针之间距必须均匀，使张力一致，并且缝合严密，不易泄漏。

3. 皮肤缝合以间断缝合法为主，进针点距切缘0.5～0.6 cm，针与针间距为1.0～1.2 cm。根据皮肤的松弛情况及皮下脂肪厚度而定。皮肤松弛者，应适当缩短，必要时可用垂直褥式外翻缝合法，皮下脂肪厚者，边距和针距均可适当增加。皮肤缝合的线头应留长，一般0.5～0.8 cm，利于拆线。

五、剪线

剪线由助手完成。术者结扎完毕后，将线尾轻提起略偏向手术者的左侧，助手微张开剪刀，顺线尾向下滑动至线结的上缘，顺势将剪刀向上倾斜将线剪断（靠、滑、斜、剪）。在线结外留一段线头，具体视情况而定，丝线留 1 ~ 2mm，可吸收线留 3 ~ 4mm，细线可留短些，粗线留长些，深部留长些，浅部留短些，结扣次数多的可留短，次数少可留长些，重要部位应留长。剪线应在直视下操作，可双手或单手完成剪线。

第五节　阑尾切除术

案例导入

患者，男，31 岁。于 5 小时前无明显诱因出现脐周及上腹部阵发性疼痛，不受体位变化，恶心，未吐。未经任何诊治，腹痛逐渐向右下腹转移，呈持续性，疼痛逐渐加剧，不能忍耐，急来院就诊。查体：腹平坦，无胃肠型及蠕动波，右下腹压痛，麦氏点显著，无反跳痛及肌紧张，叩诊呈鼓音，肠鸣音 4 次/分，移动性浊音（－），结肠充气试验（＋），腰大肌试验为（＋），闭孔内肌试验（－）。

请问：

1. 初步诊断及治疗原则分别是什么？
2. 如需急诊手术，简述手术操作步骤。

扫码“学一学”

一、适应证

（一）急性单纯性阑尾炎，经保守治疗无好转者；急性坏疽性阑尾炎。

（二）急性化脓性阑尾炎，经保守治疗炎症消退 3 个月后可择期手术。

（三）阑尾炎穿孔伴弥漫性腹膜炎。

（四）阑尾周围脓肿，经保守治疗，肿块消失后，仍经常出现右下腹痛，应 3 个月后行阑尾切除术。

（五）慢性阑尾炎反复发作；蛔虫性阑尾炎。

（六）小儿、老年、妊娠期阑尾炎。

二、术前准备

（一）患者一般情况较差，尤其是对小儿、老年及腹膜炎者，有中毒及脱水症状，应及时补充液体，纠正电解质紊乱和应用抗生素。

（二）备皮、术前排空膀胱等。

（三）并发穿孔者，术前禁止进食、灌肠或应用泻剂。

（四）腹胀的患者需胃肠减压。

（五）妊娠期阑尾炎适当使用黄体酮等安胎药物和镇静剂。

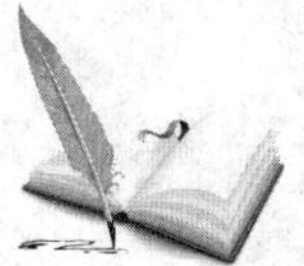

三、麻醉

小儿需全麻；可采用硬膜外麻醉、腰麻或局部浸润麻醉。

四、手术步骤

（一）切口选择

对诊断明确的患者常行右下腹切口（即麦氏切口）。在右髂前上棘至脐连线的中外 1/3 交界处的垂直线作上 1/3、下 2/3 长 5 ~7 厘米切口。术中根据阑尾炎位置及患者腹壁厚薄可适当增减切口长度。切口肌肉交错，可牢固愈合，切口疝不易形成；此切口距阑尾较近，利于探查寻找（图 4 –68）。

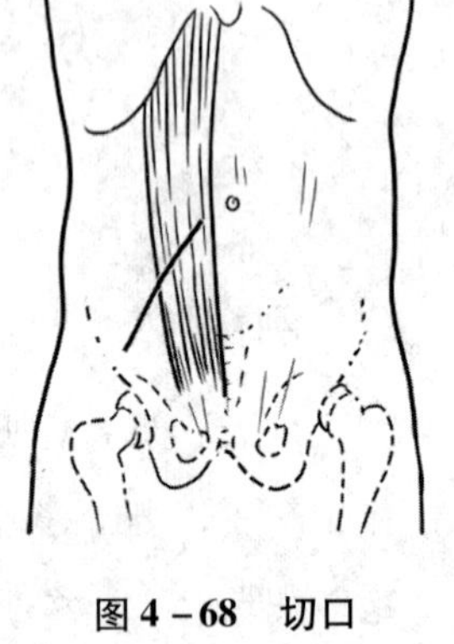

图 4 –68　切口

（二）切开

1. 切开皮肤及皮下组织，分离、止血、显露腹外斜肌腱膜。用剪刀顺腱膜纤维方向剖开，与皮肤切口长度相等（图 4 –69）。

2. 将腹内斜肌肌膜切一小口，术者及助手各持弯钳经肌膜切口交替插入肌肉层，直至腹膜前（图 4 –70），用两把拉钩将腹内斜肌及腹横肌钝性分离，暴露腹膜层（图 4 –71）。

3. 术者与助手分别用血管钳或组织镊夹持腹膜并轻轻提起。充分确保未夹住内脏，随后与两钳之间切开少许腹膜（图 4 –72）。持组织剪刀顺皮肤切口方向将腹膜剪开，进入腹腔（图 4 –73）。如有脓液及渗出物溢出时，需立即吸除干净。

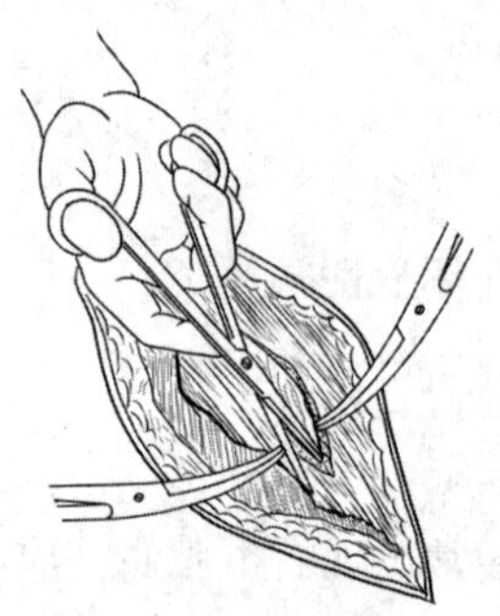

图 4 –69　剪开腹外斜肌腱

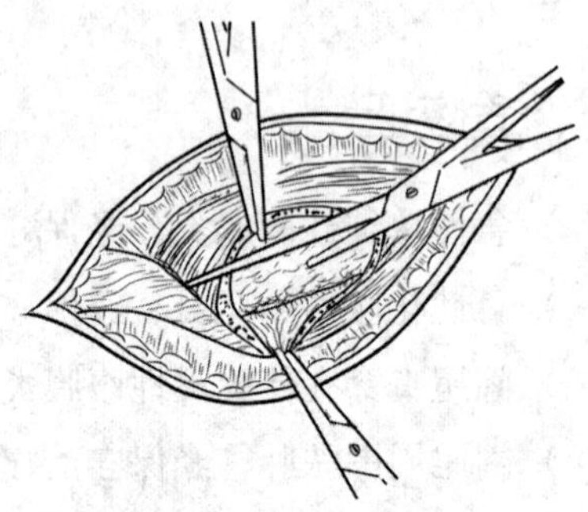

图 4 –70　撑开肌层

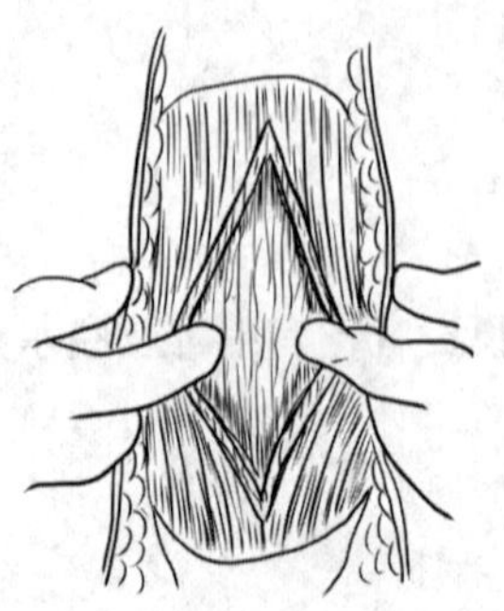

图 4 –71　分离肌层

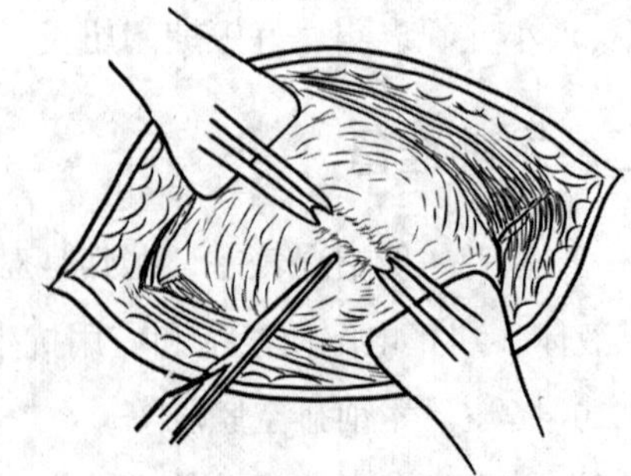

图 4 –72　提起腹膜

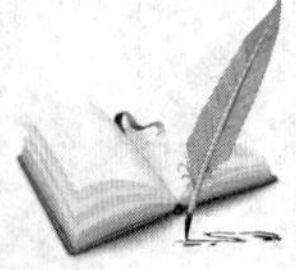

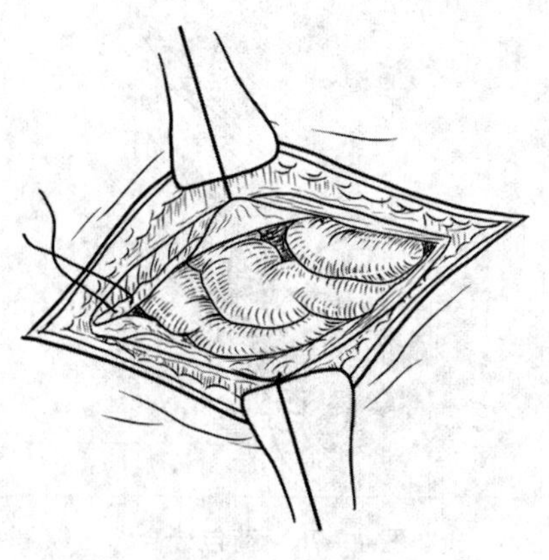

图 4－73　剪开腹膜图

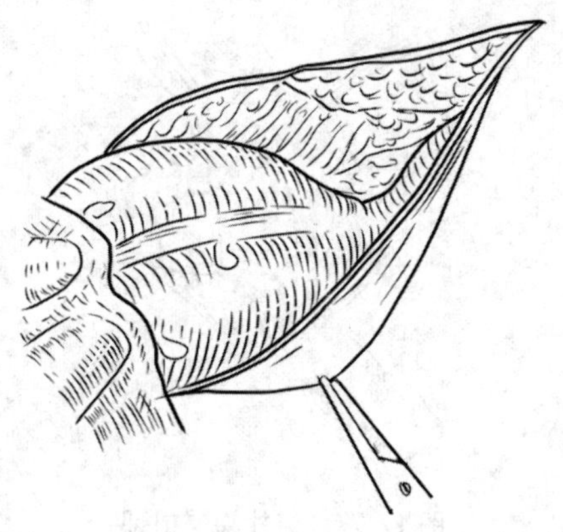

图 4－74　寻找阑尾

（三）探查阑尾

用无菌单夹住腹膜两侧行切口保护，用拉钩向两侧牵开切口，探查阑尾，先于右髂窝内寻找盲肠，其色泽略灰白、有脂肪垂、结肠带。沿结肠带于回盲部交界处的下方找到阑尾根部，用湿纱布包住盲肠或持组织钳住阑尾系膜，将其轻托出切口之外，并用纱布垫妥善保护腹壁切口，避免防术中造成污染（图 4－74）。

（四）游离阑尾

1. 显露阑尾系膜，持血管钳在阑尾根部的系膜上避开血管处穿一小孔（图 4－75）。

2. 经小孔钳夹两把血管钳，于钳间切断，将阑尾系膜血管进行结扎。建议近端系膜血管结扎或缝扎两次，确保安全不出血（图 4－76）。

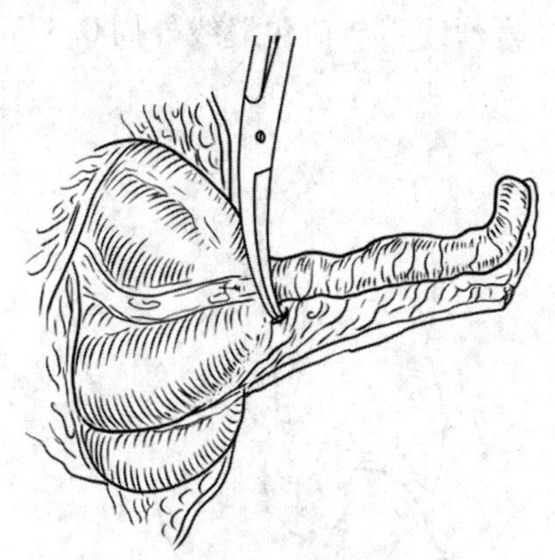

图 4－75　阑尾根部系膜上戳孔

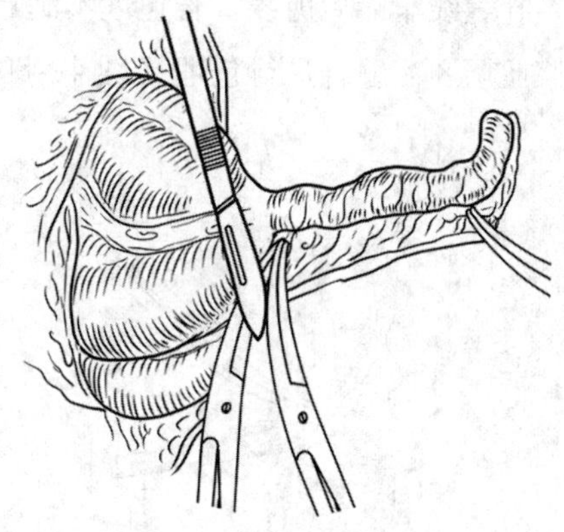

图 4－76　游离阑尾系膜

（五）结扎阑尾

阑尾根部用直钳压挫，选用 4 或 7 号丝线进行结扎，用纹式钳在线结附近夹住，剪去此钳上方的线，与其远端大约 0.5 cm 处再钳夹一直钳（图 4－77）。

（六）荷包缝合

轻提阑尾，用 1 号丝线与盲肠壁上距阑尾根部基底 0.5 ~ 0.8 cm 处行浆肌层的荷包缝合，缝线暂不收紧，应注意每针均不应穿透至盲肠腔内（图 4－78）。

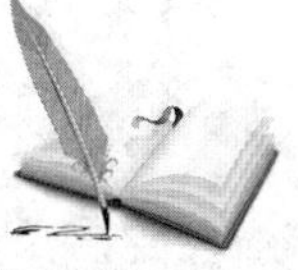

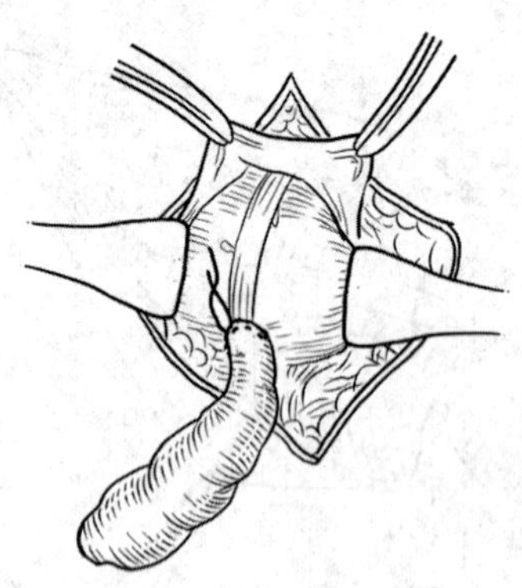

图 4－77　结扎阑尾根部

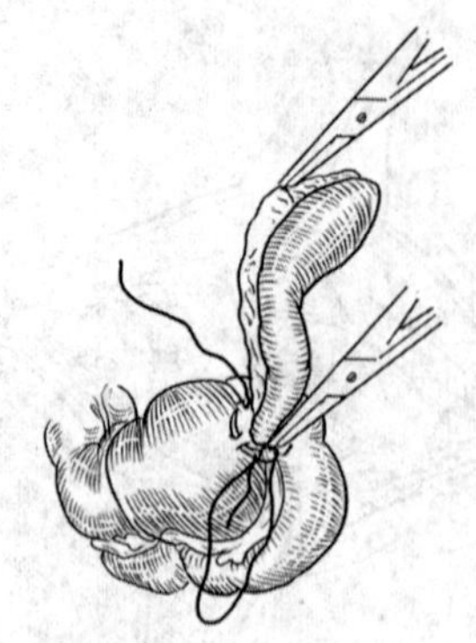

图 4－78　荷包缝合

（七）切除阑尾

在直钳与结扎线间，刀刃向上，紧贴阑尾根部夹紧的直钳下面，切断阑尾，同时将刀、直钳及阑尾一同拿除，切记切断前在基底部用干纱布进行术野的保护，切勿将残端污染腹内脏器及腹壁切口（图 4－79）。

（八）处理阑尾残端

用尖端夹有小棉球的直钳三把分别将棉球蘸上纯石炭酸、70% 酒精和生理盐水，逐次在阑尾残端黏膜面涂擦干净，然后弃除保护盲肠的干纱布。

（九）阑尾残端包埋

轻提荷包缝线，助手将残端送入荷包缝合环形腔内，随后收紧缝线，继而残端包埋入腔，结扎缝线牢靠后剪线。若包埋不满意，可用 1～0 号丝线，与荷包缝线外周 0.3 cm 处，再行浆肌层 8 字缝合进行包埋（图 4－80）。

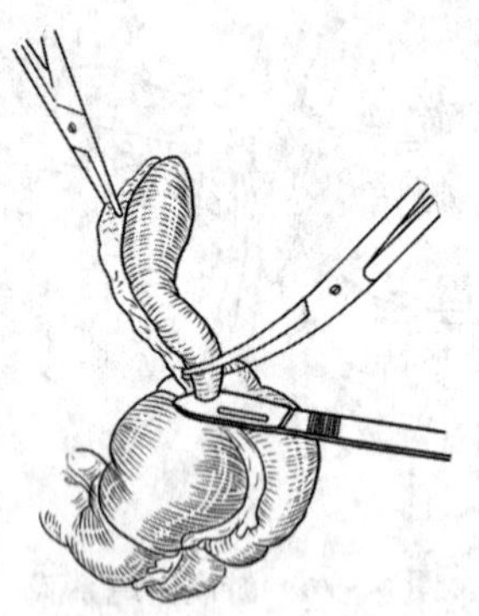

图 4－79　切除阑尾

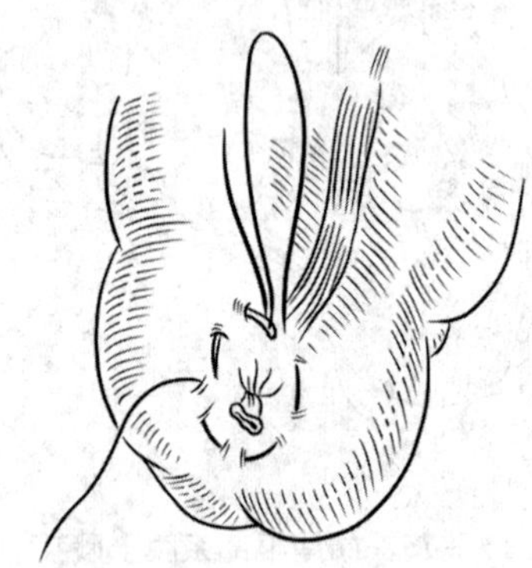

图 4－80　包埋残端

若阑尾因急性发炎水肿明显，并与周围组织粘连难分离或组织易碎时，可行逆行切除术。即先将阑尾基底部分离开，与阑尾根部紧靠阑尾壁用血管钳穿过阑尾系膜，并用 4 号丝线结扎阑尾根部，切断后同按上述方法包埋残端。随后用血管钳依次分段钳夹、切断、结扎阑尾系膜，切除阑尾。

（十）腹腔严重污染者，应留置烟卷或橡皮管腹腔引流。

（十一）关闭腹腔

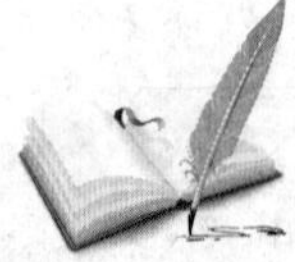

检查包埋残端及系膜结扎处有无点出血、脓液、渗出，查看腹腔内无异物存留后，用 1

号或4号丝线做间断或连续外翻缝合腹膜。间断缝合腹外斜肌腱膜、逐层缝合皮下及皮肤并消毒包扎。

五、注意事项

（一）切口的选择应根据是否明确诊断，压痛部位，阑尾病变的程度以及患者年龄，性别等来决定位置。常采用麦氏（McBurney）切口，若诊断不明确，评估手术复杂，可行腹直肌旁切口、右下腹直肌切口等，发现内脏转位的患者，有转移性左下腹痛等症状，辅助检查等明确为左位阑尾炎时，亦可采取左侧麦氏切口。

（二）无菌操作严格，阑尾切除前应用纱布隔离充分保护周围。避免切除时污染和被消毒阑尾残端的药液导致腐蚀。阑尾切除时用过的刀、钳子、纱布及阑尾标本应放在一个弯盘内，不能乱放，避免术野污染。

（三）某些阑尾的根部有0.6～1.2 cm长包裹与盲肠壁内浆膜下，如未经发现，仅切除游离部分，其残留部以后仍可发炎（即阑尾残株炎），从而造成诊断上的困难和误诊。所以手术时，必须将阑尾充分游离至阑尾根部，将之全部切除干净。

（四）如盲肠炎症重或不能作荷包缝合包埋阑尾残端时，阑尾切断处距离根部结扎处不应少于0.5 cm，避免结扎线松脱，同时用阑尾系膜或邻近脂肪组织将残端缝盖，使其粘连。

（五）若术中阑尾坏疽尚未穿孔，则应以纱布将坏疽阑尾包裹保护，尽可能避免穿孔，减少脓液及腔内容物等外溢避免造成腹腔和切口污染。

（六）伤口的处理与引流

1. 如早期阑尾穿孔或术中阑尾穿孔的情况，切口应用生理盐水冲洗后行一期缝合或仅切口内放置橡皮片引流，腹腔无需进行引流。

2. 若阑尾坏疽至穿孔，腹腔内有存有大量混浊异味脓性渗出液，阑尾周围脓肿或腹膜炎引流后，腹腔内均须放置引流并保持通畅。

六、阑尾切除术后处理

（一）阑尾炎术后

1. 体位　全麻者去枕平卧至完全清醒；腰麻者需平卧至少6小时。

2. 饮食　次日可进流质易消化食物，避免空腹进甜食品及牛奶等，以防腹胀。

3. 早期下床活动。

4. 术后可根据患者情况酌情应用抗生素。

5. 伤口疼痛给予镇痛；无感染时，术后第5～7日拆线，皮下引流术后24～48小时除去。

6. 腹胀　术后24小时胃肠蠕动恢复正常。随着肛门排气后，腹胀渐消失，无需特殊处理。

（二）阑尾脓肿术后或阑尾穿孔合并腹膜炎

1. 采取半卧位至腹膜炎体征消失。

2. 应用抗生素，维持水电解质与酸碱平衡。

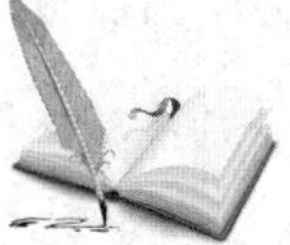

3. 胃肠蠕动恢复正常后进食，若腹胀严重可行胃肠减压。

4. 留置腹腔引流者，24~48小时后根据腹腔引流物情况决定是否拔除引流。

5. 观察切口情况，每日或隔日换药。

6. 手术只能做引流而未行阑尾切除的患者，须在创口痊愈后1.5~3个月行阑尾切除。

七、术后常见并发症及处理

（一）切口感染

术后3~4日体温升高，切口胀痛，可能发生切口化脓或感染。若局部切口红肿，压痛明显，应拆除1~2针缝线，用止血钳扩开切口，充分引流，局部换药消毒。同时应用抗生素。若创口长期不愈合，应行手术处理。

（二）腹腔脓肿及腹膜炎

腹膜炎患者表现为术后体温持续不降，腹部压痛及反跳痛。应持续胃肠减压，输液，纠正水和电解质平衡紊乱，同时给予大剂量抗生素抗感染。若术后5~6日感染症状仍不见好转，则发生腹腔内脓肿的可能性大。最常见的脓肿位于盆腔、右髂窝、膈下及肠间，一旦确诊，应立即行穿刺引流术。

（三）肠梗阻

大多数为麻痹性肠梗阻，应行胃肠减压、输液等保守治疗。对于经积极保守治疗后病情仍不好转者，则可能是机械性肠梗阻，必要时需再次行手术治疗。

（四）腹腔内出血

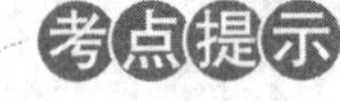

阑尾炎并发症。

术后1~2日内，患者突然出现皮肤苍白，呼吸急促，脉搏加快，出冷汗，大量便血，血红蛋白明显下降，并伴有腹胀，应认为有腹腔内出血。行腹腔诊断性穿刺，若证实腹内有活动性出血，应急诊再次手术，寻找出血点，确切结扎，清除积血。

（五）阑尾残端瘘

常于术后两周左右自行愈合，仅有少数病例需行手术治疗。

知识链接

腹腔镜下阑尾切除术（LA）

腹腔镜下阑尾切除术（LA）是随着微创腔镜技术发展而兴起的一种新的手术方法。最早报道于1980年，比首例腹腔镜胆囊切除术早了5年，直到1987年才用于急性阑尾炎的治疗。因为开腹阑尾切除术可以通过很小的切口来完成而且并发症发生率低，所以LA并没有得到很快地推广普及。但是，目前LA已较广泛的应用于临床，属于一级手术，住院医师都应该熟练掌握。

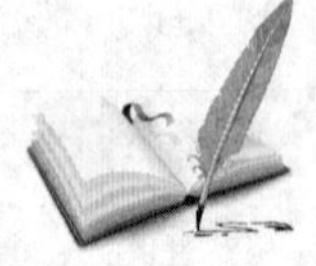

扫码“学一学”

第六节　肠切除肠吻合术

案例导入

患者，男，45岁。1天前无任何诱因出现腹部阵发性绞痛，位置不固定，疼痛时伴有恶心、呕吐，呕吐物为胃肠内容物，混有胆汁，无粪臭味。伴有轻度腹胀，有少量排气、排便。曾在当地医院就诊，X线检查见腹腔肠管轻度积气，未见液气面，故给予抗炎、解痉、镇痛治疗。4小时前患者腹痛呈持续性加重，呕吐频繁，呕吐物混有暗红色血性液体，且伴有明显口渴、头晕、心悸症状。肛门排气排便停止。遂急诊来院就诊，门诊以“肠梗阻”收住入院。

请问：

患者需行急诊手术治疗，请简述手术术前准备及手术的基本操作。

肠切除肠吻合术是普外科常见手术之一，已是成熟的手术方式，系膜呈扇形切除，肠管断端吻合常用的有端端吻合术、侧侧吻合术和端侧吻合术。

一、适应证

（一）肠坏死

可由急性肠扭转、绞窄性肠梗阻、肠套叠及肠系膜血管断裂等引起。

（二）小肠局部炎性病变

局部组织炎性而脆弱或溃疡穿孔，修补不可靠或不能修复者。

（三）粘连性肠梗阻

部分小肠广泛粘连严重成团，导致梗阻，无法分离。

（四）肠外伤、复杂性肠瘘

严重广泛的损伤或多处穿孔，修补较困难者。

（五）肿瘤

小肠以及肠系膜上的肿瘤。

（六）先天性肠管畸形

如梅克尔憩室、肠闭锁肠狭窄等。

（七）肠壁血运障碍

如肠系膜血栓。

（八）如腹部、胸部及泌尿系手术需要肠移植者。

二、术前准备

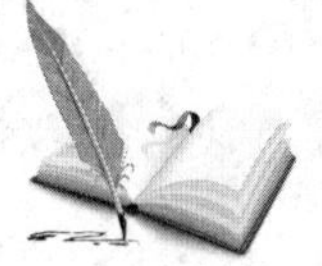

根据疾病情况，急诊患者手术前应进行常规禁食禁水、放置导尿管、胃肠减压、术区

备皮等，应及时输液、输血、抗休克、补充血浆蛋白、纠正水电解质及酸碱平衡紊乱。预防感染，对外伤者肌注破伤风抗毒血清。

择期手术患者应充分准备，保证手术安全。

1. 无肠梗阻时，手术前1天进流食，若有梗阻应根据程度于术前3天改禁食或清流食。
2. 改善患者的全身状况，对于贫血、休克者，应适当输血浆或血进行纠正。
3. 静脉输注林格液、生理盐水、5%～10%葡萄糖等，纠正电解质失衡及脱水。
4. 手术涉及结肠，做清洁灌肠，术前2日每晚行灌肠一次；术前胃肠减压。
5. 全身感染严重者，应给予抗生素，常用有青霉素、先锋霉素、庆大霉素及甲硝唑肌注或静脉输注。此外，择期手术术前1～3天口服甲硝唑等，尽量减少肠道内的细菌。若为结核应规范抗结核治疗1周以上。

三、麻醉及体位

选择全身麻醉或硬膜外麻醉，取仰卧位。

四、手术步骤

（一）切口选取

选择腹部正中切口或右侧经腹直肌切口及右旁正中切口。若术前确定病变位于左侧，则可做左侧正中旁切口。

（二）剖腹后对病变确定性质

将准备切除的肠管提出腹腔外，用温盐水大纱布垫将肠管与腹壁隔开；在纱布垫之下再垫两块干消毒纱布，与切口完全隔开，避免小肠的损伤，还防止肠内容物污染腹腔及切口（图4－81）。

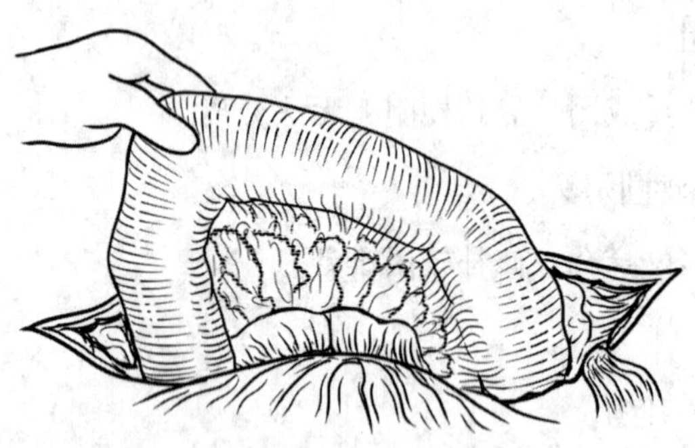

图4－81 托出切除肠段

（三）肠系膜的游离

将预定切除的肠管段的肠系膜呈扇形切开，先将切除段的肠系膜主要血管两侧各分开一个间隙，然后用两把弯止血钳分离肠系膜分束钳夹，切断并结扎肠系膜及其供应血管，用1～0号丝线结扎至远心端，再行近心端结扎，近心端血管应双重结扎，必要时行贯穿缝扎，每次不宜钳夹过多要逐钳分离，将切除的小肠系膜呈扇形切断。一般不需将系膜游离至根部（图4－82）但肿瘤的切除除外。

（四）肠管的切除

在肠管切断之前，必须先紧贴肠壁向两端保留部分各自游离系膜0.5 cm。再查看保留肠管的血运。在距切缘3～5 cm处用肠钳夹住肠管，在准备切除段的肠管两端用直钳夹住肠管，尖端朝向系膜，向保留侧倾斜约30°。在病损肠管段下垫一纱布，沿直钳切断并移除病变肠管，避免肠内容物污染术野，吻合端肠管的对系膜缘切除应多一部分，来保证吻合肠管血运且吻合口扩大。吸净断端内容物，用70%酒精或稀释活力碘纱布涂擦断端，重新铺垫干净纱布后进行吻合（图4－83）。

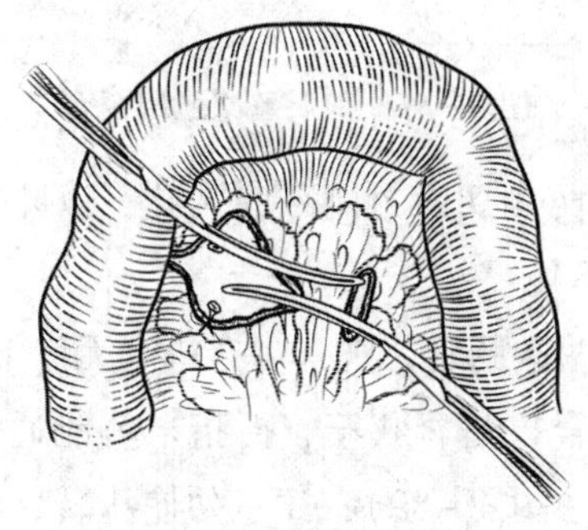

图4－82　游离肠系膜

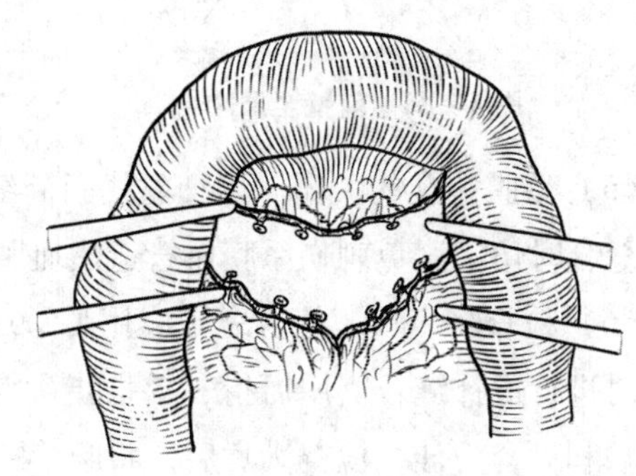

图4－83　切断肠管

（五）小肠吻合有以下三种方法。

1. 端端吻合　最常用的吻合方法。

（1）吻合准备　肠管切除后，靠拢两侧肠钳在一起，对齐两端肠腔的轴线，系膜置于同侧，禁止扭曲，用细丝线先从肠管的系膜侧将上、下两段肠管断端做一针间断浆肌层缝合以利牵引（图4－84）。

（2）后壁吻合　自后壁一端开始，用0号线行全层单纯间断、连续缝合或连续锁边缝合吻合口后壁，一般为0.3～0.5 cm的针距。全层缝合可采用丝线、肠线等（图4－85）。

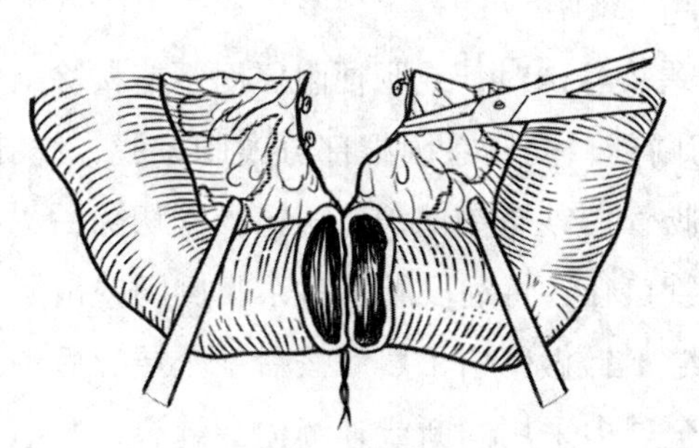

图4－84　吻合准备

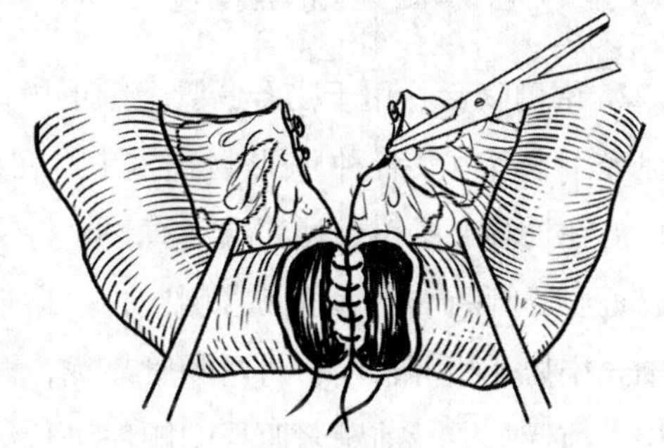

图4－85　后壁全层吻合

（3）前壁吻合　后壁缝线缝至另一端时，将缝针由腔内穿出，然后连续水平褥式内翻全层缝合，最后一针可自行结扎（线结应留在腔外），或缝线自肠腔内穿出与后壁第1针线头打结后把线结送入肠腔内（图4－86）。

（4）前后壁浆肌层缝合　取下肠钳，再进行外层（第二层）缝合。用细丝线间断垂直褥式内翻缝合法缝合浆肌层，进针处距第一层缝线以外0.3 cm左右，针距0.3 cm～0.5 cm，避免内翻过多，瓣膜形成影响内容物通过，在前壁浆肌层缝合完毕后，将肠管翻转，缝合后壁浆肌层。缝合时需注意前、后壁全层与浆肌层缝合进针部位应尽可能呈交错状错开，

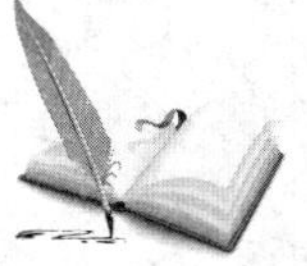

以保证可靠吻合，缝合后全层的缝线不应露出，也不应过密缝合（图4－87）。

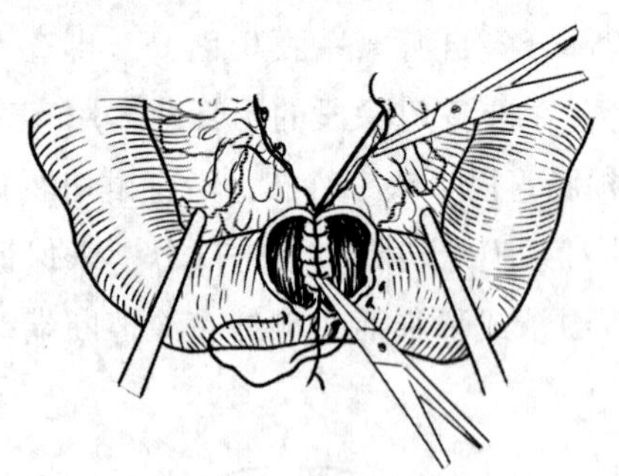

图4－86　前壁全层吻合

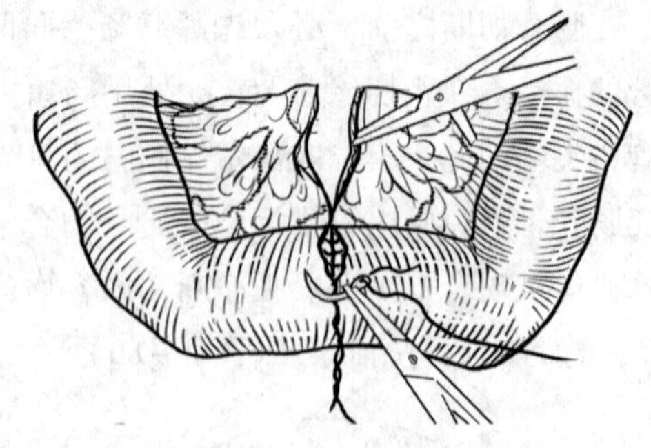

图4－87　前后壁浆肌层缝合

（5）系膜裂孔的关闭　用细丝线间断缝合肠系膜两侧切缘封闭系膜裂孔，以防发生内疝。缝合时切记避免刺伤系膜血管造成血肿（图4－88）。

（6）检查吻合口　缝合完毕应用手常规轻轻挤压两端肠管，观察吻合口有无渗漏之处，必要时进行追补缝合。用拇指、示指指尖对合检查吻合口是否狭窄，拇指末节能通过，两指可顺利对合为佳，检查满意后，将肠管还纳入腹腔（图4－89），注意勿使扭转，逐层缝合腹壁切口。

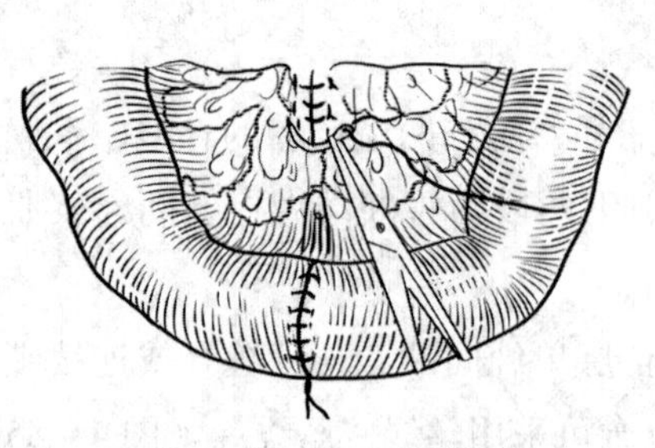

图4－88　关闭系膜裂孔

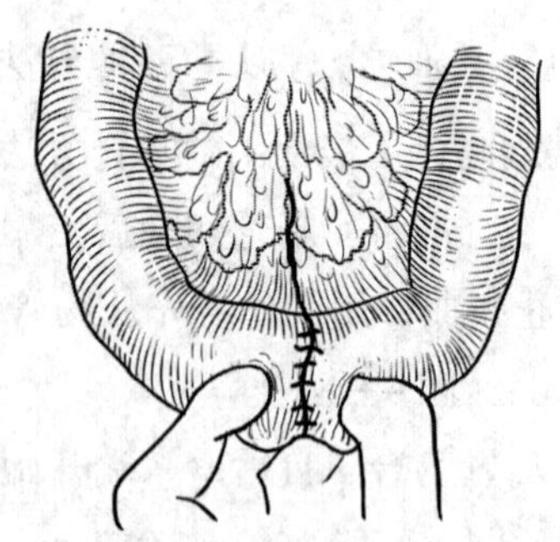

图4－89　检查吻合口

2. 端侧吻合　用于吻合肠管上、下段口径相差较悬殊时，或肠梗阻原因不能接除，需行捷径手术者以及各种Y形吻合术中。在拟行切断处，向肠系膜根部分离肠系膜，结扎、止血。在近端夹肠钳，远切端夹直钳，将后切断肠管用纱布垫保护。病损肠管切除后，一般以近段肠管断端对远段肠管侧壁，根据近端肠管口径，将远段肠管对系膜侧肠壁沿肠管纵轴全层切开相等长度，将两肠管靠拢，两端各缝1针做牵引，然后按后壁全层、后壁浆肌层、前壁全层、前壁浆肌层的顺序进行缝合。全层多采用间断或连续内翻缝合，浆肌层缝合多采用间断垂直褥式内翻缝合。吻合完成后，同样检查吻合口通畅与否，将系膜间裂隙关闭（图4－90）。

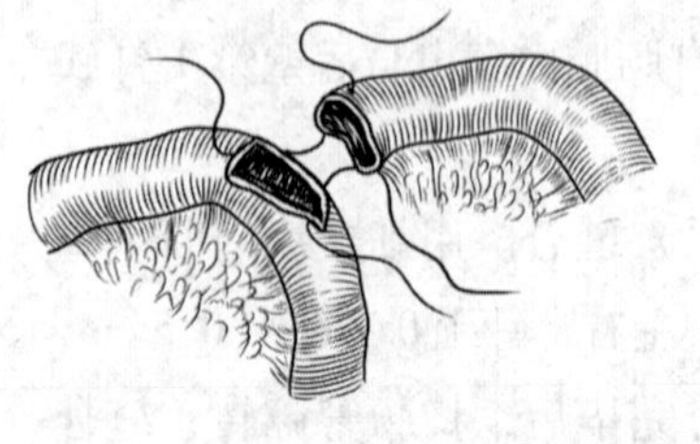

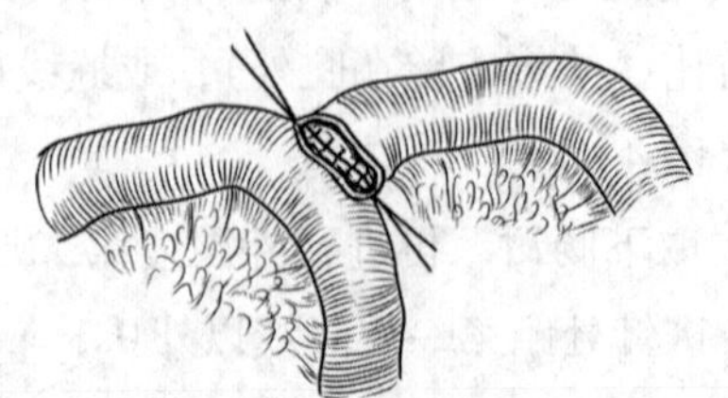

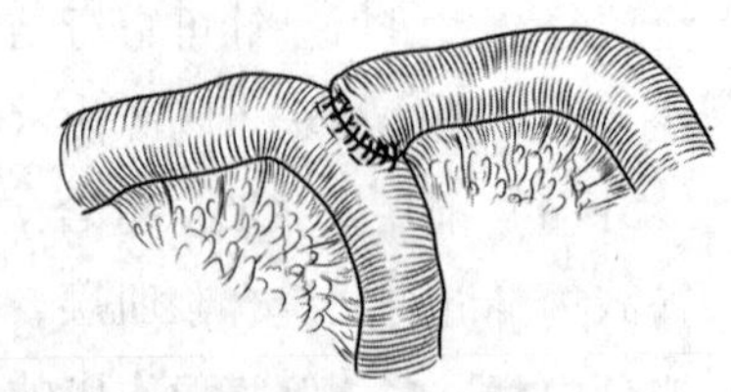

图4－90　端侧吻合法

3. 侧侧吻合法　侧侧吻合不符合正常肠管的功能性蠕动，吻合口在无内容物的情况下基本上处于闭合状态。并且两端的环行肌均切断，所以吻合口段的蠕动功能下降，排空功能受阻，可造成粪块性梗阻或肠穿孔、肠瘘等出现，即所谓盲袢综合征。患者手术后会发生营养不良、贫血，经常有腹痛、腹泻等症状，远期预后不良。

一般只有两种情况才可能采取侧侧吻合法，一种为短路手术，另一种为小肠切除后按侧侧吻合法进行肠道重建，不需切断小肠，将梗阻近端与远端肠管直接侧侧吻合。以前者为例，方法为：切除病损肠管的断端分别用全层连续缝合加浆肌层间断缝闭断端，之后行侧侧吻合。将两断端按肠管蠕动方向靠拢重叠，在对系膜缘将两肠壁行约6 cm长度的浆肌层间断缝合，并用纱布垫保护，距此缝合线0.5 cm处顺肠管纵轴方向将两侧肠壁做4～6 cm全层切口，除净肠容物并止血。用1～0号肠线采用续锁边缝合或连单纯间断缝合法缝合后壁全层，用连续水平褥式内翻缝合或间断内翻缝合法缝合前壁全层，间断垂直褥式内翻缝合包埋前壁浆肌层，检查若有漏孔，应加针修补。吻合结束，关闭系膜裂孔，同样用检查吻合口大小是否符合要求标准。

五、术后处理

（一）禁食，补液。水电解质及酸碱平衡紊乱较重者，开始进食后，仍应适当补充液体。贫血严重者，宜间断输血，以促进愈合。

（二）继续胃肠减压，持续2～3天，直至胃肠功能恢复为止。腹胀消失，肠鸣音恢复或肛门排气后拔除胃管，进少量流食，逐渐加至半流食。

（三）根据引流量的多少及引流液的性质，决定拔除引流物的时间。

（四）一般用青霉素、链霉素控制感染，必要时可选用广谱抗生素。

（五）术后应加强护理，鼓励患者翻身、咳嗽、早期下床活动，以预防肠粘连及肺部并发症发生。

知识链接

外科缝合器

以消化道手术使用最为普遍。根据功能和使用部位的不同，可分为管型吻合器（图4－91）、线型吻合器、侧侧吻合器、荷包缝合器及皮肤筋膜缝合器。吻合器的合理使用，可以提高手术效率，减少术后并发症。

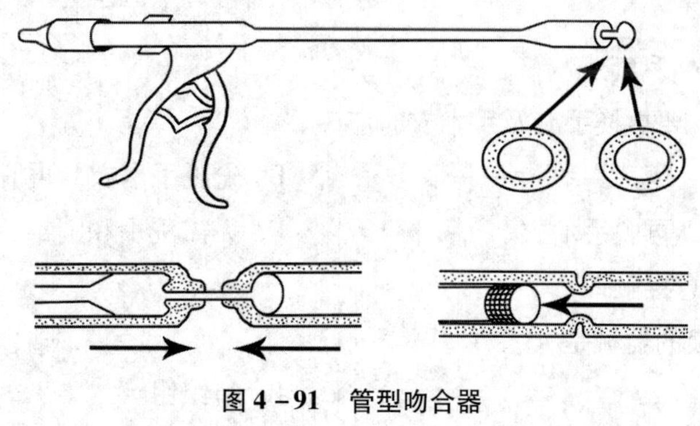

图4－91　管型吻合器

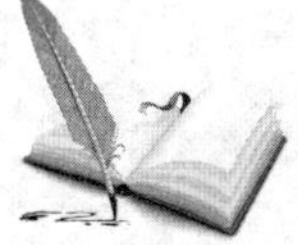

本章小结

本章包括无菌技术和手术基本技术这两项内容。无菌原则贯穿于所有外科操作的全过程，从备皮、洗手、消毒、铺巾、穿手术衣和戴手套开始，乃至手术全过程中的无菌操作，都要求认真掌握。打结及手术器械的正确识别与使用是保证技能训练正常进行的前提，是保证手术动作顺利完成的基础，也是手术的基本要求。通过动物外科教学要完全掌握手术操作及过程，更应是通过学习，掌握外科无菌原则，建立无菌观念。经过本章学习，学生应既会操作，又会思考，既能接受指导又能进行自我评价以及合作精神等，为进入临床做好准备。

目标检测

一、选择题

扫码“练一练”

1. 关于肥皂刷手法，正确的是
   A. 范围应从手指尖到肘上 10 cm
   B. 冲水时应将手指及肘均朝下
   C. 浸泡酒精范围应到肘上 3 cm
   D. 浸泡新洁尔灭后应擦干手臂
   E. 范围应从手指尖到肘上 5 cm
2. 横结肠造口术后患者施行瘘口关闭术，手术区皮肤消毒涂擦消毒剂的顺序是
   A. 无需按一定的顺序
   B. 由手术区外周涂向瘘口周围
   C. 由手术区的上方涂向下方
   D. 由手术区的一侧涂向另一侧
   E. 由手术区中心部向四周涂擦
3. 手术中同侧人员需换位，正确的是
   A. 面对面移动
   B. 前后移动
   C. 背对背移动
   D. 随意移动
   E. 更换手术衣后移动
4. 手术中如手套破损或接触到有菌区时应
   A. 以碘酒、酒精消毒
   B. 重新洗手
   C. 终止手术
   D. 另换无菌手套
   E. 再加戴一双手套
5. 连续手术时，要更换手套及手术衣时应
   A. 不需更换
   B. 先脱手术衣，再脱手套
   C. 先脱手套，再脱手术衣
   D. 无需洗手和消毒，另穿手术衣
   E. 手部可随意接触
6. 用于夹持腹膜的器械是
   A. 卵圆钳
   B. 组织钳
   C. 止血钳
   D. 腹膜钳
   E. 肠钳

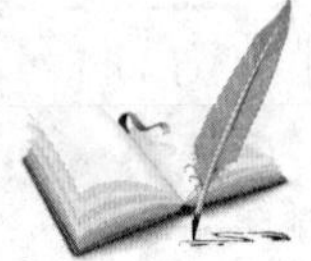

7. 用于锐性分离的器械是
A. 止血钳　B. 腹膜钳
C. 手术刀刀柄　D. 组织钳
E. 组织剪
8. 用于止血的器械是
A. 持针器　B. 止血钳
C. 组织钳　D. 卵圆钳
E. 腹膜钳
9. 用于缝合的器械是
A. 卵圆钳　B. 止血钳
C. 腹膜钳　D. 持针器
E. 组织钳
10. 用于夹持敷料的器械是
A. 卵圆钳　B. 止血钳
C. 腹膜钳　D. 持针器
E. 组织钳
11. 外科手术中主要的结扎方式是
A. 方结　B. 三重结
C. 外科结　D. 假结
E. 滑结
12. 由于双手用力不均匀形成的错误的结为
A. 方结　B. 滑结
C. 外科结　D. 假结
E. 三重结
13. 相同方向的两个单结构成
A. 方结　B. 三重结
C. 外科结　D. 假结
E. 滑结
14. 各种结的基本结是
A. 方结　B. 滑结
C. 外科结　D. 单结
E. 三重结
15. 主要用于深部组织结扎的打结方式为
A. 双手打结法　B. 左手打结法
C. 器械打结法　D. 右手打结法
E. 都可以
16. 皮肤缝合的方法为
A. 单纯间断缝合　B. 连续缝合
C. 外翻缝合　D. 内翻缝合

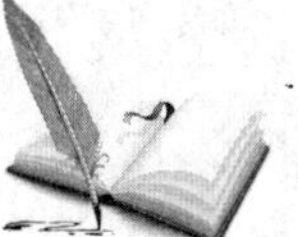

E. 8字缝合

17. 血管吻合时的缝合方法为

A. 单纯间断缝合
B. 单纯连续缝合
C. 外翻缝合
D. 内翻缝合
E. 8字缝合

18. 胃肠道吻合时的缝合方法为

A. 单纯间断缝合
B. 内翻缝合
C. 单纯连续缝合
D. 外翻缝合
E. 8字缝合

19. 阑尾残端包埋用

A. 单纯间断缝合
B. 荷包缝合
C. 8字缝合
D. 连续缝合
E. 外翻缝合

20. 缝合处组织张力大，患者全身状况较差时用

A. 单纯间断缝合
B. 外翻缝合
C. 内翻缝合
D. 减张缝合
E. 8字缝合

21. 对于诊断有把握的阑尾炎患者，手术切口常选择

A. 右下腹斜切口
B. 右下腹经腹直肌切口
C. 腹直肌旁切口
D. 左下腹斜切口
E. 都可以

22. 阑尾根部荷包缝合时，应距根部

A. 0.5~0.8 cm
B. 没有要求
C. 越近越好
D. 越远越好
E. 1.0~1.5 cm

23. 阑尾切除术关腹中最先缝合的是

A. 腹膜
B. 腹斜肌
C. 腹直肌
D. 腹横机
E. 皮下组织

24. 阑尾切除术术后出现腹膜炎时应保持的体位是

A. 平卧位
B. 侧卧位
C. 高半坐位
D. 低半坐位
E. 俯卧位

25. 阑尾切除术后患者出现腹胀的原因多为

A. 粘连性肠梗阻
B. 麻痹性肠梗阻
C. 机械性肠梗阻
D. 绞窄性肠梗阻
E. 肠套叠

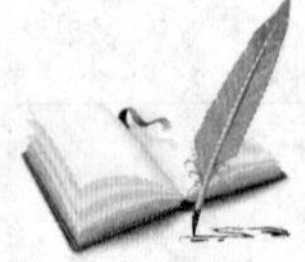

二、思考题

1. 简述穿无菌手术衣戴无菌手套时应注意什么？

2. 简述常用外科手术常用器械的使用方法及特点。
3. 缝线结的种类有哪些？打结时注意事项有哪些？
4. 简述各种缝合方法的操作要点及应用范围。
5. 简述分离的种类及应用范围。
6. 简述阑尾切除术的适应证及手术步骤。
7. 简述阑尾切除术术后并发症及处理。
8. 简述小肠部分切除吻合术的适应证。

（程坤鹏）

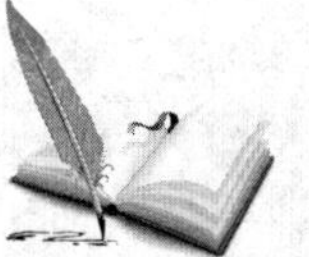

第五章　外科临床基本操作

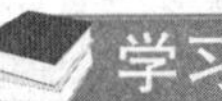

1. **掌握**　外科临床各项基本操作的原则、操作方法和注意事项。
2. **熟悉**　各项基本操作的适应证。
3. **了解**　局部麻醉的种类；气管的解剖特点。
4. 学会局部麻醉、脓肿切开引流的方法。
5. 能按无菌操作要求进行清创、包扎、骨折和关节脱位的固定处置。

第一节　局部麻醉

扫码“学一学”

案例导入

患者，女，24岁。因“右脚趾被砖头砸伤1小时”就诊。自述在家中装潢时，手中砖头不慎滑落，砸中右脚趾。视诊见右脚踇趾出血，趾甲开裂、翻起。患者主诉右脚趾疼痛难忍，无其他不适。

请问：

1. 需要做怎样的治疗处理？
2. 如需手术，采用哪种麻醉方式？

用局部麻醉药（简称局麻药）暂时阻断某些周围神经的冲动传导，使这些神经所支配的区域产生麻醉作用，称为局部麻醉（local anesthesia），简称局麻。局麻是一种简便易行、安全有效、并发症较少的麻醉方法，并可保持患者意识清醒，适用于较表浅、局限的手术，但也可干扰重要器官的功能。因此，施行局麻时应熟悉局部解剖和局麻药的药理作用，掌握规范的操作技术。

由于麻醉术专业性较强，故仅对部分外科局部麻醉术进行介绍。

一、局麻药的特性

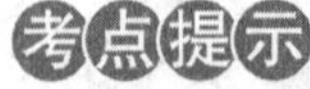

局麻药的化学分类、药效作用时间及效能。

常用局麻药的化学结构由芳香族环、胺基团和中间链三部分组成。中间链可为酯链或酰胺链。

（一）在临床上可根据中间链的不同可分为两类。

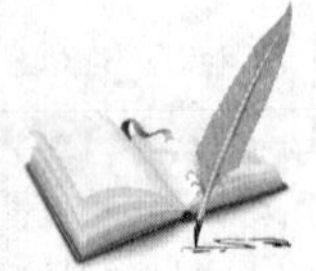

1. 酯类局麻药，如普鲁卡因、丁卡因等。

2. 酰胺类局麻药，如利多卡因、丁哌卡因和罗哌卡因等。

（二）根据作用时间和效能，可分为三类。

1. 效能差、时间短者，如普鲁卡因。

2. 效能中、时间中者，如利多卡因。

3. 效能强、时间长者，如丁哌卡因、丁卡因、罗哌卡因。

二、局麻药的不良反应

（一）毒性反应

局麻药吸收入血液后，当血药浓度超过一定阈值时，就会发生局麻药的全身毒性反应，严重者可致死。其程度和血药浓度有直接关系。引起毒性反应的常见原因有：①一次用量超过患者的耐受量；②意外血管内注入；③注药部位血供丰富，吸收增快；④患者因体质衰弱等原因而导致耐受力降低。用小量局麻药即出现毒性反应症状者，称为高敏反应（hypersu sceptibility）。

毒性反应主要表现在对中枢神经系统和心血管系统的影响，且中枢神经系统对局麻药更为敏感。轻度毒性反应时，患者常出现嗜睡、眩晕、多语、寒战、惊恐不安和定向障碍等症状。此时如药物已停止吸收，一般在短时间内症状可自行消失。如果继续发展，则意识丧失，并出现面肌和四肢的震颤。一旦发生抽搐或惊厥，可因呼吸困难缺氧导致呼吸和循环衰竭而致死。

为了预防局麻药毒性反应的发生，一次用药量不应超过限量，注药前应回吸无血液，根据具体情况和用药部位酌减剂量，药液内加入适量肾上腺素，以及给予麻醉前用药如地西泮或巴比妥类药物等。一旦发生毒性反应，应立即停止用药，吸入氧气。

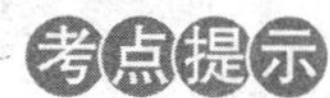

局麻药的毒性反应。

（二）过敏反应即变态反应

临床上酯类局麻药过敏者较多，酰胺类极罕见。过敏反应是指使用很少量局麻药后，出现荨麻疹、咽喉水肿、支气管痉挛、低血压和血管神经性水肿，甚至危及患者生命。如发生过敏反应应首先中止用药；保持呼吸道通畅，吸氧；维持循环稳定，适当补充血容量，紧急时可适当选用血管加压药，同时应用糖皮质激素和抗组胺药。

三、常用的局麻方法

（一）表面麻醉

表面麻醉是将渗透作用强的局麻药与局部黏膜表面接触，使其透过黏膜而阻滞黏膜下的浅表神经末梢产生无痛的方法。多用于眼、鼻腔、咽喉、气管、尿道等处的浅表手术或内镜检查。

多种局麻药可用于表面麻醉，如利多卡因、丁卡因、苯佐卡因和丙胺卡因等，可制成溶液、乳剂、软膏、气雾剂，单独或与其他药物合用于皮肤、黏膜、口咽部、气管、

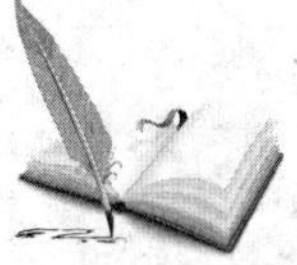

直肠等部位。表面麻醉前可静脉给予阿托品，使黏膜干燥，避免分泌物妨碍局麻药与黏膜的接触。不同部位的黏膜吸收局麻药的速度不同，气管及支气管应用气雾剂时，局麻药吸收最快。大面积黏膜应用高浓度及大剂量局麻药时易出现毒性反应，使用时应严格控制剂量。

（二）局部浸润麻醉

将局麻药按组织层次由浅入深注射在手术区域的组织内，阻滞神经末梢而达到麻醉作用。

1. 适应证 适用于体表手术、内镜手术和介入性检查的麻醉。

2. 禁忌证 禁用于局部感染、恶性肿瘤。

3. 操作方法 为“一针技术”，即先行皮内注药形成皮丘（图 5－1），再从皮丘边缘进针沿切口线注药形成第二个皮丘，连续形成皮丘带。再沿此皮丘按切口需要，连续作一皮内浸润带，此时可见皮肤呈橘皮样。“分层注药”即浸润一层切开一层，依次浸润皮下、筋膜、肌肉等，以达到完善麻醉的目的。

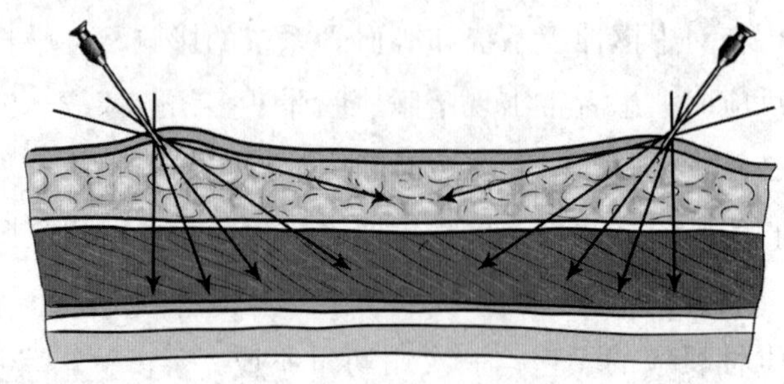

图 5－1 局部浸润麻醉

4. 注意事项

（1）注入组织内的药液需有一定容积，在组织内形成张力，借水压作用使药液与神经末梢广泛接触，从而增强麻醉效果。

（2）每次注药量不要超过极量，采用最低浓度有效浓度的局麻药，以防局麻药毒性反应。

（3）每次注药前都要回抽，以免误注入血管内。局麻药液注毕后须等待，使局麻药作用完善，不应随即切开组织致使药液外溢而影响效果。

（4）实质脏器和脑组织等无痛觉，不用注药。

（5）药液中含肾上腺素浓度 1:（20 万～40 万），可减缓局麻药的吸收，延长作用时间。

三、区域阻滞麻醉

围绕手术区，在其四周和基底部注射局麻药，暂时阻滞进入手术区的神经纤维传导，称为区域阻滞（图 5－2）。可通过环绕被切除的组织（如小囊肿、肿块活组织等）作包围注射，或在悬雍垂等组织（舌、阴蒂或有蒂的肿瘤）环绕其基底部注射。区域阻滞的操作要点与局部浸润麻醉相同，其主要优点在于避免穿刺病理组织。

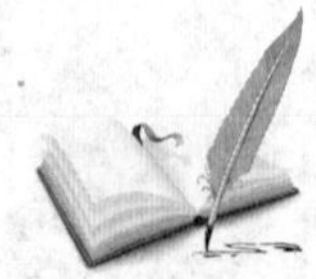

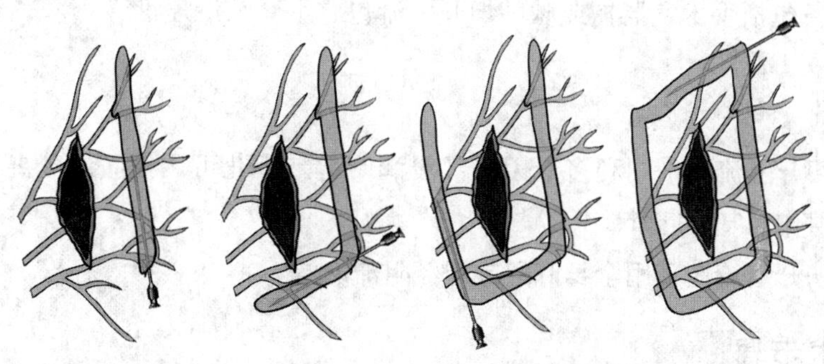

图 5－2　区域阻滞

四、指（趾）根部神经阻滞麻醉

将麻醉药注射在指（趾）根部神经周围，使神经所支配的区域——指（趾）麻醉。操作时先在指（趾）根部背侧两旁作皮丘，然后刺向指（趾）骨，边进针边注射，再在指（趾）骨周围皮下作浸润。每指（趾）需用药 3～5 ml，药液中禁忌加肾上腺素。

第二节　脓肿切开引流术

案例导入

患者，男，32 岁。4 天前出现肛旁肿痛，到医院就诊为“肛周脓肿”。由于患者本人排斥手术，没有住院，回家休息，后出现加重。今为求手术治疗，特入住本院区，大便每日一次，质软成形，无便血。近期也无腹泻病史。睡眠欠佳，情绪烦躁。既往无特殊病史。否认特殊疾病家族史。

请问：

1. 需要做哪些体格检查？
2. 需要如何进行手术治疗？

化脓性感染局部脓肿形成时，应及时切开引流，减少毒素吸收，减轻中毒症状，防止感染向周围扩散。

一、适应证

表浅脓肿形成，查有波动者，应切开引流。

二、术前准备工作

1. 术前通过 B 超、X 线和 CT 以及诊断性穿刺等检查，明确脓肿的部位；合理应用抗菌药物。

2. 多发性脓肿，全身中毒症状严重者，应给予有效抗生素，全身情况较差者，应注意改善全身状况。如注意纠正水电解质失衡，重度贫血患者应输血纠正贫血、低蛋白血症。

3. 清洁局部皮肤，需要时应备皮。

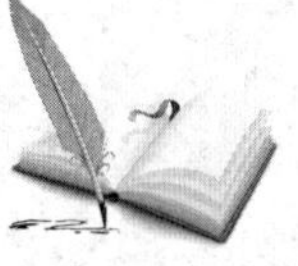

4. 器械准备包括手术室器械或脓肿切开引流包、手套、治疗盘。

三、麻醉

浅表脓肿切开引流应采用利多卡因局部浸润麻醉。小儿可用氯胺酮分离麻醉或辅加硫喷妥钠肌内注射作为基础麻醉。

深部脓肿切开引流应采用全身麻醉或神经阻滞麻醉。

四、手术步骤

（一）浅部脓肿切开引流

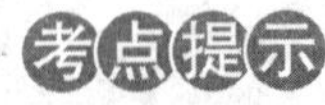

脓肿切除术。

1. 在表浅脓肿隆起作皮肤浸润麻醉（图5－3）。用持笔式手法尖刀刃先将脓肿切开一小口，再把刀翻转，使刀刃朝上，由里向外挑开脓肿壁，排出脓液（图5－4）。

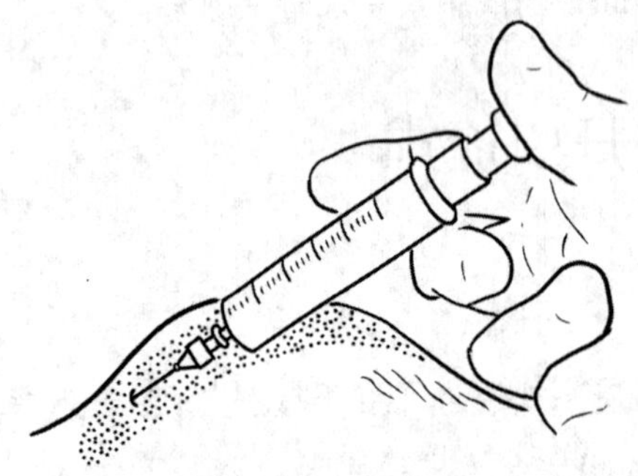

图5－3　脓肿皮肤麻醉

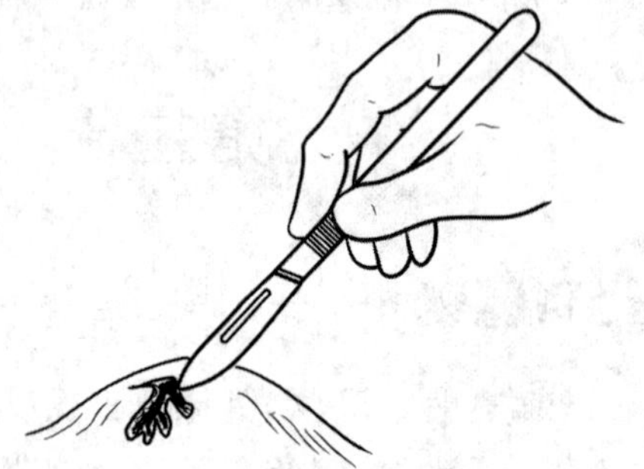

图5－4　挑开脓肿壁

2. 随后用手指或止血钳伸入脓腔，探查脓腔大小，并分开脓腔间隔（图5－5）。根据脓肿大小，在止血钳引导下，向两端延长切口，达到脓腔连边缘，把脓肿完全切开（图5－6）。

如脓肿较大，或因局部解剖关系，不宜作大切口者，可以作对口引流，使引流通畅（图5－7）。

3. 最后，用止血钳把凡士林纱布条一直送到脓腔底部，另一端留在脓腔外，垫放干纱布包扎（图5－8）。

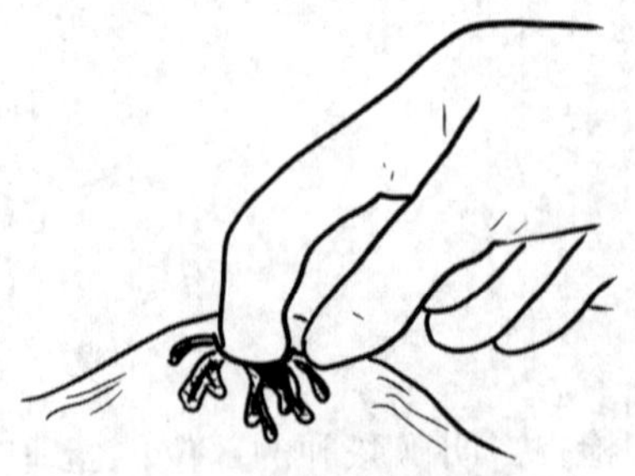

图5－5　探查脓肿

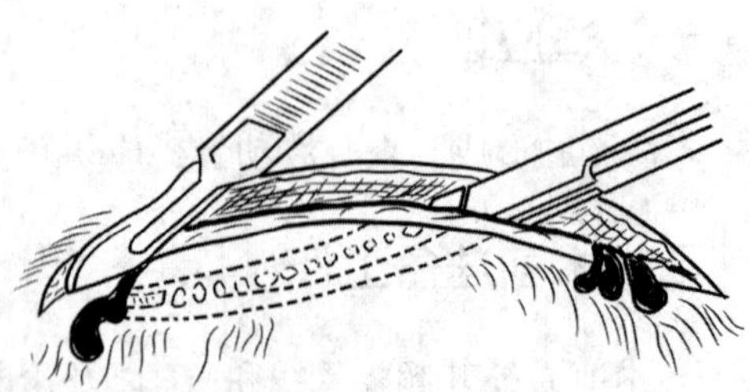

图5－6　切开脓肿

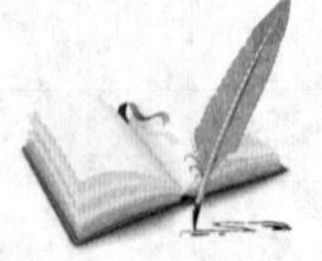

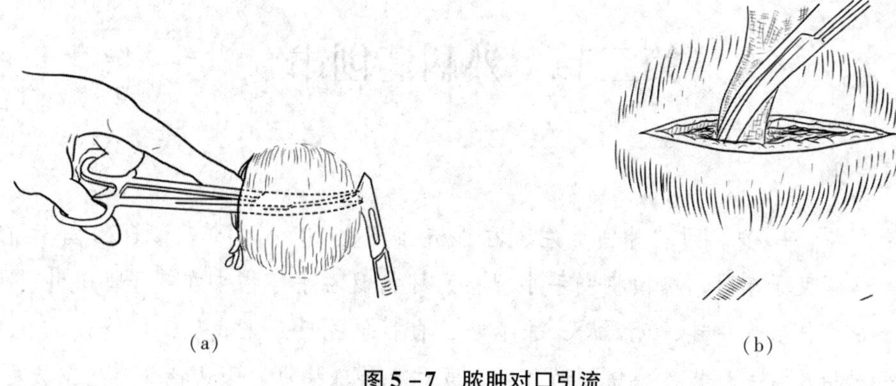
(a)　　(b)

图 5-7　脓肿对口引流

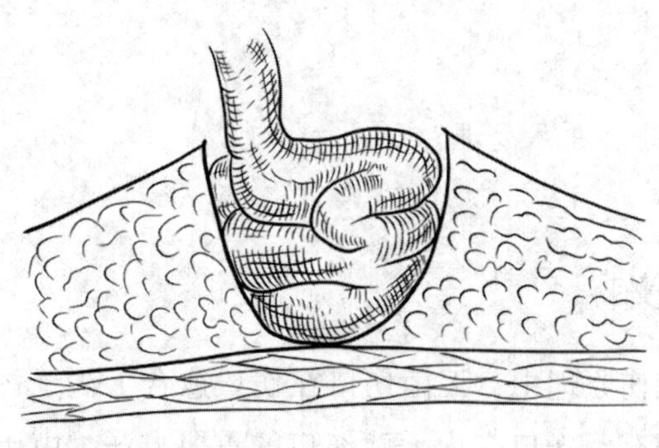
图 5-8　垫放纱布

（二）软组织深部脓肿

1. 定位　切开之前先用诊断性穿刺抽吸，找到脓腔后，将针头留在原处，作为切开的标志。

2. 切开　按组织层次逐层切开、止血，先切开皮肤，皮下组织，然后顺针头的方向，用止血钳钝性分开肌层，到达脓腔表面后，用一关闭的止血钳插入脓腔，血管钳分开充分扩大切口，并以手指伸入脓腔内检查，使引流通畅，清除脓液、坏死组织。

3. 引流　手术后置入干纱布条，一端留在外面，如果脓腔较大则置入有侧孔的橡皮引流管引流。

五、术中注意事项

（一）切开引流的操作应十分轻柔，不要用力挤压，以免炎症扩散。表浅脓肿切开后常有渗血。若无活动性出血，一般用凡士林纱布条填塞脓腔压迫即可止血，不要用止血钳钳夹，以免损伤组织。

（二）放作“+”形或“++”形切开时，应将炎性浸润部分完全切开，以免炎症继续扩大，浸润部分逐渐坏死。置引流时，应把凡士林纱布的一端一直放到脓腔底，不要放在脓腔口阻塞脓腔，影响通畅引流。

六、术后处理

较大的出血点可用细线结扎。渗血用纱布压迫止血即可，以免结扎线过多，形成异物，加重炎症，影响创面愈合。术后第 2 日起更换敷料，拔除引流条，检查引流情况，并重新放置引流条后包扎。

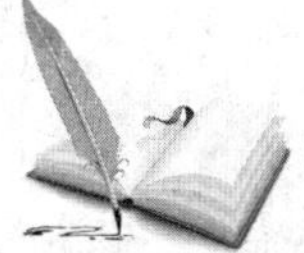

第三节　外科清创术

案例导入

患者，男，42岁。因“外伤后左、右手流血不止20分钟”就诊。20分钟前，患者在家修理架子车时，不慎将左手小拇指、环指及右手环指夹在架子车轮中，当即血流不止。伤后无昏迷，无恶心，未呕吐，自行包扎后急来我院，门诊以“左手环指、小拇指及右手环指挫裂伤”收住院。既往无特殊病史。否认特殊疾病家族史。

请问：

1. 需要做哪些检查?
2. 如何对其症状进行手术处理?

一、清创术的定义

清创术是根据外科创伤原理中，无菌伤口在伤口愈合上优于污染伤口的实际情况，在实际操作中人为的将早期有菌伤口变为无菌伤口的重要方法。由于其应用到几乎所有的外科手术技法，故为外科手术基本操作。

开放性伤口一般分为清洁、污染和感染三类。清洁伤口是指未被细菌污染的伤口，一般是手术切口，直接缝合后，可一期愈合；沾染伤口是指伤口有细菌沾染，但未发生感染，可采取清创处理；感染伤口是指伤口已感染甚至化脓，需要经过换药达到二期愈合。

二、清创术的目的

（一）清除创面及其周围皮肤上的污物

创面和皮肤上沾污的尘土、油垢等污物必须彻底清除，从而减少污染和细菌数量。

（二）切除污染的组织

人们常在污染环境中受伤，因此，凡被致伤物接触或暴露于空气中的损伤创面，均应认为已被污染。在清创过程中，不论伤口是一个宽阔的暴露创面或是一个深狭的小口，都应逐一寻到其伤断面，毫无遗漏地将断面切除一层，以达到彻底清除污染的目的。

（三）切除失活的组织

受损伤无活力的组织，不但是细菌生长繁殖的培养基，易导致感染，而且由于失活的组织将健康的组织隔开，妨碍毛细血管和淋巴管等组织的再生，不利于伤口愈合。同时由于大量失活组织坏死液化，滞留于伤口内，产生毒性物质，使毛细血管通透性增加，体液外渗，引起伤口周围组织严重肿胀，影响血液循环，不利于创面的愈合，甚至引起全身中毒症状，危及生命。因此，彻底的清除失活组织，也是清创术中必须注意的。

（四）清除异物

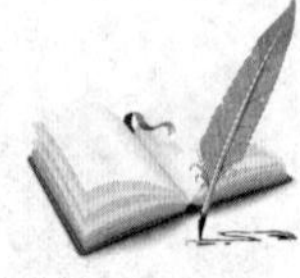

开放性损伤创面甚至创口深部常存有异物，如金属、石块、木屑、泥沙、衣物等，这些异物上均存在大量的微生物，很容易引起感染。因此，在清创术中应将其尽量清除。只有那些距伤口较远的深在的小异物，如土枪小弹丸或小的金属屑片等，可以暂不取出，留待观察后期处理。

（五）清除血肿，消灭无效腔

伤口内的血肿或无效腔，不但容易感染，而且有碍组织接触，不利愈合。因此，在清创过程中，应彻底细致地止血，注意各种组织的对合，不遗留无效腔。

三、外科清创术缝合适应证和禁忌证

（一）适应证

各种类型开放性损伤视为新鲜伤口，具备以下条件者。

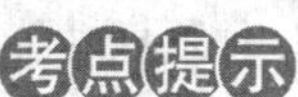

外科清创术缝合适应证和禁忌证。

1. 伤后 6 ~8 小时以内者。
2. 伤口污染较轻，不超过伤后 12 小时者。
3. 头面部伤口，一般在伤后 24 ~ 48 小时以内，争取清创后一期缝合。
4. 如果局部污染较轻，伤口整齐，受伤即使超过6 ~ 8 小时，但在 24 小时内，感染尚未确立，伤后已应用抗生素，仍可争取作清创术。如损伤部位血运丰富或某些浆膜腔（胸腔、腹腔等）开放性创伤，伤口无明显感染，即使时间较长，也应尽可能彻底清创后缝合。

（二）禁忌证

化脓感染伤口不宜缝合。如果伤口沾染严重或细菌毒力强，4 ~6 小时即可发生感染，或受伤时间已超过 24 小时，伤口已有感染，只作简单清理，不宜关闭伤口；火器伤一般只作清创，不宜一期缝合伤口。

四、操作流程

（一）物品准备

无菌手术包、无菌手套、肥皂水、无菌生理盐水、消毒用物（棉签、碘附或者碘酊、乙醇）、5 ml 注射器、2% 利多卡因、3% H_2O_2、无菌注射器、绷带、宽胶布、止血带等。

（二）术者准备

术者详细了解病史并做相关体格检查，观察创伤局部有无骨、血管、神经、肌腱等损伤，如颅脑、胸、腹部有严重损伤，应先予处理。如四肢有开放性损伤，应注意是否同时合并骨折。对有休克或重要脏器伤的伤员，应优先处理休克和脏器损伤，待伤情稳定后尽早行清创术。有活动性大出血者应先行止血。对伤情严重复杂的清创术，要配备足够的全血，准备术中使用。对四肢损伤的清创可在充气止血带下进行，使手术野清晰便于辨认解剖关系，减少出血，在完成清创和彻底止血后，在修复组织时即可停用止血带。应用术前镇痛药物。

向患者及其家属详细解释一期缝合的原则，一期缝合发生感染的可能性和局部表现，若不缝合下一步的处理方法，伤合功能、美容等影响，取得患者配合，家属理解，签署知情同意书。洗手、戴无菌口罩、无菌手套、帽子，要求与无菌术要求一致。

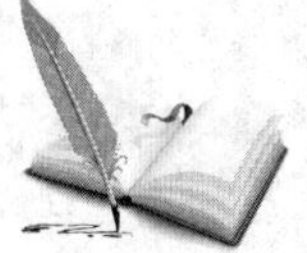

（三）清洁伤口周围皮肤

先用无菌纱布覆盖伤口，剃去伤口周围的毛发，其范围应距离伤口边缘20 cm以上，有油污者，可用少量汽油或者乙醚擦除，然后用肥皂水和外用0.9%氯化钠注射液清洗创口周围皮肤（图5-9）。

（四）常规麻醉之后消毒伤口周围皮肤，取掉覆盖伤口的纱布，铺无菌孔巾；换手套、穿无菌手术衣。

（五）检查伤口，用手术剪清除伤口周围不整齐的皮肤边缘1~2 mm，失去活力呈灰白色或不出血呈紫色的皮肤应予以去除。若切口过小，应扩大切口充分暴露。一般从伤口两端沿纵轴延长（有时须据功能和外观选择延长切口的方向），深筋膜也应当做相应的切开，彻底止血，小的渗血可压迫止血，较大出血予以结扎，尽量取净伤口内的异物，剪除伤口内失去活力的组织，由浅入深仔细清除，但不应将不该切除的组织一并切除。对于手、面部及关节附近的伤口更应特别注意。脂肪组织易发生坏死、液化而至感染，失去活力的筋膜会影响伤口的愈合，均应尽量予以切除。

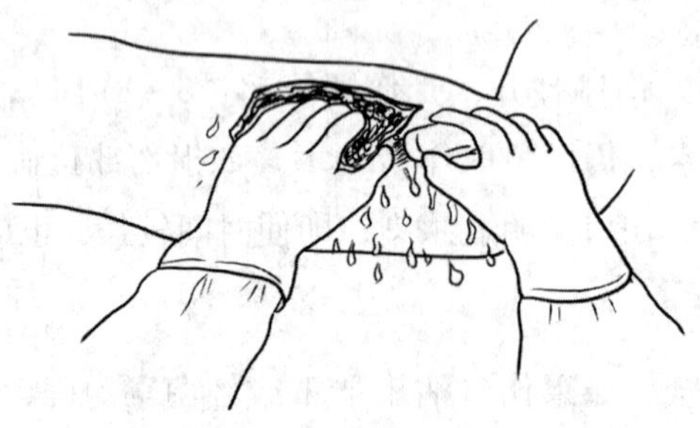

图5-9　清洁伤口

（六）去除坏死和失去活力的肌肉组织

夹捏不收缩，切开不出血或无颜色改变的肌肉组织，都要彻底切除或剪除（图5-10）。污染明显与骨膜分离的小碎骨片可以去除，较大的游离骨片或与软组织相连的小骨片，予以保留，放回原位，以恢复解剖形态及功能，关节囊内的小游离骨片必须彻底清除，并将关节囊缝合。

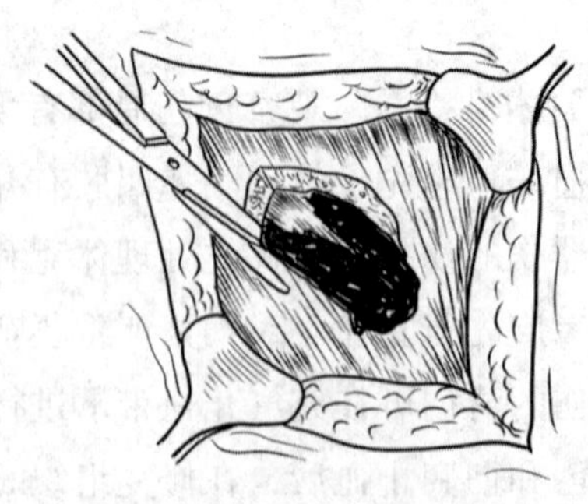

图5-10　祛除坏死组织

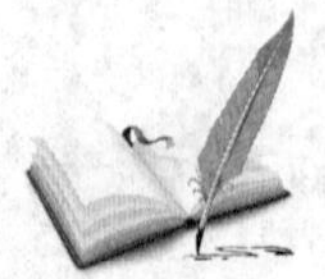

（七）血管伤的处理

影响伤口血液循环的断裂血管，可予以结扎。若主要血管损伤，清创后需进行动、静脉吻合或修补（图5－11）。将损伤的血管近、远端剥离清楚，用无损伤血管钳夹住两端阻断血流，用小剪刀将血管外膜去除一端，将断端修剪整齐后对合两断端（图5－12）。用细丝线在两侧各做一褥式缝合，用生理盐水放入少许肝素冲洗管腔，以防凝血块再凝固，将两缝线牵紧，用连续缝合法缝合前壁，翻转血管按前法缝合后壁。放松远端血管夹，检查吻合口是否严密，如无缝隙，即去除近端血管夹，恢复血运。

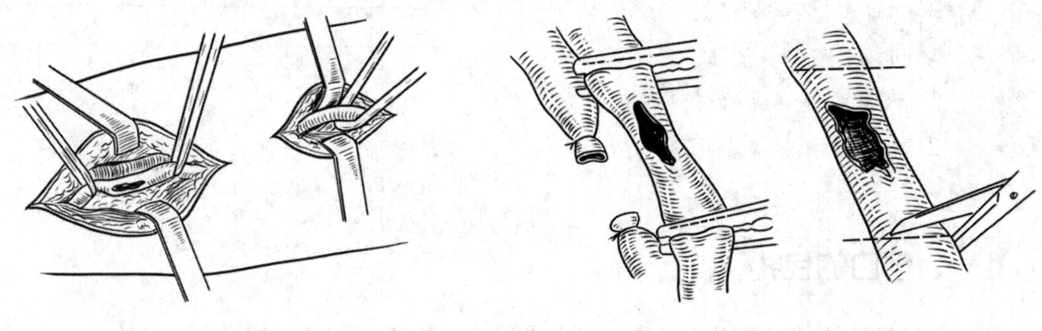

图5－11 分离血管　　图5－12 结扎和缝合血管

（八）缝合伤口

遵循清创缝合原则完成符合缝合要求的伤口，经上述步骤处理的伤口则为清洁伤口，再用无菌盐水冲洗伤口。如手术台面无菌巾已浸透，则应加盖无菌巾。清理伤口，由深层向浅层按局部的解剖层次进行缝合。避免遗留无效腔，防止形成血肿，缝合时松紧度要适宜，以免影响局部血运。用间断缝合法缝合皮下组织后，采用70%乙醇消毒伤口周围的皮肤，间断缝合法缝合皮肤。对齐皮缘，挤出皮下积血，再次用70%乙醇消毒皮肤，覆盖无菌纱布，并妥善包扎固定。

（九）伤口表浅

止血良好，缝合后没有无效腔时，一般不必放置引流物。伤口深，损伤范围大且重。污染重的伤口和无效腔可能存在有血肿形成时，应放置引流物（图5－13）。

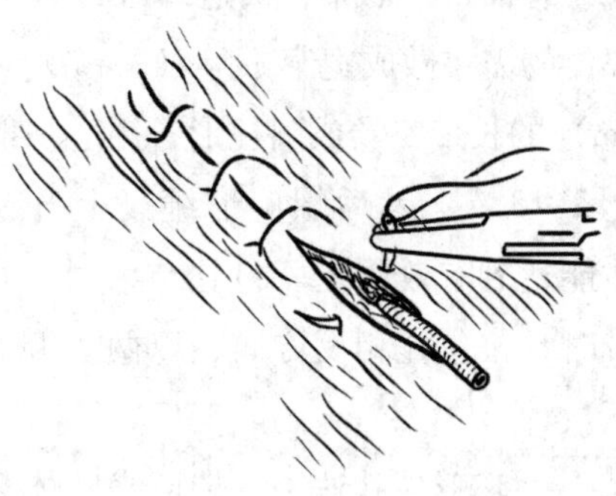

图5－13 缝合皮肤和放置引流管

三、注意事项

（一）清创术前需详细了解病史并做相关体格检查，综合评估病情，如有颅脑伤或胸、腹严重损伤，或已有轻微休克迹象者，需及时采取综合治疗措施。

（二）切除污染创面时，应由外向内、由浅入深，并防止切除后的创面再污染。

（三）清创需彻底，异物需彻底清除，深筋膜需充分切开，有效解除深层组织张力。

（四）术后给予破伤风抗毒素或破伤风免疫球蛋白，并根据伤情给予抗生素预防感染。

（五）引流物在24～48小时后，按分泌物的质与量决定是否取出、更换敷料。

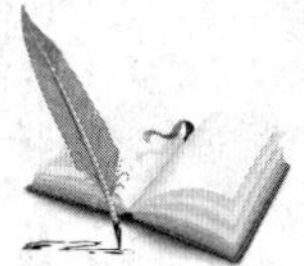

第四节　创口的包扎、换药及拆线

案例导入

患者，女，40岁。1个月前左下肢由于外伤出现深达肌肉长约8厘米的伤口，简易包扎止血后未作其他处理。5天后伤口化脓，行开放引流并抗炎治疗半个月后伤口痊愈，留下较大瘢痕。

请问：

1. 该患者伤后应采用哪种包扎方式？
2. 包扎后有哪些注意事项？

一、创口的包扎

外科包扎是外科的常用技术之一，也是最基本的技术。其目的是压迫止血、保护伤口、固定敷料、减少污染、固定骨折与关节、减少疼痛，可用于伤口换药时创面处理完毕加盖无菌纱布后的固定，以及伤口的包扎止血、镇痛及固定。

用纱布或其他织物条带或卷带裹缠固定敷料、夹板和肢体，称为绷带包扎。包扎时应将患肢置于功能位，要由肢体远端包向近端，压力均等，松紧适度，牢固可靠。包扎四肢时，指（趾）端应外露，便于观察末梢血循环状态。

（一）绷带种类

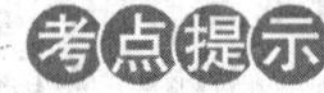

包扎的方法和材料选择

常用的有绷带、三角巾等。绷带为最常用的一种形式，有棉布、纱布、人造纤维和弹力绷带数种，按不同部位的需要做成宽窄不等（2～10 cm）、长短不同（2～5m）的长带，卷成圆柱形备用。一般包扎卷轴绷带开始及结束时均用环形包扎法，重叠包扎2～3次，然后螺旋形缠裹上升，前圈绷带应被后圈绷带依次叠盖1/2～1/3的宽度，才能达到有效固定。包扎结束时，可将绷带撕开打结或用胶布将绷带末端固定。解除绷带时，按包扎相反方向，以两手互相传递松解，也可剪开。卷轴绷带的常用包扎法有以下数种。

1. 环形包扎法　卷带环绕肢体数周，每周均呈叠瓦状（图5－14）。多用于手指、腕、踝、颈和额部等圆柱形部位较短距离的包扎。

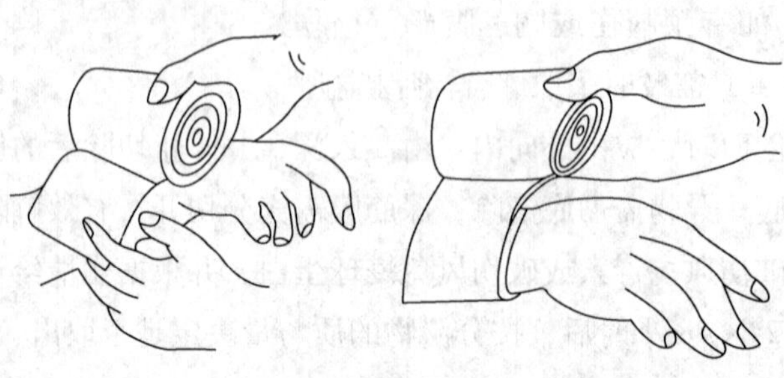

图5－14　环形包扎法

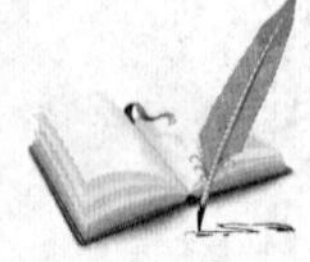

2. 螺旋包扎法　包扎时，作单纯的螺旋形上升或下行，每周迭盖上周的1/2宽度（图5－15）。多用于臂、指、躯干等肢体周径近似均等部位较长距离的包扎。

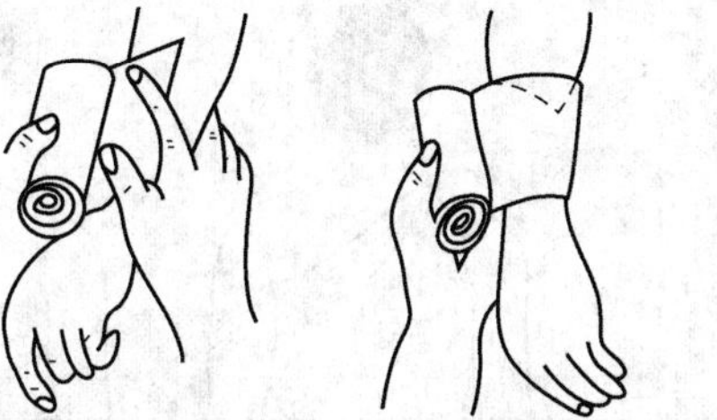

图5－15　螺旋包扎法

3. 螺旋反折包扎法　开始行环形法包扎数周，再按螺旋法包扎，但每周反折一次。反折时以左拇指按住卷带上面正中处，右手将带反折向下、向后绕并拉紧（图5－16）。注意回反处不要在伤口上或骨隆起处。此法主要用于周径不均匀的肢体，如小腿和前臂等。

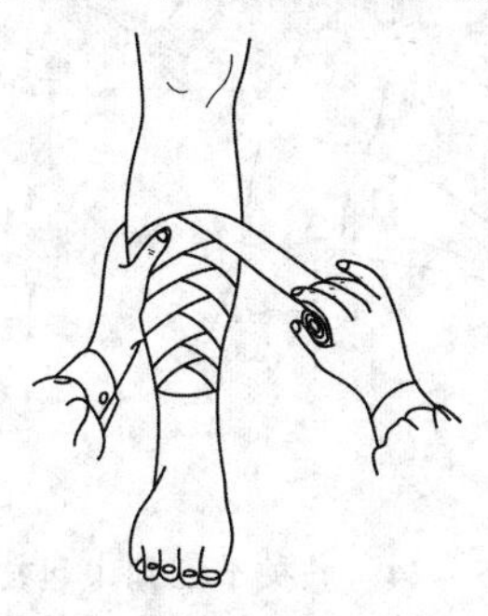

图5－16　螺旋反折包扎法

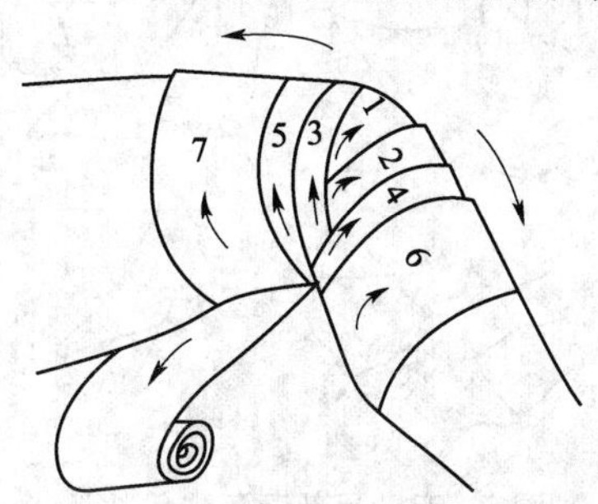

图5－17　8字形包扎法

4. 8字形包扎法　为一圈向上、一圈向下的包扎，每周在正面和前周相交，并迭盖 前周的1/2宽度（图5－17）。多用于关节部位如肘、膝、腕、踝、肩和髋关节。

5. 回反包扎法　此法为一系列的反折，第一周常在中央，以后各周分向左右，直到该端全部包扎后，再作环形包扎固定（图5－18）。多用于头顶部或残肢端。

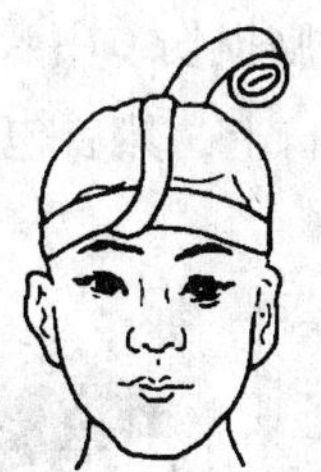

图5－18　回返包扎法

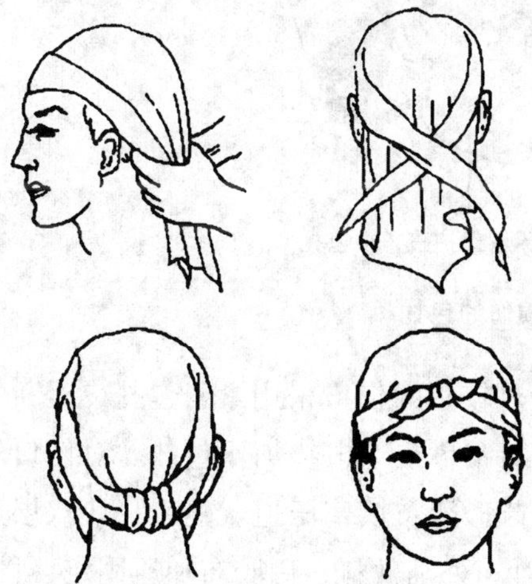

图5－19　三角巾头部包扎

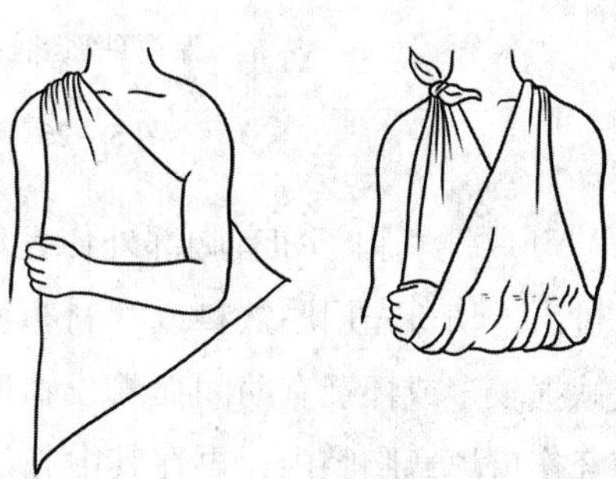

图5－20 大悬臂带法

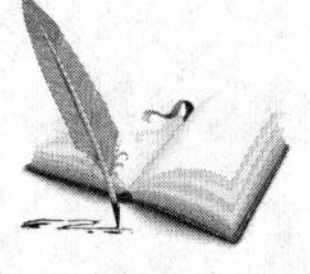

6. 三角巾的包扎法 三角巾用正方棉布一块，呈对角线剪开即成（图5－19至图5－24）。常用的方法见如下。

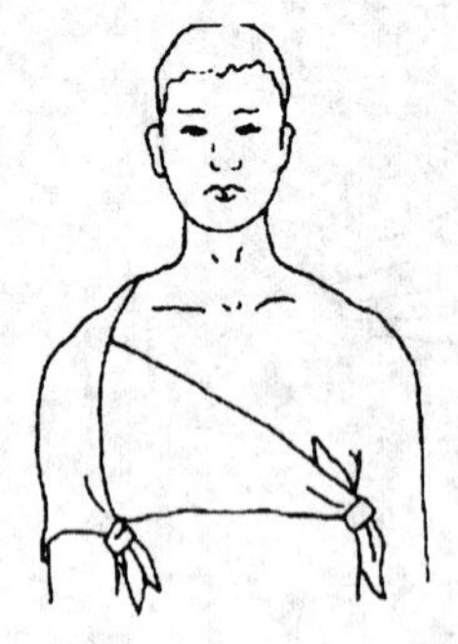
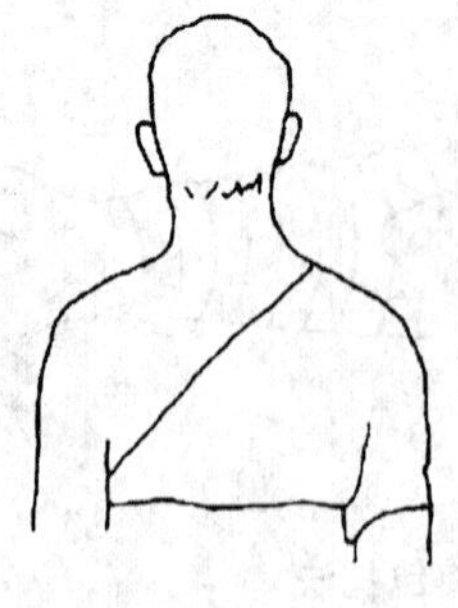

图5－21 胸部三角巾包扎法

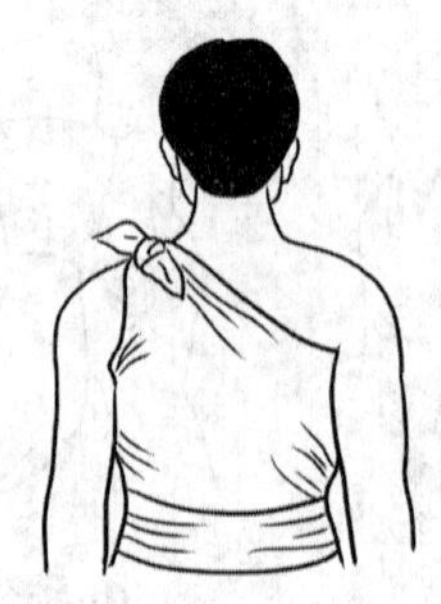
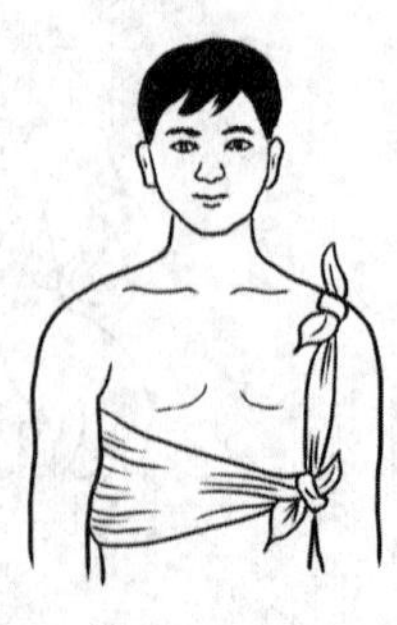

图5－22 背部三角巾包扎法

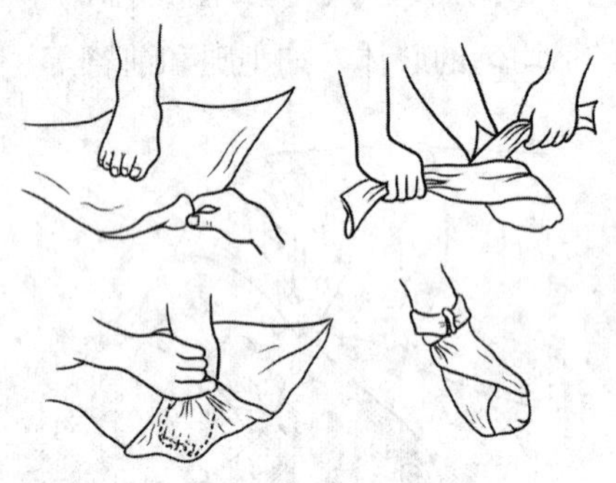

图5－23 足部三角巾包扎法

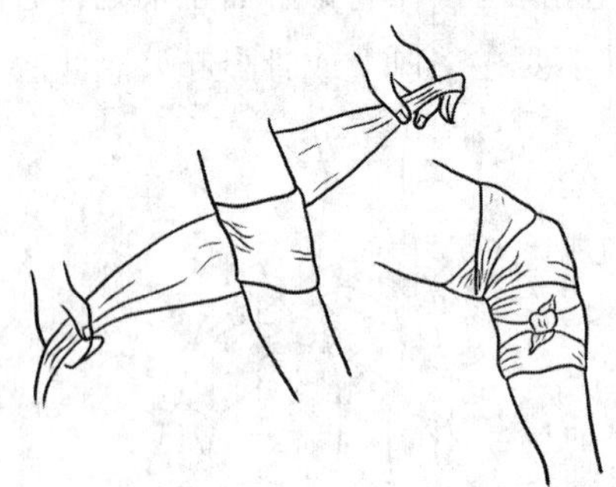

图5－24 膝关节三角巾包扎法

7. 特殊损伤的包扎

（1）开放性颅脑损伤 用敷料或其他布类做成大于伤口的圆环，放在伤口周围，或者用干净的碗扣在伤口上，然后包扎，以免包扎时骨折片陷入颅内，同时保护膨出的脑组织（图5－25）。

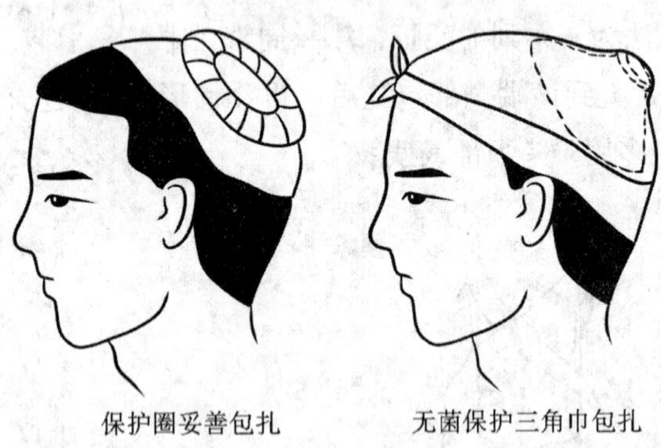

图5－25 开放性颅脑损伤的包扎

（2）开放性气胸 如有胸部外伤且伴有气胸，对较小的伤口采用紧密包扎，阻断气体从伤口进出。伤口先用厚敷料或塑料布覆盖，再用纱布垫或毛巾垫加压包扎。对伤口较大或胸壁缺损较多或怀疑有肋间血管出血时，可用葫芦形纱布填塞压迫。先用一块双层凡士林纱布经伤口填塞胸腔内，再在其中心部位填塞干纱布外加敷料，用胶布加压固定（图5－26）。

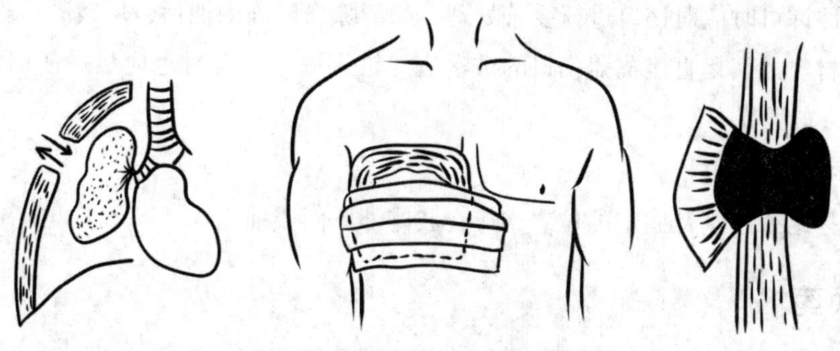

图 5－26　开放性气胸的包扎

（3）肋骨骨折　胸部外伤伴有多根肋骨骨折，则胸壁失去支持而出现反常呼吸，可用衣服、枕头等加压包扎伤侧以遏制胸壁浮动，必要时可将伤员侧卧在伤侧。对单根肋骨骨折可用胶布固定，具体方法是：用胶布 3～4 条，每条宽 7～8 cm 长度为胸廓周径的 2/3，在患者最大呼气时固定，从健侧肩胛下向前至健侧锁骨中线，上下胶布间重叠 2～3 cm（图 5－27）。

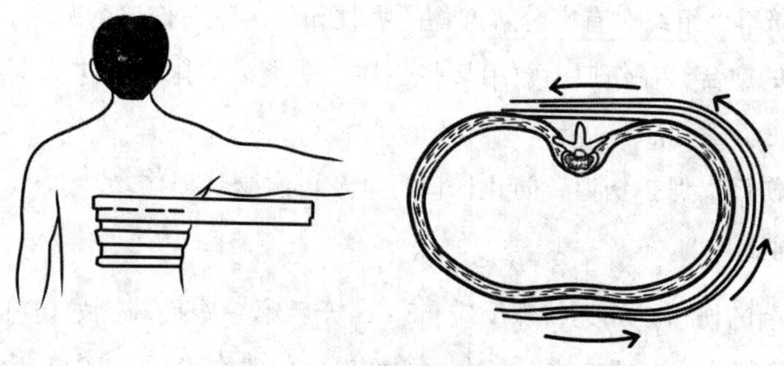

图 5－27　肋骨骨折的包扎固定

（4）开放性骨折并骨端外露　包扎时外露的骨折端不要还纳，若自行还纳者应该注明。

（5）腹部外伤并内脏脱出　脱出的内脏不要还纳，包扎时屈曲双腿，放松腹肌，将脱出的内脏用大块无菌纱布盖好，再用干净饭碗、木勺等凹形物扣上，或用纱布、布卷、毛巾等做成圆圈状，以保护内脏，再包扎固定（图 5－28）。

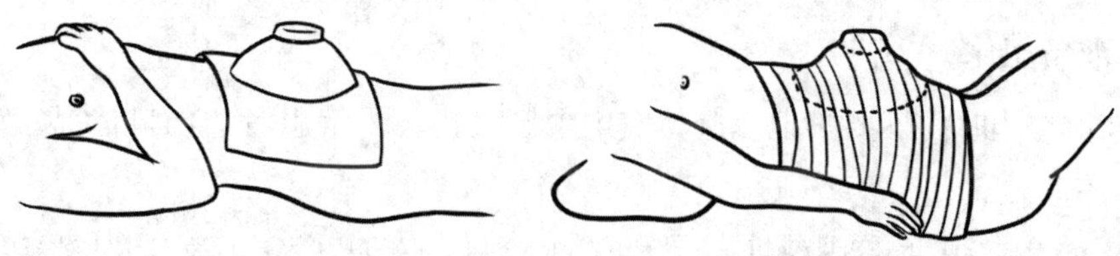

图 5－28　腹部外伤并内脏脱出的包扎

（6）有异物插入身体内的伤口　不要移动异物，周围用物体如保护环支持，再包扎固定。

（三）注意事项

1. 进行处理时要迅速暴露伤口并作仔细检查，采用急救措施。

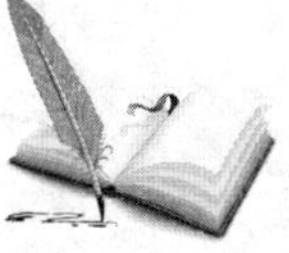

2. 在条件许可时应对伤口进行妥善处理，如清除伤口周围油污，用碘酒、乙醇消毒等。

3. 包扎材料尤其是直接覆盖伤口的敷料应严格无菌，没有时也应尽量使用相对干净的毛巾、衣服、布类等。

4. 包扎不能过紧过松。

5. 包扎打结或用别针固定的位置，应在肢体外侧面或前面。

二、换药术

换药术是检查伤口，清除伤口分泌物，去除伤口内异物和坏死组织，通畅引流，控制感染，促进伤口愈合的重要操作。是保证良好愈合的基本条件，也是重要的外科手术基本操作技术之一。

（一）换药目的

1. 查看伤口 了解和观察愈合情况，并及时给予适当的处理。

2. 改善伤口状况 清除伤口异物、坏死组织、脓液和分泌物、保持伤口引流通畅。防止或减少细菌的繁殖、组织对有害分解产物的吸收和分泌物对伤口的刺激。

3. 促进伤口的愈合 在伤口上敷用某些药物，使炎症局限，促进肉芽组织及新生上皮的生长，从而促使伤口愈合。

4. 包扎固定伤口 保护伤口，防止伤口污染及再次受到损伤。

（二）适应证

1. 手术后无菌的伤口，如无特殊反应，3~5 天后第一次换药；如切口情况良好，张力不大，可酌情拆除部分或全部缝线；张力大的伤口，一般在术后 7~9 天拆线。

2. 感染伤口，分泌物较多，应每天换药 1 次。

3. 新鲜肉芽创面，隔 1~2 天换药 1 次。

4. 严重感染或置引流的伤口及粪瘘等，应根据其引流量的多少，决定换药的次数。

5. 烟卷引流伤口，每日换药 1~2 次，并在术后 12~24 小时转动烟卷，并适时拔除引流。橡皮膜引流，常在术后 48 小时内拔除。

6. 橡皮管引流伤口术后 2~3 天换药，引流 3~7 天更换或拔除。

（三）准备工作

1. 换药前半小时内不要扫地，避免室内尘土飞扬；了解患者的伤口情况，穿工作服，洗净双手。

2. 物品准备 无菌治疗碗两个，盛无菌敷料；弯盘 1 个（放污染敷料）；镊子 2 把；剪刀 1 把；备乙醇棉球、干棉球、纱布、引流条、盐水，优锁液或氯胺棉球，胶布等。

3. 让患者采取舒适的卧位或坐位，利于暴露创口，冬天应注意保暖。

（四）操作方法

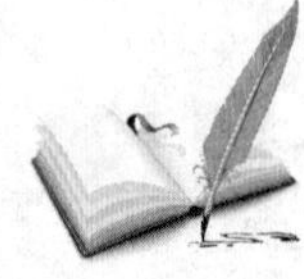

1. 用手取下外层敷料（勿用镊子），再用镊子取下内层敷料。与伤口粘住的最里层敷料，应先用盐水浸湿后再揭去，以免损伤肉芽组织或引起创面出血。

2. 用两把镊子操作，一把镊子接触伤口，另一把接触敷料。用乙醇棉球清洁伤口周围皮肤，用盐水棉球清洁创面，轻沾吸去分泌物。清洗时由内向外，棉球的一面用过后，可翻过来用另一面，然后弃去。

3. 分泌物较多且创面较深时，宜用生理盐水冲洗，如坏死组织较多，可用攸锁液或其他消毒溶液冲洗。

4. 高出皮肤或不健康的肉芽组织，可用剪刀剪平，或先用硝酸银棒腐蚀，再用生理盐水中和；或先用纯石炭酸腐蚀，再用75%乙醇中和。肉芽组织有较明显水肿时，可用高渗盐水湿敷。

5. 一般创面可用消毒凡士林纱布覆盖，必要时用引流物，上面加盖纱布或棉垫包扎固定。

（四）注意事项

1. 严格遵守无菌外科技术，换药者如已接触伤口的绷带和敷料不应再接触换药车或无菌的换药碗。需要物件时可由护士供给或洗手后再取。各种无菌棉球、敷料从容器取出后，不得放回原容器内。污染的敷料须立即放入污物盘或敷料桶内。

2. 换药者应先换清洁的伤口，如拆线等，然后再换感染伤口，最后为严重感染的伤口换药。

3. 换药时应注意取去伤口内的异物，如线头、死骨、弹片、腐肉等，并核对引流物的数目是否正确。

4. 换药动作应轻柔，保护健康组织。

5. 每次换药完毕，须将一切用具放回指定的位置，认真洗净双手后方可给另一患者换药。

三、拆线

拆线是指剪除皮肤切口的缝线，不论愈合伤口或感染伤口均需拆线，一切皮肤缝线均为异物。

（一）操作步骤

1. 先进行创口清洁消毒，然后用镊子夹起线头轻轻提起，用剪刀插进线结下空隙，紧贴针眼，剪断由皮内拉出的缝线部分（图5-29）。

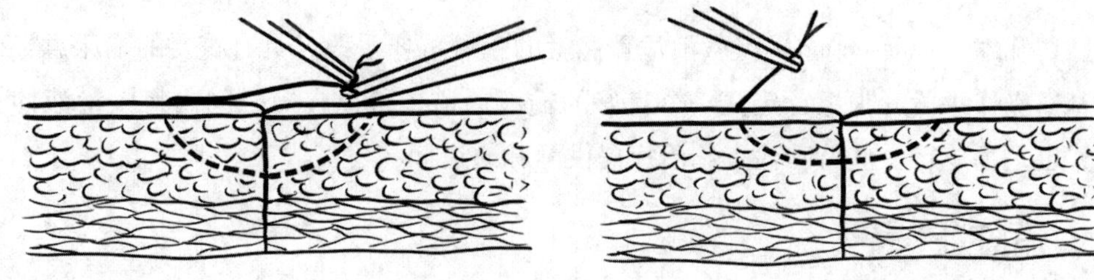

图5-29　正确拆线方法

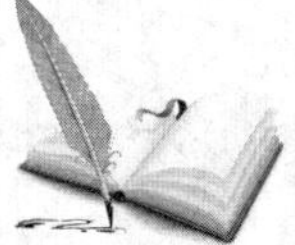

2. 向剪线侧将缝线拉出，动作要轻巧，再次清洗消毒伤口后覆盖创面，注意如果向对侧拉剪开的缝线，则可能造成创口被拉开（图5-30）。

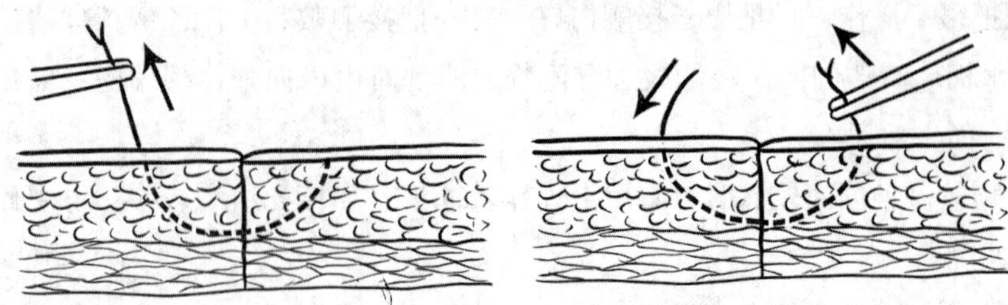

图5-30 错误拆线方式

（二）注意事项

拆线的时间原则上应早期，避免针眼炎症反应，改善局部血液循环。拆线的时间应考虑患者年龄、全身一般情况、营养状况；切口的大小、张力；切口部位以及各部位血液循环情况。

如无特殊情况，可按一般常规日期拆线。一般头、面、颈部4~5天拆线，下腹部、会阴部6~7天，胸部、上腹部、背部、臀部7~9天，四肢10~12天（近关节处可适当延长），减张缝合后14天拆线。

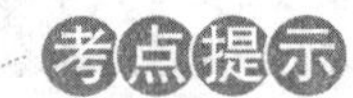

考点提示

常规拆线日期。

肠线可以不拆，待其自行吸收脱落。有时可根据情况采用间隔拆线。对于已经感染化脓的伤口应及早部分拆线或全拆线，引流脓液并及时换药处理。拆线后如发现愈合不良而有裂开的可能，则可用蝶形胶布将伤口固定，并以绷带包扎。

第五节 静脉切开术

扫码“学一学”

案例导入

患者，男，40岁。有多年胃溃疡病史，入院前一天解黑便2次。查体：神志淡漠，血压60/40 mmHg，脉搏140次/分，脉搏细弱，皮肤湿冷。入院后再次黑便，血压继续下降。

请问：

1. 需要立即做哪些操作加速补液？
2. 操作过程后应注意并发症？

静脉切开术（venesection）是救治危重患者的一项重要手段，具有重要的临床意义。通过外科基本操作手段，为患者建立一个良好的输液通道，可以在短时间内将大量液体输入人体内，也是为施行一些特殊检查和治疗提供静脉通道。

一、适应证

（一）病情紧急，如大出血休克等需要紧急输血或输液，而静脉穿刺又有困难时，可做静脉切开。

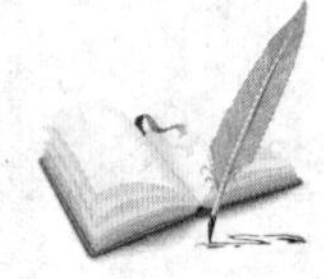

（二）中心静脉压测定、静脉心血管造影、右心室内起搏电极安放等，有时也需要静脉切开。

二、禁忌证

（一）患者已经休克或者濒临死亡，建议送重症监护病房抢救，进行深静脉穿刺插管。

（二）有静脉炎或静脉内已有血栓形成。

（三）静脉周围的皮肤有炎症或破溃

（四）有出血倾向。

三、准备事项

（一）物品准备

静脉切开包、无菌4号丝线、无菌纱布3～4块、无菌棉球数个、无菌手套、胶布、碘附、2%利多卡因。输液用具，各种不同口径的无菌静脉插管。

（二）患者准备

采取舒适的主动体位，配合医师，术中不随意变动体位，不用手去接触已经消毒的部位；昏迷患者取被动体位，充分暴露，气温低的环境要注意为患者保暖。

（三）医师准备

1. 病情评估

（1）全身检查：检查患者的生命体征、凝血功能，评估补液量。

（2）局部检查：检查静脉周围皮肤情况，判断静脉是否通畅。

2. 沟通工作　向患者或受委托人交代病情及解释操作的必要性；说明静脉切开术可能发生的情况，签署知情同意书。

3. 选择切开部位　首选大隐静脉，其次选择前臂静脉。输血和输液可选择踝部内侧上方的大隐静脉；测定中心静脉压可选择前臂肘部贵要静脉、正中静脉。

4. 戴口罩、帽子，外科手消毒，戴无菌手套。

四、静脉切开部位

一般选择四肢表浅静脉切开，如贵要静脉、肘正中静脉、大隐静脉等都可选用。最常用的是内踝前或卵圆窝处大隐静脉。体表静脉的解剖变异较大，而内踝前的大隐静脉位置较恒定，且便于制动，故多选用。其次，视病情需要，亦可选股部卵圆窝下方行高位大隐静脉切开。

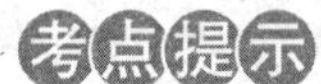

静脉切开部位及选择原则。

五、手术步骤

以足内踝前大隐静脉切开为例：术前必须检查静脉本身有无异常，注射针头及塑料管或硅胶管是否通畅，输液装置衔接是否牢靠。

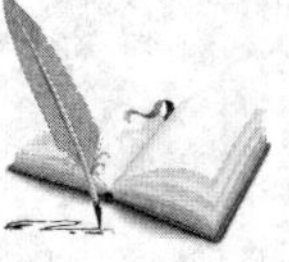

（一）体位

患者仰卧位，术侧下肢外旋。

（二）消毒和铺无菌巾

静脉切开部位的皮肤，以碘酒、酒精消毒，铺无菌洞巾。

（三）麻醉

用普鲁卡因或利多卡因局部浸润麻醉。

（四）切开

内踝前上方约3 cm处与静脉走行相垂直方向作1～2 cm长的皮肤横切口。

（五）游离静脉

用弯止血钳分离皮下组织，暴露游离大隐静脉，用小弯血管钳在静脉下方引进二根细丝线。一根在静脉的远端结扎，结扎线暂不剪断，以便作牵引用。另一根置于静脉近端暂不结扎。

（六）切开静脉

提起静脉远端的结扎线，在两线之间静脉壁往向心方向斜行剪开一V形口（勿剪断血管），要求剪开静脉周径1/3～1/2。

（七）置管

静脉切开导管插入静脉前，应用无菌生理盐水冲洗干净，并充满液体，以防空气窜入。以无齿镊夹起切口上唇静脉壁，将已与输液器连接的静脉切开导管快速插入静脉腔，导管插入深度5～7 cm，结扎近侧丝线，并将导管缚牢。观察液体输入是否通畅，局部有无肿胀或血管有无穿破等现象。剪断静脉近端和远端结扎线。

（八）缝合伤口

缝合皮肤，留一皮肤缝线结扎固定塑料输液管。

（九）包扎固定

伤口覆盖无菌纱布，并用胶布固定。

六、注意事项

（一）静脉导管插入前，应用无菌生理盐水冲洗，并充满生理盐水，避免空气栓塞的形成。

（二）静脉内置管一般不超过3天，以免发生静脉炎。如无禁忌，可每日定时小剂量肝素溶液冲洗导管。

（三）保持切口纱布干燥和清洁，如果切口出现渗液或局部发生静脉炎，则立即拔除导管，抬高患肢，必要时使用抗生素等处理。

（四）静脉切开术后7日拆除缝线。

扫码“学一学”

第六节　气管切开

案例导入

患者，女，70 岁。因“突发气短 1 天入院”就诊。查体：急性病容，呼吸急促，RR 30 次/分，SpO_2 80%，端作位，张口呼吸，口唇紫绀，双肺闻及广泛哮鸣音，心率 166 次/分，未闻及杂音。既往无特殊病史。否认特殊疾病家族史。入院后呼吸困难急剧加重，突发意识丧失，氧饱和度持续下降。

请问：

1. 需要做哪些操作？
2. 操作过程中应注意哪些问题？

气管切开术是切开气管颈段前壁，插入一种特制的套管，从而解除窒息，保持呼吸道通畅的急救手术。气管切开是对重症患者的一种抢救措施。患者的呼吸道不通畅，或者意识的暂时失去造成不会自己呼吸，帮助其呼吸时就要做气管切开。对于不会自己呼吸的患者，可以接上“机器”帮助呼吸，不至于无法自己呼吸而很快就会死亡。

一、适应证

（一）喉阻塞

任何原因引起的 3 ~4 度喉阻塞，尤其是病因不能很快解除者，如：喉水肿、上呼吸道烧伤、严重颌面、颈部外伤以及上呼吸道外伤伴软组织肿胀等。

（二）下呼吸道分泌物阻塞

如严重的颅脑外伤、多发性神经炎、呼吸道烧伤及其他原因造成昏迷及重大胸、腹部手术后的患者，咳嗽和排痰功能减退，导致呼吸道分泌物黏稠潴留，使下呼吸道阻塞和肺不张等。

（三）咽部阻塞

因此有呼吸困难者，如咽部巨大肿瘤、脓肿或重度阻塞性睡眠呼吸暂停低通气综合征患者。

（四）预防性气管切开

如颌面部、口腔、咽和喉部手术时，便于麻醉管理，防止血液流入下呼吸道或术后局部肿胀影响呼吸者。

（五）需长时间辅助呼吸者

如肺功能不全、重症肌无力或呼吸肌麻痹等所致的呼吸功能减退或衰竭，需要机械通气者；气管插管留置时间超过 72 小时，仍然需呼吸机进行机械通气治者。

考点提示

气管切开的适应证和禁忌证。

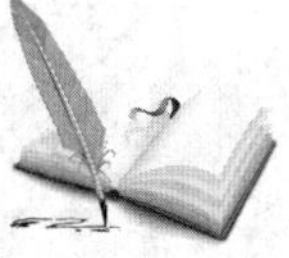

二、禁忌证

1. 严重出血性疾病。

2. 下呼吸道占位而导致的呼吸道梗阻。

三、操作前准备

（一）患者准备

告知患者及其家属手术的必要性及可能发生的意外。

（二）材料准备

气管切开包（内含弯盘、药杯、手术刀、气管钩、组织钳、止血钳、剪刀、拉钩、镊子、治疗巾）、气管套管、照明灯、氧气和抢救药物注射器、无菌手套、碘酊、乙醇、棉签、1%普鲁卡因或2%利多卡因。

（三）操作者准备

口罩、帽子，操作前洗手。

四、操作方法

（一）体位

一般使患者取仰卧位，肩下垫一小枕，头后仰，使气管接近皮肤，暴露明显，以利于手术。但后仰不宜过度，以免加重呼吸困难。助手坐于头侧，以固定头部，保持正中位。

（二）麻醉

采用局麻。以1%普鲁卡因或1%利多卡因于颈前正中线，上自甲状软骨下缘，下至胸骨上窝做皮下及筋膜下浸润注射。对于昏迷、危重或窒息患者，若患者已无知觉也可不予麻醉。

（三）操作步骤

1. 切口 多采用直切口，自甲状软骨下缘至接近胸骨上窝处，沿颈前正中线切开皮肤和皮下组织。行横切口时，在环状软骨下方2~3 cm处，做一长2~3 cm的切口。

2. 分离颈前肌层、暴露气管 用止血钳沿颈中线作钝性分离，以拉钩将胸骨舌骨肌、胸骨甲状肌用相等力量向两侧牵拉，暴露甲状腺峡部。甲状腺峡部覆盖于第2~4环的气管前壁。若峡部不宽，在其下缘稍行分离，向上牵拉，便能暴露气管；若峡部过宽，可在其下缘稍加分离，用小钩将峡部向上牵引，必要时也可将峡部夹持切断，缝扎止血，以便暴露气管。

3. 确认气管 分离甲状腺后，用手指摸到环形的软骨结构，用注射器穿刺，观察有无气体抽出。

4. 切开气管 确认气管后，一般于第2~4气管环处，用尖刀片自下向上挑开两个气管环，刀尖勿插入过深，以免刺伤气管后壁和食管前壁，引起气管食管瘘。

5. 插入气管套管 以弯钳或气管扩张器撑开气管切口，插入大小适合的带有管芯的气管套管，插入外管后，立即取出管芯，放入内管，若有分泌物自管口咳出，证实套管确已插入气管；如无分泌物咳出，可用纤维置于管口，视其是否随呼吸飘动。如发现套管不在

气管内，应拔出套管，套入管芯，重新插入，并注意检查有无出血。

6. 固定套管　气管套管上的带子系于颈部，打成死结以牢固固定，以防脱出，系带松紧要适度。

7. 缝合　切口一般不予缝合，若颈部软组织切口过长，可在切口上端缝合1～2针，但不宜缝合过密，以免引起皮下气肿。最后用一块开口纱布垫于伤口与套管之间。

五、注意事项

（一）手术时，患者头部位置要保持正中后仰位，保持切口在颈中线进行。

（二）因病情严重，不允许拖延时间，可不经消毒及麻醉。

（三）暴露气管后，不宜过多分离气管前筋膜和向气管两侧分离，防止发生水肿。

（四）拉钩两侧拉力要均匀，以免拉力不均将气管拉向一侧。当分离至气管前壁时，拉钩要向外、向前拉，不要向后压，以免压迫气管。当气管软骨环已切开，气管套管尚未插入时，应特别留意勿脱钩，以免增加插管的困难。

（五）切开气管时，若于甲状腺峡部以上部位切开气管，易损伤环状软骨，导致喉狭窄，造成以后拔管困难。若切口太低，易使套管脱出或顶住隆凸，致黏膜损伤出血或造成纵隔气肿，甚至伤及胸内大血管。切开气管时宜用尖头刀自下向上挑开，注意刀尖不宜插入过深，以免刺穿气管后壁，并发气管食管瘘。插入气管套管有困难时，可在切口两侧半月形切除少许软骨，便于导入气管套管。唯对儿童不宜这样做，以免术后产生气管狭窄。

（六）术中止血要完善，皮肤不能缝合过紧，以防止发生血肿或气肿。

六、并发症

（一）气胸及纵隔气肿

在暴露气管时，向下分离过多、过深，损伤胸膜后，可引起气胸。亦有因喉阻塞严重，胸内负压过高，剧烈咳嗽时使肺泡破裂，形成自发性气胸。右侧胸膜顶位置较高，儿童尤甚，故损伤机会较左侧多。轻者无明显症状，可自行吸收严重者可引起呼吸困难甚至窒息，则应行胸腔穿刺或行闭式引流排出积气。如发现患者气管切开后，呼吸困难缓解或消失，而不久再次出现呼吸困难时，则应考虑气胸，X线拍片可确诊。

（二）皮下气肿

皮下气肿是术后最常见的并发症，皮下气肿的原因主要为：①暴露气管时，周围软组织剥离过多。②气管切口过长，或气管前筋膜切口小于气管切口，空气易由切口两端漏出。③切开气管或插入套管后发生剧咳，促使气肿形成。④缝合皮肤切口过于紧密，自气管套管周围逸出的气体可沿切口进入皮下组织间隙，沿皮下组织蔓延，气肿可达头面、胸腹，但一般多限于颈部。大多数于数日后可自行吸收，不需作特殊处理。

（三）出血

术后伤口少量出血，可于气管套管周围填入碘仿纱条压迫止血，或填入吸收性明胶海绵压迫止血。若出血较多。可能有血管损伤，应在充分准备下检查伤口，结扎出血点。

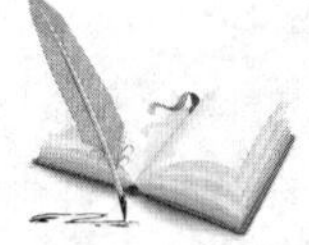

（四）拔管困难

原因主要有切开气管部位过高，损伤环状软骨，造成喉狭窄；气管切口处肉芽增生或气管软骨环切除过多，造成气管狭窄；原发疾病未治愈，拔管易造成呼吸困难者；插入的气管套管型号偏大，亦不能顺利拔管。对拔管困难者，应认真分析原因，行X线拍片或CT检查、喉镜、气管镜或纤维气管镜检查，应根据不同的原因，酌情处理。

（五）气管食管瘘

由于食管前壁在呼吸时可自气管后壁向前突入气管，因此切开气管时于如刀尖插入过深，易将气管后壁及食管前壁切破形成气管食管瘘。食物可以通过瘘口进入下呼吸道导致吸入性肺炎，亦可经瘘口渗入颈部筋膜间隙从而形成颈部感染。发现食管壁损伤应及时将食管、气管的切口分层缝合，并采用鼻饲法。

（六）呼吸骤停

呼吸骤停如发生在呼吸过程中，应尽快加速手术进程，立即进行人工呼吸。如发生在气管切开后，此时肺内二氧化碳压力突然降低，呼吸中枢骤然由兴奋转入抑制，应迅速进行人工呼吸、给氧、注射洛贝林，并将下呼吸道潴留的分泌物尽量吸出。有条件时，可同时吸入二氧化碳，刺激呼吸中枢。

（七）误伤颈总动脉

主要是因误把颈总动脉看作气管，往往发生在术中把气管拉离中线，于气管旁剥离过深之故。

第七节 肛诊、肛镜检查

扫码“学一学”

案例导入

患者，男，54岁，农民。因“腹痛伴大便异常3年，进行性加重1年”来院就诊。3年前出现左下腹隐痛，大便次数增多，大便日解2~3次，伴有黏液，曾诊断为慢性结肠炎，经治疗后疗效不佳。1年前腹痛加重，并向骶尾部放射，大便形状异常，呈细条状，除带有黏液外。粪便表面常带有鲜血。直肠指诊触及坚硬包块。

请问：

1. 简述直肠指诊的异常变化及意义。
2. 简述肛门与直肠体检常用的体位及意义。

肛诊通常指的是肛门视诊和直肠指检，肛镜检查指的是肛门镜检查。

一、适应证

（一）凡发现有肛门区出血、疼痛、憋胀以及明显的大便习惯、大便性状改变者，均应进行肛门直肠的检查，并与肛门直肠部的肿瘤进行鉴别。

（二）痔、肛瘘、直肠息肉、肛管直肠癌等经过肛门直肠检查，多可初步得到确诊。

（三）肛门直肠以外的一些疾病如前列腺炎、盆腔脓肿、急性附件炎、骶前肿瘤也可以被发现。

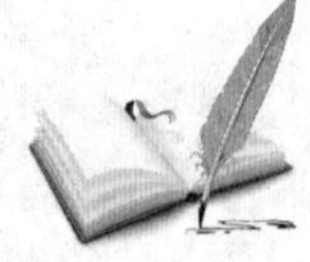

二、常用体位

应根据患者的情况及检查目的，选取适当的体位。常用的有

（一）胸膝位

患者双膝跪于检查床上，头胸部贴在床面、臀部抬高，两膝略分开，适用矮小肥胖患者（图5－31）。

（二）左侧卧位

向左侧卧，左腿伸直，右髋膝关节各屈曲90°，必要时可垫高臀部15～30°，适用于病重，年老体弱的患者（图5－32）。

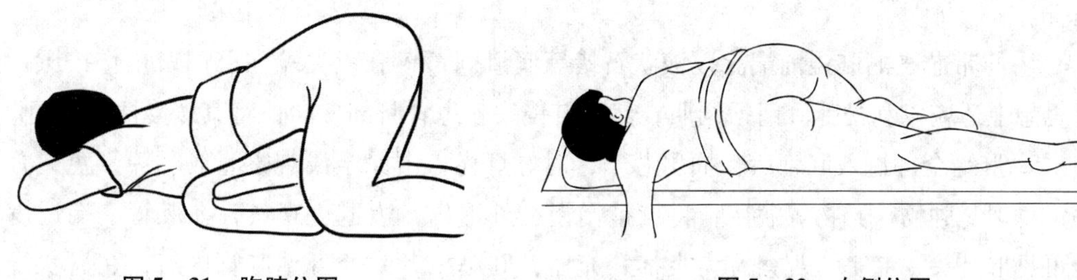

图5－31　胸膝位图　　图5－32　左侧位图

（三）截石位

仰卧屈起下肢并抬高外展，同时髋膝关节屈曲，适用肥胖患者。

（四）蹲位

患者作大便姿势，向下用力屏气，适用于内痔脱出、直肠息肉、直肠脱垂等检查。有些病变位置较高，此时肛诊也可触及。

三、操作方法

（一）肛门视诊

最常选用弯腰前俯位观察。医师用双手拇指或示、中、环指分开臀沟，观察肛门处有无红肿、脓、血、粪便、黏液、瘘口、外痔、疣状物、溃疡、肿块、脱出物等。

（二）直肠指诊

1. 指检前向患者做好解释工作，使其有心理准备，不能在患者没有思想准备情况下进行。

2. 右手戴上手套或右食指戴上指套，涂以润滑液，涂少许润滑液于患者肛门口，再以右手示指末节按摩肛门，使患者适应并放松肛门括约肌，当感到肛门已经松弛无明显抵抗后，让患者张口呼吸，然后再将示指轻轻插入肛门口，先试验肛门括约肌的松紧度，然后对肛管直肠四周依次进行检查。

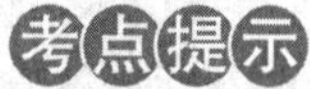

直肠肛门指诊是一种简便易行而又重要的检查方法，许多肛门直肠疾病通过指诊可早期发现。80%直肠癌可在直肠指诊时被发现。

3. 直肠指检应由浅至深，前、后、左、右全部触及，了解肛管直肠有无狭窄，黏膜是否光滑，有结节、波动、触痛及肠壁外有无包块等。

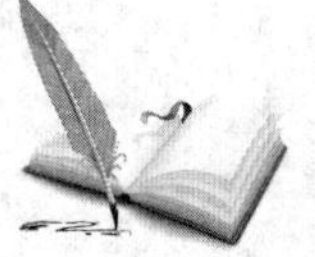

4. 男性患者直肠前壁可触及前列腺，女性可触及子宫颈。注意直肠前上方直肠膀胱凹陷或直肠子宫凹陷是否饱满、有无触痛、波动或结节。对下腹腹腔或骨盆内肿块，检查者可用另一只手扪压腹部，上下双手配合作双合诊。

5. 检查完毕，缓慢抽出手指，观察指套上是否有脓液、血液或其他分泌物，以及有无特殊气味等。

（三）肛镜检查

1. 检查前嘱患者排净粪便或行灌肠。

2. 患者采用胸膝位或左侧卧位。

3. 先作肛门视诊和直肠指检，如存在局部炎症和引起患者剧烈疼痛者，暂不宜作肛镜检查。

4. 将带芯子的肛镜前端涂以液状石蜡等润滑剂，将肛镜尖端在肛门口稍作按压，使患者思想上适应以利松弛肛门括约肌，然后肛镜头朝患者脐部方向，将其缓慢插入肛门。

5. 肛镜全部进入肛管后，抽出芯子，对好灯光，由深至浅观察直肠黏膜颜色，有无溃疡、息肉、肿瘤、异物等病变，将肛镜慢慢往外退出，边退边观察，在肛管下端近齿状线处可见肛乳头、肛窦，观察有无炎症、充血，肛瘘患者此处可见肛管内口，在齿状线上下应观察有无痔块。检查时须前后、左右各方向全面观察。

6. 检查完毕将镜芯重新推入肛镜内，再缓慢抽出肛镜。

知识链接

直肠癌（rectal cancer）是指从齿状线至直肠乙状结肠交界处之间的癌，是消化道最常见的恶性肿瘤之一。直肠癌位置低，容易被直肠指诊及乙状结肠镜诊断。因其位置深入盆腔，解剖关系复杂，手术不易彻底，术后复发率高。我国直肠癌发病年龄中位数在45岁左右。青年人发病率有升高的趋势。

上述三项检查发现的病变，采用顺时针定位法予以记录。如检查时取截石位，则肛门后正中6点，前方中点为12点，例如检查时在肛门前方偏右见一痔团，应记录“截石位10点或胸膝位4点”处有痔一个。

四、注意事项

（一）检查前应润滑手指，触及患者肛门时，嘱患者作排便动作使外括约肌、盆底肌放松。

（二）充分尊重患者，检查者诊指缓慢插入肛门，诊指由前向后再由后向前环扫一周，切忌粗暴，以使检查无痛。

（三）直肠检查的重要内容。正常肛管可容一指通过，张力中等，肛管张力增高，提示肛管附近可能有刺激性病变；如肛管不能通过一指，则肛管有器质性狭窄，常见于低位肿瘤、肛管手术后或不当的硬化剂注射后疤痕形成；若直肠中潴留大量粪便而并无便意，提示直肠无力。

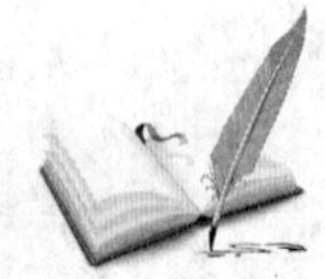

五、禁忌证

新鲜的肛门裂。

第八节　骨折、关节脱位的固定和搬运技术

扫码"学一学"

案例导入

患者，男，30岁。"高处坠落致头、颈部外伤3小时"。患者3小时前从3米高处坠落，头部着地，致颈部疼痛，不能活动。同时伴有胸部呼吸困难，四肢感觉、运动均丧失。小便不能自解。需紧急送往医院救治。

请问：

1. 患者需要做哪些临时固定？
2. 搬运中有哪些注意事项？

固定术在急救中较为常见，固定对骨折、关节严重损伤、肢体挤压伤和大面积软组织损伤等能起到很好的保护作用。同时也是对骨折、关节脱位的重要治疗方法之一。固定技术分外固定和内固定两种。院外急救多受条件限制，只能做外固定。目前最常用的外固定有小夹板、石膏绷带、外展支具等。

一、小夹板固定

（一）方法

可用木板、竹片或杉树皮等，削成长、宽、弯度适宜的小夹板。先在已复位的骨折患肢上垫不同类型的固定垫，使骨折维持良好的对位、对线，并且避免患肢皮肤损伤。然后将几块长短适宜的小夹板放置在患肢的四周，用3~4根布带或绷带捆扎，松紧适度，保证小夹板不发生移位。小夹板固定时一般不包括骨折的上、下关节，故便于伤员早期功能锻炼，避免发生关节僵硬等并发症；并且夹板不会妨碍肌肉的纵向收缩运动，有利于骨折愈合。但小夹板固定如果过紧可引起骨筋膜综合征，并且在压垫处易引起压疮。

考点提示

小夹板外固定后应适当抬高患肢，以利患肢肿胀消退。同时需密切观察患肢的末梢循环情况，如果出现肢端冰冷、苍白、麻木、持续性疼痛、严重肿胀、活动障碍应立即放松夹板或返院诊治。

（二）适应证

1. 闭合性四肢稳定型骨折复位后的固定。
2. 四肢开放性骨折，创面小，经处理后创口已愈合者。
3. 陈旧性四肢骨折适合于手法复位者。

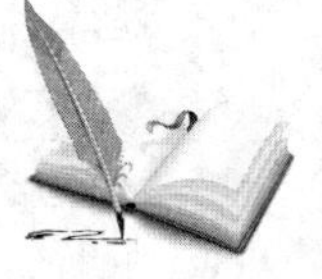

二、石膏绷带固定

（一）方法

有无水硫酸钙（熟石膏）的细粉末，均匀撒在特制的稀纱布绷带上，做成石膏绷带，经水浸泡后缠绕在肢体上数层，使成管型石膏；或做成多层重叠的石膏托，用湿纱布绷带包在肢体上，待凝固成坚固的硬壳，对骨折肢体起有效的固定作用。其优点是固定作用确实可靠。其缺点是无弹性，固定范围大，不利于患者肢体活动锻炼，且有关节僵硬等后遗症和妨碍患肢功能迅速恢复。

（二）适应证

1. 小夹板难于固定的某些部位的骨折（如脊柱骨折）。
2. 开放性骨折，经清创缝合术后，创口尚未愈合者。
3. 某些骨关节手术后（如关节融合术后）。
4. 畸形矫正术后。
5. 治疗化脓性骨髓炎、关节炎者。

三、外展架固定

（一）方法

用铅丝夹板、铅板或木板制成的外展架，再用石膏绷带包于患者胸廓侧方后，可将肩、肘、腕关节固定于功能位。患者站立或卧床，均可使患肢处于高抬位置，有利于消肿、镇痛、控制炎症。

（二）适应证

可用于肿胀较重的上肢闭合性损伤，肱骨骨折合并神经损伤，臂丛牵拉伤，严重上臂或前臂开放性损伤，肩胛骨骨折，肩、肘关节化脓性炎症及结核。

四、几种骨折固定技术

（一）颈椎骨折固定

1. 使伤者的头颈与躯干保持直线位置。

2. 使伤者仰卧木板上，固定头部，用棉布、衣物等，将伤者颈项、头两侧垫好，防止左右摆动。

3. 用木板放置头至臀下，然后用绷带或布带将额部、肩和上胸、臀、膝、踝固定于木板上，使之稳固。

（二）锁骨骨折固定

挺胸双肩向后，两侧腋下放置棉垫等松软物，用 3 条三角巾分别折成宽带，两条分别绕肩两周打结，另一条在背部将两环拉紧打结，最后前臂屈曲用三角巾将伤肢固定于胸前（图 5－33）。

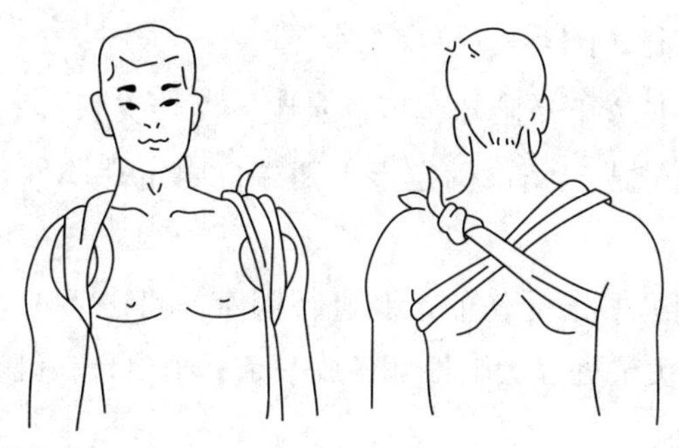

图5－33　锁骨骨折的固定

（三）肱骨骨折的固定（图5－34）

1. 患者手臂屈肘90°，用两块夹板固定伤处，一块放在上臂内侧，另一块放在外侧，骨折突出部分要加垫，然后用绷带固定肘肩两关节。

2. 如果只有一块夹板，则将夹板放在外侧加以固定。

3. 固定好后，用三角巾将上臂屈曲悬胸前，再用三角巾将伤肢固定于伤员胸廓。

4. 如果没有夹板，可先用三角巾悬吊，再用三角巾把上臂固定在身体上。

（四）前臂骨折的固定（图5－35）

1. 患者手臂屈肘90°，用两块夹板固定伤处，其长度要超过肘关节，分别放在前臂内外侧，再用绷带缠绕固定。

2. 固定好后，用绷带或三角巾悬吊伤肢。

3. 如果没有夹板，可利用三角巾加以固定。三角巾上放杂志或书本，前臂置于书本上即可。

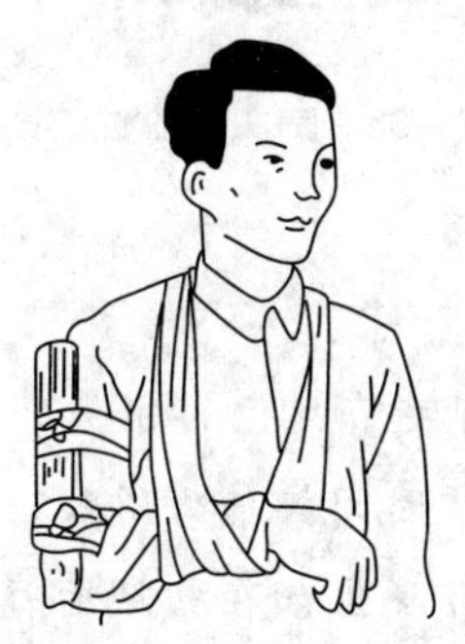

图5－34　肱骨骨折的固定

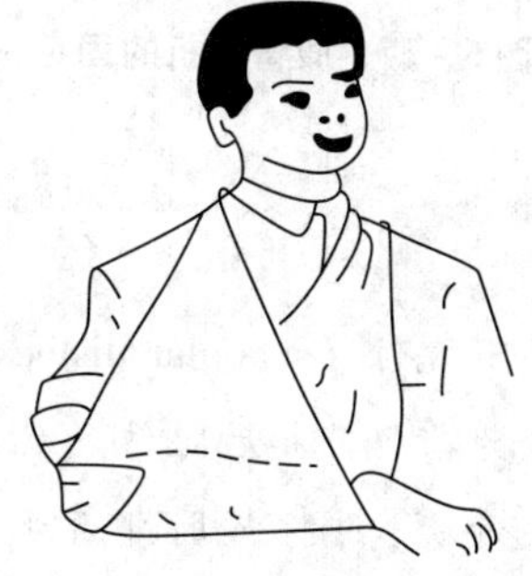

图5－35　前臂骨折的固定

（五）手腕部骨折的固定（图5－36）

患手握棉花团或绷带卷，用一有垫夹板置于前臂和手的掌侧，用绷带缠绕固定，最后用大悬臂带将患肢挂于胸前。

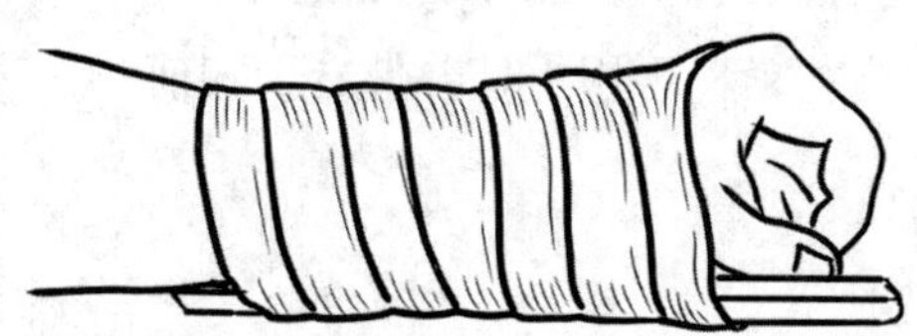

图5－36　手腕部骨折的固定

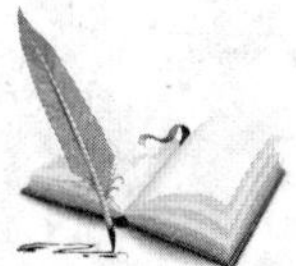

（六）股骨骨折的固定（图5－37）

1. 将伤腿伸直，夹板长度上至腋窝，下过足跟，两块夹板分别放在大腿内外侧，骨折突出部分要加垫，再用绷带或三角巾固定上下两端，固定踝膝两关节，最后固定腰、髂、腋部。

2. 如无夹板，可利用另一未受伤的下肢进行固定。将患者两下肢合并，在膝关节处、膝关节上、膝关节下、踝关节处、大腿根部各放一条三角巾，在健康的一侧打结。

（七）小腿骨折的固定

1. 将伤腿伸直，夹板长度上过膝关节，下过足跟，两块夹板分别放在小腿内外侧，再用绷带或三角巾固定伤口上下两端，固定膝踝两关节，踝关节“8”字固定，夹板顶端再固定。

2. 如无夹板，可利用另一未受伤的下肢进行固定。

（八）肩关节脱位的固定（图5－38）

肩关节发生前脱位后，将患肢肘关节屈曲90°，取两条三角折成宽带后，一条斜挎于胸背部吊起患侧前臂并在健肩上打结，一条包绕患肢上臂后在健侧腋下打结。

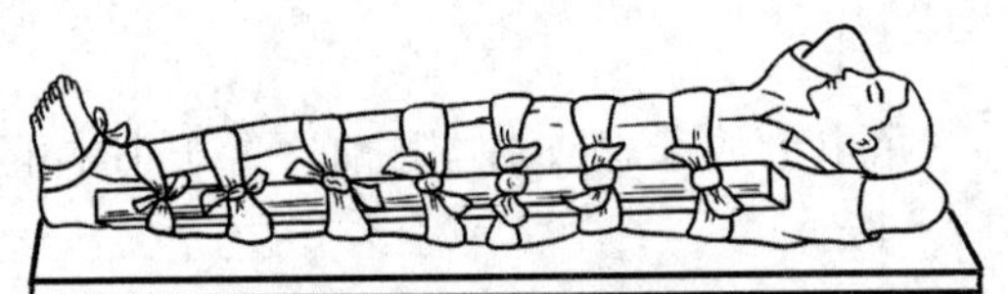

图5－37　股骨骨折的固定

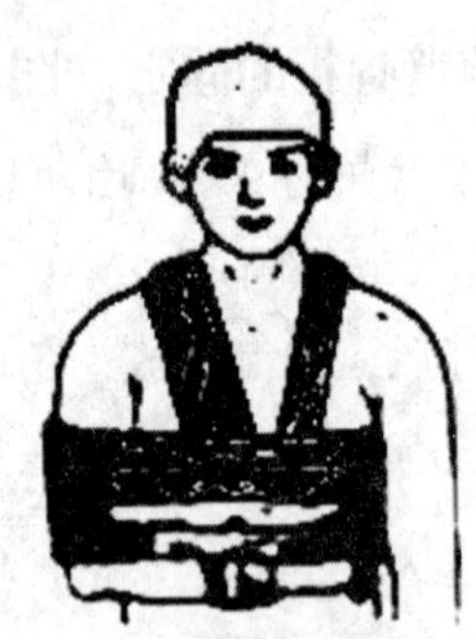

图5－38　肩关节脱位的固定

知识链接

肩关节脱位（scapular dislocation）最常见。约占全身关节脱位的50%，按肱骨头的位置分为前脱位和后脱位。肩关节前脱位者很多见，常因间接暴力所致，如跌倒时上肢外展外旋，手掌或肘部着地。后脱位很少见。肩关节脱位如在初期治疗不当，可发生习惯性脱位。

（九）肘关节脱位的固定

肘关节发生后脱位后，用两条三角巾折成宽带，一条悬挂患臂后斜挎于胸背部在健肩上打结，另一条则绕过患肢上臂后在健侧腋下打结；另一种方法是将一钢丝夹板弯成135°左右，置于患肘后用绷带缠绕扎紧，再用小悬臂带悬于胸前。

五、固定注意事项

（一）对于开放性骨折合并关节脱位，应先包扎伤口。用夹板固定时，先固定骨折下部，以防充血。

（二）院外固定时，对于伤病员受伤部位出现的畸形，不可随便整复，不能把骨折断端送回伤口内，只要适当固定即可。

（三）缚夹板的宽带应先绑在近骨折处的上下端，然后分别绑上下关节，结打在肢体的外侧。

（四）固定时动作应轻巧，固定应牢靠，且松紧适度。固定四肢时应尽可能暴露手指（足趾）以观察有否指（趾）尖发紫、肿胀、疼痛、血循环障碍等。

（五）夹板要用绷带或软布包缠后再用，夹板的两端、骨突部和空隙处要用棉花或软布垫好，以防局部压迫性损伤。

（六）固定用的夹板长短、宽窄要适当，应能将骨折处上下两个关节都固定，以免受伤部位的移动。

（七）对于各部位骨折，应先处理危及生命的伤情、病情，如心肺复苏、抢救休克、止血包扎等，然后才是固定。

六、搬运伤员的基本技术

危重伤员经现场抢救后，须安全、迅速送往医院进一步抢救、治疗。如果搬运方法不得当，可能前功尽弃，造成伤员的终生残疾，甚至危及生命。

（一）搬运伤员时伤员常采用的体位

1. 侧卧位　无颈部损伤的有意识障碍的伤员，采用侧卧位。避免伤员在呕吐时，呕吐物吸入气管。伤员侧卧时，可在其颈部垫一枕头，保持中立位。

2. 俯卧位　由于胸壁广泛损伤，出现反常呼吸而严重缺氧的伤员，采用俯卧位，有利于压迫、限制反常呼吸。

3. 仰卧位　对所有重伤员，均可以采用这种体位。对腹壁缺损的开放性损伤的伤员，伤员屏气时，肠管会脱出，伤员采取仰卧屈曲下肢体位，可防止腹腔脏器脱出；仰卧位可以避免颈部及脊椎的过度弯曲而防止椎体错位的发生。

4. 半卧位　仅有胸部损伤的伤员，无胸椎、腰椎损伤及休克时，采用此体位。有利于伤员缓解因疼痛、血气胸引起的呼吸困难。

5. 坐位　适用于胸腔积液、心衰患者。

（二）搬运伤员常用的工具及使用方法

1. 负压充气垫式固定担架　负压充气垫式固定担架常用于搬运多发骨折及脊柱损伤伤员。充气垫可以适当地固定伤员的全身。使用时先将垫充气后铺平，将伤员放在垫内，抽出袋内空气，气垫即可变硬，伤员固定在其中，故可保证在搬运途中始终保持稳定。

2. 铲式担架　铲式担架是由左右两片铝合金板组成。适用于脊柱损伤、骨盆骨折的患者。搬运伤员时，伤员放置在平卧位，固定颈部，然后将担架的左右两片从伤员侧面插入背部，扣合后搬运。

3. 升降担架、走轮担架　为目前救护车内装备的担架，符合病情需要，便于患者与伤员躺卧。可以推行、固定于救护车、救生艇、飞机上，也可以与院内担架车对接，而不必搬运患者即可将患者连同担架移至另一辆担架车上。

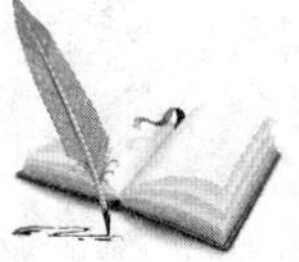

（三）搬运方法

1. 徒手搬运 救护人员不使用工具，而只运用技巧徒手搬运伤病员。

（1）单人徒手搬运法 适用于伤员伤势轻、神志清醒、距离短的情况。方法有两种：扶持法和抱持法。

（2）双人托椅式 适用于神志清醒、足部损伤、行走困难的伤员。

（3）卧式三人搬运法 适用于神志不清或伤势严重的伤员。

2. 担架搬运法 适用于各种伤员，特别是木板担架，适用于脊柱骨折的伤员。

3. 车辆搬运法 适用于伤员伤势严重、路程较远的情况。最好用救护车，车宜慢行，避免震动。

4. 颈椎骨折的搬运 发生或怀疑颈椎损伤者，应由3～4人进行搬运，其中一人专门负责患者头部的牵拉固定，使患者的头部处于伤后的位置，不得使伤员头颈部前屈后伸、左右摇摆或旋转。其余人员动作必须一致，同时平托起伤员，再同时放在硬板担架上。在患者颈下放一小垫，用沙袋或卷起的衣服放置颈部两侧固定，然后用三角巾等将前额连同担架一起固定，再将全身用三角巾与担架固定在一起，用担架搬运。起立、行走、放下等搬运过程，要由一个医务人员指挥号令，统一动作。

5. 胸、腰椎骨折的固定和搬运 对怀疑有胸、腰椎骨折的患者，必须由3～4人同时进行，使患者下肢伸直靠拢，上肢也伸直，搬运者并排单腿跪在伤员身体一侧，同时分别把手臂伸到伤员的肩背部、腹臀部和双下肢的下面，然后同时起立，把患者的身体平直托起来，始终使伤员的身体保持水平位置，不得扭曲。三人同时迈步，并同时将伤员放在硬板担架上。搬运者也可同时用力向一个方向，使患者身体成一整体滚动至木板上。严禁抱头、抬脚式搬运，以免使脊柱过度弯曲而加重对脊髓的损伤。

（四）搬运伤员的注意事项

1. 搬运伤员之前要检查伤员的生命体征和受伤部位，重点检查伤员的头部、脊柱、胸部有无外伤，特别是颈椎是否受到损伤。

2. 必须先保持伤员的呼吸道通畅，对伤员的受伤部位要按照技术操作规范进行止血、包扎、固定，才能搬动。

3. 在人员、担架等未准备妥当时，切忌搬运。

4. 在搬运过程中要随时观察伤员的病情变化。

本章小结

本章介绍了外科临床的基本操作内容。麻醉是外科手术操作的第一步，医师根据术式选择合适的麻醉药物，防止严重麻醉并发症的发生。脓肿切开引流术和外科清创术是常用的基础手术方法，静脉切开术和气管切开术是救治危重患者的重要手段，医师要熟悉操作的适应证、注意事项和操作规范。肛门与直肠的检查方法对于肛门和直肠疾病的诊断有着重要的临床价值。骨折、关节脱位的固定和伤员搬运是一项重要的临床技能，正确的方法对伤者的恢复有重要意义。

扫码“练一练”

目标检测

一、选择题

1. 矮小肥胖患者进行肛诊时采取的体位是
   A. 截石位　　B. 蹲位
   C. 胸膝位　　D. 左侧卧位
   E. 平卧位
2. 年老体弱患者进行肛诊时采取的体位是
   A. 截石位　　B. 蹲位
   C. 胸膝位　　D. 左侧卧位
   E. 平卧位
3. 内痔脱出患者进行肛诊时采取的体位是
   A. 截石位　　B. 蹲位
   C. 胸膝位　　D. 左侧卧位
   E. 平卧位
4. 脓肿切开引流时手术刀的持法是
   A. 执笔式　　B. 反挑式
   C. 持弓式　　D. 抓持式
   E. 都可以
5. 清创术的时机是
   A. 伤后 6 ~ 8 小时　　B. 无时间限制
   C. 3 天内　　D. 7 天内
   E. 4 小时内
6. 可以进行清创的伤口是
   A. 沾染伤口　　B. 无菌切口
   C. 感染伤口　　D. 手术切口发生化脓
   E. 污染严重的切口
7. 环形包扎最常用于
   A. 腕部　　B. 大腿
   C. 上肢　　D. 小腿
   E. 前臂
8. 头面颈部拆线时间是
   A. 4 ~ 5 天　　B. 6 ~ 7 天
   C. 7 ~ 9 天　　D. 10 ~ 12 天
   E. 14 天
9. 四肢拆线时间是
   A. 4 ~ 5 天　　B. 6 ~ 7 天

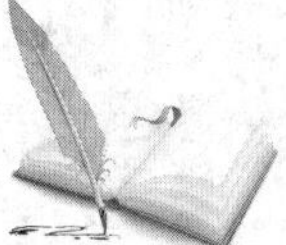

C. 7～9 天　　D. 10～12 天
E. 14 天

10. 下腹部拆线时间是
A. 4～5 天　　B. 6～7 天
C. 7～9 天　　D. 10～12 天
E. 14 天

11. 静脉切开术通常不选择的部位是
A. 大隐静脉　　B. 贵要静脉
C. 头静脉　　D. 腋静脉
E. 颈外静脉

12. 下列不是静脉切开适应证的是
A. 病情紧急，如大出血休克等而静脉穿刺又有困难时
B. 中心静脉压测定
C. 静脉心血管造影
D. 患者已经休克或者濒临死亡，建议送重症监护病房抢救，进行深静脉穿刺插管

13. 静脉切开术的切口方向的是
A. 与静脉走行垂直　　B. 与静脉走行成 30°角
C. 以静脉平行　　D. 与静脉走行成 60°角
E. 顺皮纹方向

14. 静脉内置管一般不超过
A. 3 天　　B. 5 天
C. 2 天　　D. 7 天
E. 4 天

15. 气管切开一般选择气管第（　）环
A. 2～3 气管环　　B. 1～2 气管环
C. 3～4 气管环　　D. 4～5 气管环
E. 5～6 气管环

16. 气管切开的并发症不包括下列
A. 皮下气肿　　B. 拔管困难
C. 呼吸骤停　　D. 肺部感染
E. 气胸及纵隔气肿

17. 排出颈部损伤后，对有意识障碍的伤员，搬运时采取的体位是
A. 仰卧位　　B. 侧卧位
C. 半卧位　　D. 俯卧位
E. 坐位

18. 对于仅有胸部损伤的伤员，搬运时采取的体位是
A. 仰卧位　　B. 侧卧位
C. 半卧位　　D. 俯卧位
E. 坐位

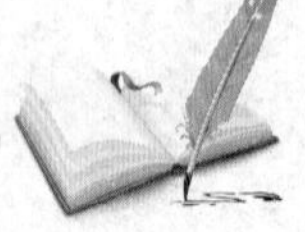

19. 对于胸部广泛损伤的伤员，搬运时采取的体位是

A. 仰卧位　　B. 侧卧位

C. 半卧位　　D. 俯卧位

E. 坐位

20. 对于有胸腔积液、心衰的患者，搬运时采取的体位是

A. 仰卧位　　B. 侧卧位

C. 半卧位　　D. 俯卧位

E. 坐位

二、思考题

1. 简述肛门视诊和直肠指诊的方法。
2. 简述脓肿切开引流术的术前准备和术后处理。
3. 简述清创术的目的及方法。
4. 简述不同部位创口包扎方法。
5. 简述拆线的时间及操作方法。
6. 简述静脉切开的手术注意事项。
7. 简述气管切开术后的并发症有哪些。
8. 简述各部位骨折、关节脱位的固定方法及注意事项。

（汪　晟　何　流　李　浩）

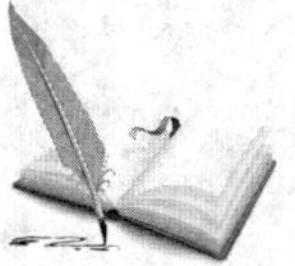

第六章　体腔穿刺

学习目标

1. **掌握**　胸腔穿刺术、腹腔穿刺术、骨髓穿刺术和腰椎穿刺术的操作方法。

2. **熟悉**　胸腔穿刺术、腹腔穿刺术、骨髓穿刺术和腰椎穿刺术的适应证和禁忌证。

3. **了解**　胸腔穿刺术、腹腔穿刺术、骨髓穿刺术和腰椎穿刺术的注意事项。

4. 具备为患者正确进行胸腔穿刺操作的能力。

5. 具有良好的医德医风、沟通协调能力和人文关怀精神。

扫码"学一学"

第一节　胸腔穿刺术

案例导入

患者，男，40 岁。经检查发现右侧胸腔中等量积液，现需抽取胸腔积液进一步检查。

请问：

请为患者行诊断性胸腔穿刺。

一、适应证

（一）诊断性穿刺

1. 进行胸腔积液涂片、培养、细胞学和生化学检查，明确胸腔积液性质，协助确定病因。

2. 胸腔积脓时，对脓液进行培养及药物敏感试验以指导治疗。

（二）治疗性穿刺

1. 穿刺抽出液体或气体减轻压迫症状。

2. 抽出胸膜腔的脓液，进行胸腔冲洗，治疗脓胸。

3. 向胸腔内注入药物（抗生素、抗肿瘤药物等）以行局部治疗。

二、禁忌证

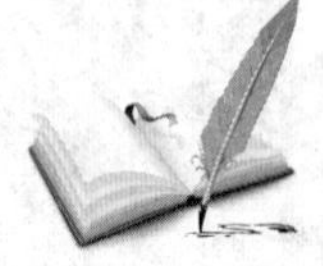

（一）体质衰弱、病情危重难以耐受穿刺。

（二）有严重出、凝血倾向。

（三）大咯血、严重肺结核及肺气肿等。

（四）有精神疾病或不合作者。

三、操作步骤

（一）操作前准备

1. 沟通交流　向患者解释穿刺目的、方法及注意事项，签署知情同意书。询问患者有无麻醉药过敏史，穿刺前要测量血压。

2. 物品准备　胸腔穿刺包、治疗盘、麻醉药、消毒液。

3. 医师准备　戴口罩、帽子、洗手。

（二）体位与穿刺点

1. 体位　抽液时，协助患者坐位面朝椅背，双前臂平放椅背上，前额伏于前臂上。如病情不允许久坐者，可取半卧位，患侧前臂上举抱于枕部，显露胸部后外侧，并张大肋间。

2. 穿刺点　①叩诊选择实音最明显的部位，一般常取肩胛下角线第7～9肋间，腋后线第7～8肋间，腋中线第6～7肋间，腋前线第5肋间。②对于包裹性积液和局限性积气，需结合X线或B超定位穿刺点。穿刺点皮肤可用蘸有甲紫的棉签做标记。

考点提示

由于胸壁的血管和神经在肋骨内面偏下的肋间沟内，为了避免损伤肋间血管和神经，在麻醉或穿刺进针时应在穿刺点的下一肋骨上缘。

知识链接

胸腔穿刺抽气的体位与穿刺点

患者取仰卧高坡位或半坐位，穿刺点应选择叩诊为鼓音或听诊呼吸音降低最明显的部位，多取锁骨中线第2肋间或腋前线4～5肋间。

（三）消毒、铺巾、局部麻醉

1. 消毒　以穿刺点为中心，常规消毒皮肤3遍，直径至少15 cm。

2. 铺巾　打开穿刺包，戴无菌手套，检查穿刺包内物品是否齐全，覆盖无菌洞巾。

3. 局部麻醉　用2%利多卡因在穿刺点进针作皮肤至胸膜壁层的局部浸润麻醉。针头先斜进针，形成皮丘，再垂直进针，逐层麻醉，注意回抽有无鲜血，以免误入血管。

（四）穿刺过程

1. 进针　术者左手示指与中指固定穿刺部位的皮肤，右手持穿刺针（关闭穿刺针末端软管夹闭器）沿肋骨上缘按局部浸润麻醉的路径缓慢刺入，当针尖穿透壁层胸膜有明显落空感时，表明已穿入胸膜腔。

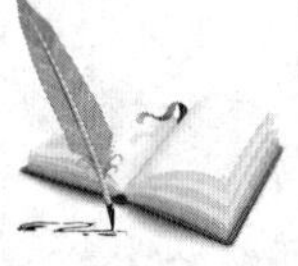

2. 抽液　助手用止血钳夹持固定穿刺针，术者在穿刺针软管末端连接50 ml注射器，

打开软管夹闭器，缓慢抽取积液。注射器抽满后，先关闭软管夹闭器，再取下注射器。如需再次抽取，应先将排空后的注射器连接穿刺针软管，再松开夹闭器，防止外界空气进入胸腔（图6－1）。

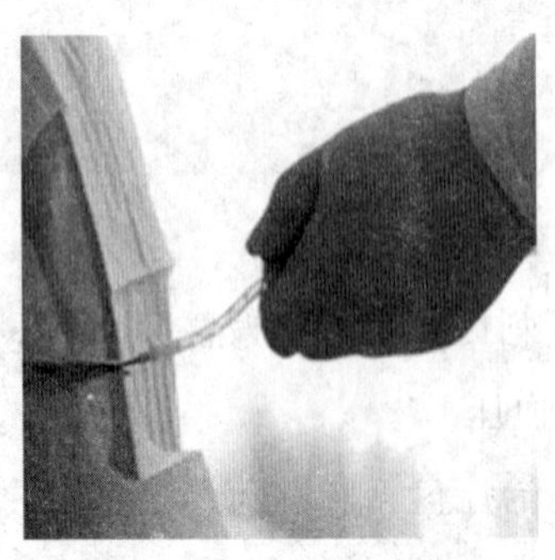

图6－1 胸腔穿刺术

3. 拔针 穿刺抽吸完毕，关闭穿刺针软管夹闭器，助手取下止血钳，术者拔出穿刺针，按压穿刺点，局部消毒后覆盖无菌纱布，以胶布固定。胸腔穿刺操作流程见图6－2。

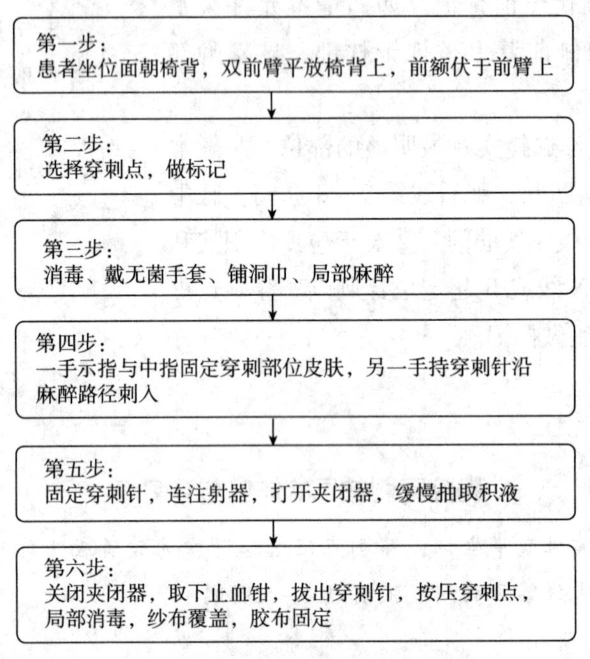

图6－2 胸腔穿刺操作流程图

（五）术后处理

1. 收拾物品，协助患者穿好衣服。

2. 标本送检。

3. 观察 患者卧床休息，检测生命体征、有无气胸等并发症。

4. 记录 详细记录穿刺过程，患者的耐受情况，抽出液体的性状和量及术后处理等。

四、注意事项

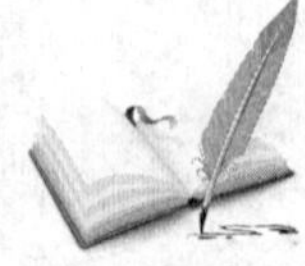

（一）操作中密切观察患者的反应。出现胸膜反应时，如连续性咳嗽、气短、咳泡沫痰、头晕、面色苍白、出汗、心悸、胸部压迫感或剧痛、昏厥等，应立即停止抽液，并

皮下注射0.1%肾上腺素0.3~0.5 ml，并进行对症处理。

（二）穿刺过程中，患者避免深吸气或咳嗽，以免刺伤肺脏。

（三）避免在第9肋间以下穿刺，以免穿透膈肌损伤腹腔脏器。

（四）操作中要防止空气进入胸腔，始终保持胸腔负压。

（五）两次穿刺的间隔时间应为5~7天，积液量大时可每周2~3次。

（六）经穿刺向胸膜腔注入药物时，先抽液500~1000 ml，再将药物加入生理盐水20~30 ml稀释后注入。推入药物后回抽胸液，再推入，反复2~3次，保证药物是真正的注入胸腔，穿刺完毕后，嘱患者卧床2~4小时，并不断变换体位，使药物在胸腔内均匀分布。

考点提示

诊断性穿刺，抽液量为50~100 ml；减压性穿刺，抽液首次不超过600 ml，以后每次不超过1000 ml，抽气可至压迫症状缓解为止；如为脓胸，每次尽量抽尽。一次抽液不宜过多过快，以免纵隔移动过快而引起休克。

第二节 腹腔穿刺术

案例导入

患者，男，55岁。因大量腹腔积液、呼吸困难，需行腹腔穿刺术，放腹腔积液减压。

要求：请为患者行腹腔穿刺放腹腔积液治疗。

一、适应证

（一）诊断性穿刺

明确腹腔积液性质，如腹部闭合性损伤或腹腔脓肿时，行腹腔穿刺抽取液体进行检查，了解其性质，寻找病因，辅助诊断。

（二）治疗性穿刺

1. 腹腔大量积液者，穿刺抽出腹腔积液减轻压迫症状。
2. 经腹腔穿刺向腹腔内注入治疗性药物。
3. 腹腔灌洗。
4. 人工气腹。

二、禁忌证

（一）广泛腹膜粘连者。

（二）有肝性脑病先兆、包虫病及巨大卵巢囊肿者。

（三）大量腹腔积液伴有严重电解质紊乱者禁忌大量放腹腔积液。

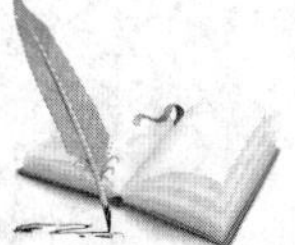

（四）精神异常或不能配合者。

（五）妊娠。

三、操作步骤

（一）操作前准备

1. 沟通交流 向患者解释穿刺目的、方法及注意事项，签署知情同意书。询问患者有无麻醉药过敏史。穿刺前要测量生命体征、腹围，排尿。

2. 物品准备 腹腔穿刺包、治疗盘、麻醉药、消毒液。

3. 医师准备 戴口罩、帽子、洗手。

（二）体位与穿刺点

1. 患者体位 可取坐位、半坐位、平卧或左侧卧位。

2. 穿刺点 ①脐与左髂前上棘连线的中外1/3；②脐与耻骨联合连线中点上1 cm、偏左或偏右1.5 cm处；③侧卧位时在脐水平线与腋前线或腋后线的交点；④对于少量或包裹性积液，可在B超引导下定位穿刺。穿刺点皮肤可用蘸有甲紫的棉签做标记（图6－3）。

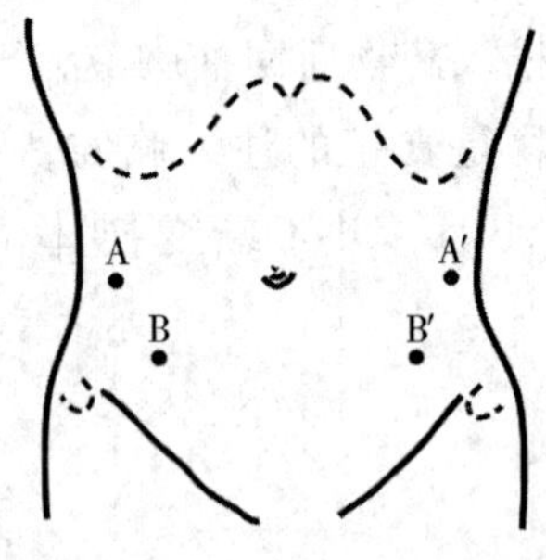

图6－3 腹腔穿刺术穿刺部位

（三）消毒、铺巾、局部麻醉

1. 消毒 以穿刺点为中心，常规消毒皮肤3遍，直径至少15 cm。

2. 铺巾 打开穿刺包，戴无菌手套，检查穿刺包内物品是否齐全，覆盖无菌洞巾。

3. 局部麻醉 用2%利多卡因作自皮肤至壁层腹膜作局部浸润麻醉。

（四）穿刺过程

1. 进针 术者左手示指与中指固定穿刺部位的皮肤，右手持穿刺针经麻醉处的路径垂直缓慢刺入，当针尖有明显落空感时，表明针头已穿过壁层腹膜，应立即停止继续进入，以免损伤腹内脏器。

知识链接

不同的穿刺抽液方式

诊断性穿刺，直接用无菌的20 ml或50 ml注射器及7号针头进行穿刺，抽取液体送检。治疗性腹腔灌洗，在穿刺的基础上再放置两条导管，分别用于灌洗和引流。以放液为目的的穿刺，用8号或9号针头，针尾连接一橡皮管，管的远端接装液容器，助手用消毒血管钳固定针头并夹持橡胶皮管，以输液夹子调整放液速度，将腹腔积液引入容器中记量并送检。

2. 抽液 助手用止血钳夹持固定穿刺针，术者在穿刺针软管末端连接50 ml注射器，打开软管夹闭器，缓慢抽取积液。

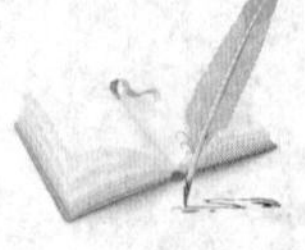

3. 拔针 穿刺抽吸完毕，先关闭软管夹闭器，再取下注射器。助手取下止血钳，术者

拔出穿刺针，按压穿刺点，局部消毒后覆盖无菌纱布，以胶布固定。大量放液后，应用多头腹带将腹部包扎，以防腹压骤降、内脏血管扩张引起血压下降或休克。腹腔穿刺操作流程见图6－4。

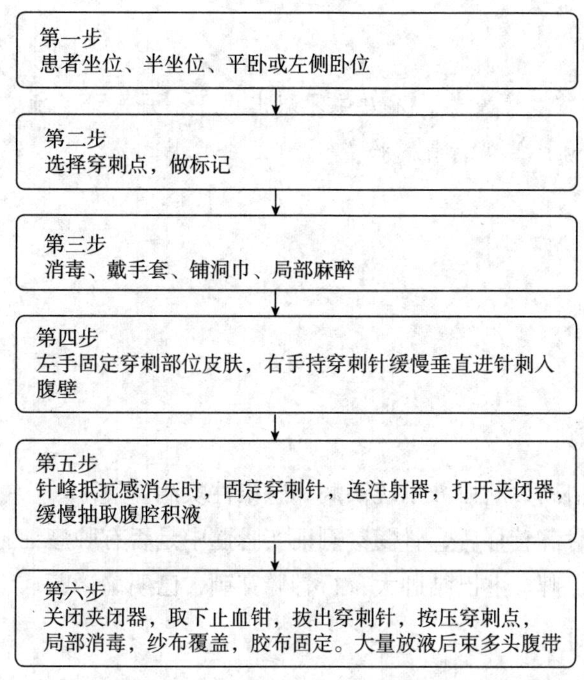

图6－4　腹腔穿刺操作流程图

（五）术后处理

1. 收拾物品，协助患者穿好衣服，嘱患者平卧1～2小时。
2. 标本送检。
3. 观察生命体征、有无出血和继发感染的并发症。
4. 详细记录穿刺过程，患者的耐受情况，抽出液体的性状和量及术后处理等。

四、注意事项

（一）放液前、后均应测量腹围、脉搏、血压，检查腹部体征，以观察病情变化。

（二）放液不宜过快、过多，肝硬化患者每次放液一般不超过3000 ml，过多放液可诱发肝性脑病和电解质紊乱。

（三）术中应密切观察患者，如有头晕、心悸、脉搏增快、气短、恶心及面色苍白等，应立即停止操作，并作适当处理。

（四）放腹腔积液时如果流出不畅，可将穿刺针稍作移动或稍变换体位。

（五）对腹腔积液量较多者，为防止穿刺后腹腔积液沿穿刺点漏出，在穿刺时应注意勿使皮肤到壁层腹膜的针眼位于一条直线上，方法是当针尖通过皮肤到达皮下后，即在助手协助下，稍向一边移动一下穿刺针头，再向腹腔刺入。

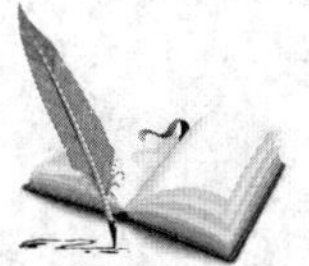

第三节　骨髓穿刺术

案例导入

患者，女，28岁。因发热、无力伴牙龈出血3个月来诊。血常规检查显示血小板减少，为进一步确诊，需行骨髓检查。

请问：

请为患者行骨髓穿刺术。

一、适应证

（一）诊断性穿刺

1. 检查骨髓液，协助诊断血液系统疾病和感染性疾病。
2. 恶性肿瘤疑有骨髓转移者，骨髓穿刺证实骨髓中是否有肿瘤细胞。
3. 长期发热，肝、脾、淋巴结肿大，行骨髓穿刺，已明确诊断。

（二）治疗性穿刺

1. 采取骨髓液做骨髓移植。
2. 需骨髓腔输血和注入药物者。

二、禁忌证

1. 血友病。
2. 出血倾向或凝血时间明显延长者。
3. 穿刺部位软组织感染。

三、操作步骤

（一）操作前准备

1. 沟通交流　向患者解释穿刺目的、方法及注意事项，签署知情同意书。询问患者有无麻醉药过敏史。测血压、脉搏、出凝血时间和血常规。

2. 物品准备　骨髓穿刺包、治疗盘、麻醉药、消毒液。

3. 医师准备　戴口罩、帽子，洗手。

（二）体位与穿刺点

1. 髂后上棘突出部位　侧卧位。

2. 髂前上棘后1～2 cm较宽、较平的骨面　仰卧位。

3. 胸骨柄、胸骨体相当于第1～2肋间隙的部位　仰卧位。

4. 腰椎棘突　坐位或侧卧位，弯腰、头膝屈曲于胸前。

（三）消毒、铺巾、局部麻醉

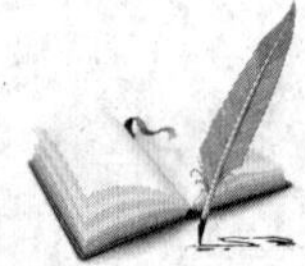

1. 消毒　以穿刺点为中心，常规消毒皮肤3遍，直径至少15 cm。

2. 铺巾 打开穿刺包，戴无菌手套，检查穿刺包内物品是否齐全，覆盖无菌洞巾。

3. 局部麻醉 用2%利多卡因作皮肤、皮下及骨膜的局部浸润麻醉。

（四）穿刺过程

1. 固定穿刺针长度 取出骨穿针，将其固定器调整于距针尖1.5 cm处（如胸骨穿刺，应调整为1.0 cm）。

2. 进针 左手拇指和示指固定穿刺部位的皮肤，右手持穿刺针垂直刺入骨面（如胸骨穿刺，穿刺针应与骨面呈30°~40°斜行刺入），当针尖接触骨质后，沿穿刺针的长轴左右旋转穿刺针，缓慢刺入骨质，当阻力突然消失，且穿刺针固定在骨内时，表明穿刺针已进入骨髓腔（图6-5）。

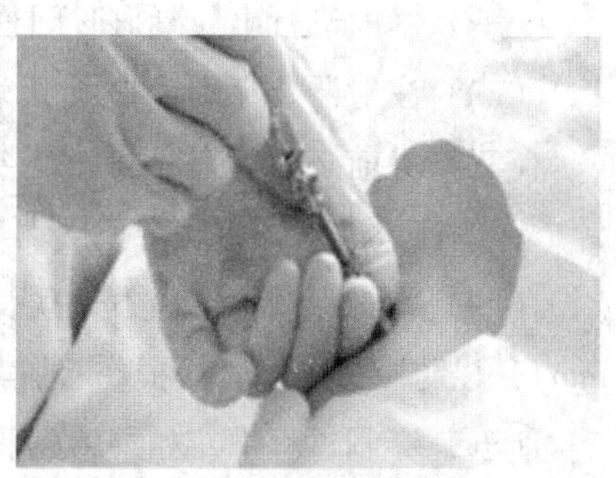

图6-5 骨髓穿刺术

3. 抽取骨髓液 拔出穿刺针针芯，放在无菌盘内，接上10 ml或20 ml干燥无菌的注射器，用适当的力量抽吸0.1~0.2 ml骨髓液，若用力过猛或抽吸过多，会使骨髓液稀释。

4. 涂片 将骨髓液滴至载玻片上，立即做骨髓液推片3~5张，有核细胞计数和制备骨髓液涂片数张，备作形态学和细胞化学染色检查。如果做骨髓液细菌培养，应再接上注射器抽取骨髓液1~2 ml。

5. 拔针 操作完毕后，针芯，拔出穿刺针，将无菌纱布敷于针孔上，按压1~2分钟后，再用胶布加压固定。骨髓穿刺术操作流程见图6-6。

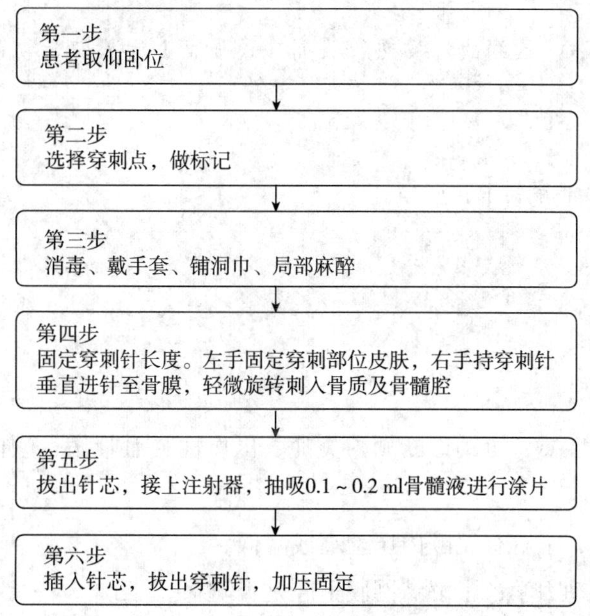

图6-6 骨髓穿刺术操作流程图

（五）术后处理

1. 收拾物品，协助患者穿好衣服，嘱患者平卧休息4小时。

2. 标本送检。

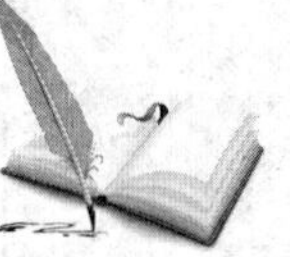

3. 测量　测量血压，严密观察。

4. 记录　详细记录穿刺过程，患者的耐受情况，抽出液体的性状和量，送检标本及术后处理等。

四、注意事项

（一）术前进行出、凝血时间检查，对血友病患者禁止作骨髓穿刺。

（二）注射器及穿刺针必须干燥，以免发生溶血。

（三）术前必须检查穿刺针是否牢固，穿刺针经皮肤达骨膜后，针应与骨面垂直旋转进针，穿刺针头进入骨质后避免摆动过大，以免破坏骨质或断针。

（四）胸骨穿刺不可用力过猛，且注意刺入的深度（胸骨外板厚仅 1. 35 mm，髓腔 7. 5 mm），以防穿透内侧骨板损伤心脏及大血管。

（五）穿刺过程中，如果感到骨质坚硬、难以进入骨髓腔，不可强行进针，以免断针，应考虑为大理石骨病。

（六）如果作细胞形态学检查，抽吸液量不应过多，以免影响有核细胞增生度判断、细胞计数及分类结果。

（七）骨髓液取出后应立即涂片，否则会很快发生凝固，导致涂片失败。

第四节　腰椎穿刺术

案例导入

患者，女，7 岁。因寒战、发热、头痛、颈强直 1 天入院。初步诊断为脑膜炎，需作脑脊液检查。

请问：

请为患者行腰椎穿刺术。

一、适应证

（一）诊断性穿刺

1. 检查脑脊液的性质，协助诊断颅内炎症、出血性脑血管病、颅内肿瘤、寄生虫病等神经系统疾病。

2. 测定颅内压力，了解有无颅内压增高或减低。

3. 检查脑脊液的动力学，了解蛛网膜下腔是否阻塞。

4. 向蛛网膜下腔注入造影剂或核素等介质以行脑或脊髓造影检查。

（二）治疗性穿刺

1. 蛛网膜下腔出血放出少量血性脑脊液，缓解症状。

2. 鞘内注射药物如抗生素、抗肿瘤药等。

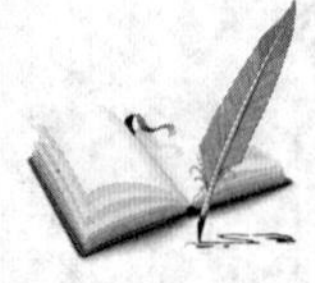

3. 脑膜炎、脑蛛网膜炎、正压性脑积水和脑炎，可放取适量脑脊液以降低颅内压。

二、禁忌证

（一）颅内压增高，有明显视盘水肿或脑疝先兆者。

（二）穿刺部位软组织感染。

（三）有出血性疾病的患者。

（四）休克、衰竭、濒危状态及躁动不能合作者。

（五）颅底骨折或其他原因引起脑脊液漏者。

（六）颅后窝有占位性病变者。

三、操作步骤

（一）操作前准备

1. 沟通交流 向患者解释穿刺目的、方法及注意事项，签署知情同意书。询问患者有无麻醉药过敏史。

2. 物品准备 腰椎穿刺包、治疗盘、麻醉药、消毒液。

3. 医师准备 戴口罩、帽子、洗手。

（二）体位与穿刺点

1. 患者体位 去枕侧卧位，背部接近床沿与床面垂直，低头双手抱膝，腰部后突，使椎间隙增大，便于穿刺。助手可协助患者始终保持头膝屈曲位。

2. 穿刺点 两髂后上棘连线与后正中线的交点，即腰椎 3 ~4 椎间隙。

（三）消毒、铺巾、局部麻醉

1. 消毒 以穿刺点为中心，常规消毒皮肤 3 遍，直径至少 15 cm。

2. 铺巾 打开穿刺包，戴无菌手套，检查穿刺包内物品是否齐全，覆盖无菌洞巾。

3. 局部麻醉 用 2% 利多卡因在自皮肤至椎间韧带作局部浸润麻醉。

（四）穿刺过程

1. 进针 术者左手示指与中指固定穿刺部位的皮肤，右手持穿刺针经麻醉处的路径垂直刺入，成人进针深度 4 ~6 cm，儿童 2 ~4 cm。针尖有明显落空感时，表明针头已穿过黄韧带与硬脊膜。缓慢拔出针芯，可见脑脊液流出（图 6 –7）。

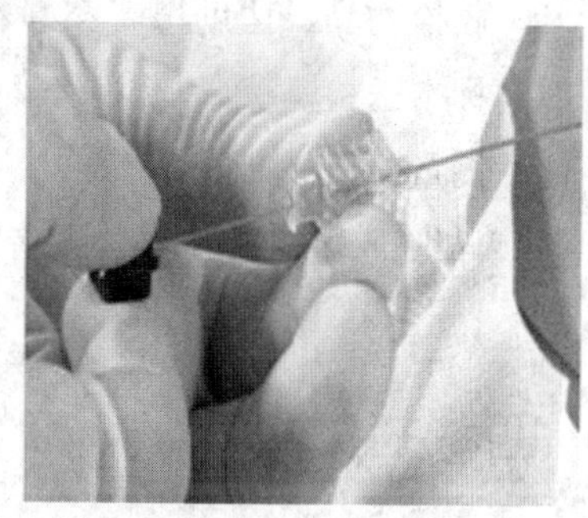

图 6 –7 腰椎穿刺术

知识链接

腰椎穿刺层次

皮肤皮下→棘上韧带→棘间韧带→黄韧带→硬膜外腔→硬脊膜、蛛网膜→蛛网膜下腔→软膜→脊髓。

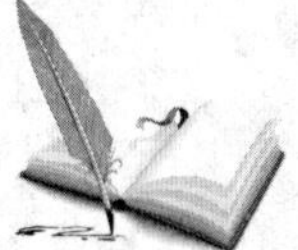

2. 测压 助手连接测压管，记录脑脊液压力，正常情况下为 70 ~180 mmH_2O。如压力

过高，针芯不能完全拔出，以防脑疝形成。

2. 放液 撤去测压管，用试管收集脑脊液，每支试管1.5～2.0 ml，总量不超过5.0 ml。

3. 拔针 操作完毕后，插入针芯，缓慢拔出穿刺针，按压穿刺点，局部消毒后覆盖无菌纱布，以胶布固定。腰椎穿刺术操作流程见图6－7。

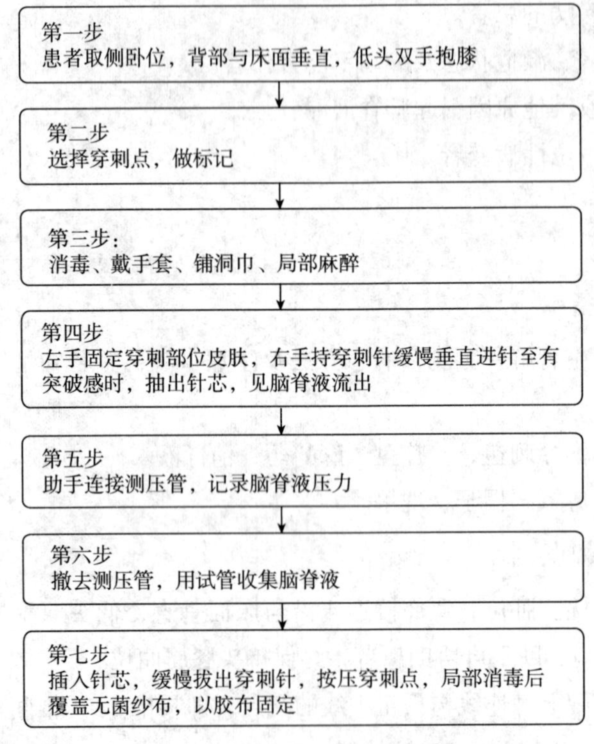

图6－7 腰椎穿刺术操作流程图

（五）术后处理

1. 收拾物品，协助患者穿好衣服，嘱患者去枕平卧4～6小时。

2. 标本送检。

3. 测量血压，严密观察。

4. 详细记录穿刺过程，患者的耐受情况，抽出液体的性状和量，送检标本及术后处理等。

四、注意事项

（一）穿刺时如患者出现呼吸、脉搏、面色异常等症状时，应立即停止操作，并作相应处理。

（二）鞘内给药时，应先放出等量脑脊液，再注入等量置换性药液。

本章小结

胸腔穿刺术、腹腔穿刺术、腰椎穿刺术和骨髓穿刺术是临床常用诊断技术中的重要内容。四大穿刺术均为有创操作，需遵守无菌原则，同时加强医患沟通能力的培养。

扫码“练一练”

目标检测

一、选择题

1. 气胸时胸膜腔穿刺术进针的位置是
   A. 锁骨中线第3肋间　　B. 锁骨中线第2肋间
   C. 腋前线第3肋间　　D. 腋中线第3肋间
   E. 腋后线第3肋间
2. 胸膜腔穿刺术，麻醉的进针穿刺点应在
   A. 下一肋骨的上缘　　B. 上一肋骨的下缘
   C. 肋间隙中间　　D. 肋间隙
   E. 以上都不是
3. 关于胸膜腔穿刺术，下面错误的是
   A. 患者一般取坐位，面向椅背
   B. 穿刺点一般以胸部叩诊实音明显的部位为准
   C. 包裹性胸腔积液需在X线或B超检查协助下定位
   D. 首次放液不超过1000 ml
   E. 避免在有皮肤感染或炎症的部位穿刺
4. 行胸膜腔穿刺时，下列情况不需停止抽液的是
   A. 患者面色苍白、头晕　　B. 患者心悸、胸部压迫感
   C. 抽出血性胸腔积液　　D. 患者胸痛、晕厥
   E. 患者连续性咳嗽
5. 行腹膜腔穿刺术时，下列注意事项错误的是
   A. 术前嘱患者排空尿液，以免刺伤膀胱
   B. 术前、术后应测量腹围并观察腹部体征
   C. 术中患者不能移动或转动身体
   D. 肝硬化患者一次放液量不超过3000 ml/h
   E. 肝性脑病先兆者可以放液
6. 行腹膜腔穿刺术时，放液过多，导致大量蛋白质丢失，可诱发
   A. 肾病综合征　　B. 肾炎
   C. 肾炎性肾病　　D. 肝性脑病
   E. 狼疮性肾病
7. 行骨髓穿刺术时，注射器及穿刺针不干燥，易发生
   A. 骨髓液稀释　　B. 抽不出骨髓液
   C. 溶血　　D. 骨髓液凝固
   E. 以上都不正确
8. 骨髓穿刺术穿刺部位，不包括
   A. 髂前上棘　　B. 髂后上棘

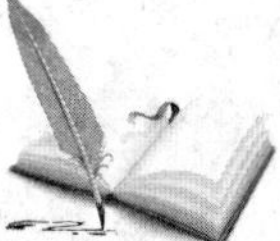

C. 胸骨柄或胸骨体
D. 肩峰
E. 腰椎棘突

9. 骨髓穿刺液的作用不包括
A. 血细胞形态学检查
B. 造血干细胞培养
C. 病原生物学检查
D. 细胞遗传学分析
E. 溶血试验检查

10. 禁止行骨髓穿刺术的是
A. 白血病患者
B. 血友病患者
C. 再生障碍性贫血患者
D. 巨幼细胞贫血患者
E. 淋巴瘤患者

11. 骨髓穿刺术的骨髓吸取量应为
A. 0.1～0.2 ml
B. 0.2～0.3 ml
C. 0.3～0.4 ml
D. 0.4～0.5 ml
E. 0.5～0.6 ml

12. 腰椎穿刺术一般选用的椎间隙为
A. 第1、2腰椎棘突间隙
B. 第2、3腰椎棘突间隙
C. 第3、4腰椎棘突间隙
D. 第4、5腰椎棘突间隙
E. 腰骶椎棘突间隙

13. 正常侧卧位脑脊液压力为
A. 0～70 mmH_2O
B. 70～180 mmH_2O
C. 120～280 mmH_2O
D. 180～370 mmH_2O
E. 300～500 mmH_2O

14. 腰椎穿刺鞘内给药应先放出适量脑脊液，然后置换性注入药液量为
A. 少量
B. 中量
C. 与脑脊液等量
D. 大量
E. 微量

15. 腰椎穿刺术的禁忌证，不包括
A. 脑出血
B. 脑疝先兆
C. 休克
D. 局部皮肤炎症
E. 颅后窝占位性病变

16. 行腰椎穿刺术时，儿童进针深度为
A. 2～3 cm
B. 2～4 cm
C. 3～4 cm
D. 4～5 cm
E. 5～6 cm

17. 关于腰椎穿刺术，下列叙述错误的是
A. 腰椎穿刺术时，多采用局部浸润麻醉
B. 正常侧卧位脑脊液压力 70～180 mmH_2O
C. 压颈试验阳性说明蛛网膜下腔阻塞
D. 术毕，嘱患者去枕平卧4～6小时

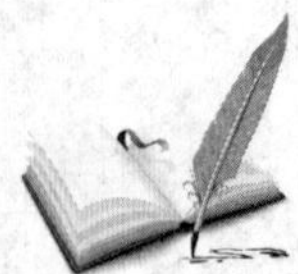

E. 鞘内注射药物时放出等量脑脊液，再注入等类药物

二、思考题

1. 胸腔穿刺时，为什么从肋骨上缘进针？
2. 腹腔穿刺术的穿刺部位有哪些？
3. 骨髓穿刺术的穿刺部位有哪些？
4. 腰椎穿刺后，患者为什么要采取去枕平卧位？

（陈　源）

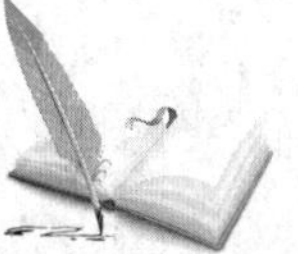

第七章　急救技能

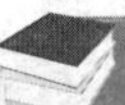

学习目标

1. **掌握**　急救技能的方法、内容及应用范围。
2. **熟悉**　未明确诊断的急危重症患者抢救治疗技能。
3. **了解**　各种急症的初步诊断及处理原则。
4. 学会院前急救、心肺复苏术、气道开放技术等技能。
5. 能按照临床思维方法对患者进行全面的体格检查，并做出正确诊断。

扫码“学一学”

第一节　心肺复苏术

案例导入

主诉：突发神志不清、抽搐和呼吸停顿。

病史：患者，女，32 岁。因病毒性心肌炎服用抗心律失常药物，曾发生晕厥、气促。

查体：意识不清，呼吸停顿，未扪及脉搏，听诊心音消失，血压测不到。

辅助检查：ECG 示波形、振幅与频率均极不规则，无法辨认 QRS 波群、ST 段与 T 波。

请问：

1. 根据病情应做何诊断？
2. 根据病情应做何应急救治？

心搏骤停（cardiac arrest，CA）是指各种原因引起的、在未能预计的情况和时间内心脏突然停止搏动，从而导致有效心泵功能和有效循环突然中止，引起全身组织细胞严重缺血、缺氧和代谢障碍，如不及时抢救即可立刻失去生命。心搏骤停不同于任何慢性病终末期的心脏停搏，若及时采取正确有效的复苏措施，患者有可能被挽回生命并得到康复。

心搏骤停一旦发生，如得不到即刻及时地抢救复苏，4 ~6 分钟后会造成患者脑和其他人体重要器官组织的不可逆的损害，因此心搏骤停后的心肺复苏必须在现场立即进行，为进一步抢救直至挽回心搏骤停病员的生命而赢得最宝贵的时间。

对心搏骤停患者采取的以恢复其循环、呼吸功能为目的的抢救措施，称为心肺复苏术（cardiopulmonary resuscitation，CPR）。近年来随着科学技术的进步以及对心肺复苏认识的进展，脑复苏被推到了复苏学的前沿，从而形成了现代的心肺脑复苏（cardiopulmonary cerebral resuscitation，CPCR）的概念。其目的就是要保护脑、心、肺等重要脏器功能，尽最大可能避免机体遭受不可逆性损害。因此，无论何种原因所致的心搏骤停，处理原则基本相同。首要任务就是尽快建立有效通气与有效循环，保证重要脏器及早恢复血供与氧供。

一、心搏骤停的相关知识

（一）病因

绝大多数心搏骤停为致命性心律失常所致（90%），其中80%为心室颤动，20%为心室停搏。引发致命性心律失常的基础病变最常见的是冠状动脉性心脏病（约占75%）。其他病变还有心脏瓣膜病、心肌病变、心脏电生理异常（如心脏传导系统纤维化、先天性长Q－T间期综合征）、大失血和严重休克、药物中毒以及电解质平衡失调（如低钾血症、低镁血症）等，见表7－1。

表7－1　心搏骤停的原因

分类	原因	疾病或致病因素
心脏	心肌损伤	冠心病、心肌病、心脏结构异常、瓣膜功能不全
呼吸	通气不足/换气障碍	①中枢神经系统疾病、神经肌肉接头疾病、中毒或代谢性疾病；②上呼吸道梗阻：气道异物阻塞、感染、创伤；③哮喘、COPD、肺水肿、肺栓塞
循环	机械性梗阻	张力性气胸、心脏压塞、肺栓塞
代谢	有效循环血量过低 电解质紊乱	出血、脓毒症、神经源性休克 低钾血症、高钾血症、低镁血症、高镁血症、低钙血症
中毒	药物 毒品 毒物	抗心律失常药物、洋地黄类药物、钙通道阻滞剂、抗抑郁药 可卡因、海洛因 一氧化碳、氰化物
环境		雷击、触电、低/高温、淹溺

（二）诊断

心搏骤停前可无任何先兆，部分患者有精神刺激和（或）情绪波动，有些出现心前区闷痛，并可伴有呼吸困难、心悸、极度疲乏感。心搏骤停发生时，心脏有效收缩丧失4～15秒即可有晕厥和抽搐，呼吸迅速减慢→变浅→停止；并出现心音消失；血压测不到；脉搏不能触及；皮肤出现发绀；瞳孔散大；对光反射消失。

主要根据临床表现迅速作出判断，心电图则有助于进一步确定心搏骤停的临床类型并指导治疗。

1. 临床表现

（1）意识突然丧失，伴有或不伴有抽搐。

（2）心脏及大动脉搏动消失。

（3）呼吸呈叹息样或停止。

（4）双侧瞳孔散大，对光反射消失。

（5）皮肤苍白或发绀。

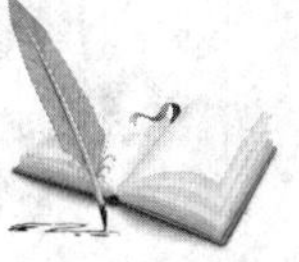

2. 心电图表现　心搏骤停时，心脏泵血功能丧失，但心电活动并非完全停止，根据常见心电图表现可分为三种类型。

（1）心室颤动（ventricular fibrillation，VF）　心室肌呈不规则蠕动，心排血量几乎为零。此型最为常见。

（2）心室停搏（ventricular asystole）　心室完全丧失了电活动能力。心电图示直线或仅有心房波，室上性激动不能达到心室。

（3）心电－机械分离（pulseless electivity，PEA）　心脏已无有效的机械功能，但仍保留节律性的心电活动。心电图上表现为宽而慢且有畸形的QRS波形。

二、心肺复苏术

新的CPR“生存链”概念从2005年的“四早”改为“五环”生存链（图7－1）来表达实施紧急生命支持的重要性。①早期识别、求救；②强调胸外按压的早期CPR；③早期电除颤；④早期有效的高级生命支持；⑤心搏骤停后的系统治疗。

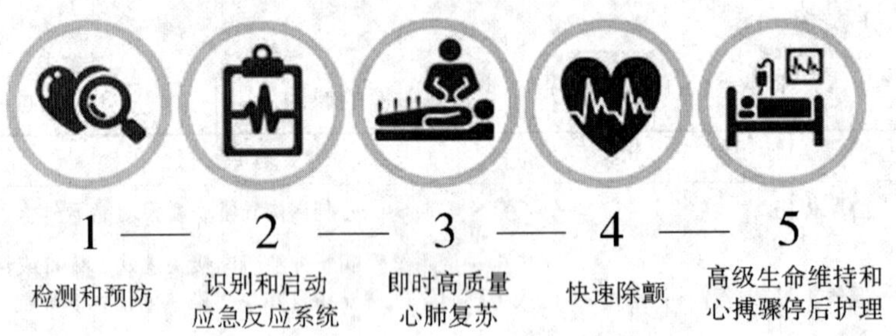

图7－1　五环“生存链”（chain of survival）

一般在医院外或无现代化医疗设备的现场抢救可按目前国际通用的A（开放呼吸道）、B（人工呼吸）、C（人工循环）方案进行，医院外急救以尽可能恢复心跳和呼吸为主要目的，尽快呼叫急救医护人员到场协助抢救，切莫急于将患者转送医院而贻误抢救时机。如在医院内抢救，特别是在急救设施完备的情况下，则应按复苏程序给予正规化处理，即分为基本生命支持、进一步的生命支持、复苏后的处理三个阶段。

（一）基本生命支持

基本生命支持（basic life support，BLS）又称初级心肺复苏，是心搏骤停现场急救的最初抢救形式和最基本的常规操作技术。BLS的目的是尽快对被抢救者的重要器官供血、供氧，延长机体耐受死亡的时间，争取创造进一步生命支持的机会。基本生命支持进行得是否及时、操作是否准确有效常常关系到整体复苏的成败。基本生命支持操作技能与相关问题是心搏骤停抢救的关键环节。

考点提示

心肺复苏的操作方法

环境和病情判断→判断呼吸心跳停止→胸外心脏按压→保持呼吸道通畅→人工呼吸→胸外按压与人工呼吸交替进行→判断复苏结果

人工呼吸和胸外按压（心肺复苏）合并在一起操作，且要求连续做5个周期以上，因此应熟练掌握心肺复苏的方法。

1. 初级心肺复苏的程序与操作要点 无论在医院内或医院外，当发现患者已发生心搏骤停应立即呼救，以取得他人或同事的帮助。特别是在医院外及无抢救条件的基层诊所，应尽快呼叫急救医护人员到场协助救治（国内统一电话：120）。同时，无论患者当时处于何种姿态或体位，都应迅速摆放为头、颈与躯干在同一个轴面的仰卧位，双臂自然置于躯干两侧以符合复苏操作的基本需要。对位于软床垫上的患者应在背部衬垫以硬木平板，其他情况下则应使其仰卧于平坦的地面上。对头颈部发生创伤或怀疑有损伤的患者在摆放体位时，应将头、肩、躯干作为整体同步翻转，切莫任意转动患者。

无论何种原因所致的心搏骤停，最初的急救措施基本相同。它包含了ABCD四个步骤：即畅通呼吸道、人工呼吸、胸外按压和电除颤。根据最新心肺复苏指南更改为C→A→B→D，即胸外按压（C，circulation）、开放气道（A，airway）、人工呼吸（B，breathing）和电除颤（D，defibrillation）。

（1）开放气道

1）去除气管内异物：意识丧失的患者常因舌根后坠而阻塞气道。此外，呼吸道分泌物、呕吐物、异物等也常造成气道阻塞。开放气道是心肺复苏的先决条件。在手法解除舌后坠的基础上应迅速清除患者口中的异物或呕吐物，发现假牙应立即取下。

2）两种常用方法打开气道提供人工呼吸：仰头抬颏法（图7－2）和托颌法。托颌法仅在怀疑患者有颈椎受伤时使用，因此此法可以减少患者颈部和脊柱的移动。①仰头抬颏法：解除舌后坠应用仰头抬颏法效果最佳，术者一手置于患者前额，向后加压使头后仰，另一手的示、中指置于患者颏部，将颏上抬，抬高程度以患者唇齿未完全闭合为限。②托颌法：急救者位于患者头部，将肘部支撑在患者所处的平面上，双手放置在患者头部两侧并握紧下颌角，同时用力向上托起下颌。

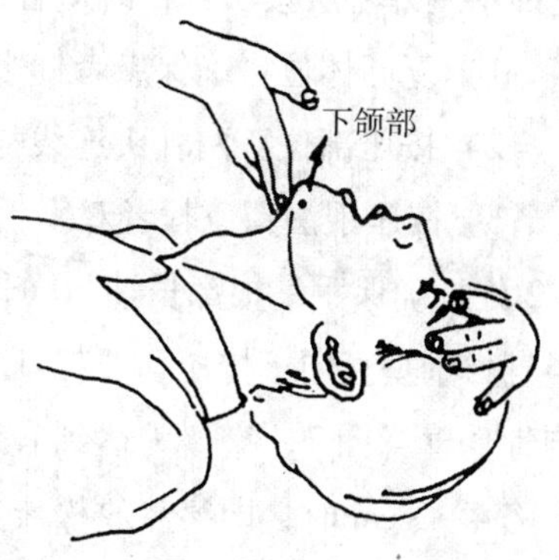

图7－2 仰头抬颏法

（2）人工通气 给予人工通气前，正常吸气即可，无需深吸气。在畅通呼吸道后，立即通过“耳听、眼看、面感觉”来判断有无呼吸。方法为：救助者将患者维持开放气道位置，用耳贴近患者口鼻，头部侧向患者胸部：听有无气流通过患者呼吸道的声音；感觉患者有无呼出的气流；看患者胸腹部有无起伏。若确定无自主呼吸，应立即进行人工通气。

在心搏骤停现场，若因条件限制不能立即对患者行气管插管机械通气，应迅速采用口对口或口对鼻人工呼吸等措施，以免延误抢救时机。口对口人工呼吸的主要原理是抢救者将呼出气吹入患者肺内而使肺扩张，利用肺及胸廓自身弹性回缩力使患者将气体呼出。

1）口对口呼吸：在确认呼吸道通畅后，术者用置于患者前额之手的拇、示指捏住双侧鼻孔，另一手托起被抢救者下颌，自行深吸气后，用口唇严密包盖被抢救者口部，再用适当的力量缓慢吹气；每次吹气应持续2秒以上，以可见被抢救者胸廓出现抬举动作为准（图7－3）。吹气完毕后应立即与患者口部脱离并放松捏住鼻孔的手，让患者自然呼气。无论实施单人或双人CPR按压/通气比例应为30:2；如抢救者只是实施人工呼吸而不行CPR操作，通气频率应为10～12次/分。

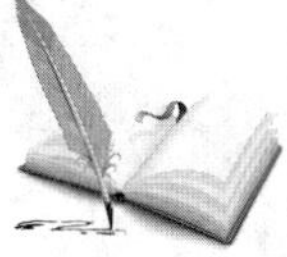

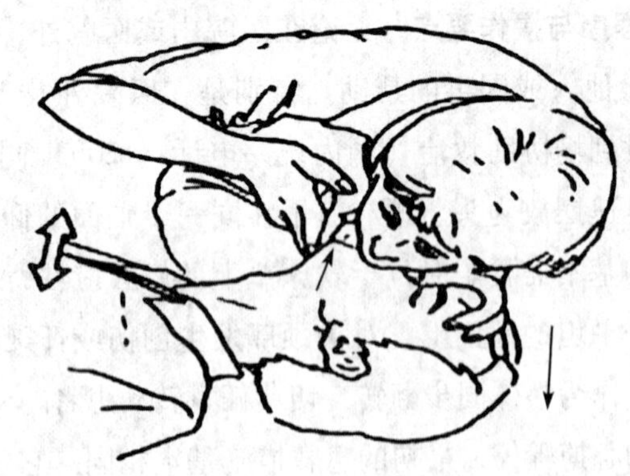

图 7－3　口对口人工通气

判定人工通气的有效标志：随被动人工呼吸运动可见胸廓规律有效起伏；听到或感知被抢救者气道有气流呼出；人为吹入气体时可感到被抢救者气道阻力规律性升高；发绀状态缓解。

2）口对鼻呼吸：如患者面部受伤或牙关紧闭，可进行口对鼻通气。

3）口对口鼻呼吸：对婴儿及年幼儿复苏。

4）面罩通气：用面罩封住患者口鼻，通过连接管进行人工通气。

（3）胸外按压　胸外按压是指用人工的方法促使血液在血管内使经人工呼吸后的氧合血液从肺部流向心脏，再经动脉供应全身组织气管。心搏骤停后建立人工循环的重要方法是徒手胸外心脏按压术，既适合医院内又适合医院外，是心脏复苏抢救的基本方法。

1）复苏体位：确保患者仰卧于平整地面或硬板床上。

2）按压部位：两乳头连线与胸骨交界处，即胸骨下 1/3 处。

3）按压手法：急救者双手手指交叉（或伸直）重叠，以一手掌根置于被抢救者胸骨下 1/2 处，确保手掌根部长轴与胸骨长轴一致，两肘关节伸直，上肢呈一直线，借助肩部及上半身力量垂直向下按压；要保证手掌根部的全部力量压在胸骨上，每次按压的方向必须与胸骨垂直（图 7－4）。为达到有效的按压，可根据体形大小增加或减少按压幅度，当胸骨下陷 4～5 cm 时，即突然放松压力，但手掌根部不离开胸壁，双手位置保持固定。一般按压频率至少为 100 次/分，按压与放松间隔时间各占 50%。

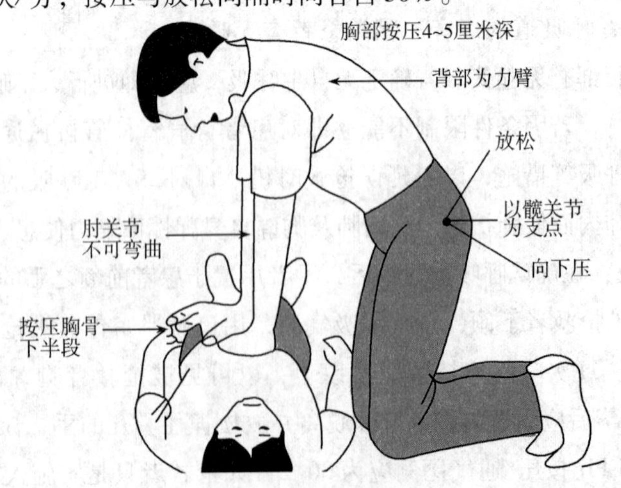

图 7－4　胸外心脏按压

4）按压－通气之比：尽量减少因通气而中断胸外按压，《2010 年 AHA 心肺复苏和心血管急救指南》推荐的按压－通气之比为 30∶2，每 2 分钟或 5 组 CPR（每组包括 30 次胸外按压和 2 次人工呼吸）更换一次按压者，转换时要求动作快，尽量在 5 秒内完成，否则复苏成功率明显下降。

5）胸外心脏按压的主要并发症：肋骨、胸骨及脊柱骨折、连枷胸、脏器撕裂（如肺、肝、心脏等）、肺或脑脂肪栓塞、气胸、血胸。

6）心脏按压有效的指标：①能触及大动脉搏动或收缩压 >60 mmHg。②口唇、指甲床及皮肤颜色由发绀转为红润。③扩大的瞳孔逐渐回缩或出现睫毛反射。④呼吸状态改善或出现自主呼吸。⑤昏迷逐渐变浅或出现挣扎。

2. 终止心肺复苏操作的指标

（1）被抢救者自主呼吸及心搏已经恢复。

（2）复苏操作已达 30 分钟以上而患者仍呈深度昏迷，且自主呼吸、心跳一直未能恢复。

（3）心电图示波一直呈现直线。

（4）电除颤　电除颤是治疗心室颤动最有效的方法，及早采用对存活率影响很大。电除颤可使所有心肌纤维在瞬间同步除极，造成短暂的心脏停搏，使窦房结和房室结得以发放和下传激动，从而恢复窦性心律或有效的心室收缩活动。

成人胸外电除颤时应将已涂好导电膏或用盐水浸湿纱布包裹的电极板一端放在患者右胸侧锁骨下方，另一端放在左胸侧乳头内侧。电极板应与胸壁紧密接触，放电时术者及辅助人员应将身体离开病床。电除颤的理想能量尚无定论，但有一点是肯定的，能量越小对心肌的损伤越小。首次能量一般为 200 J，若未成功第 2 次除颤能量可增至 300 J，仍未成功时应立即进行第 3 次除颤，电量最大不超过 360 J。必要时可辅助药物，提高电除颤成功率。

当院外心搏骤停事件发生时未被目击时，尤其是快速反应时间超过 5 分钟，推荐先进行 CPR 五个循环，再实施电除颤。

（二）进一步生命支持

进一步生命支持（advanced life support，ALS）是指在初步 CPR 基本生命支持基础上，迅速采用必要的辅助设备及特殊技术来巩固、维持有效通气和血液循环的救治过程，应与基础生命支持同步进行。

1. 人工气道建立　尽可能早地建立确切的人工气道，气管内插管会给气道管理带来很大便利。

（1）气管插管　气管内插管是建立人工气道的可靠方法，插入附有套囊的气管导管后，迅速使用呼吸机进行机械通气，不仅有益于充分供氧，而且还便于清除呼吸道分泌物及防止呕吐物误吸。在有条件的情况下，尽量选择气管内插管机械通气代替口对口人工呼吸。

（2）环甲膜穿刺　遇有紧急喉腔阻塞而严重窒息的患者，没有条件立即做气管切开可行紧急环甲膜穿刺：方法为用 16 号粗针头刺入环甲膜，接上“T”型管输氧，即可送到吸道通畅，缓解严重缺氧状况的目的。

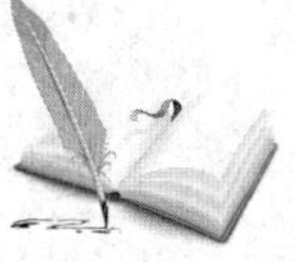

知识链接

环甲膜穿刺

1. 摸清患者颈部的两个隆起，第一个隆起是甲状软骨，第二个隆起是环状软骨，这两个隆起之间的凹陷处即环甲膜处仅为一层薄膜，与呼吸道相通即环甲膜穿刺点。

2. 局部常规消毒及局部麻醉后，术者左手手指消毒后，以示指、中指固定环甲两侧，右手持注射器从环甲膜垂直刺入，当针头刺入环甲膜后，即可感到阻力突然消失，并能抽出空气，患者可出现咳嗽反射。

3. 注射器固定于垂直位置可注入少量表面麻醉剂，如丁卡因等。然后再根据穿刺目的进行其他操作，如注入药物或换15～18号大针头刺入，以解除气道阻塞造成的通气障碍。

（3）气管切开　通过气管切开，可保持较长期的呼吸道通畅，防止或迅速解除气道梗阻，清除气道分泌物，减少气道阻力和解剖无效腔，增加有效通气量，也便于吸痰、加压给氧、气管内滴药等。气管切开常用于口面颈部创伤而不能行气管内插管的患者。

知识链接

气管切开术

患者取仰卧位，局部常规消毒及局部麻醉后，于颈前正中环状软骨下缘1 cm至胸骨上窝处，纵行切开皮肤及皮下组织，将皮肤向两侧牵开，暴露颈白线。钝性分离颈前肌层，透过气管前筋膜隐约看到气管环，确认为气管后于第三、四气管环纵行切开，刀尖不宜过深，以防损伤气管后壁。切开气管后，迅速用扩张器或刀柄撑开气管切口，吸出分泌物及血液，插入选择合适的气管套管。气管套管板的两缘固定于颈部，以防松脱。

2. 机械通气　目前临床上使用确切而有效的呼吸支持手段。简易呼吸器是最简单的一种人工机械通气方式，但机械通气以呼吸机的使用最为有效。

3. 药物治疗　心搏骤停时应及早建立静脉通路，以供输液和给予急救药品，一般宜选择直接通入中心静脉的大静脉（肘静脉、锁骨下静脉等），以便药物尽快起效。必要时也可选择气管内注入、心内注射等方法给药。

药物的选择与治疗目标密切相关，改善器官灌注，恢复自主循环可选肾上腺素、血管加压素等；降低除颤阈可选利多卡因、普鲁卡因等；增强窦房结组织的兴奋性可选用阿托品、异丙肾上腺素；纠正酸中毒可选用碳酸氢钠等碱性药物。

（三）复苏后的处理

又称为长程生命支持阶段，是指自主循环和呼吸恢复后继续采取一系列措施，确保脑功能的恢复，同时继续维护其他器官的功能。脑复苏的重要性日益受到临床和社会的高度重视，特别是目前临床已将神志是否清醒视为脑复苏的重要标志，脑功能是否能恢复也成为复苏的关键环节。

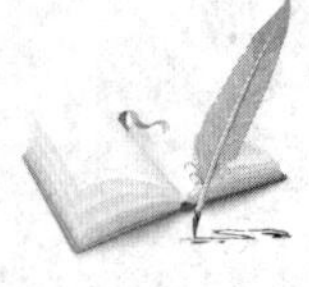

脑复苏的救治措施主要包括：通过维持有效的平均动脉压及控制颅内压以保护脑组织有效灌注（冬眠疗法、脱水疗法等）；脑再灌注损伤的药物防治（巴比妥类、钙通道阻滞

剂、自由基清除剂)；促进细胞代谢的药物（三磷腺苷、辅酶 A、B 族维生素等)。

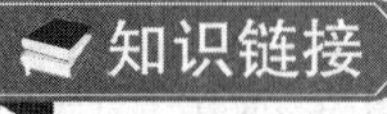

2010 操作标准

(1) 胸外按压频率由 2005 年的 100 次/分改为“至少 100 次/分”。

(2) 按压深度由 2005 年的飞鱼处 4 ~ 5cm 改为“至少 5 厘米”。

(3) 人工呼吸频率不变，按压与呼吸比不变。

(4) 强烈建议普通施救者仅做胸外按压的 CPR，弱化人工呼吸的作用，对普通目击者要求对“ABC”改变为“CAB”即胸外按压、气道和呼吸。

(5) 除颤能量不变，但更强调 CPR。

(6) 肾上腺素用法用量不变，不推荐对心脏停搏或 PEA 者常规使用阿托品。

(7) 维持 ROSC 的血氧饱和度在 94% ~98%。

(8) 血糖超过 10 mmol/L 即应控制，但强调应避免低血糖。

(9) 强化按压的重要性，按压间断时间不超过 5 s。

第二节　机械通气的基础知识

机械通气（mechanical ventilation）是指呼吸衰竭时以机械装置代替或辅助人体呼吸肌工作的过程。机械通气是一种呼吸支持技术，并不能消除呼吸衰竭病因，但能为针对呼吸衰竭病因的各种治疗过程争取时间和条件。目前机械通气已经作为一项重要的临床治疗手段普遍应用于各种原因所致呼吸衰竭、麻醉及外科手术后的呼吸支持治疗，极大地提高了呼吸衰竭的治疗水平。

机械通气采用的装置临床称为人工呼吸机，其是一种能够产生气流、提供可调节氧浓度、增加机体通气量、改善换气功能和减少呼吸做功的辅助治疗仪器。随着呼吸生理、呼吸病理研究的不断深入，特别是通气理论的不断进步以及信息技术的发展，目前由计算机控制的多功能呼吸机性能日趋完善，并不断推出了具有伺服模式及闭环模式、多变量控制和多变量反馈的智能化呼吸机。

一、机械通气的工作环节

（一）人为地产生呼吸动作

呼吸机可以不依赖患者的呼吸中枢并完全替代呼吸中枢，产生、控制、调节呼吸动作，还可以替代神经、肌肉等产生呼吸动作。

（二）改善通气

呼吸机的正压气流，不但可以使呼吸道通畅的患者得到足够的潮气量和分钟通气量，对有气道阻力增加和肺顺应性下降的患者，也可以通过调节呼吸机模式在一定程度或一定范围内克服。

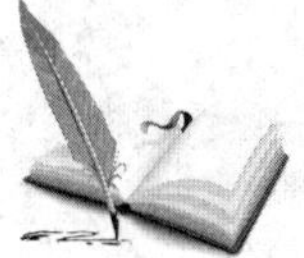

（三）改善换气功能

呼吸机可以通过提高吸入氧浓度，增加氧的弥散；也可以利用特殊的通气模式（呼气末气道正压、延长吸气时间、反比通气等）来改善肺内的气体分布，纠正通气/血流比例失调，减少肺内分流以提高机体氧分压。

（四）降低呼吸作功

机械通气时选择合适的呼吸模式支持可以减少呼吸肌的负担，逆转呼吸肌的疲劳，节约心脏储备能力，降低氧消耗量。减少呼吸功有利于改善缺氧状态，减轻心脏的负荷。

（五）纠正病理性呼吸运动

机械通气的气道正压，可纠正因严重创伤造成的多发性肋骨骨折形成连枷胸而产生的病理性呼吸动作。

二、机械通气的适应证

各种原因所致的急、慢性呼吸衰竭均是机械通气治疗适应证。其使用时机的掌握应视具体情况。

（一）心肺脑复苏（各种原因所致）。

（二）中毒所致的呼吸抑制包括各种安眠、镇静药（巴比妥类、吗啡、地西泮等），农药中毒（有机磷、有机氯等），麻醉药过量或中毒。

（三）神经－肌肉系统疾病常见的有脑外伤、颅内感染、脑水肿、重症肌无力、低血钾所致的呼吸机麻痹等。

（四）胸、肺疾病如慢性阻塞性肺部疾病、严重肺炎、急性呼吸窘迫综合征、胸肺部大手术后的呼吸支持、肺挫伤、多发多处肋骨骨折所致的连枷胸等。

（五）配合氧疗作肺内的雾化吸入治疗。

三、机械通气的禁忌证

严格来讲，机械通气的治疗没有绝对禁忌证。因为任何情况下，对危重患者的抢救和治疗，均强调要权衡利弊。因此，下述只是相对的禁忌证。

（一）巨大肺大疱、未经引流的高压性气胸、血气胸。

（二）大咯血不止或严重误吸引起的窒息性呼吸衰竭。

（三）活动性或重症肺结核出现播散时。

（四）严重的支气管胸膜瘘、气管－食管瘘。

（五）失血性休克血容量未纠正者。

四、主要通气参数的意义和设置

呼吸机各项参数的设定调节，应随疾病及患者个体情况而不同，治疗过程中亦须随病情变化而随时改变各项参数，其依据是通气疗效，动脉血气值、心肺监测结果及病情的进展。

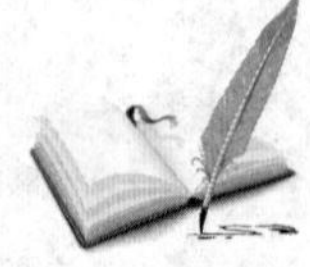

（一）潮气量（Vt）

Vt是指平静呼吸时每次吸入或呼出的气体量，除了少数单纯定压型呼吸机外，大多数呼吸机均需设置 Vt。成人选择的 Vt 通常设置为 5～15 ml/kg 体重，而 8～12 ml/kg 体重是最常用的范围。

（二）通气频率（RR）

RR 是指每分钟机械通气的次数，几乎所有的呼吸机均需设置该项参数。通常设置频率为 12～20 次/分。

（三）每分通气量（MV）

每分通气量 = 通气频率 × 潮气量，其临床价值与 Vt 基本相同。通常设定为 6～8L/min。

（四）吸/呼时间比（I/E）

吸/呼时间比是指吸、呼气时间各占呼吸周期中的比例，是重要的机械通气参数。正常人平静呼吸时吸气时间为 0.8～1.2s，吸/呼比为 1:（1.5～2.0）。机械通气时吸气/呼吸时间比的设置主要决定于疾病的病理生理特点、氧合状态、血流动力学状态对通气的反应以及自主呼吸的水平。

（五）呼气末正压水平（PEEP）

PEEP 是指借助于呼吸机管道呼气端的限流活瓣装置，使呼气末期的气道压力高于大气压。应用 PEEP 可增加肺泡内压和功能残气量，可使萎缩的肺泡复张，改善通气血流比例。一般调节范围为 5～25 cmH_2O。

（六）吸入氧浓度（FiO_2）

大多数呼吸机可以在 21%～100% 范围内随意调节吸入氧浓度。机械通气初期为迅速纠正机体的缺氧状态，宜短时间给予高浓度氧吸入，在心肺复苏时甚至可吸入纯氧，但长时间吸入高浓度氧易导致氧中毒。一般来讲，原则上以较低氧浓度维持 PaO_2 在 60 mmHg 以上、SaO_2 >90% 即可满足机体正常氧代谢需求。

五、常用机械通气模式

机械通气模式是指呼吸机输送的各种方式选择。正确恰当地选用各种通气模式，可以提高机械通气的效果，降低其并发症。在实际工作中，可从不同的角度将机械通气模式进行分类：根据机械通气是由机器控制还是患者触发分为控制性通气模式和辅助性通气模式；根据所提供的呼吸功大小可分为完全通气支持模式（FVS）和部分通气支持模式（PVS）；根据通气目标分为压力调节模式（PPV）和容量调节模式（VPV）等。下面简单介绍几种常用的通气模式。

（一）控制通气

控制通气（controlled ventilation，CV）指由呼吸机完全替代患者自主呼吸的通气方式。可根据产生通气的机制分为容量控制通气和压力控制通气。操作者设定通气参数（呼吸频率、潮气量、通气压力、流速和吸/呼时间比）后，由呼吸机在规定时间内按照设定值向患者送气。送气停止后，靠患者胸廓和肺本身的弹性回缩力将气体呼出体外。如此周而复始地充气、呼气，完成通气和气体交换功能。适用于自主呼吸消失或呼吸明显减弱，镇静或麻醉药引起的呼吸中枢严重抑制，ARDS 等情况。其优点是不需自主呼吸触发，易保证通气量和可使呼吸肌完全休息等。缺点是伴有明显影响血流动力学，长期应用可产生呼吸肌失

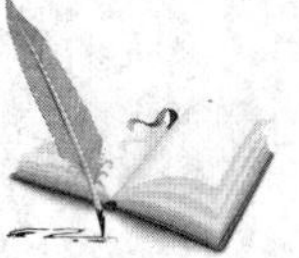

用性萎缩和呼吸机依赖。

（二）辅助通气

辅助通气（assisted ventilation，AV）是指在患者自主呼吸存在的状态下，由呼吸机辅助或增强患者的自主呼吸。该模式呼吸频率由患者控制，而呼吸方式和潮气量则由呼吸机控制。适应于自主呼吸节律较稳定的呼吸衰竭患者及撤呼吸机时。优点是呼吸机易与自主呼吸同步，缺点是自主呼吸不稳定时，易发生通气不足和通气过度。

（三）持续气道正压通气

持续气道正压通气（continuous positive airway pressure，CPAP）是指患者自主呼吸条件下，呼吸机整个呼吸周期内施以一定程度的气道正压，气道开口处的压力均维持在高于大气压水平的自主通气方式。主要用于有自主呼吸的患者，故也可理解为自主呼吸状态下的呼吸末正压。

（四）同步间歇指令通气

同步间歇指令通气（synchronized intermittent mandatory ventilation，SIMV）是一种控制通气与自主呼吸相结合的特殊通气模式。患者在同步间歇强制通气的间歇时间内进行自主呼吸。SIMV 时的机械通气可与自主呼吸同步协调，常作为撤机技术，完成控制通气到完全自主呼吸之间的过渡，适用于具有部分自主呼吸能力的患者，并已成为长期部分通气支持技术而广泛应用于呼吸衰竭患者。优点是自主呼吸易与通气机协调，减少对镇静剂的需要；增加患者的舒适感；较好地维持酸碱平衡，减少呼吸性碱中毒的发生；改善通气/血流比例；可根据患者的需要，提供不同的通气辅助功，并具有预设指令通气水平的安全性。缺点是自主呼吸的存在一定程度上增加了呼吸功耗；当自主呼吸突然停止或明显减弱时可能发生急性通气不足。

六、机械通气的并发症

虽然呼吸机的合理应用是预防并发症的重要措施，但临床工作中由于人工气道的建立或管理不当、参数调节不当及机械故障等原因，呼吸机的某些并发症是防不胜防。因此，及时发现问题并妥善的处理，是每个呼吸机使用者必须掌握的知识。

机械通气的并发症主要包括通气不足或过度、低血压甚至休克、呼吸机所致肺损伤、肺不张、呼吸机相关性肺炎、胃肠胀气、上消化道出血、深部血栓形成等。

七、机械通气的撤离

一旦原发病好转，需及时评估患者的自主呼吸的能力，尽早撤离呼吸机，撤机过程医护人员必须在床旁严密监护。若未能抓住机会适时撤机，则可能在继续施行机械通气中出现并发症或形成对呼吸机的依赖，造成撤机困难或影响治疗效果，甚至治疗失败。临床常用的撤机指标主要参考以下方面。

（一）中枢神经功能正常、神志清醒、定向力很好。

（二）感染控制、循环平稳，能自主摄入一定的热量，营养状态和肌力良好。

（三）呼吸功能明显改善，自主呼吸增强，常与呼吸机对抗，咳嗽有力，能自主排痰，无缺氧及二氧化碳潴留表现，血气分析在一定时间内稳定，无酸碱平衡及电解质紊乱。

（四）肾功能基本正常。

第三节　院前急救及常见急症处理原则

随着社会的发展、人民生活水平的提高、人口年龄老化，心脑血管急症以及由意外事故或其他灾难引发的创伤亦频繁发生，急危重症发病率明显增加。过去依靠家属陪患者到医院就诊的传统方式，已经远远不能适应现代社会发展的需要。特别是由于大量的急危重症伤员在院前得不到有效处置而导致伤残或死亡，对社会和人的生命造成了极大威胁，建立一个组织严密、行动迅速并能在事发现场实施专业有效救治的院前急救医疗组织显得越来越迫在眉睫。

世界上许多经济发达国家都十分重视院前急救系统的发展与完善，法国在 20 世纪 50 年代最早建立了现代急诊医疗服务体系，随之推广到交通事故的急救。20 世纪 70 年代该医疗体系在美国得到了进一步的发展，1973 年美国国会通过了加强院前急救法案，采用“911”作为全国通用急救电话号码，1976 年又对急诊医疗法案进行了修订，并建立了全国规模的院前急救综合网络系统。

我国急诊急救工作始于 20 世纪 50 年代中期，但受到当时国家财力等诸多因素影响，院前急救未能得到有效发展。20 世纪 80 年代初，随着社会发展与进步，急诊急救工作得到了重视，许多大中城市陆续建立了院前急救中心，120 急救电话网络得到了快速普及，院前急救模式经过不断整合也逐渐向国际接轨。

当今的急救医学把急救的过程分为三个阶段：院前急救阶段、急诊处置阶段和 ICU 观察阶段。其中院前急救阶段是急诊医疗服务体系中最前沿的部分，其组织结构可以是一个独立的医疗单位，也可以依附在一所综合性医院之中。所谓院前急救阶段就是指从第一救援者到达现场并采取一些必要措施开始直至救护车到达现场进行急救处置然后将病员送达医院急诊室之间的这个阶段，其主要工作任务是对伤病员实施现场紧急处理与抢救，尽最大可能保证转送途中生命安全和负责协调急救医疗网络。在此期间，第一发现/救援者首先应该采取一些必要的措施，使病员处于相对稳定的状态；拨打急救中心电话，呼叫救护车并守候在病员身边，等待救护车的到来；救护车到达后，急救医师将会采取许多措施来延缓病员的病情，延长病员的生命，使其在到达医院时具备更好的治疗条件。例如，在现场利用便携式心脏起搏器、救护车车载供氧系统、气管切开术等等手段实施心肺复苏；针对外伤施行消毒、包扎；利用急救固定器械对可能发生骨折的部位实施临时固定等。

一、院前急救

院前急救是急救过程中的首要环节，也是院内急救的基础。其不是处理疾病的全过程，而是把工作重点放在救治伤病的急性阶段，为患者接受进一步诊治创造条件。准确、合理、快速的院前急救措施，对挽救患者生命，减少伤残率起着举足轻重的作用。

（一）院前急救的重要性

现代急救医学的时间观向人们提示：最佳急救期为伤后 12 小时内，较佳急救期为 24 小时内，延期急救期为 24 小时后。猝死患者抢救的最佳时间是 4 分钟，严重创伤患者抢救

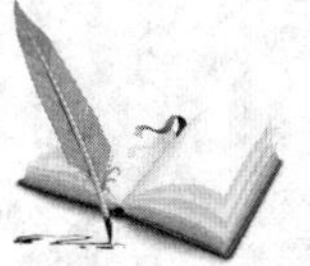

的黄金时间是30分钟。尽管院前急救是暂时的、应急的，但对一些危重患者而言，倘若没有院前急救过程中所争取的分分秒秒关键时间，医院内设备再好，医师的医术再高明，也难起死回生。另外，院前急救也是社会应急、防御天灾人祸的重要组成部分。一个快速有效的院前急救体系可使人员伤亡减少到最低程度。因此，院前急救是急症医疗服务体系的最前沿阵地，在时间观念上必须确立分秒必争的意识。

知识链接

无论是在作业场所或在马路等户外，还是在情况复杂、危险的现场，发现危重伤员时，"第一目击者"对伤员的救护要做到以下几项。

（1）保持镇定，沉着大胆，细心负责，理智科学地判断。

（2）评估现场，确保自身与伤员的安全。

（3）分清轻重缓急，先救命，后治伤，果断实施救护措施。

（4）在可能的情况下，尽量采取措施减轻伤员的痛苦。

（5）充分利用可支配的人力、物力协助救护。

（二）院前急救的特点

由于院前急救对所抢救对象的任务，环境、条件与医院急症科的情况大不相同，于是形成了院前急救突发性、紧迫性、艰难性、多样性等特点。

1. 突发性 院前急救的对象往往是人们预料之外或始料不及的突发性危及生命的急症创伤、中毒、灾难事故中出现的伤员或患者，有时是少数的，有时是成批的，有时是分散的，有时是集中的。患者何时呼救、重大事故或灾害何时发生往往是个未知数。

2. 时间紧迫性 紧迫性表现在抢救时间上，急救机构接到呼救时，必须车与人立即出发，一到现场必须立即展开抢救，抢救后根据病情立即运送或就地监护治疗。这是院前急救的应急反应。因为"时间就是生命"，不容迟缓。

3. 艰难性 院前急救的艰难性主要是指急救的环境无定性，条件差。无论刮风下雨、严寒、酷暑都必须随叫随到。赶赴现场要随身携带急救箱。抢救后又要帮助搬运伤病员。有时患者所处的地方狭窄、拥挤、光线暗淡、不便操作、现场及运输途中震动和噪声不易听诊分辨。有时事故现场险情未排除还可能造成人员再受伤等。

4. 多样性 呼救的患者疾病种类多样，涉及各科，而且是未经各科筛选的急症和危重症。可能是有明确诊断的患者，也可能是尚无明确诊断而且病史不详的急症患者。特别是对病史不详、缺乏客观资料的患者，要求救护人员在短时间内做出初步诊断及紧急处理，尤其是对症治疗。

（三）院前急救的原则

院前急救的目的是采取及时有效的急救措施和技术，最大限度地减少伤员的痛苦，降低伤残率，减少死亡率，为院内急救打好基础。因此院前急救必须遵循以下原则。

1. 阻断环境危害 立即使伤员脱离险区，以阻断危险环境对伤员的进一步损害。

2. 先救命后救伤 先复苏后固定；先止血后包扎；先重后轻，先救后送；先进行生命体征的紧急维护，而后进行不危及生命的伤病的处理。

3. 争分夺秒，就地取材 院前急救常是在缺医少药的情况下进行的。常无齐备的抢救器材、药品和运输工具，因此要机动灵活地在伤员周围寻找替代品，就地取材获得抢救所需的一些物品，否则就会丧失抢救的最佳时期，给伤员造成严重的不良后果。

4. 急救与呼救并重

5. 妥善保留标本 离断的肢体或器官。如断肢、断指、牙齿等。

6. 搬运与医护的一致性 院前急救，尤其是伤员的运输途中，医护和搬运双方应在任务一致、协调步调一致、完成任务指标一致的情况下进行工作，以减少死亡率，实现安全运输。

7. 加强途中监护，并详细记录 在转运伤员过程中，要严密观察患者生命体征的变化，持续进行抢救性护理工作，如吸氧、输液、注射药物及其他必要的护理措施。并对生命体征和护理措施作详细记录。

（四）院前急救的装备要求

1. 通信设备 通讯是院前急救三大要素之一，建立健全灵敏的通信网络是提高急救应急能力的基础。

2. 交通工具 交通工具是执行紧急救护任务必不可少的运输设备，目前国内外均主要以不同档次救护车为主，急救直升机与急救快艇在部分国家与地区也得到了较快发展。

3. 器械装备 救护车的装备目前尚无统一的规定，普通救护车应配备夹板、担架、小缝合包、气管插管、手动呼吸气囊、输液装置及必要的抢救药物及液体等，现代的高档救护车须具备便携式监护仪、除颤器、临时起搏器、心电图仪、便携式呼吸机等。

4. 资料储备 每次出车救护患者的资料都应按相关要求详细记录，特别是高危患者的原始资料要存入资料库，以便查询和分析总结。

二、常见急症的处理原则

（一）概述

随着高新科学技术对医学科学发展的推动及现代社会对医疗保健的要求，急诊医学已成为临床医学整体构建与医学教育不可缺少的重要组成部分，成为现代医学发展特征的显著标志之一。特别是随着我国工农业、建筑业等迅猛发展，交通肇事、工伤事故明显增多，创伤发生率急剧增加，同时由于人民生活水平的提高、疾病谱的改变，心脑血管急症与某些严重危害机体健康的其他急症也呈现上升趋势，自然灾害造成的意外频繁发生。如何做好常见急症的处理，提高急危重症的救治成功率，降低致残率、死亡率已成为临床关注的焦点问题。

生活中常见的急症包括各种创伤、淹溺、冻伤、烫伤、电击伤、急性中毒、呼吸道异物、休克、晕厥等，不同急症的处理原则不尽相同，本节予以简单介绍。

（二）常见急症的处理

1. 外伤 人体受到外力作用而发生的组织撕裂或损害。引起外伤的原因很多，根据有无伤口，可分为开放性和闭合性两大类。闭合性外伤常见的有挫伤和扭伤，开放性外伤常见的有刺伤和割伤。其总的处理原则是：对大量出血的患者，宜首先采取止血方法；对切割伤、刺伤等小伤口，若能挤出少量血液反而能排出细菌和尘垢；对伤口宜用清洁的水洗

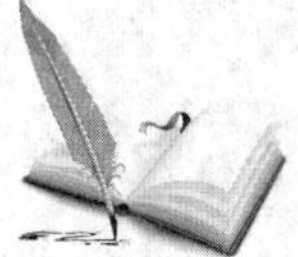

净，对无法彻底清洁的伤口，须用清洁的布覆盖其表面，不可直接用棉花、卫生纸覆盖。

知识链接

外伤出血急救止血法

主要是全身软组织损伤出血，临时急救止血包括六种方法。

1. 加压包扎法：用于小静脉和毛细血管出血，如可用毛巾直接捆住出血部位，以减少出血。

2. 缚带止血法：可用橡皮管、毛巾，切忌用绳索、铁丝、雷管线，以免缚住过久造成远端缺血坏死或损伤。

3. 加垫止血法：主要用于前臂、手和小腿。足的止血方法是将棉垫或布块垫放在腘窝部，使膝关节尽量屈曲，并做8字形包扎。

4. 充填止血法：如软组织损伤局部缺损，尽量找干净的棉垫或纱布，毛巾填充缺损处，然后包扎即可。

5. 直接指压法：如现场没有毛巾、纱布，可直接用手按压出血部位。

6. 间接指压法：用手指按压伤口近端或伤口近端血管博动处。

2. 烫伤 烫伤可分为烧伤和水烫伤两种类型。除日常生活中常见的开水和火焰、蒸气等高温灼伤外，还包括工业上的强酸、强碱等化学灼伤，电流、放射线和核能等物理灼伤。面积愈大，深度愈深，对全身和局部的影响也愈大、愈严重。烫伤处理的原则是首先除去热源，迅速离开现场，然后用各种灭火方法，如水浸、水淋、就地卧倒翻滚等，再立即将湿衣服脱去或剪破衣服淋冷水，肢体浸泡在冷水中，直到疼痛消失为止。还可用湿毛巾或床单盖在伤处，再往上喷洒冷水，切记不要弄破水泡。烫伤的创面处理最为重要，先剃除伤区及其附近的毛发，剪除过长的指甲。创面周围健康皮肤用肥皂水及清水洗净，再用0.1%新洁尔灭液或75%酒精擦洗消毒。创面用等渗盐水清洗，去除创面上的异物、污垢等。保护小水疱勿损破，大水疱可用注射空针抽出血疱液，或在低位剪破放出水疱液。已破的水疱或污染较重者，应剪除疱皮，创面用纱布轻轻辗开，上面覆盖一层液状石蜡纱布或薄层凡士林油纱布，外加多层脱脂纱布及棉垫，用绷带均匀加压包扎。烫伤常易并发感染，故宜早期加用抗生素。

3. 冻伤 冻伤是指机体由于暴露在寒冷环境中过久而形成的损伤。冻伤可分为局部和全身两种：局部冻伤好发于指、趾、鼻尖、耳郭、脸颊等暴露部位，而且容易在同一部位复发。发生局部冻伤的处理原则是迅速复温。具体方法可将伤部浸泡在清洁温水中，并在5～7分钟内加温到37～42℃；冻伤的肢体宜稍抬高，以消退水肿。轻度冻伤应保暖包扎，严重者应尽早就医，进行消毒、包扎、预防感染和创面处理。全身性冻伤的处理原则除迅速复温外，还应注意保护全身脏器功能，预防休克及多脏器功能障碍综合征的发生。

4. 呼吸道异物 异物误入喉、气管或支气管内即导致呼吸道异物，该情况一旦发生，若不及时诊断和处理，可在短时间内发生窒息而危及生命。呼吸道异物种类较多，最常见的有西瓜子、花生米、黄豆、蚕豆、鱼刺等。

一旦发生呼吸道误入异物，应尽快送医院诊治，情况危急而就医不及时，可将患者倒

立，轻拍其背部，其梗于喉、气管之异物有可能借助咳嗽反射而排出。气管异物可在直接喉镜或支气管镜照视下钳除，支气管异物需经支气管镜取出，或打开胸腔取出。对有窒息征兆者，宜尽早行气管切开术，保持呼吸道通畅，然后再设法取出异物。

5. 急性中毒 某种物质进入人体，通过生物化学或生物物理作用，损害组织气管，使其产生功能紊乱或器质性损害，称为中毒。引起中毒的物质可分为工业性毒物、农药、药物、日常生活性毒物及动植物性毒物。不同物质导致中毒的机制及临床表现不尽相同，但处理原则大体相同。

急性中毒的治疗原则是立即终止接触毒物；彻底清除进入体内的毒物；尽早使用特效解毒药；对症支持治疗。

6. 休克 休克是指机体受到致病因子的强烈侵袭导致有效循环血量急剧减少，全身组织、器官微循环灌注不良，引起以组织代谢紊乱和细胞受损为特征的急性循环功能不全综合征，是临床各科均较常见的急危症之一。按血流动力学分类可将休克分为四大类，即低血容量性休克、心源性休克、分布性休克、梗阻性休克。休克的急诊处理原则是：尽早去除引起休克的病因，控制休克进展；尽快恢复有效循环血量，改善微循环；尽力维持机体的正常代谢，保护重要脏器功能。

7. 电击伤 一定量电流通过人体引起不同程度组织损伤或器官功能障碍或猝死称为电击，俗称触电。电击包括低压电（380 V）、高压电（ >1000 V）和超高压电或雷击（电压在 10000 万伏以上）3 种电击类型。夏季，天气潮热多雨及人体大量出汗，电击事件增多。雷击多见于户外劳动的农民、建筑工人和运动员等。除洪水外，雷击伤害位于天气相关（沙尘暴、寒潮、大风、箱冻）伤害的首位。

知识链接

1. 切断电源、脱离电器。
2. 电击伤后对神志清楚的伴有心悸、全身软弱者休息数天，并观察。
3. 对伤后呼吸停止，心跳存在的用人工呼吸法，包括用口对口人工呼吸、压胸式人工呼吸，呼吸频率每分钟 12 次左右。
4. 对心搏停止、呼吸存在的，主要进行心脏按摩。也可辅助人工呼吸，首先选择胸外心脏按摩法，手掌压迫的部位要准确，用力要适当，每分钟 60 次左右。
5. 心搏与呼吸同是停止的，同时进行人工呼吸和心脏按摩。

本章小结

急救医学包括院前急救、院内急救两大部分。院前急救是指从第一救援者到达现场并采取一些必要措施开始直至救护车到达现场进行急救处置然后将病员送达医院急诊室之间的这个阶段。由于其具有突发性、时间紧迫性、艰难性及多样性的特点，需在进行院前急救前明确任务，并遵循先救命后治伤以及争分夺秒、就地取材等原则。生活中常见急症包括各种外伤、电击伤、各种中毒、休克等，对这些急症的处理是临床医学的重要组成部分，

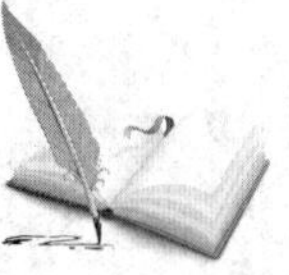

对保障人民健康发挥着重要作用。

目标检测

扫码“练一练”

一、选择题

1. 单人心肺复苏术胸外心脏按压和吹气比例为
   A. 15∶2　　B. 2∶15
   C. 30∶2　　D. 2∶30
   E. 视情况改变
2. 院内建立人工呼吸最有效的方法是
   A. 口对口人工呼吸　　B. 口对鼻人工呼吸
   C. 气管插管接人工通气　　D. 面罩吸氧
   E. 气囊吸氧
3. 胸外心脏按压的准确部位是
   A. 心前区　　B. 胸骨下1/2处
   C. 胸骨下1/4处　　D. 胸骨下1/3处
   E. 剑突下
4. 心搏骤停时最常见的心律失常是
   A. 室性早搏　　B. 心室期前收缩
   C. 心电机械分离　　D. 心室颤动
   E. 室性心动过速
5. 目前关于心搏骤停抢救的观点，正确的是
   A. 应马上送往医院
   B. 不管是否开放气道，应首先实施人工呼吸
   C. 应尽早实施复苏及电除颤
   D. 复苏是否成功的关键取决于个人能力
   E. 应先进行人工呼吸，再进行胸外心脏按压
6. 机械通气常用于
   A. 心搏骤停　　B. 各种呼吸衰竭患者
   C. 休克患者　　D. 昏迷患者
   E. 中毒患者
7. 下列属机械通气的相对禁忌证的是
   A. 围手术期肺保护通气　　B. ARDS
   C. 呼吸衰竭　　D. 活动性肺结核
   E. 慢性阻塞性肺疾病晚期
8. 机械通气每分通气量通常设置为
   A. 6～8 L/min　　B. 8～10 L/min
   C. 2～4 L/min　　D. 10～20 L/min

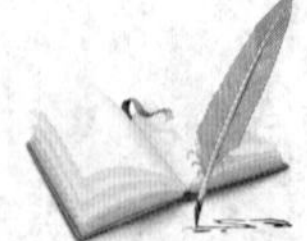

E. 15～30 L/min

9. 下列关于呼吸末正压，说法正确的是

A. 可增加肺泡内压和功能残气量

B. 可使萎缩的肺泡复张

C. 可改善通气血流比例

D. 适当添加对患者整体呼吸状态调节有益

E. 以上说法都正确

10. 常作为撤机技术，完成控制通气到完全自主呼吸之间的过渡的通气模式为

A. CV　　B. AV

C. SIMV　　D. PEEP

E. PSV

11. 下列不属于机械通气的并发症的是

A. 通气不足　　B. 通气过度

C. 低血压甚至休克　　D. 肺不张

E. 呼吸困难

12. 最佳急救期为伤后

A. 12 小时内　　B. 24 小时内

C. 30 小时内　　D. 48 小时内

E. 72 小时内

13. 关于院前急救的处理原则，说法正确的是

A. 先固定后复苏　　B. 先止血后包扎

C. 先送后救　　D. 先急救后呼救

E. 先处理后急救

14. 下列属于院前急救的特点的是

A. 突发性　　B. 多样性

C. 艰难性　　D. 时间紧迫性

E. 以上均是

15. 下列关于休克的处理原则，说法错误的是

A. 应尽快恢复有效循环血量，改善微循环

B. 应尽力维持机体的正常代谢

C. 不必查明休克的病因，救命要紧

D. 应注意保护重要脏器功能

E. 应注意防止 MODS 的发生

16. 关于烫伤的处理原则，下列说法错误的是

A. 首先除去热源，迅速离开现场

B. 立即将湿衣服脱去，肢体浸泡在冷水中，直到疼痛消失为止

C. 创面周围先用清水洗净再消毒

D. 不宜早期加用抗生素

E. 应注意是否存在电解质紊乱

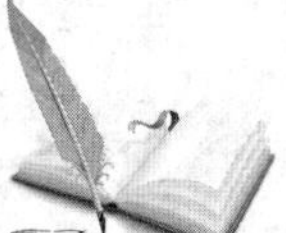

二、思考题

1. 简述如何判定心搏骤停。
2. 简述 CPR 的操作步骤。
3. 简述如何判定心肺复苏是否有效。
4. 简述机械通气的适应证及禁忌证。
5. 简述控制通气和辅助通气的优缺点。
6. 以 ARDS 患者为例，谈谈应如何设定呼吸机各参数？呼吸机模式可选择哪些？
7. 院前急救有哪些特点，应遵循哪些原则？
8. 简单谈谈发生冻伤、呼吸道异物及中毒时应如何进行现场急救处理？

（闫婷婷）

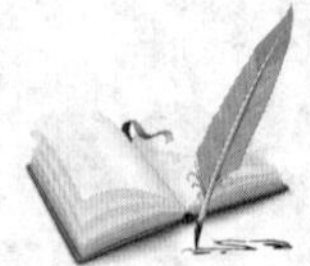

第八章　护理基本技能

学习目标

1. **掌握**　医院感染的定义及分类，插入胃管长度测量方法，安全给药的原则，常见异常排便和异常排尿的护理措施。

2. **熟悉**　预防和控制医院感染措施，口服给药法和各种注射给药法的注意事项，粪便和尿液的评估。

3. **了解**　影响医院感染的因素，常用的洗胃溶液，药物疗法的基本知识，影响正常排便和排尿的影响因素。

4. 学会无菌技术、鼻饲技术、洗胃技术、各种注射法、灌肠法及导尿术的具体操作方法。

5. 能按照临床思维方法应用无菌技术为患者进行各种临床操作。

第一节　医院感染管理

扫码“学一学”

随着现代医学的急速发展，各种新的治疗仪器、诊断技术以及抗菌药物广泛应用，医院感染已经成为当代医学和医院管理面临的一个重要问题。虽然国内外医学界采取了各种措施来预防医院感染，但医院感染率仍旧很高，给患者及其家庭和医院造成了严重的危害。所以，在医院工作中，应重视医院感染的管理。医院感染的预防和控制应该贯穿于医院工作的各个环节，如医院整体管理状况、职工重视程度、控制感染的技术水平等都会影响感染的发生率。

一、常见的基本概念

医院感染的发生是影响医护质量和患者安危的重要因素，建立健全感染管理的组织机构能够有效地预防和控制医院感染的发生。医院感染管理是一门涉及多学科且科学性、技术性很强的组织管理科学，医护人员在其中担负着重要责任。医护人员在治疗护理患者时，通过采取各种有效的控制感染的手段，如细致观察患者病情变化、及时发现感染隐患、采取严密的无菌和隔离措施、有针对性地开展健康教育工作等，以控制感染发生并防止已有感染的扩散。

（一）医院感染的定义

广义上的医院感染（hospital infections），又称为医院获得性感染（hospital acquired infections，HAI），是指患者、陪护人员和医院工作人员在医院内获得的感染，包括在医院接受治疗护理期间发生的感染和在医院内获得的、出院后发生的感染；应该注意的是不包括

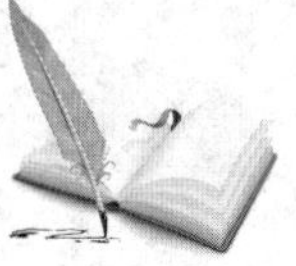

入院前已开始的或入院时已存在的感染。医院工作人员在医院工作期间获得的感染也属医院感染。在医院感染的诊断标准中，判别医院感染或非医院感染的原则如下。

1. 属于医院感染的情况

（1）若无明确潜伏期的感染，标准规定入院48小时后发生的感染为医院感染；若有明确潜伏期的感染，从入院时开始计时超过平均潜伏期后发生的感染为医院感染。

（2）若本次感染直接与上次住院相关。

（3）若在原有感染的基础上，发现其他部位新的感染（脓毒血症迁徙灶除外），或在原感染已知病原体的基础上，又分离发现新的病原体（排除污染和原来的混合污染）。

（4）新生儿在分娩中和产出后获得的感染。

（5）由于诊疗措施而激活的潜在性感染，如结核分枝杆菌、疱疹病毒等的感染。

（6）医务人员在院内工作期间所获得的感染。

2. 不属于医院感染的情况

（1）只有细菌定植而无炎症表现的皮肤黏膜开放性伤口。

（2）若因为非生物因子或创伤刺激而产生的炎症表现。

（3）新生儿通过胎盘获得的感染（出生后48小时内发病），如水痘、单纯疱疹、弓形体感染等。

（4）在医院内急性发作的患者原有慢性感染。

（二）医院感染管理的定义

医院感染管理（hospital infection administration）是医院管理中的重要组成部分，是在医疗、护理活动过程中，运用相关的理论知识和实践方法，总结医院感染发生中出现的规律，并为减少医院感染而进行的有组织、有计划、有针对性的感染控制活动。

二、医院感染的划分

按照病原体来源划分，医院感染可分为外源性感染和内源性感染；按照感染的常见部位划分，可分为外科伤口感染、血管内感染、呼吸道感染、泌尿道感染等。

（一）按照病原体的来源划分

1. 外源性感染 也被称为交叉感染或可预防性感染。通常是指来自患者体外的病原体，通过直接或者间接的感染途径，进入患者体内引发的感染。病原体来源于其他患者、探视者和医院工作人员，以及被污染的环境、病房用物、血液制品及医疗器械等。例如：因为医务工作者没有严格遵守无菌操作原则和消毒隔离制度导致的感染；治疗检查的过程中，因为使用了污染的医疗器械引发的患者感染。通过采用严格的消毒、灭菌、无菌、隔离技术等措施，能够基本上有效的预防和控制外源性感染的发生。

2. 内源性感染 也被称为自身感染或不可预防性感染。通常是指来自患者体内或体表的正常菌群或条件致病菌，侵袭患者引发的感染。导致内源性感染的微生物来自患者自身或体表，正常情况下不会导致疾病的发生。但是因为患者机体免疫功能下降引发感染，或机械检查和治疗致使机体预防系统遭到破坏，或抗生素应用等因素导致菌群失调或菌群易位等因素导致的感染。例如，大面积烧伤患者，由于皮肤破坏和机体抵抗力下降，一些机体定植的正常菌群会引发感染的发生。

（二）按照感染的部位划分

1. 外科伤口感染　医院内最常发生的感染是外科伤口感染。其可分为切口感染和深部感染两种。外科创伤感染的60%～80%为切口感染，常出现红、肿、热、痛等炎性症状或脓性分泌物。外科伤口感染的20%～40%为深部感染，是致病微生物进入或暴露于创伤临近组织所导致的感染，常可从深部切口穿刺出或引流出脓液，患者伴有发热、疼痛等症状。

2. 血管内感染　静脉内治疗是现代医疗过程中常采用的治疗方法。住院患者尤其是重症患者有30%～35%的人，采用静脉内治疗。与其他方法相比，采取静脉内治疗方法能够更有效地使用大量的药剂，更容易直接进行血流动力学监测。但是同时也为微生物大开方便之门，使能够避开皮肤的防御机制而直接进入血液循环系统，如果其能在导管造成的创伤中或输入的液体中增殖，就会引起严重的感染。如发生血管内感染，静脉穿刺部位常有脓液排出或出现弥散性红斑，也可能发生沿导管皮下走行的疼痛性弥散性红斑，按压时局部常有压痛。

3. 呼吸道感染　呼吸道感染占医院感染的15%～20%，比例较高，其中以感染性肺炎最为多见。感染性肺炎的死亡率一般在30%～50%，患者常出现发热、咳嗽、痰液黏稠、肺部湿啰音等症状，也可能发生扁桃体炎、鼻咽和鼻旁窦等呼吸道急性炎症表现。

4. 泌尿道感染　在美国急性病治疗医院中，据报道所言，尿路感染约占医院内感染病例的40%。我国的尿路感染在医院内感染中约占11%，大多数尿路感染的发生与留置导尿管的使用有关，患者常出现尿频、尿急、尿痛的尿路刺激症状，或伴有下腹触痛、肾区叩痛、发热，或出现无症状性菌尿症等。

三、医院感染的发生条件

医院感染的形成必须同时具备三个基本要素，即感染源、易感宿主和传播途径，三者共同组成感染链，三个环节相互联系，并同时存在，便可导致感染的发生。所以，如果能控制感染源（病原体因素）、保护易感宿主（宿主因素）和切断传播途径（媒介因素），就可以预防和防止医院感染的发生。

（一）感染源

感染源是感染的来源，也是指病原微生物自然生存、繁殖及排出的场所或宿主（人或动物）。常见的医院感染的感染源如下。

1. 已感染的患者及病原携带者　已感染的患者和病原携带者是最重要的感染源，病原体来源于患者的特定部位，如皮肤、胃肠道、呼吸道等。从感染患者体内排出的病原体具有较强的毒力，其数量也多。应该引起重视的是，已受到感染的患者，大都接受过抗生素治疗，因而排出的病原体往往具有耐药性，而且容易在其他易感宿主体内定植。

2. 患者自身携带的正常菌群　一般情况下，人的皮肤、肠道、上呼吸道、泌尿生殖道以及口腔黏膜等处均有寄居于人体的正常菌群。这些菌群在正常情况下，并不会导致感染，在一定条件下可能会引起患者自身感染或传播感染。

3. 患者家属及其探视者　患者家属和探视者可成为医院感染的感染源。如呼吸道感染、病毒性感冒在病房的流行，其感染源可来自感染的患者家属及其探视者。

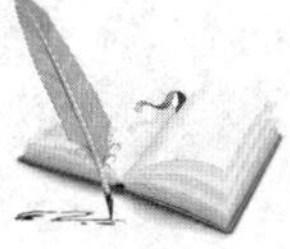

4. 医务人员　医务人员为患者进行治疗和护理工作时，可将携带的致病性微生物通过

自身的手或工作服等传播给患者，导致交叉感染的发生。

5. 未消毒彻底的器械 此种感染源属于非生物环境。受污染的仪器、设备成为感染源，如呼吸机湿化管道、氧气湿化瓶、牙钻及内镜等消毒不彻底。

6. 医院环境 医院潮湿的环境或液体可成为某些病原微生物存活并繁殖的场所，是不可忽视的感染源储存地。在这些场所中，铜绿假单胞菌、沙门菌等革兰阴性杆菌可存活达数月以上。如革兰阴性杆菌常在洗手池中繁殖，通过污染洗手者的手，传播病原微生物引起感染。

7. 不合格的血液制品、药物 血液制品可成为严重的感染源。乙型肝炎、艾滋病等传染病均可通过血液传播。

8. 动物感染源 在动物感染源中，鼠类、蟑螂、蚊子均可导致传染病的流行。其中以鼠类最为严重，如果医院卫生条件差、监管不到位，鼠类会在医院内大量繁殖，其是流行性出血热、鼠疫等传染病的感染源。

（二）易感宿主

是指对感染性疾病缺乏免疫力而容易感染的人。易感宿主包括免疫系统功能受损的患者，如白血病患者；接受侵入性诊断治疗的患者；应用各种免疫抑制疗法的患者；长期大量使用抗生素的患者；老年人、婴幼儿、烧伤、营养不良等患者。

（三）传播途径

传播途径是指病原体从感染源传播给易感宿主的途径和方式。主要包括以下几种。

1. 接触传播 是最常见最重要的传播方式之一，也是外源性感染的主要传播途径。

（1）直接接触传播 是指不经过任何媒介，病原体由已感染的个体直接传播给易感宿主的方式，如母婴间沙眼衣原体、疱疹病毒、艾滋病病毒等的传播感染。

（2）间接接触传播 是指经过媒介，病原体传播给易感宿主的方式。在医院中，最常见的传播媒介是医护人员的手。

2. 空气传播 以空气为媒介，空气中带有病原微生物的微粒随气流流动而造成感染传播被称之为空气传播，也称为微生物气溶胶传播。常见的空气传播的致病微生物有金黄色葡萄球菌、溶血性链球菌、白喉杆菌、脑膜炎球菌、流感病毒、结核分枝杆菌、麻疹病毒等。其包括以下三种形式。

（1）飞沫传播 当已感染的患者及病原携带者咳嗽、打喷嚏、谈笑时，可从其口腔、鼻腔喷出大量的液滴状的飞沫。飞沫中含有呼吸道黏膜的分泌物以及病原微生物，由于液滴较大，在空气中悬浮时间很短，只有当易感者和感染源近距离接触时才可能发生感染。飞沫传播的本质是一种特殊形式的接触传播。

（2）飞沫核传播 从感染源排出的直径 $>100\ \mu m$ 的飞沫粒很快降落下来，而较小的飞沫粒在其降落前表层水分可以完全蒸发，形成含有病原体的飞沫核，在空气中长时间漂浮，随气流的流动而流动，能完成长距离的病原微生物传播。

（3）菌尘传播 位于物体表面上的感染性物质干燥后可形成带菌尘埃，可直接降落于伤口，导致直接感染；菌尘亦可降落于室内物体表面，引起间接传播。与飞沫传播不同的是，易感者往往没有与患者的直接接触史。

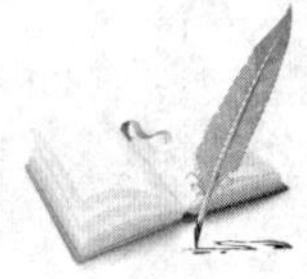

3. 生物媒介传播 携带病原微生物的动物或昆虫可成为人类疾病传播的中间宿主。如

蚊子可以传播乙型脑炎、疟疾等，若蚊子叮咬了患者再去叮咬健康人，就会导致疾病的传播。

4. 共同媒介传播　常可导致医院感染暴发流行，也被称作共同途径传播。主要有以下几类。

（1）经水源传播　如果医院自身供水系统的水源受到污水或粪便的污染，未经严格净化消毒的水供给饮用或洗涤食品、食具等，均会导致经水源传播。

（2）饮食传播　被污染的食物除可引起细菌性食物中毒外，其中带有的各种条件致病菌（如铜绿假单胞菌、大肠埃希菌等），会在免疫功能低下的患者肠道中定植，增加患者感染机会。

（3）注射、输液、输血传播　很多病原微生物（如乙型肝炎病毒、丙型肝炎病毒、艾滋病病毒、疟原虫等）通过污染的药液、污染的输液注射用具、污染的血液和血液制品等导致传播形成。

四、常见的影响医院感染的因素

（一）医院感染管理组织

指的是缺乏组织保证，主要是由于医院感染管理组织不健全、管理人员不到位、职责不清、决策和措施无力等引起的。

（二）管理制度

指的是管理制度不严或无章可循，主要由于感染相关的管理人员对医院感染重要性认识不足，医院缺乏预防感染的各种管理措施和制度。例如：门、急诊未建立完善的传染病预检分诊制度；当患者入院时，无健全的接诊卫生处置制度；当消毒灭菌时，缺乏消毒灭菌效果的监测管理和监管制度等。

（三）医护人员

指的是医护人员对消毒隔离重视不够，可能是由于医务人员本身对于医院感染的认识不足、相关知识不够、缺乏责任心、无菌观念差等导致的诊疗操作技术不正规、消毒隔离不彻底、没有严格执行各项预防感染的措施和制度。因为医护人员的手是医院感染中病原微生物传播的主要途径。

（四）传染病患者的污染物

指的是传染病患者的污染物，如排泄物、分泌物及被污染的物品，没有得到妥善地处理，就会导致传染性的病毒微生物传播，造成院内交叉感染。

（五）抗生素的使用

指的是抗生素不合理地使用，由于大量地、不合理地广泛使用或滥用抗生素，造成耐药菌株增加，引发感染。

（六）侵入性操作

由于内镜和各种导管等医疗器械的日益广泛使用，导致人体防疫屏障的损伤，使机体抵抗力下降，引发感染。

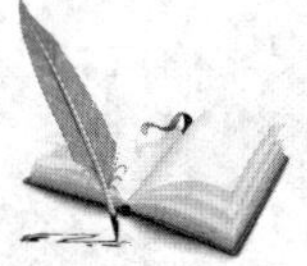

（七）内源性感染的预防和控制

指的是对内源性感染的预防和控制措施不够。主要由于对内源性感染引起的条件控制不力所导致的感染。例如，使用免疫抑制剂会引起患者免疫功能下降，如果没有做好保护性隔离措施，就会导致内源性感染的发生。

（八）医院建筑和设备

指的是医院建筑不合理、必要设备的缺乏。例如，手术室、产房、供应室等部门隔离的各项区域不明确，污染和清洁路线划分不明确，缺乏污水、污物处理条件，缺乏消毒必需的设备等。

（九）生物媒介的控制

指的是生物媒介消灭和处理不当，导致的生物媒介传染病的传播。

五、医院感染管理的重要性

医院环境是最容易被病原微生物感染的环境，是易感人群集中和聚集的场所。尤其是伴随医学诊疗技术的不断发展、医疗手段的多样化和现代化，医院感染方面的问题变得日益复杂。如器官移植和免疫失衡性患者长期使用免疫抑制剂，肿瘤患者进行化疗、放疗等都导致患者机体抵抗力降低，大大增加了感染的危险；各种新技术、新疗法，如监护仪、导管、内镜等侵入性操作，也使得感染的机会大大增加；还有抗生素的滥用造成了大量耐药菌株，直接导致了感染的发生。现在医院感染已成为一个重大的医院管理课题，也是一个严重的公共卫生问题。住院患者如果发生医院内感染，会导致其住院时间延长、患者痛苦增加，医疗费用开支增加，医院负担加重，甚至于严重的医院感染会导致患者不能达到预期的疗效或使治疗失败，严重者产生后遗症或造成死亡。据统计，国外医院的感染率为3%～17%，美国医院感染率约为5%，多支出医疗费用多达40亿美元，每年约有7.7万人死于医院内感染。据估计，我国每年发生医院感染病例约为500万，多支出医疗费用100～150亿元人民币，损失约2000万个病床日。可见医院感染给患者及家庭和社会都造成了严重的损失。

所以，医院感染管理在临床工作中是一项非常艰巨、非常重要的一项管理工作。我们可以通过完善管理措施，更新对策，提高对感染的检测水平，强化科研意识，来预防和控制医院感染的发生，减少感染发生率，缩短患者住院时间，减轻其经济负担，提高医疗护理质量和患者满意度。

六、预防与控制医院感染的措施

在护理业务技术管理中重要的一个内容就是预防和控制医院感染，这也是医院管理的重要任务之一。WHO提出：消毒、灭菌、无菌技术、隔离、合理使用抗生素、监测和通过监测进行效果评价是有效控制医院感染的关键措施。这些措施无一不与医疗护理工作密切相关。医院感染的控制与预防措施应贯穿于医疗护理活动的全过程，涉及医疗护理工作的诸多方面。所以，必须将预防和控制医院感染列入医疗护理系统经常性的议事日程，并作为医疗护理质量控制的重点工作，发挥医护人员在其中的主力军作用，这对于全院预防和控制医院感染意义重大。

医务人员应着重研究医院感染的发生与发展规律，掌握预防与控制感染的理论和实际操作技术，通过各种有效的医疗护理手段，最大限度地降低医院感染率的发生，使患者处于健康的最佳状态。预防和控制医院感染措施，主要有以下几点。

（一）执行严格的消毒制度及无菌原则，完善隔离制度

大量流行病学调查资料中皆反映了我国现阶段医院感染的严重性，为降低医院感染的发生率，医务工作者要掌握医院感染的有关理论知识和实践操作技能，了解医院感染的来源、传播途径及其影响因素，严格遵守消毒隔离制度，养成良好的卫生习惯，保护好易感人群。因为控制医院感染的基本手段就是严格执行消毒、隔离制度和无菌技术操作原则，所以在医疗护理工作中，医务工作者要认真学习和贯彻执行消毒隔离技术。

（二）加强医院感染管理的组织领导，完善规章制度

首先要成立医院感染委员会，由医师、护士等专职人员共同组织成立医院感染管理科。然后要在其指导下，组织成立预防医院感染的临床科室感染管理小组，组长由科主任担任，成员由科护士长、监控医师（监控）、监控护士（兼职）组成。当出现医院感染流行或呈爆发趋势时，要及时上报控感机构，协同其做好调查分析和有效控制，调配合理的医疗护理人员参与。医院感染管理科的职责是拟定预防和控制全员医院感染的近期、远期计划，并组织实施，监督检查全院医院管理制度的落实情况，开展调查研究，培养医护人员，监督抗菌药的合理使用。临床科室感染管理小组通过积极贯彻执行和落实全院性医院感染管理计划、政策、措施，能够最大限度地避免因医疗护理工作失控而发生的医院感染。

医院应从实际出发建立并不断修正和完善感染管理制度，使护理人员行动有据可依。包括：清洁卫生制度、消毒隔离制度、监测制度、无菌操作制度、探视陪住制度、灭菌管理制度等。针对门、急诊，病房，治疗室，处置室，换药室，注射室，产房，新生儿病房，ICU，血液净化室，手术室，供应室，口腔科，血库，内镜室，导管室，检验科及实验室，营养室，洗衣房，医院污物处理部门等重点部门建立特殊的医院感染管理制度，采取针对性强的措施。

（三）健全检查监测制度，及时发现问题

根据不同对象建立定期检查制度，明确规定年、月、日检查内容与重点，划定感染管理机构和各级护理分级检查范围、内容、要求，做到每项制度有布置、有检查。各种检查项目如洗手要求、口罩带菌情况、空气和物体表面的污染情况等，均应贯彻卫生部《消毒管理办法》《医院消毒技术规范》规定的统一标准。

医院感染监测是一个长期、系统、连续地观察、收集和分析过程，通过监测可以了解感染在人群中的发生、分布及其影响因素，将监测结果报送和反馈给有关部门和科室，可以为医院感染的预防控制和管理提供科学依据。为确保消毒灭菌的有效性，对某些项目应定期监测和鉴定，如对消毒液的有效成分与污染情况的监测、含氯消毒液中有效氯的性能的鉴定和监测、对各种消毒液的细菌培养、对压力蒸汽灭菌器进行生物与生化检测、对物体表面、医护人员的手定期进行细菌学监测，病区治疗室、换药室、手术室、婴儿室、产房、重症监护病房等重点单位应按要求重点监测。医院感染的许多具体监测工作由医院感染专职人员和护士负责。

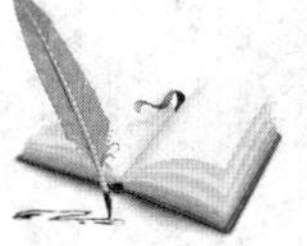

按照卫生部要求，医院感染发生率的监测主要包括八个方面。①全院医院感染发生率。

②医院感染各科室发生率。③医院感染部位发生率。④医院感染高危科室、高危人群的监测。⑤医院感染危险因素的监测。⑥漏报率的监测。⑦医院感染暴发流行的监测。⑧其他监测。

（四）改善建筑布局，增添必要设备

在条件允许的情况下，应根据需要适当改造或改建不适于预防感染的旧建筑，建立独立的传染病房；划分清洁区、半污染区、污染区。增添必要的专用设备及改进护理用具，如手术室、烧伤病房，安装空气净化装置。

（五）重视健康教育，严格患者管理

护理人员是健康教育的主力军。对医院的每项制度、每项护理操作的目的与要求均应通过健康教育以取得患者合作。可通过多种形式向患者宣传预防疾病及卫生学管理知识，需要隔离者使其明确隔离目的、意义、要求等，以保证患者的充分理解和顺利度过隔离期。为了减少不必要的抗生素使用，对患者应大力宣传滥用抗生素的危害。

管理好病房环境和患者活动秩序，如空气清洁、严格执行陪护及探视制度、控制患者陪住率、管理好患者不随意串病房、及时发现病情变化等是减少患者感染机会的有力措施。

（六）加强教育培训，采取预防措施

不断进行有针对性的教育与专业培训，提高护理人员素质，是作好医院感染管理的基础和重要环节。培训护士长和监控护士的专业技术和组织管理能力。护士长和监控护士通过护理查房、消毒隔离操作、小讲课、考评等途径指导所属护理人员工作，使全体护理人员了解预防医院感染的重要意义、具体要求、实施方法，切实预防和控制感染的发生，同时也提高自我防护意识。通过对护理人员进行强化培训和训练，使操作规范化、质量标准化。培训内容应包括消毒隔离技术、无菌操作、感染的预防或控制措施及技术；微生物学、卫生学、流行病学等基础知识；抗生素的使用原则及配伍禁忌。对住院患者定期培训，使其了解医院感染的来源及传播途径，做好自身预防工作。

针对具有内源性感染危险因素的患者，应积极采取预防措施，其主要原则是：避免扰乱和破坏患者的正常防疫机制；严格执行合理使用抗生素规定，注意保护正常菌群；仔细检查和明确患者的潜在病灶（如龋齿、窦炎、胆囊炎等）及金黄色葡萄球菌、沙门菌等致病菌带菌状况，并及时适当治疗。

七、控制医院感染发生的技术

（一）坚持无菌技术操作

无菌技术是指在医疗、护理操作中，防止无菌物品、无菌区域被污染和预防一切微生物侵入人体的一项操作技术。医院内的每个医护人员都必须认真执行无菌技术操作，以防医院感染的发生。无菌技术操作包括使用无菌持物钳法、使用无菌容器法、无菌包打开法、铺无菌盘法和戴无菌手套法五项操作。

【目的】

保持无菌物品及无菌区域的无菌，以防污染；防止病原微生物侵入或传播给他人。

【原则】

在进行无菌技术操作时，必须遵循无菌技术操作原则，包含以下方面。

1. 环境　保持环境清洁、宽敞、明亮，定期进行消毒。在操作前30分钟，应停止一切清扫、更换床单等工作，减少人员来回走动，防止尘埃飞扬。

2. 工作人员　无菌操作前，工作人员要戴好口罩和帽子，修剪指甲并洗手，必要时穿无菌衣、戴无菌手套。

3. 无菌物品　无菌物品必须与非无菌物品分开放置，并有明显标志；无菌物品不可暴露于空气中，应存放于无菌包或无菌容器中；无菌包外需标明物品名称、灭菌日期；无菌包应放在清洁、干燥、固定的地方，按失效期先后顺序摆放；消毒灭菌的无菌包有效期为7~14天，如发现有过期或受潮，均应重新灭菌，已打开的无菌包有效期为24小时；无菌物品应使用无菌持物钳去拿；无菌物品一经取出，虽未使用，不得放回原处。无菌物品疑有或已被污染，即不可使用，应予更换并重新灭菌。

4. 无菌区域　明确无菌区和非无菌区。操作者身体应与无菌区保持一定距离；取放无菌物品时，应面向无菌区；手臂应保持在腰部或治疗台面以上；各项操作均不可跨越无菌区，手不可直接接触无菌物品；面对无菌区时，应避免谈笑、咳嗽、打喷嚏，以防污染；非无菌物品应远离无菌区。

5. 专人专用　一套无菌物品只供一位患者使用，以防交叉感染。

【评估】

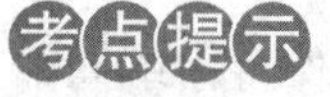

无菌技术操作的原则，树立无菌操作的意识。

1. 操作环境是否合格　操作环境及区域是否清洁、宽敞、安全，操作台是否整洁、干燥、平坦。

2. 无菌物品检查　无菌物品存放是否合理，无菌包或无菌容器上的物品名称是否清楚、是否在有效期内，是否无潮湿、破损。

3. 操作者评估　无菌技术操作者衣帽是否整洁、干净，有无修剪指甲并洗手，有无佩戴口罩。

【用物准备】

1. 无菌持物钳用物　常用无菌持物钳有三叉钳、卵圆钳和长、短镊子。无菌持物钳应盛放在大口有盖无菌容器内。每个容器只能盛放一把无菌持物钳（图8-1）。无菌持物钳保存方法有两种，即消毒液浸泡和干燥法。消毒液浸泡的无菌持物钳，消毒液液面浸泡至轴节以上2~3 cm或镊子长度的1/2。干燥法保存的无菌持物钳及容器，应4~8小时更换一次。

2. 无菌容器用物　常用的无菌容器有无菌盒、罐、盘及储槽等，无菌容器内盛治疗碗、弯盘、棉球、纱布等。

3. 无菌包用物　内放无菌治疗巾、敷料、器械等。

4. 无菌溶液用物　无菌溶液、起瓶器、弯盘、抹布等。

5. 无菌手套

6. 无菌治疗盘

7. 其他　治疗车、洗手液、治疗碗、垃圾桶、签字笔。

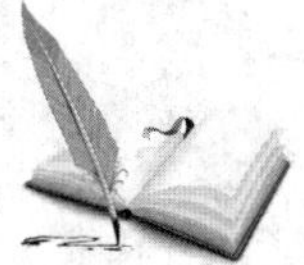

【操作步骤】

1. 无菌持物钳的使用法

（1）检查　检查无菌持物钳包物品名称是否清晰、包布是否潮湿、是否有污染、是否在有效期范围内，检查无误后，打开无菌持物钳包，取出无菌持物钳及容器，放置于无菌操作台上。

（2）取出　用左手拇指和示指指腹打开容器盖，右手拇指和环指伸入持物钳指环内，将钳移至容器正中央，闭合钳端垂直取出，取出时不可触及液面以上的容器内壁及边缘，在容器上方停留片刻，防止消毒液滴流至操作台上，左手盖上容器盖（见图8－2）。

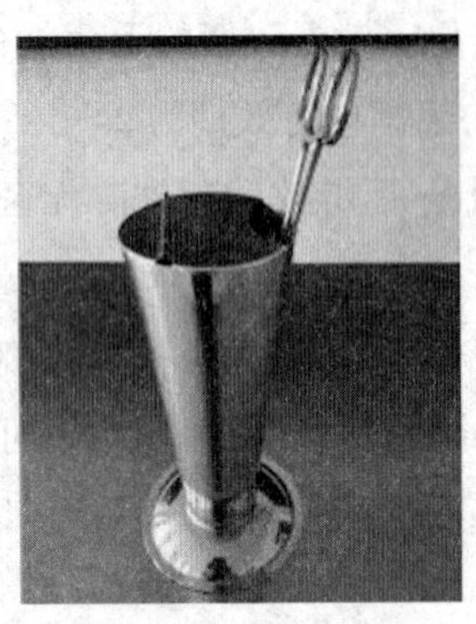

图8－1　无菌持物钳

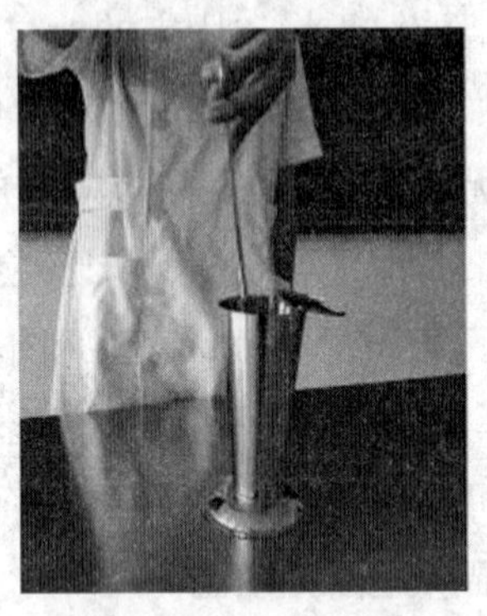

图8－2　取用无菌持物钳的方法

（3）使用　保持钳端向下，不可倒转，以免消毒液倒流污染钳端。持物钳只能在操作者的腰部以上高度移动，不可甩动。

（4）放回　左手拇指和示指指腹打开容器盖，钳端闭合放入容器中央底部后；打开钳轴节，盖上盖子。

（5）无菌持物钳只能用于夹取无菌物品，不能用于换药或皮肤消毒；夹取油纱时应用专用无菌持物钳，持物钳如被污染或可疑污染时，应重新消毒。

（6）到远处取物，需连同容器一起搬移，就地取用。

（7）注意事项

1）每个容器只能浸泡一把无菌持物钳。

2）浸泡液达到持物钳的轴节以上2～3 cm或平镊子的1/2。

3）持物钳、容器、浸泡液每周更换消毒1次。

4）不能用持物钳夹取油纱、换药和皮肤消毒。

5）到远处取物时，连同容器一起搬移，就地使用。

2. 无菌容器的使用方法

（1）检查　核对无菌容器的物品名称、灭菌时间。

（2）打开　左手示指、中指、环指伸入盖上手柄内，拇指与小指展开，把盖垂直打开并平移离开无菌容器的上方或将盖的无菌面朝上放在稳妥处，手不可触及容器的内面及边缘（图8－3），同时用右手取出无菌持物钳。

（3）取物　用持物钳取出无菌容器内的物品，注意取物时无菌持物钳不可触碰容器的边缘。

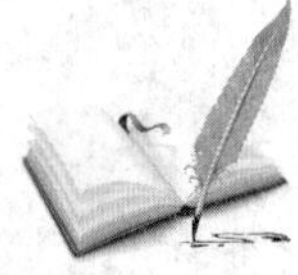

（4）关闭　将盖子从近侧平移至容器正上方轻轻盖上容器盖。

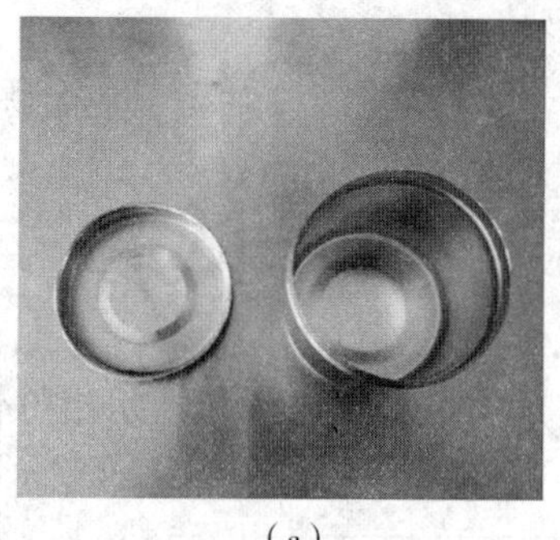
（a）

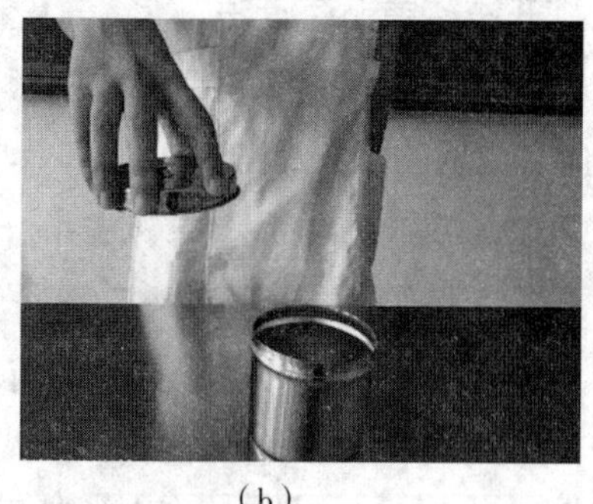
（b）

图 8－3　无菌容器的打开方法

（5）放置　将弯盘放于左手拇、示、中指上，放回无菌持物钳，用双手指腹平托，从弯盘两侧将弯盘滑至操作台上，手指不可触及弯盘的边缘或内面。

（6）注意事项

1）无菌容器每周灭菌 1 次。

2）各项操作均要避免跨越无菌区。

3. 取用无菌溶液法

（1）检查　拿起无菌溶液远离操作台后退一步，核对瓶签的名称、浓度、剂量及有效日期。同时检查瓶口有无松动，瓶体有无裂痕，溶液有无沉淀、浑浊、变色，如无上述情况方可使用。

（2）擦拭　擦净瓶外灰尘，将纱布置于治疗车下层垃圾桶内。

（3）启瓶　用启瓶器撬开瓶盖，双手握住瓶体，用双手手指向上推胶塞，用左手拇、示指将瓶塞上翻，自下而上消毒瓶塞外面，用示、中指拉出瓶塞，无菌面向下。

（4）倒液　右手持瓶，瓶签朝向手心，倒出少量溶液至治疗车上层的污物缸，冲洗瓶口，由原处倒出溶液至无菌弯盘内（图 8－4）。

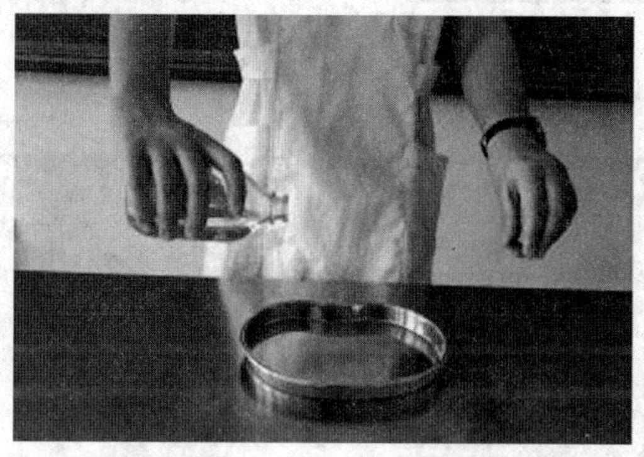

图 8－4　取用无菌溶液

（5）注明　用双手握住瓶体，将瓶塞盖住瓶口后，消毒瓶塞外面，用两拇指盖好瓶盖。注意不可触及无菌面，注明开瓶日期和时间，已开启的溶液可保存 24 小时。

（6）注意事项

1）无菌溶液应检查核对以保证其无菌。

2）若无菌溶液瓶内仍有无菌液体，应注明开瓶日期与时间，若无菌溶液瓶内没有液体，应放置于治疗车下。

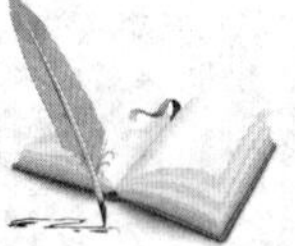

4. 无菌包打开法、铺无菌盘法

(1) 检查　左手持无菌包，右手拿取标签，同时口述、核对无菌包名称及灭菌日期。未打开的无菌包有效期为7天，打开过的有效期为24小时。

(2) 放置　解开系带，右手示指、中指、环指缠绕系带，将无菌包放在清洁、干燥、平坦操作台上，将系带放在包布下。

(3) 打开外层包布　用拇、示指打开包布两角，最后用左手拇、示指打包布内角（不低于操作台），注意手不可触及包布的内面。

(4) 打开内层包布　用无菌持物钳打开内层包布取出一块无菌巾，放在治疗盘内。如包内仍有无菌物品则按原折痕包好，注明开包日期和时间。

(5) 铺无菌盘　捏取无菌巾，距操作台1步于胸前打开，两手向外翻折，捏住无菌巾上线外面两角，轻轻抖开，铺于治疗盘上，再用拇、示指捏住上层两下角呈扇形折叠，开口边缘向外，内边对齐。

(6) 取无菌弯盘　取一次性无菌弯盘包，核对名称及灭菌日期。用左手托住无菌包，将系带打开卷放于左手指尖处，用右手示、中指尖夹包布左、右角塞放于弯盘下的左手拇指与小指上，最后打开内角，用右手抓住包布四角将弯盘滑落于治疗盘内，将包布及灭菌卡放于操作台下层。

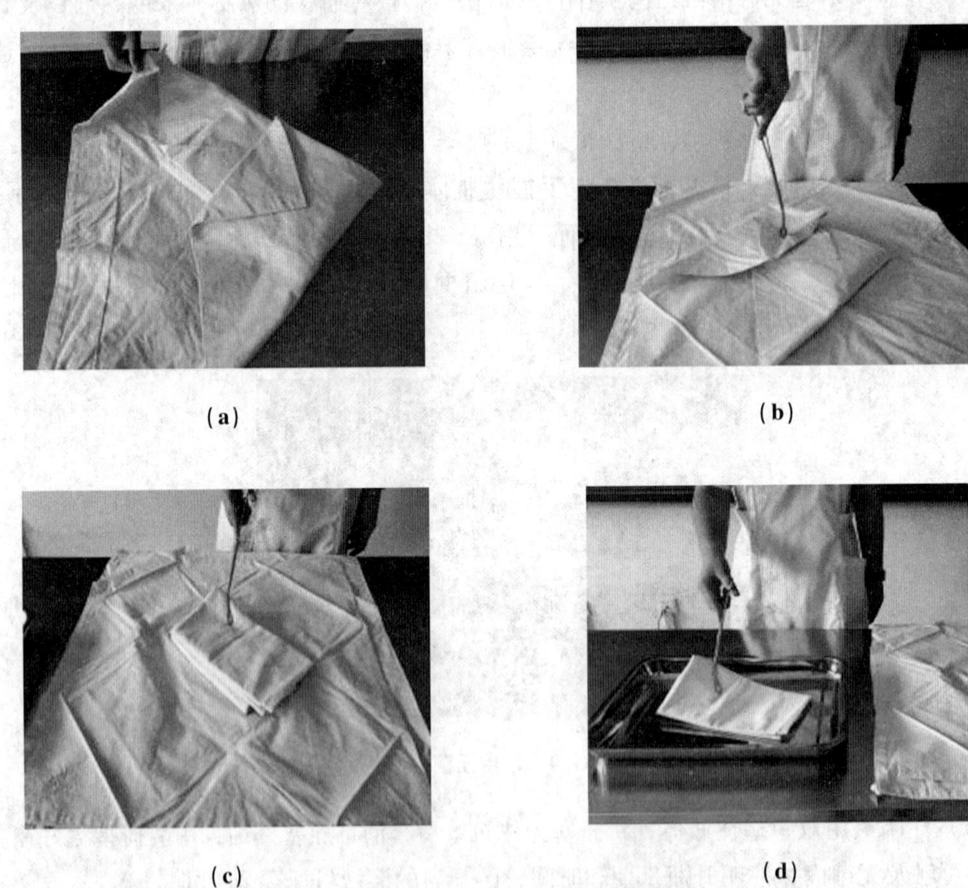

(a)　(b)　(c)　(d)

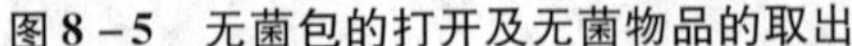

图8－5　无菌包的打开及无菌物品的取出

(7) 关无菌盘　将无菌巾边缘对齐盖好，底边向上翻折两次，将左侧边向下翻折一次，同法折右侧边（图8－5）。

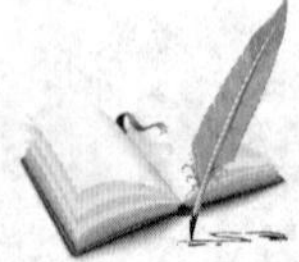

(8) 注意事项

1）无菌巾不慎潮湿或污染应重新灭菌。

2）铺盘后有效期不超过4小时。

3）用完一次取下清洗消毒备用。

4）各项操作不得跨越无菌区。

5. 戴无菌手套

（1）洗手、擦干，核对无菌包名称、手套号码、灭菌日期。

（2）打开手套包（同无菌包打法）。

（3）右手取出滑石粉，退后一步，将粉擦于左手掌、（自上而下，从小指到拇指），擦掌心，翻转左手，涂手背（自上而下，从拇指到小指）和指间（从小指到拇指）。同法涂擦右手，滑石粉用后放于手套包附近一角。

（4）戴手套

1）分次提取戴手套法（图8－6）：用左手将左侧包布打开，右手持手套的翻折部外面，取出手套戴在左手，翻折部应保留，右手打开右侧包布，左手示、中、环指并拢伸入手套翻折部取出，戴右手手套，将手套的翻折部套在袖口上。用左手的示、中、环指并拢插入左手手套的翻折部，将左手手套的翻折部套在左袖口上，保持手套外面无菌。

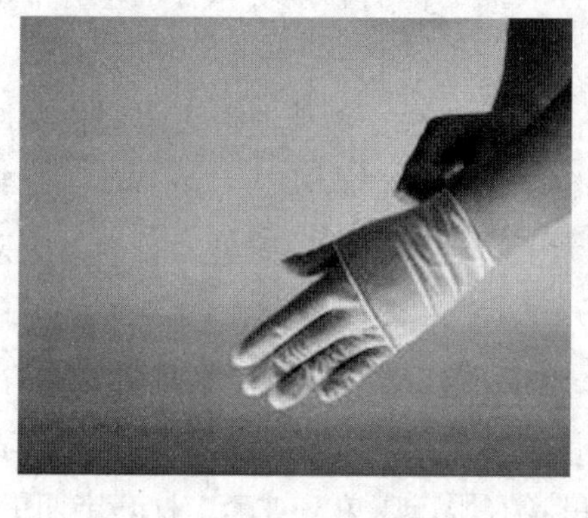

（a）

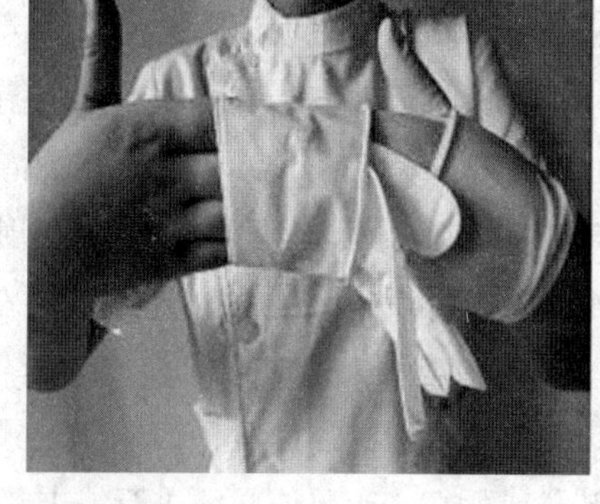

（b）

图8－6　分次提取戴手套法

2）一次提取戴手套法（图8－7）：将手套包内面朝外对折后，左手持包布，右手持双手手套的翻折面外面，左手放下包布于操作台上，首先戴左手手套，最后戴右手手套（方法同分次提取戴手套法）。

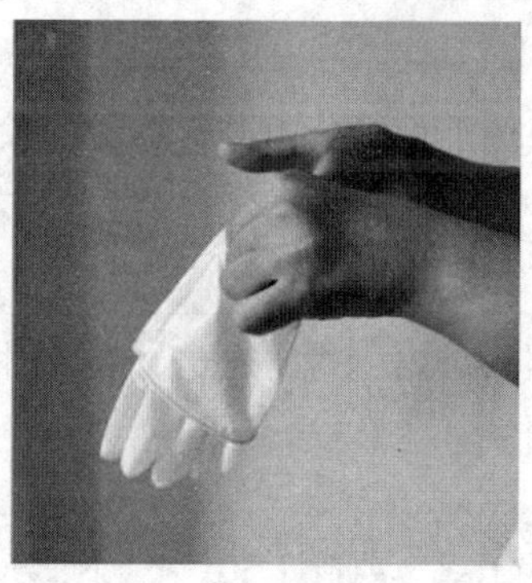

图8－7　一次性提取手套法

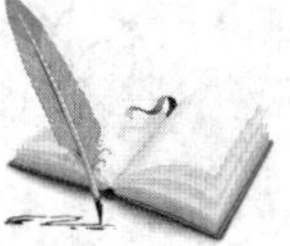

（5）调整　双手对合交叉调整手套位置，将手套外面的滑石粉用无菌盐水冲净，双手

应举于胸前。

(6) 脱手套　冲洗血液、脓液后用右手脱下左手手套外面脱下一半，露出左手拇指，再用左手拇指伸入右手手套内面，同时脱下两手手套，手套互相套住，使污染面向内。

(7) 将手套浸泡在消毒液中，洗手。

(8) 注意事项

1) 未戴手套的手不可触及手套的外面，已戴手套的手不可触及未戴手套的手及手套的内面。

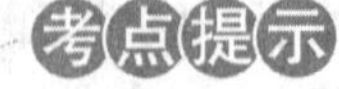

无菌技术操作中，各项物品的使用注意事项。

2) 发现手套有破洞，立即更换。

3) 戴手套的整个过程中，已戴手套的手保持在腰部水平以上。

4) 脱手套时不可强拉边缘或手指部分，手套上有污迹，应先在消毒液中洗净，再脱下浸泡。

(二) 严格执行清洁、消毒、灭菌技术

在医院内，无论有无感染发生，均应按规定进行定期消毒灭菌。一旦发生感染，还应增加消毒灭菌的次数。清洁是指用物理方法清除物体表面的污垢、尘埃和有机物，常用的清洁方法有水洗、机械去污和去污剂去污等。

常用的消毒灭菌方法有物理消毒灭菌法和化学消毒灭菌法。物理消毒灭菌法包括燃烧灭菌法、干热灭菌法、微波消毒灭菌、煮沸灭菌法、低温蒸汽消毒法、光照消毒法、紫外线消毒法、臭氧灭菌灯消毒法、电离辐射灭菌法。为了达到预防医院感染的目的，应采取以下消毒、灭菌措施。

(1) 病房应每天定时通风换气、紫外线消毒，定期进行空气培养，地面应湿式清扫。患者床单位每日清洁、消毒，病床应湿式清扫，一床一床刷套，用后均需消毒。若患者出院、转科或死亡，床单位必须进行终末消毒处理。患者衣服、床单、被套、枕套定期更换，枕芯、棉褥、床垫定期消毒，被血液、体液污染时，及时更换，餐具应每餐消毒。患者的分泌物、引流物及时消毒，并定期做细菌培养。传染性引流液、体液等标本需消毒后排入下水道。患者便器应固定使用，保持清洁，定期灭菌，患者出院或转科、死亡后做好终末消毒。

(2) 治疗室、病室、厕所等场所所用拖布，需标记明确，分开清洗，悬挂晾干，定期消毒。

(3) 弯盘、治疗碗、药杯、体温计等公用医疗器械，使用后应立即消毒处理。每个患者所用的血压计、听诊器等不要与其他患者交叉使用，患者出院后应彻底清洁消毒。各种抢救物品与监护仪器在轮换使用时，应及时消毒。

(4) 病房内垃圾应放置在塑料袋内，封闭运送，必要时进行无害化处理。

(三) 完善隔离管理

隔离是将传染病患者、高度易感人群安置在指定的地方，暂时避免和周围人群接触，借以达到控制传染源、切断传播途径、保护易感人群的目的。

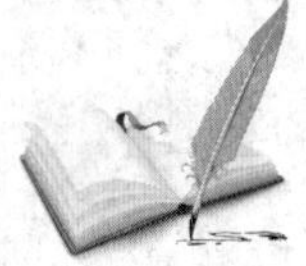

1. 隔离的种类　按照传播途径的不同将隔离分为以下几种。

(1) 严密隔离　适用于经飞沫、分泌物、排泄物直接或间接传播的烈性传染病，如霍乱、鼠疫等。

（2）血液、体液隔离　用于预防直接或间接接触血液或体液传播的传染性疾病，如乙型肝炎、艾滋病、梅毒等。

（3）肠道隔离　适用于由患者的排泄物直接或间接污染食物或水源而引起传播的疾病，如伤寒、细菌性痢疾、甲型肝炎等。

（4）呼吸道隔离　主要用于防止通过空气中的飞沫传播的感染性疾病，如肺结核、流脑、百日咳、流感等。

（5）接触隔离　适用于经体表或伤口直接或间接接触而感染的疾病，如破伤风、气性坏疽等。

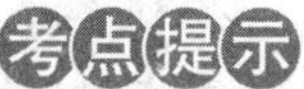

学会按照传播途径的不同区分隔离的种类。

（6）昆虫隔离　适用于以昆虫为媒介而传播的疾病，如乙型脑炎、流行性出血热、疟疾、斑疹伤寒等。

（7）保护性隔离　也称反向隔离，适用于抵抗力低或极易感染的患者，如严重烧伤、早产儿、白血病、脏器移植及免疫缺陷患者等。

2. 隔离措施

（1）隔离病房和病室应悬挂明显的隔离标志，门口放置用消毒液浸湿的脚垫。

（2）工作人员进隔离室应按规定戴口罩、帽子、穿隔离衣，穿隔离衣前，必须将所需的物品备齐，各种护理操作有计划执行。

（3）感染患者接触过的物品或落地的物品应视为污染，消毒后方可给他人使用；患者的衣物等必须消毒后才能交家人带回；患者的排泄物、分泌物、呕吐物须经消毒后方可排放；需处理的物品或垃圾，应置于污物袋内，并在袋外作明显标记。

（4）隔离病室应每日进行空气消毒，床旁桌椅每日用消毒液擦洗。

知识链接

临床工作区域的划分

在临床上，根据工作区域的清洁程度，可以划分为以下三个区域。

1. 清洁区：指未和患者直接接触、未被病原微生物污染的区域。如医护办公室等。
2. 半污染区：指任何有可能被病原微生物污染的区域。如走廊等。
3. 污染区：指被病原微生物污染、患者直接或间接接触的区域。如病房等。

（5）传染性分泌物定期培养，医师开出医嘱后，方可解除隔离。

（6）隔离患者出院或转科前应洗澡，个人用物需消毒后带出。病室消毒时应关闭门窗、打开床旁桌、竖起床垫，用消毒液处理，床垫、被褥和枕芯需消毒后再清洗。

（7）死亡患者需用消毒液作尸体护理。

（8）出现医院感染流行或暴发趋势时，及时报告主管部门，立即对患者采取隔离措施。

（9）对感染危险指数高的患者，采取保护性隔离和选择性去污染等措施，控制感染的发生条件。

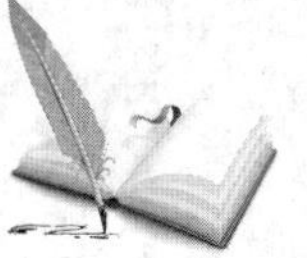

扫码“练一练”

第二节 胃管置入术

☞案例导入

患者，女，36岁。因“脑昏迷”入院。为维持患者生命，提供营养支持，医嘱给予鼻饲。

请问：

1. 如何确定胃管在胃内？
2. 鼻饲时，如何确定置入胃管的长度？
3. 在使用鼻饲技术时，有哪些注意事项？

胃管置入术是临床上常见的护理操作技术。通过置入胃内的管道，能够使得昏迷、病情危重、消化道功能障碍、不能经口或不愿经口进食的患者，摄取、消化和吸收机体代谢所需营养物质；也能灌入洗胃溶液，冲洗胃腔，起到解毒、减轻胃黏膜水肿以及为胃肠手术患者做好术前准备的作用。根据胃管插入的途径不同，常见的临床操作为口胃管置入术和鼻胃管置入术。根据胃管置入术的目的不同，常见的临床操作为鼻饲技术和洗胃技术。

一、鼻饲技术

鼻饲技术（nasogastric feeding technology）是将胃管经鼻腔插入胃内，通过向胃管内灌注流质食物、营养液、水分和药物，为患者提供热量，保证患者营养需要的一种护理技能操作方法，是临床中提供或补充患者营养的一种极为重要的方法。适用于昏迷患者；不能经口进食者，如口腔疾患、口腔手术后的患者；不能张口的患者，如破伤风患者；拒绝进食的患者，如精神疾患患者；其他患者，如早产儿、病情危重患者等。

（一）鼻饲操作

【目的】

通过鼻-胃管（鼻饲法）供给食物和药物，保证患者摄入足够的热能、蛋白质等多种营养素，满足其对营养和治疗的需要，预防和纠正营养不良，促进康复。

【禁忌证】

食管静脉曲张、食道及胃肠道梗阻的患者。

【评估】

1. 患者评估 评估病情和治疗情况，是否可承受插入导管的刺激；评估的心理状态、对鼻饲操作的认识、是否愿意配合插管及合作程度等；评估鼻腔是否通畅，有无鼻腔黏膜肿胀、鼻中隔偏曲及鼻息肉等；评估是否了解插管的目的、操作过程及配合的相关知识；评估是否有义齿，若有活动的义齿应先取出。

2. 环境评估 环境清洁宽敞、安全安静、无异味。

【用物准备】

1. 无菌鼻饲包 治疗碗、胃管或硅胶管、镊子、止血钳、压舌板、纱布、50 ml 注射器、治疗巾。

2. 治疗盘内　手套、液状石蜡、棉签、胶布、别针、听诊器、调节夹或橡皮圈、弯盘、卫生纸、手电筒、治疗巾或餐巾。鼻饲流食（38～40℃）、温开水适量、水温计。按需准备漱口液或口腔护理用物及松节油。

【操作步骤】

1. 插管

（1）核对解释　向患者解释鼻饲法的目的、方法和注意事项。

（2）安置卧位　根据病情协助患者取半坐位或坐位，减少胃管通过咽喉部时引起的呕吐反射，利于胃管进入胃内；若患者无法坐起，取右侧卧位，能借助解剖位置使胃管更易插入；若为昏迷患者，采取去枕平卧、头向后仰的卧位，避免胃管误入气管（图8－8）。

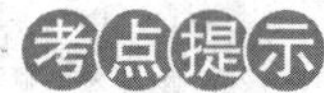

鼻饲时，应安置半坐卧位或坐位；若患者无法坐起，取右侧卧位；若为昏迷患者，采取去枕平卧、头向后仰的卧位。并注意安置卧位的关爱意识。

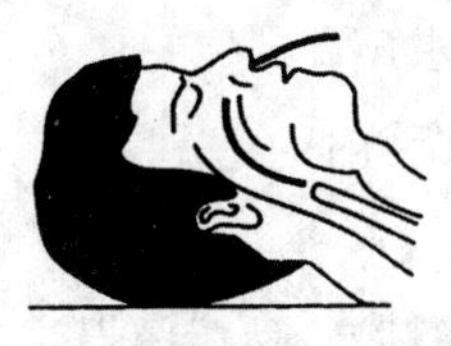

a.插管前头向后仰

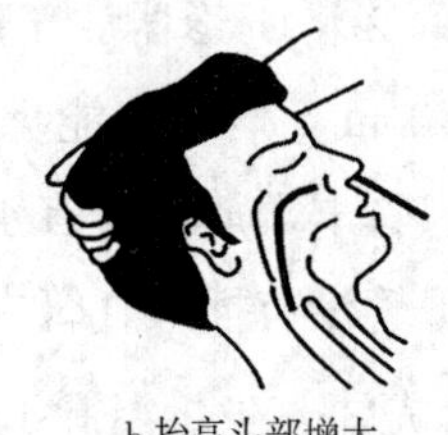

b.抬高头部增大咽喉部通道的弧度

图8－8　昏迷患者插入胃管

（3）铺治疗巾　在患者颌下铺治疗巾，避免弄湿或污染床单和枕头，保护床单位。将弯盘放置于方便取用处。

（4）清洁鼻腔　选择一侧鼻腔，用棉签蘸温水清洁鼻腔。

（5）洗手、戴手套。

（6）打开鼻饲包　检查并打开无菌鼻饲包，用无菌纱布和镊子夹持胃管，用无菌注射器注入少量空气，检查胃管是否通畅。

（7）测量胃管长度　测量胃管插入的长度，成人插入长度为45～55 cm，并作标记。测量长度方法有两种：①前额发际至胸骨剑突处；②耳垂经鼻尖到胸骨剑突处的距离（图8－9）。

考点提示

成人插入长度为45～55 cm，并注意作好标记。

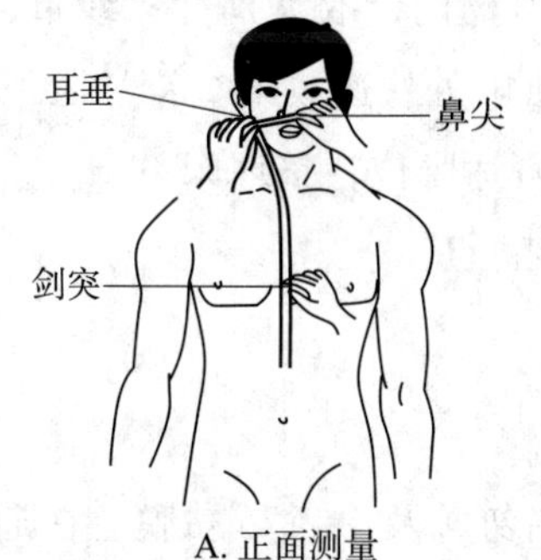

A. 正面测量

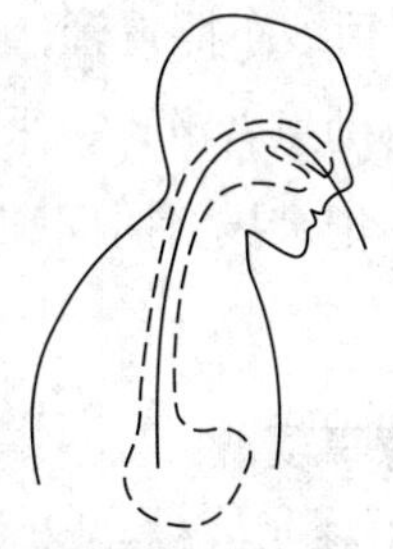

B. 侧面插入位置

图8－9　测量胃管插入长度

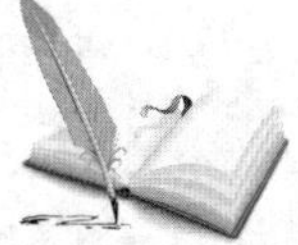

（8）滑润胃管前段　用倒有少许液状石蜡的纱布润滑胃管前段，减少插管时的阻力。

（9）插胃管　沿选定侧鼻孔插入胃管，当插入胃管10～15 cm（咽喉部）时，若患者清醒，嘱其做吞咽动作，因为吞咽时，软腭上举，关闭鼻咽部，有利于胃管插入。在患者吞咽时，边吞咽边插入胃管到预定长度。若患者昏迷，托起头部，使下颌靠近胸骨柄，增大咽喉部通道的弧度，便于胃管顺利通过会厌部。再缓缓插入胃管至预定长度。

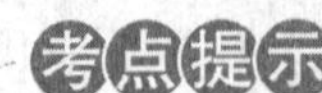

当插入胃管10～15 cm（咽喉部）时，若患者清醒，嘱其做吞咽动作；若患者昏迷，托起头部，使下颌靠近胸骨柄。

（10）检查口腔　确保胃管没有在口内盘曲。

（11）确认胃管在胃内　确认胃管在胃内并用胶布固定胃管于患者的鼻翼及面颊部。确认胃管在胃内的方法有三种：①将注射器连接胃管末端回抽，若能抽出胃液即可保证胃管在胃内。②将听诊器放于患者胃区，用注射器快速向胃内注入10 ml空气，若能听到气过水声即证实胃管在胃内。③将胃管末端放于盛有水的治疗碗内，若无无气泡逸出即表示胃管没有插入气管内。

考点提示

确认胃管在胃内的方法有三种：抽洗胃液、听气过水声、无气泡溢出。

（12）注入食物　首先注入少量温开水，润滑管腔，然后缓慢注入准备好的鼻饲液或药液，完毕后，再次注入少量温开水，冲洗胃管，避免鼻饲液积存于胃管中堵塞胃管，使食物变质导致胃肠炎。

（13）反折胃管末端　用纱布包好和橡皮圈扎紧反折的胃管末端，用别针将胃管固定于大单、枕旁或患者衣领处。

（14）整理用物　协助患者清洁口腔、鼻腔，整理床单位，嘱患者维持原卧位20～30分钟。

（15）洗手、记录　记录插管时间、患者反应和鼻饲液种类及量。

2. 拔管

（1）核对解释　携用物至床前，确认患者并说明拔管原因及过程，解除其紧张、恐惧心理，取得合作。

（2）洗手，戴手套。

（3）铺治疗巾　在患者颌下铺治疗巾，放置弯盘。

（4）拔出胃管　将胃管末端夹紧放于弯盘内，取下别针、纱布、橡皮圈和胶布。在患者呼气时拔管，边拔边用纱布擦胃管，至咽喉处快速拔出。

（5）整理用物　协助患者漱口，采取舒适卧位，整理床单位。

（6）洗手、记录　记录拔管时间和患者反应。

（二）注意事项

1. 插入胃管的注意事项

（1）插管时动作应轻柔，镊子的尖端勿触及患者鼻黏膜。在通过食管3个狭窄部位（环状软骨水平处、平气管分叉处、食管通过膈肌的裂孔处）时，动作应轻柔，以免损伤食管黏膜。

（2）插入胃管至10～15 cm时，若患者清醒，应嘱其做吞咽动作；若患者昏迷，应托起头部使下颌靠近胸骨柄，便于插管。

（3）在插管过程中，若插入不畅时，应检查口腔，观察胃管是否在口咽部盘曲，或将胃管拔出少许，再缓慢插入；若患者出现剧烈恶心、呕吐，应暂停插管，嘱患者作深呼吸，缓解其紧张情绪，再缓慢插入；若患者出现呛咳、呼吸困难、发绀等症状，说明胃管插入了气管，应立即拔出，待其休息片刻后再重新插入。

2. 注入鼻饲液的注意事项

（1）鼻饲前应证实胃管在胃内且通畅。

（2）鼻饲前后均需注入少量温水。

（3）每次鼻饲液量不应超过200 ml，间隔时间不少于2小时。

（4）注入鼻饲液的速度不宜过快或过慢，以免引起患者的不适。

（5）鼻饲液的温度应为38～40℃。鼻饲液最好是现配现用，保证食物的新鲜。若配制的鼻饲液过多，应放于4℃以下的冰箱内保存，保证24小时内用完，以防变质。

3. 其他护理

（1）心理护理　插入胃管会给患者带来很大的心理压力，护患之间必须进行有效沟通，让患者及家属理解操作的目的及安全性，并取得配合。

（2）口腔护理　长期鼻饲者应每天进行口腔护理2次。

（3）胃管护理　普通胃管每周更换1次，硅胶管每月更换1次。更换胃管时应于当晚最后1次注食后拔出，翌日晨从另一侧鼻孔再插入。

二、洗胃技术

洗胃技术（gastric lavage technology）是将洗胃管由口腔或鼻腔插入胃内，反复灌入洗胃溶液，冲洗胃腔的一种方法。临床上常见的洗胃技术有口服催吐洗胃技术、胃管洗胃技术、漏斗胃管洗胃技术、电动吸引器洗胃技术和全自动洗胃机洗胃技术。

（一）洗胃液的选择

进行洗胃操作之前要根据毒物的性质选择合适的洗胃液（见表8－1）。若毒物性质不明时，可备温开水或等渗盐水10000～20000 ml，温度25～38℃。选用的洗胃液应温度适宜。温度过高会导致血管扩张，促进毒物吸收；温度过低可导致胃部肌肉痉挛。

表8－1　各种药物中毒的解毒剂及禁忌药物

毒物种类	解毒剂	禁忌药物
酸性物	蛋清、牛奶、镁乳	强酸药物
碱性物	蛋清、牛奶、5%醋酸、白醋	强碱药物
敌敌畏	2%～4%碳酸氢钠、1%盐水、1:15000～1:20000高锰酸钾	
美曲膦酯（敌百虫）	1%盐水或清水、1:15000～1:20000高锰酸钾	碱性药物
1605、1059、4049（乐果）	2%～4%碳酸氢钠	高锰酸钾
DDT（灭害灵）、666	温开水或生理盐水洗胃，50%硫酸镁导泻	油性泻药
巴比妥类（安眠药）	1:15000～1:20000高锰酸钾洗胃、硫酸钠导泻	硫酸镁

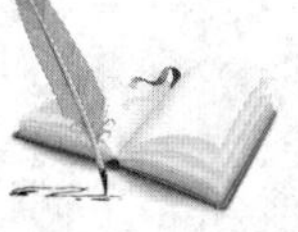

续表

毒物种类	解毒剂	禁忌药物
氰化物	3%过氧化氢溶液催吐，1∶15000～1∶20000 高锰酸钾洗胃	
灭鼠药（磷化锌）	1∶15000～1∶20000 高锰酸钾洗胃、0.5%硫酸铜洗胃；0.5%～1%硫酸铜溶液每次 10 ml，每 5～10 分钟口服一次，并用压舌板刺激舌根催吐	鸡蛋、牛奶、脂肪及其他油类食物

注：①牛奶、蛋清可黏附于创面或黏膜，起到保护作用，减轻患者疼痛。②敌百虫解毒禁用碱性药物，因其易被可分解成毒性更强的敌敌畏，且随碱性的增强和温度的升高，分解过程速度加快。③1605、1059、4049（乐果）禁用高锰酸钾洗胃，因其可被氧化成毒性更强的物质。④巴比妥类药物采用硫酸钠导泻，因其在肠道内形成的高渗透压，能阻止肠道水分和残存的巴比妥类药物吸收，并且促使其尽早排出体外。硫酸钠对心血管和神经系统无抑制作用，不能加重巴比妥类药物的毒性。⑤磷化锌中毒使用口服硫酸铜解毒，可形成无毒的磷化铜沉淀，阻止其吸收，并且能促使其排出体外。磷化锌忌用脂肪性食物，因其易溶于油类物质，会导致磷的溶解吸收加速。

（二）适应证与禁忌证

1. 适应证 非腐蚀性毒物中毒，如有机磷、安眠药、重金属类与生物碱等及食物中毒的患者。一般洗胃在中毒 4～6 小时内效果最好。

2. 禁忌证 强腐蚀性毒物（如强酸、强碱）中毒、肝硬化伴食管－胃底静脉曲张、胸主动脉瘤、近期内有上消化道出血及胃穿孔患者禁忌洗胃；上消化道溃疡、癌症患者不宜洗胃。

（三）洗胃操作

【目的】

1. 解毒 可清除胃内毒物或刺激物，减少毒物的吸收，还可利用不同的灌洗液进行中和解毒，用于急性服毒或食物中毒的患者，服毒后 4～6 小时内洗胃最佳。

2. 减轻胃黏膜水肿 幽门梗阻的患者，饭后常有滞留现象，引起上腹胀满、不适、恶心呕吐等症状，通过胃灌洗将胃内潴留食物洗出，减少潴留物对胃黏膜的刺激，从而消除或减轻胃黏膜水肿与炎症。

3. 术前或者检查前准备 如胃肠手术前。

【评估】

1. 患者评估

（1）患者中毒情况　如摄入毒物的种类、剂型、浓度、量、中毒时间、途径等，来院前的处理措施，是否曾经呕吐过及有无洗胃禁忌。如遇病情危重，应首先进行维持呼吸循环的抢救，然后再洗胃。

（2）患者的生命体征、意识状态及瞳孔的变化、口鼻腔黏膜情况、口中异味等。

（3）患者的心理状态及合作程度　向患者解释操作目的和程序，使清醒且合作的患者配合操作，以减轻痛苦。患者若有活动的义齿应先取出。

2. 环境评估 患者床单位周围要宽阔，便于操作。

【用物准备】

根据不同的技术选择相应的操作用物。

1. 口服催吐技术

（1）治疗盘内　塑料围裙或橡胶单、弯盘、量杯、水温计以及压舌板。

（2）洗胃溶液及桶　需要准备两只水桶，一只用于盛放洗胃溶液，一只用于盛放污水。必要时准备洗漱用物（取自患者处）。

2. 胃管洗胃技术

（1）治疗盘内　塑料围裙或橡胶单、治疗巾、弯盘、棉签、无菌洗胃包（内有胃管，镊子，纱布）、液状石蜡、水温计、量杯、胶布。必要时准备压舌板、张口器、舌钳、牙垫，标本检验试管、毛巾。

（2）洗胃溶液及桶

3. 漏斗胃管洗胃技术　备好漏斗洗胃管，其他用物同胃管洗胃技术。

4. 电动吸引器洗胃技术　备好电动吸引器（包括安全瓶及5000 ml容量的贮液瓶），Y型三通管、输液瓶、输液导管、调节夹或止血钳。其他用物同胃管洗胃技术。

5. 全自动洗胃机洗胃技术　备好全自动洗胃机，其他用物同胃管洗胃技术。

【操作步骤】

1. 口服催吐技术适用于服毒量少的清醒合作的患者。

（1）核对、解释　操作者洗手、戴口罩，备齐用物，携至床旁，向患者核对并解释，消除其焦虑、紧张情绪。

（2）安置卧位　协助患者取坐位，系塑料围裙或铺橡胶单及治疗巾，将污物桶置于旁边。

（3）口服催吐　嘱患者自行饮用300～500 ml洗胃液，然后将洗胃液吐出，必要时可使用压舌板压舌根催吐。如此反复进行，直到吐出的液体澄清无味为止。

（4）协助患者漱口、洗脸，取舒适卧位。

（5）整理用物并记录。

2. 漏斗胃管洗胃技术

（1）核对、解释。

（2）安置卧位　中毒较重者取左侧卧位，减慢胃排空，延缓毒物进入十二指肠的速度；昏迷者采取平卧位，头偏一侧。

（2）插入胃管　将胃管前段用液状石蜡润滑，从口腔插入胃管45～60 cm，验证胃管在胃内后固定。

（3）漏斗胃管　洗胃先置漏斗低于胃部水平位置，挤压橡胶球，抽尽胃内容物，然后将漏斗举高过头部30～50 cm，倒入300～500 ml洗胃液。当尚余少量溶液时，将漏斗迅速降低至胃部以下，利用虹吸作用，引出胃内液体，并倒向污水桶。如此反复进行，直到吐出的液体澄清无味为止（图8－10）。

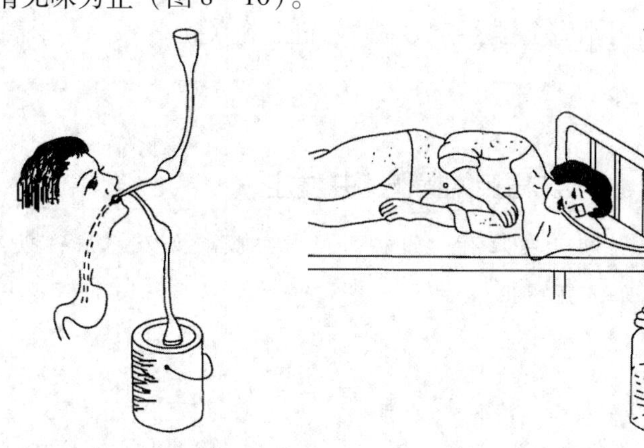

图8－10　口服催吐洗胃

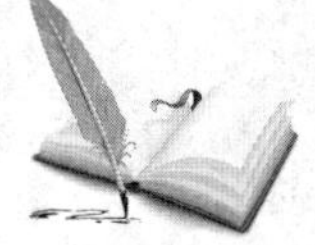

（4）拔出胃管，协助患者漱口、洗脸，取舒适卧位。

（5）整理用物并记录。

3. 电动吸引器洗胃技术 能迅速有效地清除毒物，节省人力，并能准确计算洗胃的液体量。

（1）检查电动吸引器功能　接通电源，检查吸引器功能。

（2）安装灌洗装置　将输液管与Y形管主管相连，Y形管两分支分别与洗胃管末端和吸引器贮液瓶引流管相连。连接好后，夹紧输液管，检查有无漏气。将输液瓶内倒入灌洗液，挂于输液架上。

（3）插入胃管　润滑胃管前段并插管，并验证在胃内后固定。

（4）电动吸引器洗胃　首先，开动吸引器，吸出胃内容物。然后，关闭吸引器，夹紧贮液瓶引流管，开放输液管，流入胃内300～500 ml洗胃液。最后夹紧输液管，打开贮液瓶引流管，打开吸引器，吸出灌入的液体。如此反复进行，直到洗出的液体澄清无味为止。

（5）拔出胃管，协助患者漱口、洗脸，取舒适卧位。

（6）整理用物并记录。

4. 全自动洗胃机洗胃技术 是以电磁泵作为动力源，通过自控电路的控制使电磁阀自动转换动作，分别完成向胃内冲洗药液和吸出胃内容物的过程，其优点是能自动、迅速、彻底的清除胃内毒物。

（1）检查全自动洗胃机　接通电源，检查全自动洗胃机功能。

（2）插入胃管　润滑胃管前段并插管，并验证在胃内后固定。

（3）连接洗胃装置　将洗胃液倒入水桶内，机器的进液管、胃管和出液管分别连接3根橡胶管，连接进液管的橡胶管放入洗胃液桶内，管口始终浸没在洗胃液的液面下；连接出液管的橡胶管放入空水桶（污水桶）内；连接胃管的橡胶管与患者已插好的胃管相连。

（4）全自动洗胃机洗胃　先按“手吸”键，吸出胃内容物，再按“自动”键，机器即开始对胃进行自动冲洗。洗胃过程中，如出现食物堵塞管道，水流减慢或不流等时，可交替按“手冲”和“手吸”键，吸出堵塞物后，按“自动”键，恢复自动洗胃。直到洗出的液体澄清无味为止。

（5）拔出胃管，协助患者漱口、洗脸，取舒适卧位。

（6）整理用物并记录　自动洗胃机三管（进液管、胃管和出液管）同时放入清水中，按“清洗”键清洗，待机器内水完全排尽后，按“停机”键关机。

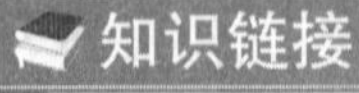

洗胃技术操作的并发症

常见的洗胃过程中出现的并发症有：咽喉、食管黏膜损伤及水肿；吸入性肺炎；急性胃扩张；上消化道出血；胃穿孔。

（四）注意事项

1. 患者方面

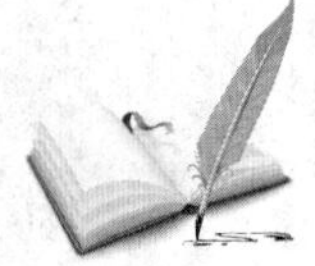

（1）急性中毒患者，应紧急采用口服催吐法，必要时洗胃，以减少毒物的吸收。

（2）强酸、强碱等腐蚀性药物中毒患者禁忌洗胃，以免造成穿孔。可按医嘱给予牛奶、豆浆、蛋清、米汤等，以保护胃黏膜。

（3）上消化道溃疡、食道静脉曲张、胃癌等患者一般不洗胃，昏迷患者洗胃应谨慎。

2. 插入胃管方面

（1）插管时动作要轻、快，避免损伤食管黏膜或误入气管。如患者出现呛咳、呼吸困难、发绀等症状，应立即拔管。

（2）洗胃应选用特制较粗的胃管，以防在洗胃过程中胃管堵塞。

3. 洗胃液方面

（1）洗胃时应先吸出为内容物在灌入洗胃液。

（2）当中毒物质不明确时，应抽出内容物送检以便选择合适的洗胃溶液。

（3）每次灌入量为300～500 ml，如灌入过量时，会导致患者胃容积增大。胃内压明显大于十二指肠内压，促使胃内容物进入十二指肠，加速毒物的吸收，也可引起液体反流，导致呛咳、误吸或窒息，也可引起迷走神经兴奋，引发反射性心搏骤停。

> **考点提示**
>
> 洗胃过程中每次洗胃液的灌入量为300～500 ml，并注重观察患者的反应。

（4）洗胃过程中，应注意洗出液的性质、颜色、气味、量及患者的面色、生命体征变化，每次灌入量和洗出量应基本相等，否则易致胃潴留，引发急性胃扩张和胃穿孔。如患者出现腹痛、洗出液呈血性或出现休克等症状时，应立即停止洗胃，进行急救。

（5）为幽门梗阻患者洗胃应在饭后4～6小时或空腹时进行，并详细记录胃内潴留量为补液提供参考。

4. 心理方面　告知患者操作过程中可能会出现不适，如恶心、误吸等，取得其合作和理解；对自服毒物者，应答应患者保守秘密与隐私，减轻患者心理负担；对服毒自杀拒绝洗胃者应耐心劝导，使患者获得生活的信心和勇气。

第三节　给　　药

扫码“学一学”

> **案例导入**
>
> 患者，18岁，学生。因发热、咳嗽及咽痛5天到医院就诊。查体：体温39.5℃，双侧扁桃体Ⅱ度肿大，可见化脓点，给予复方氨基比林肌内注射退热治疗。
>
> **请问：**
>
> 1. 请分析如何选取肌内注射的部位？
> 2. 肌内注射有哪些注意事项？

医务人员是药物疗法的直接执行者，为了合理、安全、有效地用药，最大限度地发挥药物治疗作用，减轻药物不良反应，医务人员在药物开具、发放中必须明确自身的职责，了解药物治疗方法的基本知识，掌握药物治疗的方法和技能，准确及时评价药物治疗后的

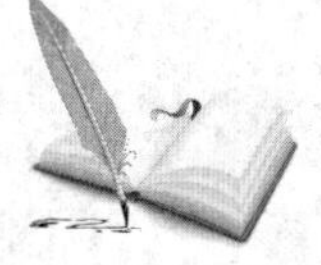

疗效与反应，并做好药品的管理工作，确保用药安全。

一、安全给药的基本知识

在执行药物疗法的过程中，护士应了解药物的种类、掌握药物的领取及保管方法，熟知影响药效的因素并且合理安排给药时间，选择正确的给药途径以发挥药物的最大疗效。

（一）常见药物的种类

根据药物的性质和作用途径的不同分为四类。

1. 内服类 片剂、丸剂、胶囊、酊剂、溶液、合剂、散剂及纸型等。

2. 外用类 软膏、酊剂、搽剂、滴剂、栓剂、粉剂、洗剂、溶液、涂膜剂等。

3. 注射类 水剂、油剂、粉剂、结晶、混悬液等。

4. 其他类 如新颖剂型粘贴敷片、植入慢溶药片、胰岛素泵等。

临床使用中常用外文缩写表示药物种类。常用药物种类的外文缩写见表 8－2。

表 8－2 常用药物种类的外文缩写与中文译意

外文缩写	中文译意	外文缩写	中文译意
Caps	胶囊	Liq	液体
Mist	合剂	Syr	糖浆剂
Sup	栓剂	Lot	洗剂
Pulv	粉剂	Gtt	滴，滴剂
Pil	丸剂	Co	复方
Tr，Tinct	酊剂	Ext	浸膏
Tab	片剂	Ung	软膏

（二）药物的领取与保管

1. 药物的领取 凭医师的处方领取药物。一般情况下，门诊患者按医师处方在门诊药房自行领取药物；住院患者的药物由住院药房（又称中心药房）根据医师处方负责配备，由病区护士领取。领取方式也有不同。通常在病区存放一定基数的常用药物，按期根据消耗量填写领药本，到药房领取补充。病区内设有固定数量的剧毒类、麻醉类等药物，使用后凭专用处方和空安瓿领取补充。患者日常治疗用药则需要根据医嘱，由中心药房专人负责配药、核对，病区护士负责再次核对并领取。

2. 药物的保管

（1）药物的放置 药物应放置于药柜中。药柜应放在通风、干燥、光线明亮，但避免阳光直射的地方。药柜由专人负责管理并保持清洁；药物放置整齐，标签醒目。

（2）药物的检查 按照规定定期检查药品质量，如发现药品有沉淀、浑浊、异味、变色、潮解、变性、发霉、超过有效期等，应立即停止使用。

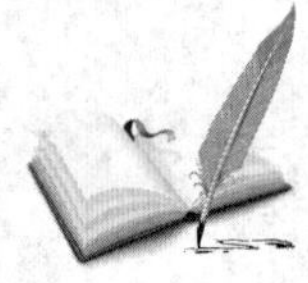

（3）药物的存放 药物应按内服、外用、注射、剧毒等分类放置，并按有效期的先后顺序排列，先领先用，以防失效；贵重药、剧毒药、麻醉药应有明显标记，加锁专人保管，

专本登记，严格交接。药瓶标签明确、字迹清楚，注明药物名称（中、英文对照）、剂量、浓度。一般内服药用蓝色边标签、外用药用红色边标签、剧毒药和麻醉药用黑色边标签，标签脱落或辨认不清应及时处理。个人专用的特殊药物，应注明床号、姓名，单独存放。并且应根据药物性质不同，对药物进行分类保存。

1）如乙醇、三溴片、甘草片、干酵母、糖衣片、碘酊、过氧乙酸等易挥发、潮解、风化的药物以及芳香性药物均须装瓶密盖保存。

2）如环氧乙烷、乙醚、乙醇等易燃、易爆的药物，须密闭并单独存放于阴凉低温处，远离明火，以防意外。

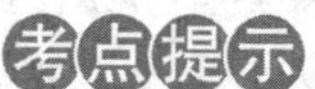

根据药物性质不同分别保存药物，以保证药物的有效性。

3）如维生素C、氨茶碱、盐酸肾上腺素等易氧化和遇光变质的药物，应用深色瓶盛装或放在黑纸遮光的纸盒内，置于阴凉处。

4）如抗毒血清、疫苗、免疫球蛋白、白蛋白、青霉素皮试液等遇热易破坏的生物制品、抗生素等，应根据性质置于干燥阴凉（约20℃）处或按要求冷藏于2～10℃的冰箱内。

（三）临床常用的给药过程中的缩写

临床工作中常用外文缩写来描述用药时间、用药次数、用药部位等，临床常用的外文缩写见表8－3。

（四）安全给药原则

医务人员在用药过程中，应严格遵守安全用药的原则，掌握正确的用药方法与技术，指导患者正确用药。

表8－3　常用的用药时间、次数、部位的外文缩写与中文译意

外文缩写	中文译意	外文缩写	中文译意
Qh	每1小时一次	q2h	每2小时一次
q3h	每3小时一次	q4h	每4小时一次
q6h	每6小时一次	Qd	每日一次
bid	每日两次	tid	每日三次
qid	每日四次	qod	隔日一次
biw	每周两次	hs	睡前
qm	每晨一次	qn	每晚一次
am	上午	pm	下午
12n	中午12点	12mn	午夜12点
ac	饭前	pc	饭后
inj	注射	po	口服
id	皮内注射	H/ih	皮下注射
IM/im	肌内注射	IV/iv	静脉注射
ivgtt	静脉滴注	Ad	加至
DC	停止	st	立即
prn	需要时（长期）	sos	必要时（限用一次，12 h内有效）

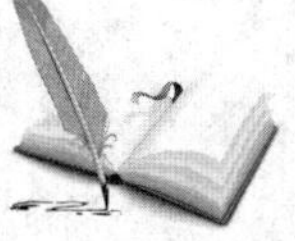

续表

外文缩写	中文译意	外文缩写	中文译意
Aa	各	RR，R	处方
OD	右眼	OS	左眼
OU	双眼	AD	右耳
AS	左耳	AU	双耳

1. 根据医嘱给药 根据医嘱给药是安全给药的前提。给药是一项非独立性的医学护理操作，在给药中医务人员不得擅自更改药物，必须严格按医嘱给药。医务人员应熟悉常用药物的作用、副作用、用法，具备一定的药理知识。在执行过程中，若对医嘱有疑问，应了解清楚后方可给药，避免盲目执行；若发现给药错误，应及时报告、处理。若遇有紧急抢救或手术时，护士可接受医师的口头医嘱，但须向医师重复一遍，确认无误后再执行。

2. 及时用药，做到“五个准确” “五个准确”，即准确的药物、准确的剂量、准确的途径、准确的时间、准确的患者。为确保安全及时用药，必须做到药物备好后及时分发使用，避免久置引起药物污染或药效降低；对易发生过敏反应的药物，使用前了解过敏史，按需要进行过敏试验，使用中加强观察。

3. 严格执行查对制度 严格执行查对制度是安全给药的保障。在医疗护理过程中，应严格执行“三查七对一注意”。

（1）三查 操作前、操作中、操作后查（查七对的内容）。

（2）七对 对床号、姓名、药名、浓度、剂量、用法、时间。

（3）注意 注意检查药物的质量，对疑有变质或超过有效期的药物，不能使用。

4. 加强用药观察及记录 用药后注意观察药物疗效和不良反应，尤其是易引起过敏反应或毒副反应较大的药物，应做好记录。

（五）影响药物疗效的因素

在人体内，药物必须经过吸收、分布、代谢、排泄，在血浆中达到一定浓度，才能到达作用部位产生作用。药物的体内过程、给药个体、给药方法、饮食营养等因素均会影响药物发挥疗效。

1. 个体因素

（1）年龄 《中华人民共和国药典》规定 14 岁以下为儿童用药剂量，14～60 岁为成人剂量，60 岁以上为老人剂量。通常所说的药物“常用量”是针对 14～60 岁的个体而言。一般药物用量与体重成正比。因为儿童和老年人的生长发育状况、机体的功能与成人相比差异较大，所以用药剂量通常应酌减。

（2）性别 不同的性别，对药物的反应也不同，通常女性较男性敏感。女性用药时应考虑到其的生理状况，注意月经期、妊娠期、哺乳期的用药特点。在月经期和妊娠期，子宫对泻药、子宫收缩药及刺激性较强的药物较敏感，容易造成痛经、月经量过多、早产或流产，因此泻药、子宫收缩药等在月经期应禁止使用，在妊娠期、哺乳期应慎用。某些药物可通过胎盘进入胎儿体内对胎儿的生长发育造成影响，如苯妥英钠、苯巴比妥可能引起兔唇，白消安可引起多发性畸形，甲氨蝶呤易引起流产、胎儿畸形（无脑儿、腭裂）等。

（3）个体差异 每个人对于药物的使用都有个体差异。如有些个体对药物敏感性低，

需要较大剂量才能达到疗效，而对某些药物的敏感性高，很小剂量即可引起中毒。

（4）身体状况　肝、肾是机体解毒及药物代谢的重要器官，应特别注意肝肾功能受损情况，肝功能不良时，肝药酶活性降低，药物代谢排泄慢，药物作用延长或增强，半衰期延长，易致药物中毒，因此，地西泮、苯巴比妥、洋地黄毒苷等主要在肝脏代谢的药物要减量、慎用或禁用。肾功能不良时，某些主要经肾脏排泄的药物如氨基糖苷类抗生素、头孢唑啉等应减少剂量或适当延长给药间隔时间，避免引起药物蓄积中毒。还有疾病也可影响机体对药物的敏感性，也可影响药物的体内代谢过程，从而影响药物的效应，如发热患者比体温正常的患者对解热镇痛药物敏感。

（5）心理因素　药物的疗效并非单靠其理化性质，心理因素在一定程度上可影响药物的效应，其中以医护人员的语言、暗示作用、患者的情绪、对药物的信赖程度等最为明显。如果患者情绪乐观、愉快，药物疗效较好，反之不然。患者信赖药物和医护人员可提高药物疗效，如安慰剂的使用即是利用患者的心理，暗示药物的有效性，使患者对安慰剂产生依赖，增强疗效。在给药过程中，护理人员应充分调动患者的主观能动性，以便更好地发挥药物疗效。

2. 饮食因素　饮食可以改变药物的体内过程，通过影响药物的吸收、排泄而影响着药物疗效的发挥。

（1）干扰药物吸收，降低疗效　如高脂肪食物可抑制胃酸分泌而影响铁剂的吸收；菠菜中含有大量草酸，可与钙结合成草酸钙而影响钙剂的吸收；服铁剂时不能与茶水、高脂饮食同时服用，因茶叶与铁易形成铁盐妨碍吸收，脂肪抑制胃酸分泌，影响铁吸收。

（2）促进药物吸收，增强疗效　如高脂肪食物可促进脂溶性维生素 A、D、E 的吸收，因此维生素 A、维生素 D、维生素 E 宜餐后服用；酸性食物可增加铁剂的溶解度；粗纤维食物可促进肠蠕动，增强驱虫剂的疗效。

（3）通过改变尿液 pH，影响药物疗效　鱼、肉、蛋等动物性食物在体内代谢产生酸性物质，豆制品和蔬菜在体内代谢产生碳酸氢盐，排出时影响尿液 pH，从而影响药物疗效。如氨苄西林在酸性尿液中杀菌力强，因此使用氨苄西林治疗泌尿系统感染时宜多食荤菜，使尿偏酸，增强抗菌作用；而应用磺胺类、氨基苷类药物时，宜多食素食，以碱化尿液，增强疗效。

3. 用药方法　用药途径、时间、次数、联合用药等均对药物作用有着重要影响。

（1）用药途径　有的药物采用不同的用药途径其药效不同，如硫酸镁外敷可消肿，口服产生导泻、利胆作用；注射给药则产生镇静和降压作用。

（2）用药时间和次数　由药物的半衰期以及人体的生理节奏所决定，所以应合理安排用药时间以维持有效血药浓度和发挥最大药效。药物半衰期是指血浆中药物浓度下降一半所需的时间。若半衰期短的药物用药间隔时间应短；若半衰期长的药物用药间隔时间应长。若患者肝、肾功能不良，应适当调整用药间隔时间，用药间隔时间短易导致药物蓄积中毒，用药间隔时间长则可使血药浓度波动增大。

（3）联合用药　使用联合用药是为了达到治疗目的而采取的两种或两种以上药物同时或先后应用，从而增强治疗效果，减少不良反应。若联合用药使药物原有作用加强，称为协同作用，如头孢菌素类和氨基糖苷类抗生素在治疗大肠埃希菌、铜绿假单胞菌等引起的感染有协同作用；异烟肼、乙胺丁醇合用能增强抗结核作用，乙胺丁醇还可以延缓异烟肼

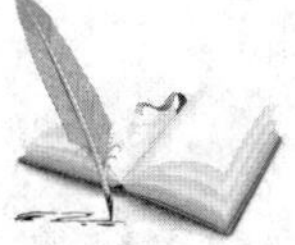

耐药性的产生。若联合用药后使药物疗效降低，甚至出现毒性反应，则称为拮抗作用，如庆大霉素与依他尼酸钠和呋塞米配伍，可致永久性耳聋，与阿米卡星、链霉素配伍可导致肾功能损害、神经性耳聋；维生素C与磺胺类合用，会使药效降低；强心苷类药物与糖皮质激素合用有拮抗作用，增加心脏对强心苷的敏感性，易致室颤；静脉滴注青霉素时不能同时口服利君沙，后者可干扰青霉素的杀菌效能。因此，医务人员在给药中应熟悉药物的相互作用，注意药物的配伍禁忌，合理用药。

4. 药物的体内过程 从用药到药物发挥疗效一般经过3个过程，即药剂学过程、药代动力学过程和药效性过程。药剂学过程指的是开始给药到药物处于可吸收状态的过程，在此过程中药物的制剂、给药方法均可影响药物的吸收。药代动力学过程指的是药物在人体内经过吸收、分布、代谢、排泄几个程序后，在血浆中达到一定浓度的过程。药效学过程指的是药物进入作用部位，与机体相互作用，最后发生疗效的过程。

（1）药物吸收 是指药物自给药部位进入血液循环的过程。药物的剂型、药物分子大小、药物理化性质和解离度、给药途径及给药部位生理状况等会影响药物吸收。一般情况下，水溶性制剂比油剂、混悬液或固体剂型吸收快；小分子药物及脂溶性高、极性低的药物易通过细胞膜而被吸收。

常用的给药途径有口服、注射、吸入、舌下含化、外敷、直肠给药等。通常不同给药途径药物吸收快慢不同，由快到慢的顺序为静脉给药、吸入给药、肌内注射、皮下注射、直肠给药、阴道给药、口服给药、皮肤给药。因为静脉给药药物直接进入血循环，所以作用最快。给药部位血流加速可增加吸收率，血流减慢则吸收减少。

（2）药物分布 指药物随血液循环向组织、脏器转运的过程。药物在各组织脏器中的分布是不均匀的，药物在靶器官的浓度决定药物作用的强度。血液循环、血容量、血浆蛋白结合力、水电解质酸碱平衡、脂肪含量、药物对组织脏器的亲和力等均影响药物分布。

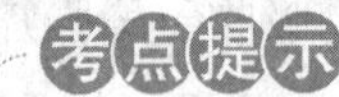

不同给药途径药物的吸收快慢也不同，掌握药物吸收快慢的顺序，能保证药物疗效。

（3）药物代谢 是指药物进入作用部位与组织细胞相互作用，发生化学变化，失去活性的过程，也被称作药物的生物转化。肝脏是代谢的主要器官，所以凡是影响肝脏功能的因素也将影响药物的代谢。

（4）药物排泄 是指药物及其代谢产物自机体排出体外的过程，也是药物自体内消除的重要方式。排泄的主要器官是肾脏、胆道、汗腺、肺、肠道等，这些部位的异常或病理改变，均可影响药物在体内排泄，导致过多药物在体内聚集而引发中毒或其他不良反应的发生。

二、常用安全给药的技术

（一）口服给药法

口服给药法是最常用、最方便、最经济以及最安全的给药方式，是临床最常用的一种给药方法，药物经口服后被胃肠道黏膜吸收，通过血液循环到达局部或全身，达到治疗疾病的一种方法。

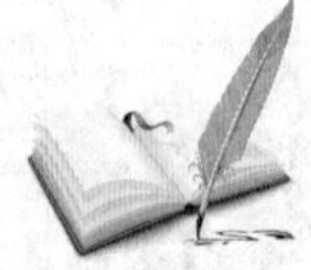

1. 评估　执行药疗前，要注意评估影响给药的因素，以便判断患者是否适宜口服给药，服药时是否需要提供帮助以及需要提供何种帮助等。需要评估的内容如下。

（1）患者身体情况及自理能力　评估患者的年龄、病情及是否适合使用口服给药。评估患者的口腔情况，有无口腔、食管疾患，有无恶心、呕吐、吞咽困难以及肝肾功能及胃肠功能是否正常。评估患者能否服药自理及活动能力。

（2）患者心理及合作程度　评估患者对服药的心理反应，对于口服药物的认知情况以及有无拒服药物的现象。

2. 操作前准备

（1）用物准备　发药盘、所用药物、小药牌、服药本、药匙、药杯、小水壶、乳钵、研锤、量杯、纱布、滴管、小毛巾。

（2）操作者准备　洗手、戴口罩。

3. 操作步骤

（1）发放药物前准备　摆药前要备齐用物，中途勿离开操作台，以免发生差错。

1）准备小药牌，核对小药牌与医嘱本后，按床号顺序将小药牌插入发药盘内。按照查对制度进行摆放药物。

2）摆放水剂药物时应用量杯计量。所用药液量不足 1 ml 时，则用滴管计量；以滴为单位，1 ml 为 15 滴。量取时，先于药杯中倒入少量凉开水，再滴入药液。如药液不宜稀释时，则可将药液直接滴在面包或饼干上服用。

3）摆药完毕，再将药物、小药牌与服药单核对一遍，发药前再请另一名护士核对一遍，以保证给药无误。检查或发药完毕，用治疗巾盖好药盘。

（2）发放药物　按查对制度核对无误，严格做到五个准确后，带上温开水，在合适的时间发放给患者。

1）保证准确的药物、准确的患者。

2）对服药自理有困难的患者，应予以帮助。如对婴幼儿或危重患者，应予喂药。

3）为了提高疗效，减少不良反应，应注意：如果药物之间有相互作用，不宜同时或在短时间内服用；合理安排服药时间，以便药物充分发挥疗效；对胃肠黏膜有刺激的药物，应在饭后服用；对呼吸道黏膜起安抚作用的药物，服后不宜立即饮水，一般应在 15 分钟后才可饮水；磺胺类药物，服后应嘱咐患者多饮水，避免尿中结晶析出；服用强心苷类药物前，应先测脉率；对牙齿有腐蚀作用或使牙齿染色的药物，可用饮水管吸服，以免药液与牙齿接触，服药后及时漱口。

4. 用药后观察与处置　发放药物后要再次核对，确保给药的正确与安全，教会患者正确给药的方法，并监督督促患者将药物按时服用，以免影响药物疗效，如遇到服药依从性较差患者，应督促患者当面服药。用药后还需要及时评价药物的疗效及毒副反应。

> **考点提示**
>
> 掌握和告知口服药物在使用时的注意事项，能够保障患者的安全用药。

发放药物以后，还应及时处理用物。患者用过的药杯应清洗消毒处理后才能再次使用，可用消毒溶液浸泡 30 分钟后，用清水冲净，擦干备用。盛放油剂的药杯先用纸擦净后再进行消毒处理。如为一次性使用的塑料小药杯，须经

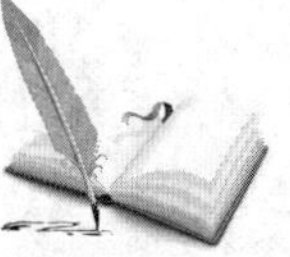

集中消毒处理后再丢弃，以防止病原微生物传播。发药车、发药盘应每日清洁，药柜应每日整理。

（二）药物抽吸法

1. 抽吸安瓿瓶内药液

（1）操作前准备

1）用物准备：注射盘内放置无菌持物罐、无菌棉签、消毒液、2～5 ml 注射器、无菌纱布罐、砂轮、弯盘，安瓿瓶，洗手液。

2）操作者准备：洗手、戴口罩。

（2）操作步骤

1）检查：核对药物药名、浓度、剂量、有效期，检查药物是否混浊、沉淀、变色，安瓿瓶是否有裂痕。检查注射器包装是否漏气，是否过期。

2）消毒并折断安瓿：用手指轻弹安瓿，促使顶端药液流至底部，消毒在瓶颈处，用砂轮进行划痕，再次消毒后折断安瓿（图 8－11）。

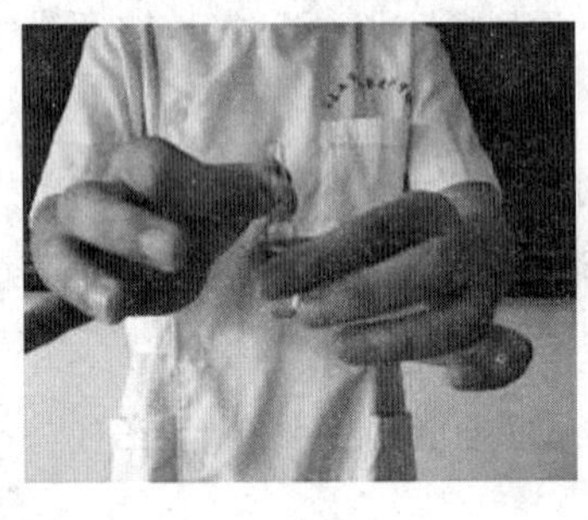

（a）

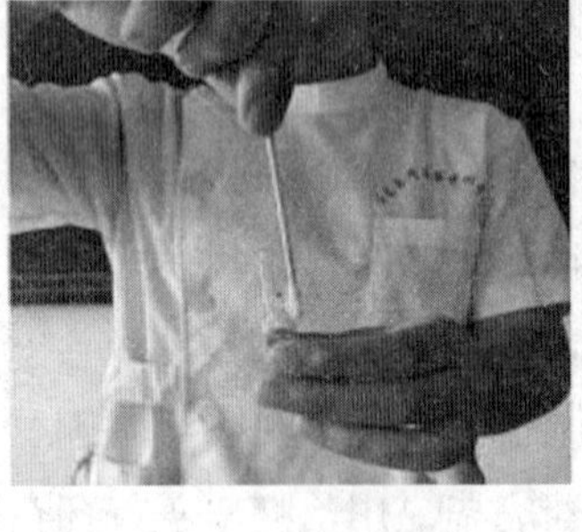

（b）

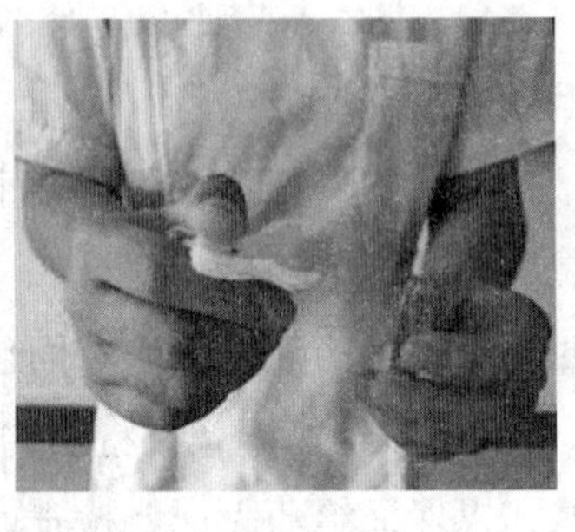

（c）

图 8－11　消毒及折断安瓿

3）打开注射器：剪开或撕开包装取出注射器，检查其刻度是否清晰，针头是否无锈、无弯曲、无钩。

4）抽吸药液：将针头斜面向下伸入安瓿瓶内液面下，抽动活塞，吸取药液。

5）排气、核对：初次排出注射器内空气，注意不可浪费药液，并再次核对后备用（图 8－12）。

2. 抽取密封瓶内药液

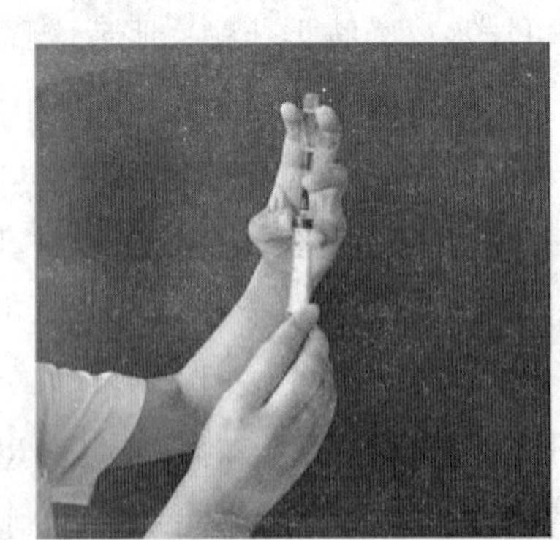

图 8－12　自小安瓿内抽吸药液

（1）操作前准备

1）用物准备：注射盘内盛消毒液、无菌棉签、2～5 ml注射器、弯盘，密封瓶，洗手液，起瓶器，生理盐水或注射用水。

2）操作者准备：洗手、戴口罩。

（2）操作步骤

1）检查：检查核对药物药名、剂量、有效期，是否变色，密封瓶是否有裂痕。检查注射器包装是否漏气，是否过期。

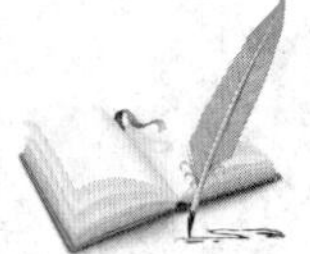

2）消毒：用起瓶器开启瓶盖，消毒，除去铝盖中心，消毒瓶塞。

3）取出注射器：剪开包装取出注射器，检查注射器刻度是否清晰，针头是否无锈、无弯曲、无钩。

4）抽取生理盐水：用注射器抽取所需液体等量的空气注入生理盐水或注射用水中，再吸取生理盐水。

5）抽取药物：将抽取的生理盐水注入密封瓶内，晃动到药物全部融化以后，抽动活塞，吸取药液（图 8－13）。

6）排气、核对：初次排出注射器内空气，注意不可浪费药液，并再次核对后备用。

（3）注意事项

1）应严格执行无菌操作原则和查对制度，确保用药安全。

2）抽吸药液时注意保持注射器乳头、针尖、针梗和活塞体部无菌，以免药液被污染。

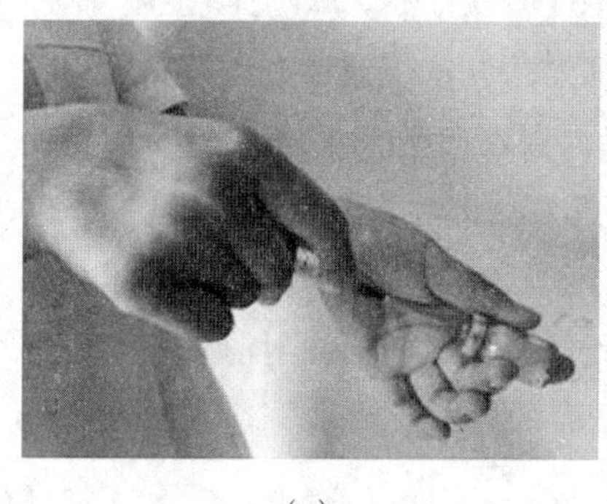

（a）

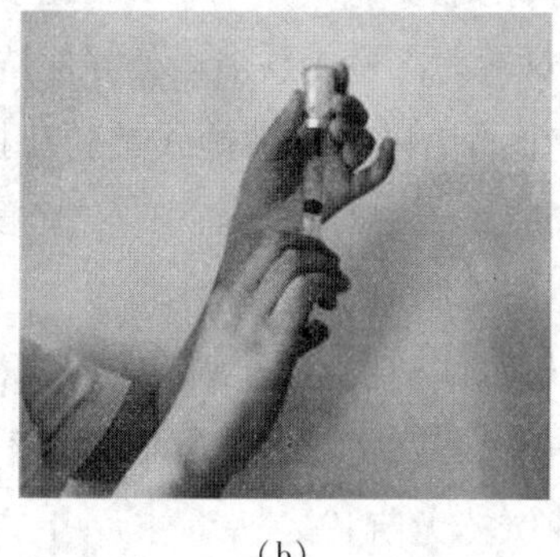

（b）

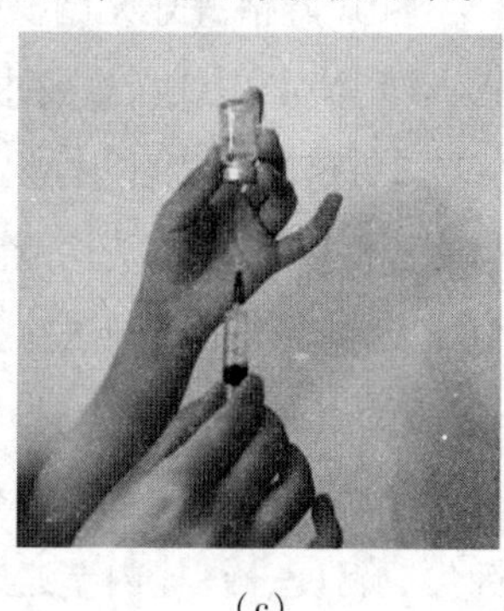

（c）

图 8－13　自密封瓶内抽取药液

（三）划痕法

划痕法可用于预防接种或作药物过敏试验。预防接种时，选取上臂三角肌外侧作为试验部位，药物过敏试验时，选取前臂掌侧下段作为实验部位。

（1）操作前准备

1）用物准备：注射盘、1 ml 注射器、7 号针头、药液、急救药品、用品。

2）患者准备：了解患者用药史及有无过敏史。

3）操作者准备：洗手、戴口罩。

（2）操作步骤

1）检查：检查药液的名称、剂量、有效期，检查注射器外包装有无漏气，是否在有效期范围内。

2）消毒：用 70% 乙醇消毒，待干，忌用碘酊消毒（以免药物过敏试验的结果与碘过敏相混淆或因脱碘不彻底而影响对局部反应的观察）。

3）划痕并滴入药液：在选择的部位滴 1 ~ 2 滴药液，然后用左手绷紧皮肤，右手持针头在表皮上轻轻划长度约 2.5 cm 的“井”或“二”字样，以划破皮肤而无出血为度，暴露患者皮肤，使药液渗入皮内。

4）指导患者并整理用物：指导患者保持滴药局部清洁干燥，禁止手抓，以免影响结果，并收拾床单位，整理用物。

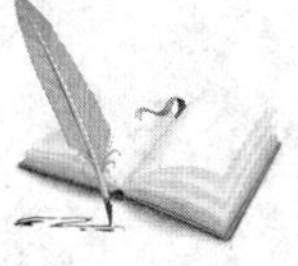

5）结果观察：如为药物过敏试验，20 分钟后观察结果，局部红肿、直径大于 1 cm、有丘疹者为阳性。如为预防接种，患者接种后 1 天内，局部可出现小范围的红肿，轻微的

痛痒感，或伴有轻微的全身不适、发热，属正常现象。如有异常，可作进一步检查和处理。

（四）注射给药法

注射给药法（injection）是指将无菌药物或生物制剂注入体内的方法，其优点是药物吸收速度快，吸收量较准确，血药浓度升高迅速，发挥疗效较快。注射给药法适用于由于各种原因不宜口服给药并需要药物迅速发生作用的患者。根据不同的治疗需要，注射器针头需要进入不同的组织，因此注射给药法分为皮内注射、皮下注射、肌内注射、静脉注射和动脉注射五种。

1. 注射原则 注射原则（principles of injection）是注射给药过程中，医务人员必须严格遵守的原则。

（1）严格遵守无菌操作原则

1）消毒皮肤：按要求对注射部位皮肤消毒，并保持其无菌。常规消毒方法是：用棉签蘸取2%碘酊，以注射点为中心由内向外螺旋式旋转涂擦，直径在5 cm以上，待干后，用70%乙醇以同法脱碘，范围应大于碘酊消毒面积，待乙醇挥发后即可注射。如使用0.5%碘附或安尔碘，则以同法涂擦消毒两遍，无需脱碘。

2）其他要求：注射环境应清洁、宽敞、明亮，符合无菌操作要求；注射前医务人员必须衣帽整洁、洗手、修剪指甲、戴口罩；选择的注射器空筒的内壁、活塞、乳头和针头的针尖、针梗、针栓内壁必须保持无菌。

（2）严格执行查对和消毒隔离制度　严格执行“三查七对”，仔细检查药物质量，如发现药液混浊、沉淀、变色变质、过期或安瓿有裂痕等现象，不可应用；如同时注射多种药物，应查对有无配伍禁忌（incompatibility）。注射时做到一人一套物品，即一人一针、一人一垫枕、一人一止血带。所用物品必须严格消毒处理，不可随意丢弃。

（3）选择注射部位和进针角度与深度　应避开神经、血管处（动、静脉注射除外）、炎症、瘢痕、硬结、化脓感染及患皮肤病处选择注射部位。若患者有长期注射的需要，应有计划地更换注射部位，以防局部组织坏死。不同的注射法有不同的进针角度和深度要求，但切记不可把针梗全部刺入注射部位，以防不慎针头折断。

（4）选择注射器和针头　根据药物剂量、刺激性强弱、黏稠度或注射部位选择合适型号的注射器和针头。检查注射器外包装完整无裂缝，不漏气，在有效期范围内；注射器和针头衔接紧密；针头无钩、无锈、无弯曲、锐利。

（5）注射药液现配现用　药液应在规定注射时间临时抽取，及时注射，以防药物被污染或效价降低。

（6）注射前排尽空气并检查回血　注射前必须排尽注射器内空气，特别是静脉、动脉注射，以防气体进入血管形成栓塞，排气时应防止药液浪费。推注药液前，应轻轻抽动注射器活塞检查有无回血。动、静脉注射必须见到回血方可推注药物；皮下、肌内注射无回血才可注药，如有回血，须拔出针头重新进针；皮内注射不需要抽回血。

（7）减轻患者疼痛的方法

1）分散患者注意力，解除患者思想顾虑，取合适体位，使肌肉松弛，便于进针。

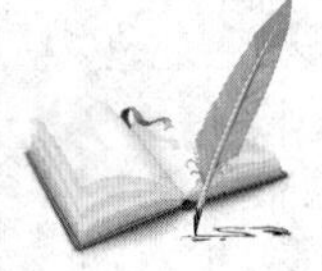

2）注射时做到“二快一慢”，即进针快、拔针快，推药慢，推药速度要均匀。

3）若注射刺激性较强的药物，应选用细长针头，进针要深。若需同时注射多种药物，一般应先注射刺激性较弱的药物，再注射刺激性强的药物。

2. 皮内注射法　皮内注射法（intradermic injection，ID）是将小量药液或生物制品注射于表皮和真皮之间的方法。适用于药物过敏试验，以观察有无过敏反应，也可用于预防接种和局部麻醉的起始步骤。

考点提示

注射是一项侵入性操作，遵循注射原则，能保证患者安全和减轻患者痛苦。

（1）操作前准备

1）患者准备：告知患者即将进行的皮内注射的部位、方法及注意事项，确定患者的意识状态、心理状态及合作程度。

2）用物准备：注射盘内加 1 ml 注射器、4.5 号针头、注射卡及药液、消毒液，如为药物过敏试验，另备0.1%盐酸肾上腺素及其他抢救设备。

3）操作者准备：洗手、戴口罩。

（2）操作步骤

1）核对解释：核对，评估患者，向患者解释操作目的。作皮试前，详细询问用药史、过敏史，如患者对需要注射的药物有过敏史，则不可作皮试，应与医师联系，更换其他药物。并按照医嘱准备药物，检查药物和注射器，抽取药物，初次排气后备用。

2）体位：携用物至患者床旁，协助患者取舒适卧位。

3）选择部位并消毒：预防接种时，选取上臂三角肌外侧作为注射部位，药物过敏试验时，选取前臂掌侧下段作为注射部位。以70%乙醇消毒皮肤（忌用碘酊消毒，以免影响对局部反应的观察）。

4）再次排气：排尽空气，再次核对。

5）进针并推药：一手绷紧局部皮肤，一手持注射器，针头斜面向上，与皮肤呈5°角刺入皮内（图8－14）。待针头斜面完全进入皮内后，放平注射器，固定针栓，注入药液（图8－15）。

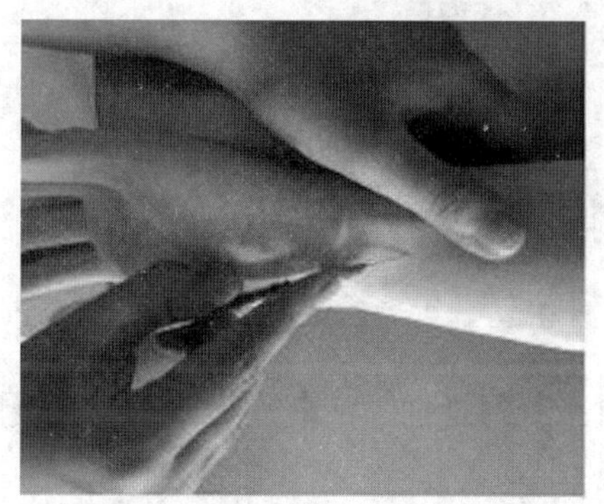

图8－14　皮内注射进针

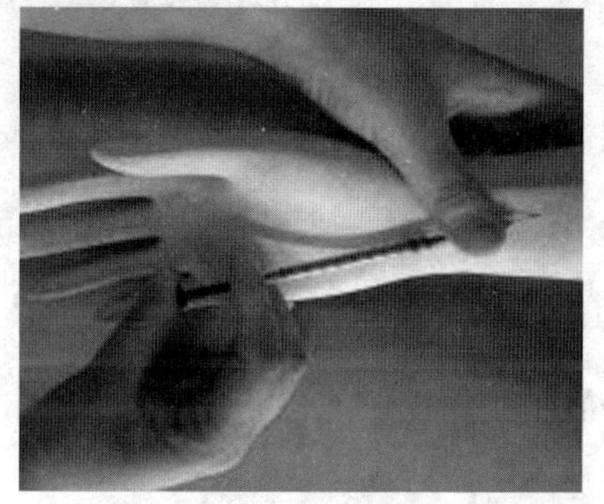

图8－15　皮内注射推药

6）拔针：注射完毕，迅速拔出针头。

7）指导：再次核对后，告知患者不要按揉注射部位，不要离开，如有不舒适的感觉，及时通知医师和护士。

8）整理：清理用物。

9）观察、记录：15～20分钟后观察局部反应，作出判断并记录。

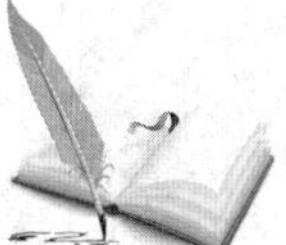

3. 皮下注射法 皮下注射法（hypodermic injection，H）是将小量药液或生物制剂注入皮下组织的方法。适用于需要注入小剂量药物，但不宜口服给药，而需在一定时间内发生药效时，也可用于预防接种。

（1）操作前准备

1）患者准备：告知患者即将进行的皮下注射的部位、方法及注意事项，确定患者的意识状态、心理状态及合作程度。

2）用物准备：注射盘内加 1 ~2 ml 注射器、5.5 ~6 号针头、注射卡、消毒液及药液。

3）操作者准备：洗手、戴口罩。

（2）操作步骤

1）核对解释：核对，评估患者并解释操作目的，请患者配合。按照医嘱准备药物（对皮肤有刺激的药物一般不做皮下注射），检查药物和注射器，抽取药物，初次排气后备用。

2）体位：携用物至患者处，协助患者取舒适体位。

3）选择部位并消毒：常选用上臂三角肌下缘、两侧腹壁、后背、大腿前侧和外侧作为注射部位。如患者长期注射，应建立轮流交替注射部位的计划，经常更换注射部位，以促药物的充分吸收。常规消毒皮肤，待干。

4）排气、进针：再次核对，排尽空气。用一手绷紧局部皮肤（对过于消瘦者，可捏起局部组织，穿刺角度适当减小），一手持注射器，以示指固定针栓，保持针头斜面向上，与皮肤呈 30° ~40°角（针头刺入角度不宜超过 45°，以免刺入肌层），快速将针梗的 1/2 ~2/3 刺入皮下（图 8 –16）。

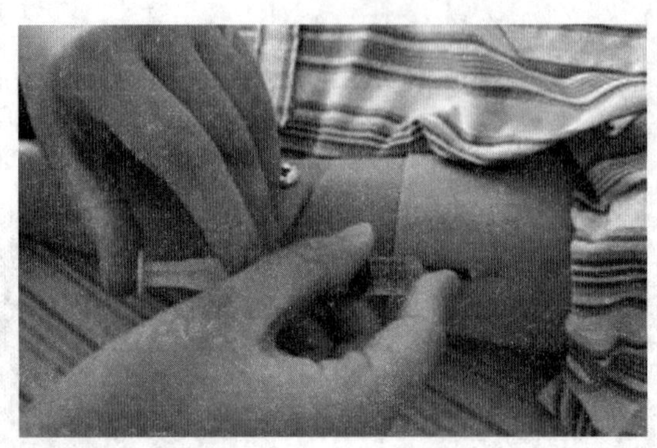

图 8 –16 皮下注射法

5）抽回血、推药：松开绷皮肤的手，以左手食指、拇指抽动活塞，无回血，再缓慢推注药液。

6）拔针：注射完毕，用干棉签轻压针刺处，迅速拔出针头后按压片刻，直至不出血为止。

7）整理并记录：再次核对患者，观察患者用药后反应，整理床单位，清理用物后进行记录。

4. 肌内注射法 肌内注射法（intramuscular injection，IM）将一定量的药液注入肌肉组织的方法。适用于不能或不宜口服药时；注射刺激性较强或药量较大的药物或需迅速达到药效时；不宜或不能做静脉注射，要求比皮下注射更迅速发生疗效时。

由于肌内注射的药量较大，所以要选择肌肉较厚、远离大神经、大血管的部位，不能在发炎、化脓感染、硬结、瘢痕及患皮肤病处注射。若患者需长期做肌内注射，注射部位应交替更换，并用细长针头，可避免和减少硬结的发生。注射部位定位有以下几种。

> **考点提示**
>
> 各种注射法的定义、目的、注射部位、进针角度、进针深度以及各种注意事项

（1）臀大肌定位　是最常见、最常选用的肌内注射部位，2 岁以下婴幼儿不宜选用后臀部注射，以免损伤坐骨神经。

1）十字法：从臀裂顶点向左、向右划一水平线，从髂嵴最高点向下作一垂直线，将一侧的臀部分为了四个象限，取其外上象限避开内角作为肌内注射部位（图 8－17）。

2）连线法：连接髂前上棘和尾骨，连线的外上 1/3 处作为肌内注射部位（图 8－18）。

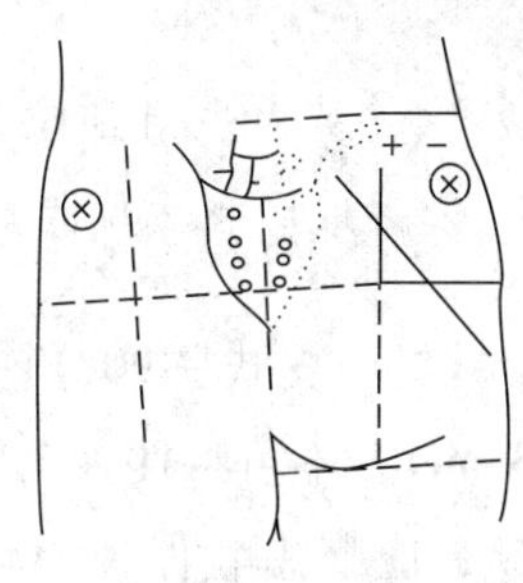

图 8－17　十字法

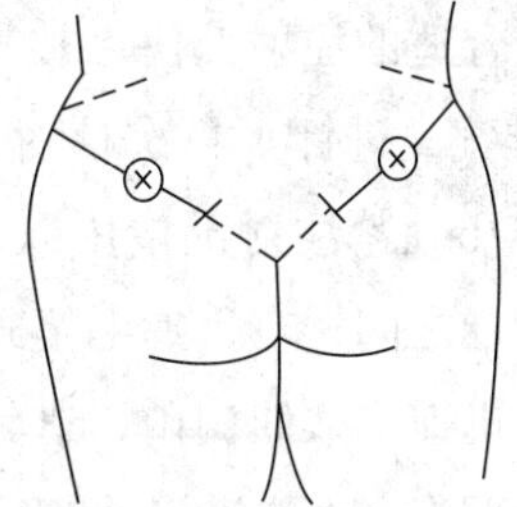

图 8－18　连线法

（2）臀中肌、臀小肌定位　幼儿未独自行走前其臀部肌肉一般发育不好，宜选用臀中肌、臀小肌注射。

1）髂前上棘外侧三横指处（以患者自己的手指为准）。

2）以示指尖和中指分别置于髂前上棘和髂嵴下缘处，髂嵴、示指和中指构构成一三角形区域，示指和中指构成的内角为注射区（图 8－19）。

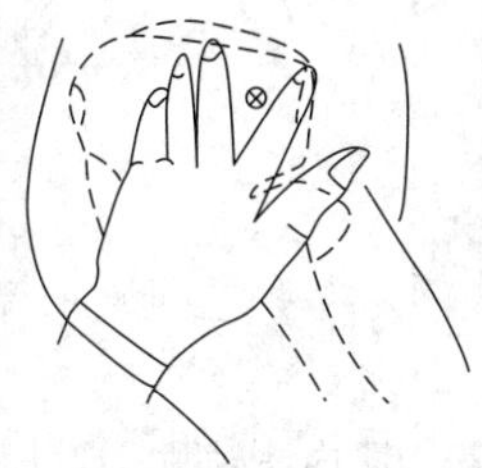

图 8－19　臀中肌、臀小肌注射部位定位法

（3）上臂三角肌定位 上臂三角肌肌肉分布少，只能作小剂量注射。定位方法为：上臂外侧，自肩峰以下 2～3 横指。

（4）股外侧肌定位 股外侧肌大血管少，适用于多次注射。定位方法为：大腿中段外侧，大约 7.5 cm 宽，膝关节以上 10 cm 左右，髋关节以下 10 cm 左右。

【操作前准备】

（1）患者准备　告知患者即将进行的肌内注射的部位、方法、配合要点及注意事项，确定患者的意识状态、心理状态及合作程度。

（2）用物准备　治疗盘内盛高效碘、无菌棉签缸、无菌纱布缸、无菌持物钳、砂轮片、2～5 ml 注射器、5.5～6 号针头、药物、洗手液。

（3）操作者准备　洗手、戴口罩。

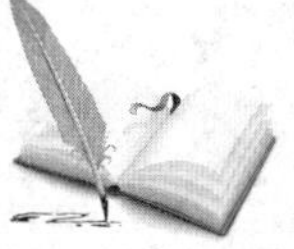

【操作步骤】

(1) 核对解释　核对，评估患者，向患者解释操作目的，取得患者合作。根据医嘱，备好药物，抽吸药液，放于无菌注射盘内，再次核对无误后，备用。

(2) 体位携用物至患者处，协助患者安置适合肌内注射的卧位。一般可采取以下几种卧位。

1) 坐位：患者坐位，双手扶椅背，局部肌肉放松。

2) 侧卧位：下腿弯曲，上腿伸直。

3) 俯卧位：患者俯卧，头偏向一侧，两腿伸直，足尖相对，足跟分开。

4) 仰卧位：患者仰卧，肌肉放松。

(3) 选择部位并消毒　遮挡屏风，协助患者暴露出臀部，选择合适的注射部位，常规消毒皮肤。

考点提示

肌内注射部位的选择以及采取各种体位的具体姿势。

(4) 排气、进针　再次核对，排尽空气。用左手拇指和食指分开绷紧注射部位皮肤，准备一干棉签于左手无名指和小指之间，右手握毛笔式持针，以中指固定针栓，针头与皮肤呈90°角。手臂带动腕部力量，迅速进入肌肉内，进针深度为针梗2/3 (2.5～3 cm)，不可将枕头全部刺入，以防针梗从根部衔接处折断（图8－20）。如果发生针头折断，应嘱患者保持原位，不要活动，固定局部组织，以防断针移位，用无菌血管钳夹住断端取出。如断端在肌肉组织内，无法取出，应立即请外科医师处理。

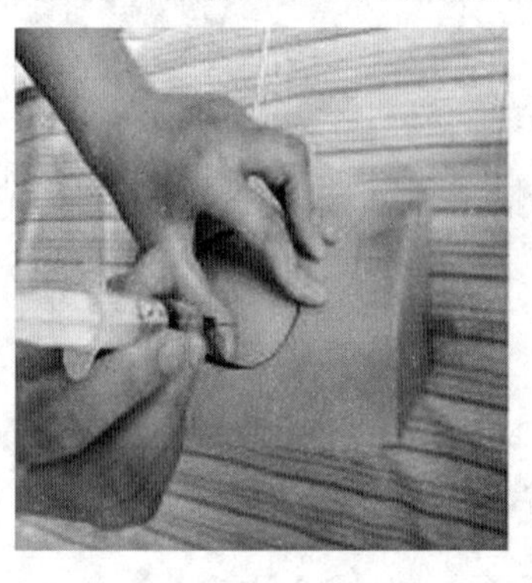

(a)

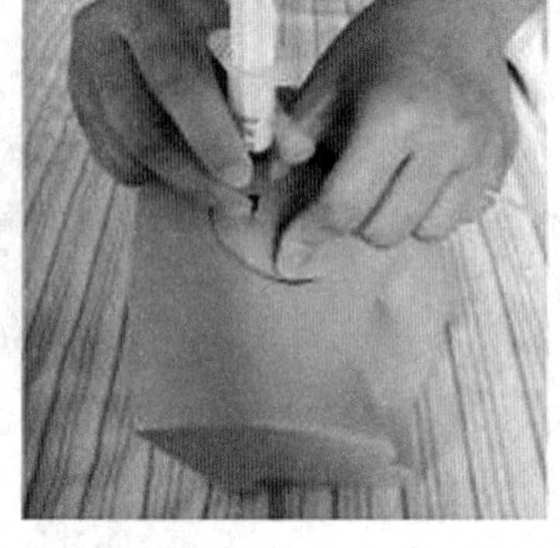

(b)

图8－20　肌内注射绷紧皮肤和进针

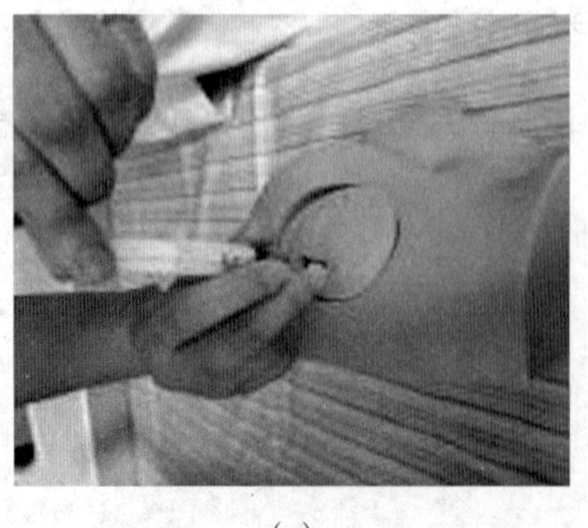

(a)

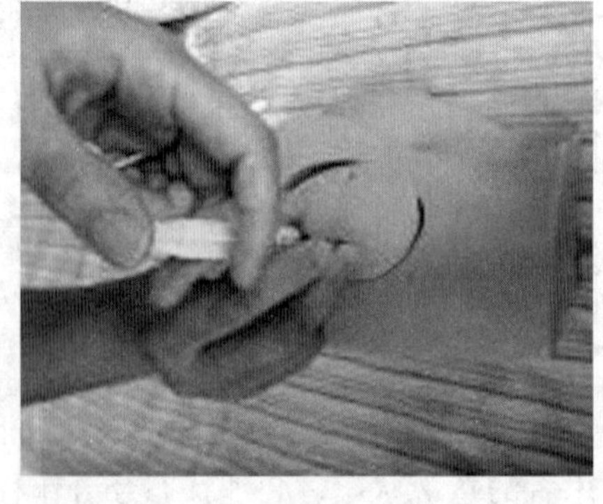

(b)

图8－21　肌内注射抽回血和推药

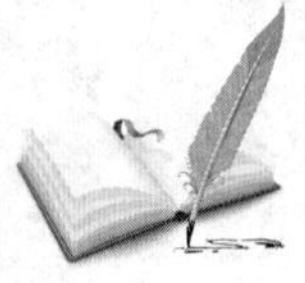

(5) 抽回血、推药　左手抽动活塞，查看无回血后，固定针头，缓慢注药，观察患者

反应（图 8－21）。

（6）拔针　注射完毕，用干棉签压针眼处，快速拔针，按压片刻，直至不出血为止，再次核对。

（7）整理并记录　协助患者取舒适卧位，再次核对患者，观察患者用药后反应，整理床单位，清理用物后进行记录。

5. 静脉注射法　静脉注射法（intravenous injection，IV）是自静脉注入药液或血液的方法。药液可直接通过血液循环而达全身，是用药效果发挥最快的给药方法。可用于药物不宜口服、皮下注射、肌内注射时，需迅速发生药效时；注入药物作某些诊断性检查时；静脉营养治疗时。应选择粗、直、弹性好，避开关节和静脉瓣，且易于固定的静脉作为注射部位。若患者需长期注射的，应保护患者血管，有计划地从小到大、从远心端到近心端选择静脉。常用的静脉注射部位如下。

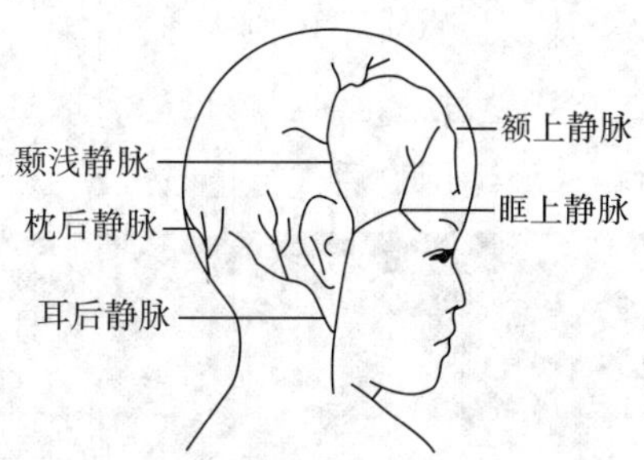

图 8－22　小儿头皮静脉

（1）四肢浅静脉　常用肘部浅静脉（贵要、正中、头静脉）及腕部、手背、足背部浅静脉。

（2）股静脉　在股神经和股动脉的内侧。

（3）头皮静脉　多适用于小儿（图 8－22）。

【操作前准备】

（1）患者准备　告知患者即将进行的静脉注射的部位、方法、配合要点及注意事项，患者注射部位的皮肤情况、血管充盈情况及静脉管壁弹性。确定患者的意识状态、心理状态及合作程度。

（2）用物准备　注射盘内盛注射器（规格视药量而定），6～9 号针头或头皮针、止血带、脉枕、胶布、注射卡、药液、无菌棉签缸、消毒液、洗手液。

（3）操作者准备　洗手、戴口罩。熟悉静脉注射失败的常见原因，以便积极应对。

1）针头穿破对侧血管壁，回抽无回血。

2）针头斜面一半穿破对侧血管壁，回抽有回血，推注少量药液，局部可无隆起，但因部分药液注入深层组织，患者有疼痛感。

3）针头斜面未完全刺入静脉，部分留在血管外，回抽有回血，但推药时药液溢至皮下，局部皮肤隆起并患者有疼痛感。

4）针头刺入静脉过少，回抽有回血，松开止血带后，由于静脉回缩，针头滑出血管，再次回抽无回血。

【操作步骤】

以四肢浅静脉注射为例。

1）核对解释：核对、评估患者，向患者解释操作目的。按医嘱备好药品，正确吸取药液，再次核对备用（若为对组织有强烈刺激的药物，应另备抽有生理盐水的注射器和针头，待注射穿刺成功后，应先注入少量生理盐水，当证实针头后，在静脉内再换上抽有药液的注射器推药，以免药液外溢而致组织坏死。）。

2）体位：携用物到患者床旁，协助患者安置合适并舒适的卧位。

3）选择注射部位：选择合适的静脉，在穿刺部位下方垫脉枕，在穿刺部位上方（近心端）约 6 cm 处扎止血带。

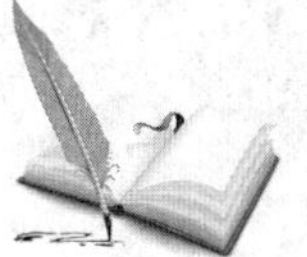

4）消毒：嘱患者握拳，以穿刺点为中心环形消毒，待干。

5）排气、进针：再次核对，排尽注射器内空气。以左手拇指紧绷静脉下端皮肤，固定血管，右手持注射器，以示指固定针栓，针头斜面向上，与皮肤呈15°～30°自静脉上方或侧方刺入静脉，见回血后，可再顺静脉进针少许（若进针时出现血肿，应立即拔出针头、按压直不出血后，另选静脉穿刺）。

6）固定：松开止血带，同时嘱患者松拳，固定针头（如为头皮针，可用胶布固定），缓慢注入药液，推注过程中反复抽回血，以免针头脱出。密切观察用药反应和局部情况，随时听取患者主诉（图8－23）。

7）拔针：注射结束后，将干棉签放于穿刺点上方，快速拔出针头，按压（亦可屈肘按压）片刻，直至不出血为止。

8）整理并记录：协助患者取舒适卧位，再次核对患者，观察患者用药后反应，整理床单位，清理用物后进行记录。

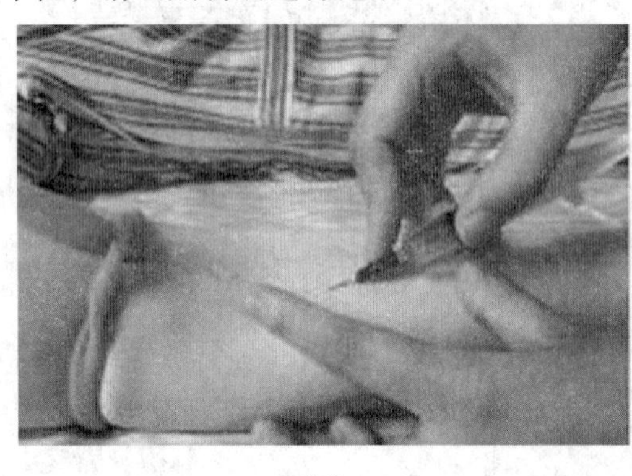

（a）

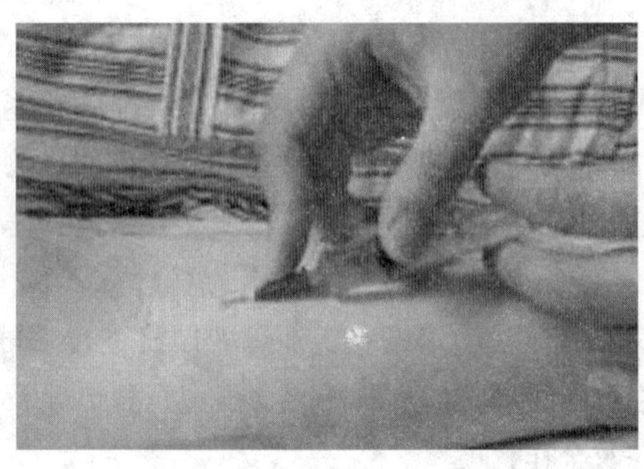

（b）

图8－23　静脉注射进针和注射

（五）静脉输液法

静脉输液法（intravenous infusion）是利用大气压和液体静压原理将大量无菌溶液或药物通过静脉输入体内的方法。通过静脉输入液体，可补充机体丢失的电解质和水分，维持酸碱平衡；可输入药物，用于疾病的治疗（输入脱水剂，减轻脑水肿，降低颅内压或利尿消肿）；可输入营养物质，补充营养，维持热量；可用于抢救休克患者，维持血压。常见的静脉输液方法包括周围静脉输液法、颈外静脉插管输液法、锁骨下静脉插管输液法和微量输液泵法。

【操作前准备】

1. 患者准备　告知患者即将进行的静脉注射的部位、方法、配合要点及注意事项；患者注射部位的皮肤情况、血管充盈情况及静脉管壁弹性及肢体活动情况；患者的年龄、病情、用药情况、意识状态及营养情况；确定患者的意识状态、心理状态及合作程度。

2. 用物准备　治疗车上：治疗盘内盛输液器、瓶笸、胶贴、高效碘、无菌棉签缸、止血带、脉枕、小治疗巾、药物（生理盐水）、启瓶器、剪刀、弯盘内盛止血钳。治疗车下：备污物盘、洗手桶。

3. 操作者准备　洗手、戴口罩。

【常见的输液故障及排除方法】

1. 茂菲滴壶内液面过高　若茂菲滴壶旁无侧管时，从输液架上取下输液瓶，将液面倾斜，使输液的出针头露出液面上，瓶内空气即进入管内，让液体缓缓流下，直至滴壶内液面至1/3～1/2时，再将输液瓶挂在输液架上；若茂菲滴壶上有小孔时，可将滴壶以上的输液管夹闭，开放小孔，直至滴壶内液面下降至正常后，关闭小孔，松开上端输液管。

2. 茂菲滴壶内液面过低　若滴壶旁无小孔时，可捏紧滴壶以下输液管，同时挤压滴壶以上输液管，迫使液体流入滴壶内；若滴壶旁有小孔时，可捏紧下端输液管，开放旁侧小孔，使溶液流入适当高度时，关闭小孔，松开输液管。

> **考点提示**
> 遇到静脉输液故障时，要分析各种故障发生的原因并能够及时排除。

3. 茂菲滴壶内液面自行下降　应检查滴管上端输液管和茂菲管有无漏气或裂隙，必要时予以更换。

4. 溶液不滴

（1）若针头移出血管外，液体注入皮下组织，患者出现局部肿胀、疼痛，应拔出针头另选血管，重新穿刺。

（2）若一手捏住茂菲滴壶下输液管，另一手挤压靠近针头的输液管，感到有阻力，说明针头阻塞，应更换针头重新穿刺。

（3）若是因为压力过低导致的溶液不滴，可适当抬高输液瓶。

（4）若患者静脉痉挛，可进行局部热敷，缓解痉挛。

（5）若针头斜面紧贴血管壁，可调整针头位置。

（6）若输液管扭曲受压，妨碍液体滴入，应检查输液管，防止其扭曲。

（7）若患者输液侧手臂受压所导致的溶液不滴，可协助患者适当变换肢体位置，使滴体流畅。

【操作步骤】

以周围静脉输液法为例。

1. 核对解释　核对，评估患者，向患者解释操作目的，取得合作，因静脉输液时间较长，嘱患者自行或者协助患者上卫生间。

2. 准备药物　遵医嘱备好药品，填写输液卡信息，擦去瓶上灰尘，核对液体的名称、浓度、剂量及是否在有效期范围之内，检查溶液有无混浊、沉淀、变色，检查瓶口有无松动或裂纹，无误后，将输液胶贴倒贴于药液瓶上（以不影响观察药液为标准），套上瓶筐。用启瓶器启开铝盖中心部分，消毒瓶盖中心部分及瓶颈，待干，如需加入药物，遵医嘱加入所需的后摇匀，备用。

3. 检查并插入输液器　检查输液器外包装无破损、无漏气、在有效期范围内后，取出输液器，将粗针头端全部插入瓶塞后，放于治疗车上。再次核对医嘱、输液卡、药物。

4. 体位　携用物至患者床旁，检查无误后，将治疗车推至患者床旁与床沿成45°角放置，协助患者取舒适卧位。

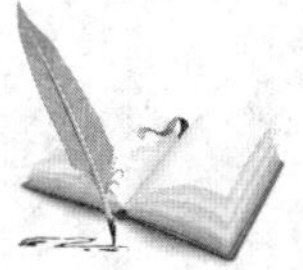

5. 初次排气　将输液瓶倒挂于输液架上，一次性排气。左手拿输液管下端，右手将茂菲滴壶倒转（图8－24），待液体流入茂菲滴壶的1/3～1/2时，右手迅速将滴壶放正，空气

排尽时，关闭调节器（图 8－25）。

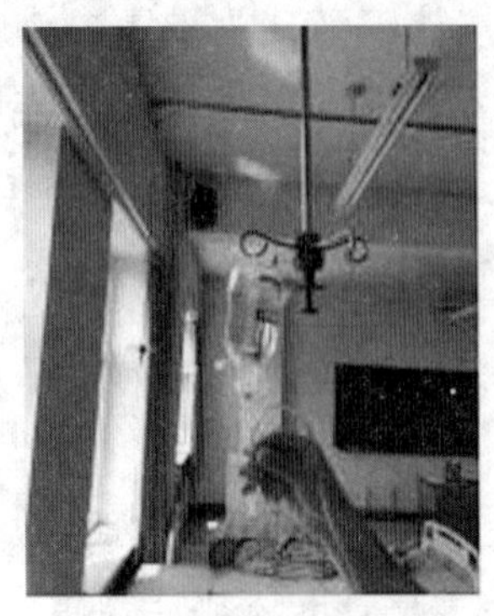
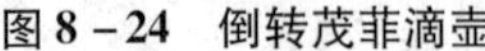

图 8－24　倒转茂菲滴壶

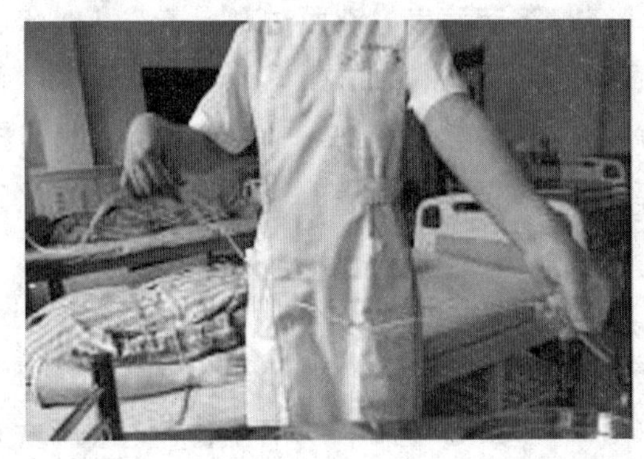

图 8－25　排气

6. 选择血管　患者卧位舒适，手腕下垫脉枕及治疗巾，于注射点上 6 cm 处扎止血带（止血带盲端指向手心），选择粗直、有弹性，不易滑动、避开关节和静脉瓣，且易于固定的静脉，如需长期静脉给药者，为了保护血管，应有次序先下后上，由远端到近端的选择血管。

7. 消毒　松开止血带，准备输液胶贴，以注射部位为中心常规消毒皮肤一次后，再次扎止血带，进行第二次消毒，待干。

8. 进针　第二次排气后，以左手拇指固定静脉，右手持头皮针针柄，针尖斜面向上，与皮肤成 20°角，由静脉上方或侧方刺入皮肤，见回血后，再沿静脉的方向潜行刺入少许。

9. “三松”、固定　松开止血带，嘱患者松拳，松开调节器。第一块输液贴固定针柄，胶布与手臂垂直，第二块输液贴固定针孔，必要时用夹板绷带固定肢体（图 8－26）。

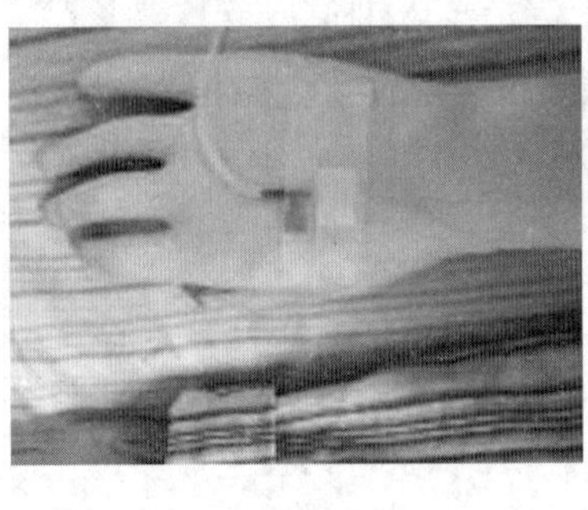

（a）

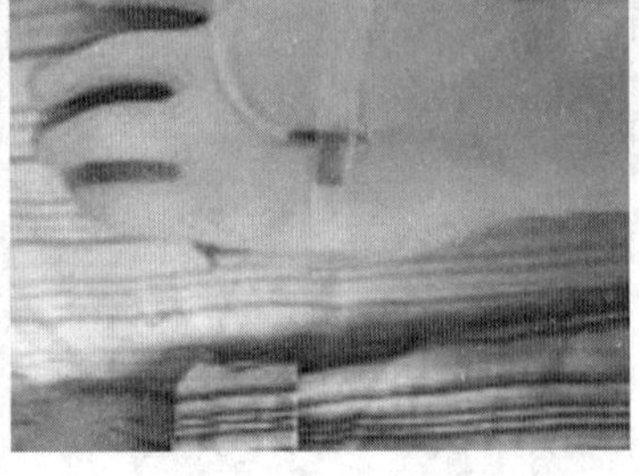

（b）

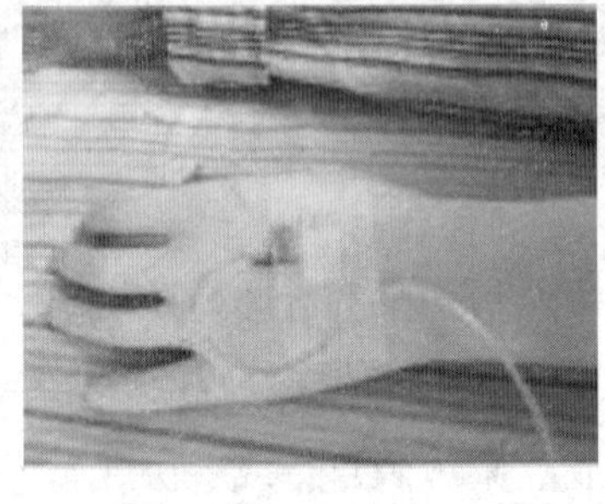

（C）

图 8－26　胶布固定法

10. 调节滴速　成人 40～60 滴/分，儿童 20～40 滴/分。

11. 安置卧位　将呼叫器放于患者易取处，患者取舒适卧位，再次核对，告知患者注意事项。

12. 整理并记录　协助患者取舒适卧位，再次核对患者，观察患者 5～10 分钟后，整理床单位，清理用物后进行记录。输液过程中加强巡视，观察滴入是否通畅，输液管有无漏液，输液管有无扭曲受压，患者局部皮肤有无肿胀疼痛，全身有无不适。如患者需要连续输液 24 小时以上者，应每天更替输液管。

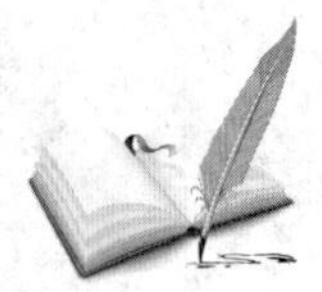

知识链接

静脉输液的原则

静脉输液过程应遵循“先晶后胶”“先盐后糖”“先快后慢”“宁酸勿碱”“宁少勿多”的原则。

13. 拔针　输液完毕（输液管内仅留少量液体时），除去胶布，关闭调节器，轻压穿刺点上方，迅速拔出针头，按压片刻，清理用物，归还原处，做好记录。

第四节　排　泄

扫码“学一学”

案例导入

患者，女，48岁。5天前因“左心衰竭”入院，接受治疗。昨日患者主诉腹胀，已3天未曾排便。患者平日里喜食肉质食品，因疾病原因需卧床信息，每日饮水量约300 ml。

请问：

1. 请问患者出现了什么症状？
2. 患者出现这种症状的原因有哪些？
3. 如需实施灌肠法，请阐述灌肠法的注意事项。

排泄是人体的基本生理需要之一，是维持生命的生理活动过程，人体排泄废物途径有很多，其中消化道和泌尿道是两种最主要的排泄途径。人体正常的排泄功能可受许多直接或间接因素的影响，从而使机体出现健康问题。

一、关于排泄的基本知识

（一）肠道排泄

1. 生理　大肠是人体参与排便的主要器官，大肠起自回肠末端终至肛门，长约1.5m，分为盲肠、结肠、直肠和肛管四个部分。大肠与小肠的连接部分为盲肠，其内有回盲瓣，起括约肌的作用，既可控制回肠内容物进入盲肠的速度，又可防止大肠内容物逆流。盲肠与结肠相连，结肠可分为升结肠、横结肠、降结肠和乙状结肠四个部分。直肠存在两个弯曲，即骶曲和会阴曲。会阴曲是直肠绕过尾骨尖形成凸向前方的弯曲，骶曲是直肠在骶尾骨前面下降形成凸向后方的弯曲。上续直肠下止于肛门的部分为肛管，长约4 cm，被肛门内外括约肌所包绕。肛管内括约肌为平滑肌，有协助排便作用，但对控制排便作用不大，肛门外括约肌为骨骼肌，是控制排便的重要肌束。

2. 对粪便的评估　对粪便进行评估时，应评估其排便量、频率、气味、形状、颜色、内容物。

（1）排便量　正常成人排便量为100～300克。排便量的多少与食物摄入量、液体摄入量、种类、消化器官的功能状态、排便频率等有关，进食肉食、细粮及蛋白质者，粪便量

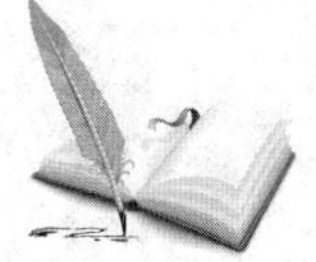

少而细腻；反之，进食粗粮、水果、大量蔬菜等膳食纤维较多者，粪便量多。

（2）排便次数　成人正常的排便频率为每日1～3次至每周1～3次，婴儿的排便次数较多，每日3～5次。如果成人排便每天超过3次或每周少于3次，便可视为排便异常。

（3）气味　正常粪便气味因膳食种类而异，强度由腐败菌的活动性及动物蛋白质的量而定。素食者，臭味轻；反之，摄入蛋白质、肉类较多者，粪便的臭味重。严重腹泻患者因未消化的蛋白质与腐败菌作用，粪便呈碱性反应，气味为恶臭；消化不良、乳儿糖类未充分消化或吸收脂肪酸产生气体，粪便呈酸性反应，气味为酸臭；下消化道溃疡、恶性肿瘤患者粪便呈腐败臭；上消化道出血的柏油样粪便呈腥臭味。

（4）形状与软硬度　正常人的粪便为成形软便。消化不良或急性肠炎可为稀便或水样便；便秘时粪便坚硬、呈栗子样；肠道部分梗阻或直肠狭窄，粪便常呈扁条形或带状。

（5）颜色　正常成人的粪便由于含有胆色素而呈棕黄色或黄褐色。婴儿的粪便呈金黄色或黄色。粪便的颜色与摄入食物的种类有关，如摄入动物血或含铁制剂，粪便可呈无光样黑色，食用大量绿叶蔬菜，粪便可呈暗绿色。当排除食物或药物的影响后，如果粪便颜色异常则提示消化系统有异常。如陶土色便提示胆道梗阻；柏油样便提示上消化道出血；果酱样便见于肠套叠、阿米巴痢疾；暗红色血便提示下消化道出血；白色“米泔水”样便见于霍乱、副霍乱；粪便表面粘有鲜红色血液见于痔疮或肛裂。

（6）内容物　一般情况下，粪便内容物主要为食物残渣、少部分脱落的肠上皮细胞、细菌以及机体代谢后的废物，如钙、镁、汞等盐类和胆色素衍生物。若发生肠道寄生虫感染，患者的粪便中可查出蛔虫和绦虫节片等。常规粪便中，亦会混入少量肉眼不易查见的黏液。若消化道有感染或出血发生，粪便中则会混入或粪便表面附有血液、脓液或肉眼可见的黏液。

考点提示

正常粪便的评估很重要，尤其是对其排便频率、量、颜色、气味、内容物等的评估。

3. 排便的影响因素及促进排泄的措施

（1）影响因素

1）心理因素：心理因素是影响排便的重要因素，一个人排便形态的改变与情绪有关。精神抑郁，身体活动减少，肠蠕动减慢导致便秘。而情绪紧张、焦虑可导致迷走神经兴奋，肠蠕动增加而致吸收不良、产生腹泻。住院环境的变化也会导致患者情绪心理发生变化。住院患者多与其他患者共用盥洗室，有的卧床患者甚至需在病室内使用便器排便时，因环境缺乏隐蔽性，患者会避免排便或减少排便次数来降低窘迫感。

2）饮食与液体摄入：饮食与液体摄入对排便的影响非常大。均衡饮食与足量的液体是维持正常排便的重要条件。富含纤维的食物可提供必要的粪便容积，加速食糜通过肠道，减少水分在大肠内的再吸收，使大便柔软而容易排出。当摄食量过少、食物中缺少纤维或水分不足时，无法产生足够的粪便容积和液化食糜，食糜通过肠道速度减慢、时间延长，使水分的再吸收增加，导致粪便变硬、排便减少而发生便秘。若摄入辛辣的食物会刺激局部引起反射，促进肠蠕动，从而影响肠道功能。

3）年龄：年龄可影响个体对排便的控制。老年人由于代谢下降、胃肠蠕动减慢，运动、神经障碍的概率增加，肛门括约肌松弛等原因导致肠道控制能力下降而出现排便功能的异常。2～3岁以下的婴幼儿，神经肌肉系统发育不全，不能控制排便。通过排便训练可

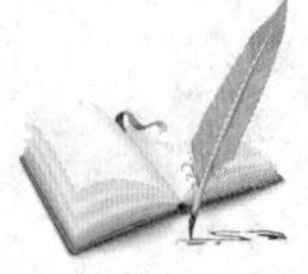

以逐渐控制排便，养成定时排便的习惯。

4）个人排便习惯：个人排便习惯的养成对于有规律排便是很重要的。在日常生活中，许多人都会使用某种固定的便器；有自己固定的排便时间；排便时从事某些活动如阅读等。当以上生活习惯由于环境的改变无法维持时，可能影响正常排便。

5）药物：有些药物能治疗或预防便秘和腹泻，如缓泻药可刺激肠蠕动，减少肠道水分吸收，促进排便。但是如药物剂量掌握不正确，如预防便秘的药物可引起腹泻，过度使用会造成患者生理和心理上的依赖。如麻醉剂或镇痛药等药物，会产生改变肠道正常功能的副作用，可使肠蠕动能力减弱而导致便秘；如滥用抗生素，可破坏肠道内的正常菌群而引起腹泻。

6）疾病及治疗：如脊髓损伤、中风、头部外伤、神经系统疾病等任何造成长期不能活动的情况，都会使排便刺激减弱；如肠道本身的病理改变，会直接影响正常的排便，如大肠癌、结肠炎可使排便次数增加；如肌肉张力不仅影响肠道肌肉本身的活动力，而且会影响骨骼肌协助排便的能力；治疗也可能造成便秘，例如腹部、肛门或妇科手术，会因为肠壁肌肉的暂时麻痹或伤口疼痛而造成排便困难。

（2）促进肠道排泄的措施

1）卫生宣教：向患者及其家属讲解排便与生活方式、饮食、运动等的关系，增加其正常排便的知识。

2）心理措施：为患者提供隐蔽场所，可使患者心情放松，对患者排便十分有益。若条件许可，提供单独卫生间；若患者必须在病房内使用便器时，可关上病室房门，加屏风遮挡患者，打开窗户，使用空气清新剂除臭，避免患者尴尬。

3）提高饮食中纤维素和水分的摄入：适量食用高纤维素食品，可增加粪便的重量，从而加速粪便在肠道内的移动，促使排便。饮食中水分的摄入，能软化粪便。成人每日至少应保证摄入1200～1500 ml水分，长期卧床的患者、发热患者可相对增加液体摄入量。若患者患有任何会因液体增加而使病情恶化的疾病，如心脏病、肾病等，应制定适量的液体摄入计划。

4）培养定时排便习惯及维持最佳体位：对那些原已建立的排便习惯，应帮助其维持原有的常规。根据工作性质、生活习惯等具体条件安排一个合适的排便时间。适当的姿势有助于腹肌收缩，增加腹内压，最佳的排便姿势是半蹲位，身体稍向前倾，卧床患者，在病情允许的情况下，可将床头抬高，维持适当的排便姿势。

5）进行适当运动：运动能增加全身肌肉张力及增强排便肌肉的肌力。对于卧床患者而言，在健康状况允许的情况下，可进行一些小运动量的锻炼；对于能下地活动的患者而言，散步就是非常好的全身运动。

4. 常见的排便异常及护理

（1）肠胀气　指胃肠道内有过量气体积聚而不能排出。如果患者食入产气性食物过多、吞入大量空气、肠蠕动减少、肠道梗阻及肠道手术后容易出现肠胀气。

1）症状和体征：腹部膨隆，叩诊时呈鼓音，患者出现腹胀、痉挛性疼痛、呃逆、肛门排气过多等症状。当肠胀气压迫膈肌和胸腔时，患者出现气急和呼吸困难症状。

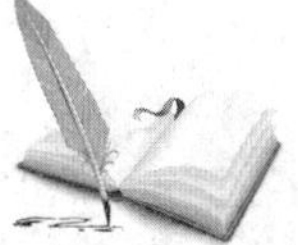

2）护理措施：①解除导致肠胀气的原因，勿食产气食物和饮料，积极治疗肠道疾患等。鼓励并协助患者适当运动，协助患者下床活动；卧床患者可做床上活动或变换体位，

以促进肠蠕动，减轻肠胀气。②轻微胀气时，可为患者进行腹部按摩或热敷、行针刺疗法，注意热敷的温度不可过高，防止烫伤。严重胀气时，必要时可遵医嘱给予药物治疗或行肛管排气、灌肠。③指导患者养成细嚼慢咽的良好饮食习惯。

（2）便秘　是指正常的排便形态改变，排便次数减少，排出过干过硬的粪便，且排便困难。某些器质性病变，排便习惯不良，中枢神经系统功能障碍，排便时间或活动受限制，强烈的情绪反应，各类直肠肛门手术，某些药物不合理的使用，饮食结构不合理，饮水量不足，滥用缓泻剂、栓剂、灌肠，长期卧床或活动减少等，均可抑制肠道功能而导致便秘的发生。

1）症状和体征：粪便干硬，触诊腹部较硬且紧张，有时可触及包块，肛诊可触及粪块。有时伴有腹痛、腹胀、消化不良、乏力、头痛、头晕、食欲不佳、口苦、烦躁、舌苔变厚等全身症状。排便时，会有下坠感、排便不尽感，甚至肛门疼痛，并发生肛裂。

2）便秘的护理措施：①了解患者的心理状态及排便习惯，给予耐心的安慰和指导，解除患者的顾虑。为患者提供单独隐蔽的环境及充裕的排便时间。②培养定时排便的习惯，指导患者选择自身合适的排便时间，不随意使用缓泻剂及灌肠等方法帮助排便。③保证饮食中纤维素的含量和充足的水分摄入，多摄取可促进排便的食物和饮料。如多食用蔬菜、水果、粗粮等高纤维食物；餐前提供开水，促进肠蠕动，刺激排便反射；在病情允许的情况下每日液体摄入量不少 2000 ml；适当食用油脂类食物，慎用辛辣等刺激性食物。④按个人需要拟订活动计划并协助患者进行运动。卧床患者可进行床上活动或被动运动；指导患者进行增强腹肌和骨盆底部肌肉的运动，以增加肠蠕动和肌张力，促进排便；若病情允许，让患者下床去卫生间排便，取自身习惯的排便姿势；对于手术的患者，在手术前应有计划地训练其在床上使用便器。⑤进行适当的腹部按摩，按摩时四指并拢，顺结肠走行方向做环行按摩，每次 5～10 分钟，每日 2 次，可使降结肠的内容物向下移动，并可增加腹内压，刺激肠蠕动，促进排便。也可用指端轻压肛门后端促进排便。⑥口服泻剂。指导患者正确使用缓泻剂，遵医嘱根据患者的病情、年龄等适当选择，如年老、体弱、婴幼儿应选择作用缓和的泻剂，慢性便秘的患者可选用蓖麻油、番泻叶、酚酞、大黄等接触性泻剂。⑦指导或协助患者正确使用简易通便剂。简易通便剂通过软化粪便，润滑肠壁，刺激肠蠕动而促进排便。临床常用的简易通便剂有开塞露、甘油栓等。⑧以上方法均无效时，遵医嘱给予灌肠。

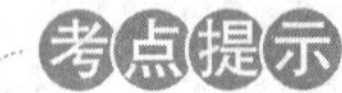

便秘的护理措施。

（3）粪结石　指粪便持久滞留堆积在直肠内，坚硬不能排出。常发生于慢性便秘的患者。便秘未能及时解除时，粪便滞留在直肠内，水分被持续吸收而乙状结肠推进的粪便又不断加入，最终使粪块变得又大又硬不易排出，发生粪便嵌塞。

1）症状和体征：患者有排便冲动，腹部胀痛，直肠肛门疼痛，肛门处有少量液化的粪便渗出，但不能排出粪便。

2）护理措施：做好便秘的预防和及时护理。若是粪结石早期，可口服缓泻剂、简易通便剂来润肠通便；也可先做油类保留灌肠，2～3 小时后再做清洁灌肠，必要时，每天进行 2 次，直到有大便排出为止。清洁灌肠无效时，应采取人工取便术。术者戴上手套，将涂润滑剂的示指慢慢插入患者肛门内，触到硬物时，注意粪块的大小、硬度，然后机械地敲碎粪块，慢慢取出。在操作时，应动作轻柔，避免损伤直肠黏膜。若操作中患者出现心悸、

头昏等症状时须立刻停止操作。

（4）腹泻　指正常排便形态改变，频繁排出松散稀薄的粪便甚至为水样便。腹泻是一种保护性反应，长时间剧烈的腹泻，可引起机体水和电解质紊乱、代谢性酸中毒、营养障碍等。患者消化系统发育不成熟，情绪紧张焦虑，饮食不当或使用泻剂不当，发生胃肠道疾患及某些内分泌疾病等均可导致肠蠕动增加，发生腹泻。

1）症状和体征：疲乏、肠痉挛、腹痛、恶心、呕吐、肠鸣、有急于排便的需要和难以控制的感觉，粪便松散或呈液体样。

2）护理措施：①立即停止进食可能被污染的食物、饮料。如为肠道感染遵医嘱及时给予抗生素治疗。②根据病情给予清淡的流质或半流质食物，禁食油腻、辛辣、生冷、高纤维食物。严重腹泻时可暂行禁食。鼓励患者多饮水，按医嘱给予止泻剂、口服补液盐或静脉输液。③频繁腹泻，全身症状明显者，应卧床休息，以减少肠蠕动，有利于减轻腹泻，减少能量消耗。注意腹部保暖。对不能自理的患者应及时给予便盆，消除焦虑不安的情绪，使之达到充分休息的目的。④注意肛周皮肤的清洁，减少刺激，保持皮肤的完整性。特别是婴幼儿、老人、身体衰弱者，因腹泻的粪便常是酸性的并含有消化酶，可引起肛门周围的表皮破损，每次便后用软纸轻擦肛门，温水清洗，并在肛门周围涂油膏保护皮肤。⑤观察排便的性质、次数、性状、颜色、肛门周围的皮肤、药物疗效等并记录，必要时留取标本送检。病情危重者，密切观察患者生命体征。如疑为传染病按肠道隔离原则护理。⑥主动关心患者，解除患者的心理负担，给予支持和安慰。协助患者及时清洗、沐浴、更换衣裤、床单、被套，去除异味，使患者感到舒适。便盆清洗干净后，置于易取处，方便患者取用。

（5）大便失禁　指肛门括约肌失去意识的控制而不自主地排便。患者神经肌肉系统的病变或损伤如瘫痪、胃肠道疾病、精神障碍、情绪失调等，均可导致大便失禁的发生。

1）症状和体征：患者不自主地排出粪便。

2）护理措施：①排便失禁的患者心情紧张而窘迫，心理压力较大，常感到自卑和忧郁，需要护士的安慰、理解和帮助。护理人员应尊重理解患者，主动给予心理安慰与支持。帮助其树立信心，配合治疗和护理。②如无禁忌，保证患者每天摄入足量的液体。适当增加食物纤维的含量和适当运动。③床上铺橡胶单和中单或一次性尿布，及时更换被污染的床单、衣物。每次便后使用软纸擦拭，用温水洗净肛门周围及臀部皮肤，保持皮肤清洁干燥。必要时，肛门周围涂擦软膏保护皮肤，避免破损感染，并注意观察骶尾部皮肤变化。保持床褥、衣服清洁，及时更换污染潮湿的衣裤被单，定时开窗通风，保持病室环境整洁，空气清新，除去不良气味，使患者舒适。④帮助患者重建控制排便的能力。了解患者排便时间，掌握规律，观察排便前表现，如多数患者进食后排便，护士应在饭后及时给患者使用便器；对排便无规律者，酌情定时给予便器，以试行排便，逐步帮助患者建立排便反射。教会患者进行肛门括约肌及盆底部肌肉收缩锻炼。指导患者取坐或卧位，试作排便动作，先慢慢收缩肌肉，然后再慢慢放松，每次 10 秒左右，连续 10 次，每次锻炼 20 ~ 30 分钟，每日数次，以患者感觉不疲乏为宜。与医师协商定时应用导泻栓剂或灌肠，以刺激定时排便。

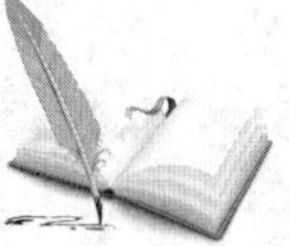

（二）泌尿道排泄

1. 生理　尿系统由肾、输尿管、膀胱、尿道组成。肾的主要功能是生成尿液，通过尿液的生成，排泄机体的代谢产物，调节水、电解质和酸碱平衡，以维持机体内环境的稳定；输尿管是肾和膀胱之间的尿液通道；膀胱的主要功能是贮存尿液和排尿；尿道是尿液排出体外的通道。男性尿道长 17 ~ 20 厘米，有两个弯曲、三个狭窄部位。女性尿道短，长 3 ~ 5 厘米，富于扩张性，尿道口在阴蒂下方，呈矢状裂。

2. 对尿液的评估 对尿液进行评估时，应评估排尿量及次数、气味、颜色、酸碱度、比重等。

(1) 排尿量及次数 排尿量能反应肾脏功能。一般成年人白天排尿 3 ~ 5 次，夜间 0 ~ 1 次，每次尿量 200 ~ 400 ml，24 h 的尿量 1000 ~ 2000 ml，平均在 1500 ml 左右。

(2) 气味 正常尿液气味来自尿内的挥发性酸，久置后，因尿液中的尿素分解产生氨，故有氨臭味。如果新鲜尿就有氨臭味，应怀疑泌尿道感染。糖尿病酮症酸中毒患者的尿液呈烂苹果味。

(3) 颜色 由于尿液中含有尿胆原和尿色素，正常新鲜尿液呈淡黄色或深黄色，澄清透明。当进水量减少时，尿液发生浓缩，可见量少且色深。尿液的颜色受药物及食物的影响，如服用核黄素或进食大量胡萝卜，尿液的颜色呈深黄色。当尿液颜色发生以下变化时，可以说明患者出现了相应的病理变化。如患者发生急性肾小球肾炎、输尿管结石、泌尿系统肿瘤、结核及感染时，尿液中出现血液，由于尿液中含红细胞，故颜色呈洗肉水色。血尿颜色的深浅，与尿液中所含红细胞量多少有关；如患者发生溶血、恶性疟疾和阵发性睡眠性血红蛋白尿时，大量红细胞在血管内破坏，形成血红蛋白尿，呈浓茶色、酱油样色，潜血试验阳性。如患者发生阻塞性黄疸和肝细胞性黄疸，尿呈深黄色或黄褐色，振荡尿液后，泡沫也呈黄色。如患者发生丝虫病，由于丝虫阻塞了淋巴管，导致尿液中含有淋巴液，故尿呈乳白色。

(4) 酸碱反应和比重 正常的尿比重为 1.010 ~ 1.025，pH 值约为 6.5。尿液的酸碱改变可受疾病、某些药物和食物的影响。尿液的比重与所含溶质的浓度成正比，受饮水量和出汗量的影响。

3. 排尿的影响因素及促进排尿的措施

> **考点提示**
>
> 正常尿液和异常尿液在尿量、颜色、气味、酸碱反应和比作方面均有区别。

(1) 影响因素

1) 心理因素：排尿可因为任何听觉、视觉或其他身体感觉的刺激而触发，如有些人听到水流声就想排尿。并且在隐蔽场所排尿是多种文化共同的规范，因此，当缺乏隐蔽场所时，就会使人产生羞愧的情绪，影响排尿的进行。

2) 饮食与液体摄入：正常情况下，尿量与饮食中水分和饮水有关，即水分摄入量大，则尿量多且频繁。食物的种类也会影响排尿，如含盐分较高的食物和饮料，则会造成体液潴留；反之，咖啡、茶、酒精性饮料有利尿的作用。

3) 个人习惯：大多数人会对排尿时间养成习惯，而且与日常作息时间相关。排尿频率和次数具有个体差异性，这与每个人的膀胱容量、液体摄入量、有无排尿场所等因素有关，一般日间 4 ~ 6 次，夜间 0 ~ 2 次。

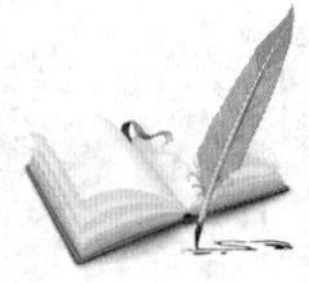

4) 疾病：大多数人在手术前，就有水分不足的问题，而术中又丢失一部分体液，因此，尿液的生成就会减少，以维持体液的平衡。而泌尿系本身的手术或外伤则会直接影响

尿液的生成或排出。膀胱、骨盆及腹部的肌肉参与排尿活动，当这些肌肉的张力发生改变时，就会直接影响排尿。任何干扰运动或感觉能力的疾患会影响排尿，如意识障碍、瘫痪等。

5）其他：孕妇因体内激素的改变和解剖位置的变化而影响其排尿形态，出现尿频；老年男性因前列腺肥大而压迫尿道，出现滴尿、不易排尿的现象；某些诊断性检查，如膀胱镜检查后，造成尿道不适和水肿而影响排尿。

（2）促进排尿的措施

1）心理放松：患者可采取听流水声，轻揉大腿内侧，用温水冲洗会阴部或温水坐浴等措施促进排尿。适当地遮挡，营造隐蔽的排尿环境，有利于患者自我放松。

2）保证充足的液体摄入：正常成人每日液体需要量为1200～1500ml，若患者活动受限，应鼓励其每日摄入2000～3000毫升液体，以稀释尿液，防止出现泌尿系感染或结石；若患者出现发热、腹泻、呕吐等，则需增加液体摄入量。

3）维持正常排尿习惯：患者病情允许时应尽可能维持患者原有的排尿习惯。若病情允许，应尽量协助男患者采取站姿，女患者采取坐姿，鼓励患者身体前倾，用手按压腹部，以增加腹内压。

4）适当的运动：运动可增加腹部和会阴部肌肉的张力，有助于排尿。若患者活动受限，指导患者有节律地做会阴部肌肉的收缩与放松活动，以增加会阴部肌肉的张力。

5）卫生宣教：帮助患者了解排尿的有关知识，明确泌尿系统功能正常，可排泄机体的代谢产物、维持机体内环境的稳定，对人体的健康是非常重要的。

4. 常见的排尿异常及护理

（1）尿失禁　指尿液不受意识控制不自主的流出。通常是由于排尿括约肌的控制受到干扰，如括约肌受伤、尿道狭窄、肿瘤及服用镇痛剂等导致的。

1）症状和体征：患者不自主地排出尿液。

2）护理措施：①减轻造成尿失禁的诱因，缓解患者的心理压力。如果是由于尿道感染引起的失禁，应遵医嘱坚持正确使用抗生素。尿失禁患者心理压力较大，常感到自卑、精神苦闷、忧郁、丧失自尊等，渴望理解和帮助，护士应尊重患者，给予安慰和鼓励，帮助其树立对重新恢复排尿控制的信心，积极配合治疗和护理。②根据病情指导患者摄入适当的液体。除肾衰竭、心肺疾病以外的患者，应每日摄入液体2000～3000 ml。通过多饮水可以增加尿液，增加的尿液能加强对膀胱，从而促进排尿反射的恢复，同时还可以起到预防泌尿系统的感染的作用。入睡前限制饮水量，以免影响患者夜间休息。③必要时应用接尿装置引流尿液。男患者可用尿壶接尿，也可用阴茎套连接集尿袋，接取尿液（不宜长时间使用，每天要定时取下阴茎套和尿壶，清洗会阴部和阴茎，并将局部暴露于空气中）；女患者可用女式尿壶紧贴外阴部接取尿液。④尿失禁的患者应保持局部皮肤清洁干燥，可使用尿垫，床上铺橡胶单和中单；为减少尿液对局部皮肤的刺激，防止皮肤完整性受损，经常用温水清洗会阴部皮肤，勤换衣裤、床单、尿垫等，减少异味。根据皮肤情况，勤翻身，定时按摩受压部位，防止压疮的产生。⑤进行持续的膀胱训练、骨盆底部肌肉的锻炼，重建正常的排尿功能。⑥以上措施均无效时，可采用留置导尿法。

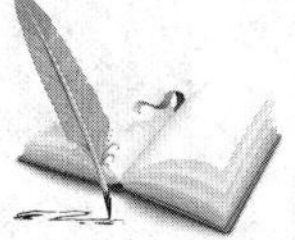

（2）尿潴留：指尿液大量存留在膀胱内而不能自主排出。常由于尿道机械性梗阻、会阴部手术后伤口疼痛、情绪过于焦虑、肌肉紧张等而导致尿液潴留。

1）症状和体征：耻骨上膨隆、下腹胀痛、排尿困难、扪及囊性包块，叩诊为实音。

2）护理措施：①非机械梗阻导致的尿液潴留，可利用条件反射，如听流水声、用温水冲洗会阴部和热水坐浴等，以引起排尿反射，促进排尿；安慰患者，消除其焦虑和紧张情绪；在患者排尿时，关闭门窗，屏风遮挡，请无关人员回避。适当调整治疗和护理时间，使患者心理上放松。② 酌情协助卧床患者取适当的体位和姿势。如卧床患者，可略抬高其上身或采取坐位。尽可能使患者按习惯姿势排尿。对需绝对卧床休息患者，应事先有计划性地训练在床上排尿，以免由于排尿姿势的改变而导致尿潴留。③也可通过热敷和按摩，使肌肉放松，促使排尿。如果患者病情允许，可用手掌自膀胱底部向尿道方向推移按压，直至耻骨联合。按压时应用力均匀，逐渐加力，一次按压到底。若未排尿，可重复操作，直到排尿为止。切记不可强力按压，以免膀胱破裂。④采用针刺中极、曲骨、三阴交穴等穴位的方法以刺激排尿。如患者膀胱过度充盈，可取下腹部穴位斜刺或横刺。⑤必要时根据医嘱肌内注射卡巴胆碱等。⑥如上述办法均无效的非机械性梗阻患者，可采取导尿技术，缓解患者痛苦。

二、常用的促使排泄的技术

（一）灌肠法

将一定量的液体由肛门经直肠灌入结肠，以帮助患者清洁肠道、排便、排气或由肠道供给药物或营养，达到确定诊断和治疗目的的方法。分为不保留灌肠（小量不保留灌肠和大量不保留灌肠）和保留灌肠。

1. 大量不保留灌肠　是将大量的灌肠液灌入患者体内，起到解除便秘、肠胀气；清洁肠道，为肠道手术、检查或分娩作准备；稀释并清除肠道内的有害物质，减轻中毒；灌入低温液体，为高热患者降温等作用。妊娠、急腹症、消化道出血、严重心血管疾病的患者，禁止使用大量不保留灌肠。

【操作前准备】

> **考点提示**
>
> 大量不保量灌肠是临床常做的操作，最常用灌肠液和用量需要掌握。

（1）患者准备　告知患者即将进行的灌肠法的方法、配合要点及注意事项。确定患者的意识状态、心理状态及合作程度。

（2）用物准备　备灌肠筒一套（橡胶管连接玻璃接管，全长约 120 cm，筒内盛灌肠液）、肛管、血管钳（或液体调节开关）、润滑剂、棉签、弯盘、卫生纸、橡胶单、治疗巾、水温计、灌肠溶液（常用0.1% ~0.2%的肥皂液、生理盐水；成人每次用量为500 ~1000 ml；溶液温度一般为39 ~41℃，降温时用28 ~32℃，中暑者用4℃）、便盆、便盆巾、输液架、屏风。

（3）操作者准备　洗手、戴口罩。

【操作步骤】

（1）核对、评估　向患者解释操作目的与合作的方法。

（2）屏风遮挡　将备齐的用物携至患者床旁，请无关人员回避，关闭门窗，屏风遮挡；嘱患者排尿。

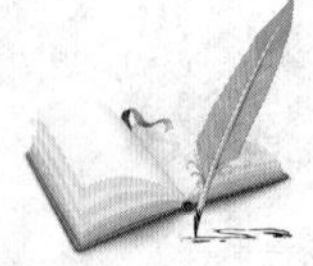

（3）卧位　协助患者取左侧卧位，双膝屈曲，将裤子退至膝部，臀部移至床沿。垫橡

胶单和治疗巾于臀下，弯盘置于臀边。不能自我控制排便的患者可取仰卧位，臀下垫便盆。盖好被子，暴露臀部。

（4）挂灌肠筒　选择合适的灌肠溶液（肝昏迷患者禁用肥皂水灌肠，减少 NH_3产生和吸收），将灌肠筒挂于输液架上，筒内液面高于肛门 40 ~ 60 cm，伤寒患者灌肠溶液量不许超过 500 ml，筒内液面不得高于肛门 30 cm。

（5）连接肛管并排气　戴手套，连接肛管，润滑肛管前端，排尽管内气体，夹管。

（6）插管、灌肠　操作者左手垫卫生纸分开肛门，暴露肛门口，并嘱患者深呼吸，右手将肛管从肛门轻轻插入直肠 7 ~ 10 cm，固定肛管，开放管夹，使液体缓缓流入。

（7）观察　密切观察筒内液面下降和患者的反应。如液面下降过慢或停止，多由于肛管前端孔道被粪块阻塞，可前后移动肛管或挤捏肛管；如患者感觉腹胀或有便意，可嘱其张口深呼吸以放松腹部肌肉，转移患者的注意力，降低腹压。同时适当降低灌肠筒的高度以减慢流速或暂停片刻；如患者出现脉速、面色苍白、出冷汗、剧烈腹痛，心慌气促，应立即停止灌肠，联系医师，给予处理。

（8）拔出肛管　待灌肠液即将流尽时夹管，用卫生纸包裹肛管轻轻拔出放入弯盘内，擦净肛门。

（9）安置患者　取下手套，协助患者取舒适的卧位，嘱其尽量保留 5 ~ 10 分钟后再排便（降温患者灌肠应保留 30 分钟后排出，排便后 30 分钟再测体温）。对不能下床的患者，给予便器，将卫生纸、呼叫器放于易取处。扶助能下床的患者去卫生间排便（图 8 – 27）。

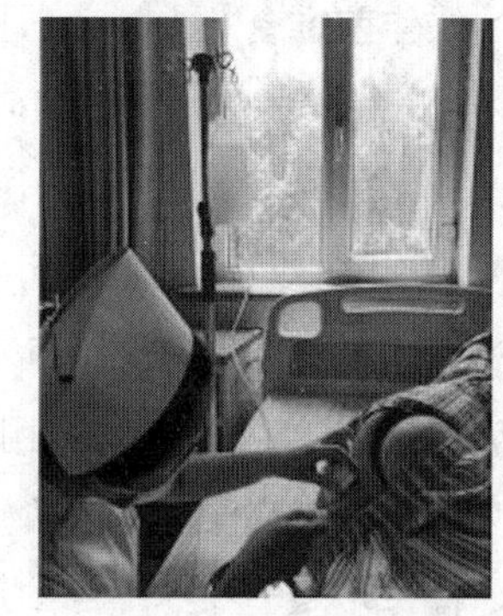

图 8 – 27　大量不保留灌肠

（10）整理床单位　排便后及时取出便器，擦净肛门，协助患者穿裤，整理床单位，开窗通风。

（11）观察、记录　必要时留取标本送检，洗手，在体温单上记录灌肠结果。

2. 小量不保留灌肠　通过小量不保留灌肠，可以起到软化粪便，解除便秘；排除肠道内的气体，减轻腹胀的作用。

【操作前准备】

（1）患者准备　告知患者即将进行的灌肠法的方法、配合要点及注意事项。确定患者的意识状态、心理状态及合作程度。

（2）用物准备　注洗器、量杯或小容量灌肠筒、肛管、温开水 5 ~ 10 ml、血管钳、润滑剂、棉签、弯盘、卫生纸、橡胶单、治疗巾、灌肠液（50% 硫酸镁 30 ml、甘油 60 ml、温开水 90 ml 混合成的“1、2、3”溶液；甘油或液状石蜡 50 ml 加等量温开水；各种植物油 120 ~ 180 ml，溶液温度为 38℃）、便盆、便盆巾、屏风。

（3）操作者准备　洗手、戴口罩。

【操作步骤】

（1）核对解释　洗手、戴口罩，备齐用物携至患者床边，再次解释并核对。请无关人员回避，关闭门窗，屏风遮挡。

（2）卧位　协助患者取左侧卧位，双膝屈曲，脱裤至膝部，臀部移至床沿，垫橡胶单和治疗巾于臀下。

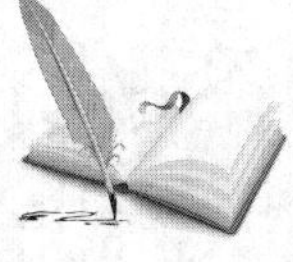

（3）连接肛管　将弯盘置于臀边，用注洗器抽吸药液，连接肛管，润滑肛管前端，排气夹管。

（4）插入肛管　一手垫卫生纸分开肛门，暴露肛门口，嘱患者深呼吸，一手将肛管轻轻插入直肠 7 ~ 10 cm。

（5）固定　固定缸管，打开血管钳，缓缓注入溶液，注毕夹管，取下注洗器再吸取溶液，松夹后再行灌注，如此反复直至溶液注完。

（6）注入灌肠液　注入温开水 5 ~ 10 ml，抬高肛管尾端，使管内溶液全部流入。

（7）拔出肛管夹管或反折肛管　用卫生纸包住肛管轻轻拔出，放入弯盘内。

（8）安置患者　擦净肛门，协助患者取舒适卧位。嘱其尽量保留溶液 10 ~ 20 min 再排便。

（9）整理及记录　协助患者排便，整理床单位，清理用物，洗手记录。

3. 保留灌肠　将药物灌入直肠或结肠内，通过肠黏膜吸收达到治疗的目的。常用于镇静、催眠和治疗肠道感染。

【操作前准备】

（1）患者准备　告知患者即将进行的灌肠法的方法、配合要点及注意事项。确定患者的意识状态、心理状态及合作程度。

（2）用物准备　灌肠液（药物及剂量遵医嘱准备，一般镇静催眠用 10% 水合氯醛；肠道抗感染用 2% 小檗碱、0.5% ~1% 新霉素或其他抗生素溶液。灌肠溶液量不超过 200 ml，溶液温度 39 ~41℃）、其他用物同小量不保留灌肠。

（3）操作者准备　洗手、戴口罩。

【操作步骤】

（1）核对解释　洗手，戴口罩，携用物至床旁，再次核对，解释；请无关人员回避，关闭门窗，屏风遮挡；嘱患者排便、排尿。

（2）卧位　根据病情选择不同的卧位，臀部抬高 10 cm。

（3）插入肛管　同小量不保留灌肠法轻轻插入肛管 10 ~ 15 cm，注入药液。

（4）拔出肛管　用卫生纸在肛门处轻轻按揉，嘱患者尽量忍耐，保留药液在 1 小时以上。

（5）整理及记录　整理床单位，清理用物，洗手。观察患者反应并做好记录。

（二）导尿术

导尿术（catheterization）是指在严格无菌操作下，用导尿管经尿道插入膀胱引流尿液的方法，通过导尿术能为尿潴留患者引流出尿液，以减轻痛苦；如留取未受污染的尿标本作细菌培养；测量膀胱容量、压力及检查残余尿；进行尿道或膀胱造影等；也可为膀胱肿瘤患者进行膀胱化疗。

1. 一次性导尿术

【操作前准备】

（1）患者准备　告知患者即将进行的导尿的方法、配合要点及注意事项。确定患者的意识状态、心理状态及合作程度。

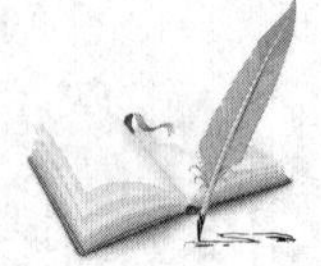

（2）用物准备

1）会阴冲洗用物：治疗车上层放冲洗壶内盛冲洗液，无菌敷布内盛大头棉签数只，浴巾，治疗巾；下层放便盆、便盆巾。

2）导尿用物：外阴消毒用药（消毒液棉球、镊子、无菌手套、弯盘、纱布）。导尿其他用物（无菌手套、弯盘、消毒液棉球、一次性钳子及镊子、润滑油棉球、洞巾、气囊导尿管、标本瓶、一次性 100ml 注射器）等。另备一次性尿垫、治疗巾、浴巾、手消毒液。男患者需准备纱布罐。

（3）操作者准备　洗手、戴口罩。

【操作步骤】

（1）会阴冲洗

1）准备及解释：准备好会阴冲洗用物，推车入病房，向患者解释以取得合作。

2）保护隐私：关闭门窗，拉上围帘。

3）移床旁椅：展开床尾盖被，将床旁椅移至操作侧床尾。

4）准备便盆：将便盆放于床旁椅上，便盆巾搭于椅背上。

5）脱去裤子：在被盖内协助患者脱去对侧裤子铺于近侧大腿上，并用浴巾盖好，对侧用棉被盖好。

6）卧位：患者取屈膝仰卧位，露出外阴。

7）铺橡胶单：将橡胶单和治疗巾铺于臀下，便盆放于臀下。

8）会阴冲洗：一手提灌洗壶，一手持大头棉签按照从上向下，从对侧到近侧的顺序冲洗会阴，用过的棉签放于便盆内。

9）整理用物：撤去便盆、治疗巾放于下层车内。

10）安置患者：为患者盖好盖被，确认患者无其他需要后离开。

（2）女患者一次性导尿术

1）～6）同会阴冲洗法。

7）放置用物：将小橡胶单和治疗巾垫于患者臀下，弯盘置于患者外阴旁，治疗碗放置在弯盘后。

8）初次消毒：一手戴手套，一手持血管钳夹取棉球从上向下，自外而内的顺序依次消毒阴阜、对侧大阴唇外侧、近侧大阴唇外侧、对侧大阴唇、近侧大阴唇、再以戴手套的手分开大阴唇，消毒对侧小阴唇、近侧小阴唇和尿道口。污棉球置弯盘内，每个棉球限用一次。清洁完毕，脱下手套置弯盘内，并将弯盘移至床尾正中。

9）打开导尿包：在治疗车上打开导尿包外层包布，将包置于患者两腿之间，按无菌技术操作打开内层包布，用无菌持物钳取小药杯，倒消毒液于药杯内，浸湿棉球，取 20 ml 注射器和导尿管放于包内。

10）铺洞巾：戴无菌手套，铺洞巾，使洞巾和内层包布形成一无菌区。

11）摆放用物：按操作顺序排列好用物，弯盘放于近会阴处。

12）再次消毒：一手拇指、示指分开并固定小阴唇，一手持血管钳夹取消毒液棉球，依次消毒尿道口、两侧小阴唇、尿道口。污棉球放于治疗碗内，以血管钳夹治疗碗置于床尾。

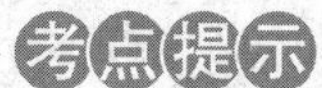

女性患者导尿管插入的深度是 4～6 cm。

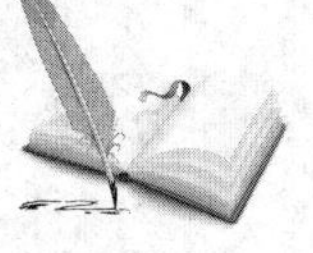

13）润滑及插管：用润滑油棉球润滑导尿管前端。继续固定小阴唇，嘱患者张口呼吸，用另一血管钳夹持导尿管对准尿道口轻轻插入尿道4～6 cm（为女患者导尿时，应仔细辨认尿道口，尤其是老年女性。如导尿管误插入阴道，应更换导尿管重新插入），见尿液流出再插入1～2 cm，松开固定小阴唇的手，固定导尿管，将尿液引入治疗碗或弯盘内。

14）观察：如弯盘内盛满尿液，可夹闭导尿管尾端，倒尿液入便盆内，打开导尿管继续放尿（对膀胱高度膨胀且又极度虚弱的患者，第一次放出尿量不得超过1000 ml，以免腹压下降引起膀胱骤然收缩而出现血尿）。注意观察患者的反应及感觉。

15）收集标本：若需作尿培养，用无菌标本瓶接取中段尿液5 ml，盖好瓶盖，放置合适处。

16）拔管：导尿毕，夹住导尿管末端，轻轻拔出导尿管，撤下洞巾，擦净外阴，脱去手套置弯盘内，撤出患者臀下的小橡胶单和治疗巾置治疗车下层。协助患者穿好裤子，整理床单位。

17）清理用物：测量尿量，尿标本贴标签后送检。

18）洗手，记录（图8－28）。

（3）男性患者一次性导尿术

1）卧位：协助患者仰卧，两腿平放略分开，暴露会阴部，垫上橡胶单与治疗巾。

2）初次消毒：一手戴手套，一手持血管钳夹消毒液棉球依次消毒阴阜、阴囊、阴茎。再用无菌纱布裹住阴茎将包皮向后推，暴露尿道外口，自尿道口向外向后旋转擦拭消毒尿道口、龟头及冠状沟数次。污棉球、手套置弯盘内移至床尾。自阴茎根部向尿道口擦拭。

3）打开导尿包：戴手套，铺洞巾，润滑导尿管前端。

4）再次消毒：一手用无菌纱布裹住阴茎并提起，使之与腹壁成60°角，将包皮向后推，以暴露出尿道口。用消毒液棉球如前法消毒尿道口、龟头及冠状沟数次。污棉球、小药杯、血管钳置床尾弯盘内。

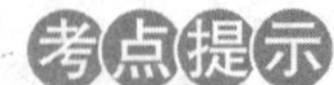

男性患者导尿管插入的深度是20～22 cm。

5）插管：一手固定阴茎，一手将无菌弯盘置洞巾口旁，嘱患者张口呼吸，用另一血管钳夹持导尿管前端，对准尿道口轻轻插入20～22 cm，见尿液流出后，再插入1～2 cm，将尿液引流入治疗碗或弯盘内（图8－29）。

6）其余步骤同女患者一次性导尿术。

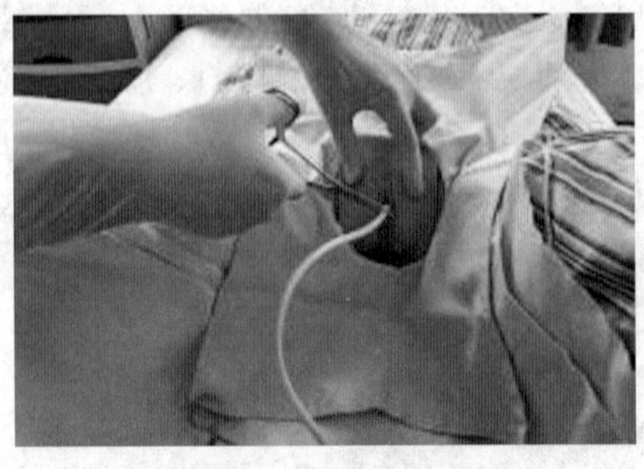

图8－28　女患者导尿术

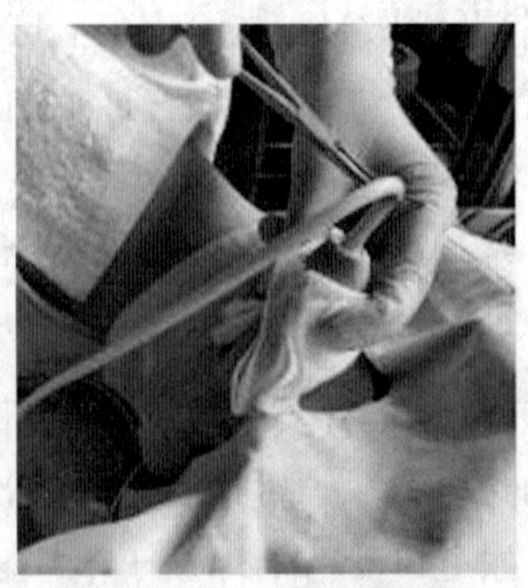

图8－29　男患者导尿术

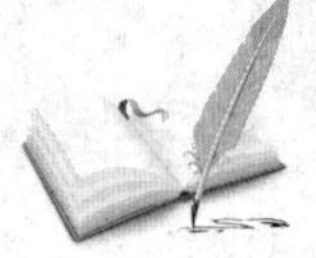

2. 留置导尿术　留置导尿术（retention catheterization）是在导尿后，将导尿管保留在膀胱内，引流尿液的方法。通过留置导尿，可以观察患者病情，抢救危重、休克患者时正确记录尿量、测量尿比重，以密切观察患者的病情变化；避免误伤，避免盆腔手术过程中误伤患者脏器，需排空膀胱，保持膀胱空虚；减轻切口张力，某些泌尿系统疾病手术后留置导尿管，便于引流和冲洗，并减轻手术切口的张力，利于切口的愈合；为尿失禁或会阴部有伤口的患者引流尿液，保持会阴部的清洁干燥；为尿失禁患者行膀胱功能训练。

> **考点提示**
>
> 根据患者病情不同，留置导尿术的目的也不同，要注意区分。

【操作前准备】

（1）患者准备　告知患者即将进行的留置导尿的方法、配合要点及注意事项。确定患者的意识状态、心理状态及合作程度。

（2）用物准备　同导尿术用物，另备无菌集尿袋、橡皮圈、安全别针、宽胶布。为防止导尿管脱落，以选择无菌气囊导尿管为宜（如为气囊导尿管需另备10 ml无菌注射器、无菌生理盐水）。

（3）操作者准备　洗手、戴口罩。

【操作步骤】

（1）清洗及导尿　清洗外阴，根据情况剃去阴毛。同导尿法插入导尿管，见有尿液流出后再插入7～10 cm。

（2）固定导尿管　用注射器向双腔气囊导尿管注入5～10 ml生理盐水，请拉导尿管有阻力，则证实导尿管已固定于膀胱内。排尿后，夹住导尿管尾端，脱去手套，移开洞巾，固定导尿管（图8－30）。

（3）连接集尿袋 将导尿管尾端与集尿袋的引流管接头连接，开放导尿管。用橡皮圈、安全别针将集尿袋的引流管固定在床单上（避免导尿管受压、扭曲、堵塞导致泌尿系统的感染）。

（4）固定集尿袋　将集尿袋妥善地固定在低于膀胱的高度（患者离床活动时，应用胶布将导尿管远端固定在大腿上，以防导尿管脱出，集尿袋不得超过膀胱高度并避免挤压，防止尿液反流，导致感染的发生）。

（5）整理用物　协助患者穿好裤子，取舒适的卧位，整理床单位，清理用物。

（6）洗手，记录。

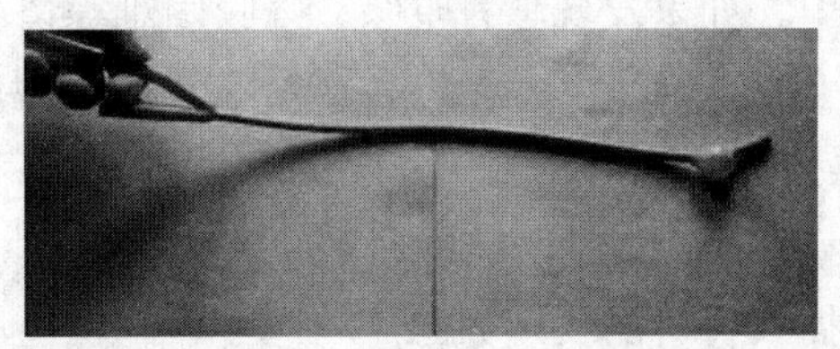

图8－30　留置导尿管气囊固定

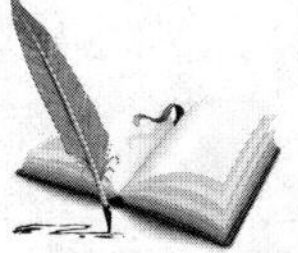

本章小结

排泄是机体将新陈代谢的废物排出体外的一个过程，是人体的基本需求。人体主要的排泄途径是消化道和泌尿道。所以排泄的护理包括排便护理和排尿护理两个主要部分。

目标检测

一、选择题

扫码“练一练”

1. 无菌盘铺好的有效时间为

A. 4 小时　　B. 8 小时
C. 12 小时　　D. 7 天
E. 3 天

2. 无菌包打开后，如有未用完的物品，必须按原折痕包扎好，注明开包日期和时间。其有效期为

A. 4 小时　　B. 8 小时
C. 12 小时　　D. 24 小时
E. 3 天

3. 除芽孢以外，可将一切微生物杀死的方法称为

A. 灭菌　　B. 抑菌
C. 消毒　　D. 无菌
E. 清洁

4. 浸泡无菌持物镊的消毒液应达到镊子的

A. 1/2 处　　B. 1/3 处
C. 2/3 处　　D. 3/4 处
E. 1/4 处

5. 患者，女，25 岁。低热、乏力、盗汗 2 周。近日体重下降明显，伴呼吸困难、胸痛。故来诊。经胸部 X 线检查诊断为浸润型肺结核，收入院抗结核治疗。对该患者应给予的隔离措施是

A. 严密隔离　　B. 一般隔离
C. 呼吸道隔离　　D. 接触性隔离
E. 昆虫隔离

6. 在鼻饲法插管过程中，如果发现患者呛咳、呼吸困难等情况，应立即采取的措施是

A. 嘱患者深呼吸　　B. 嘱患者做吞咽动作
C. 托起患者头部再插　　D. 停止操作，取消鼻饲
E. 拔出管，休息片刻后再重新插管

7. 鼻饲法饮食，成人插入胃管的长度为

A. 15～25 cm　　B. 25～35 cm
C. 35～45 cm　　D. 45～55 cm
E. 55～65 cm

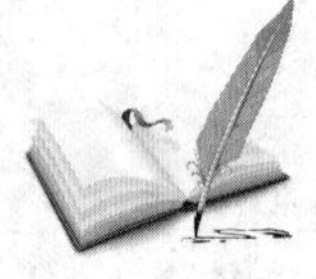

8. 为昏迷患者插胃管时至 15 cm 处要托起患者头部，目的是
A. 加大患者咽喉部通道的弧度　　B. 减轻患者痛苦
C. 避免损伤食道黏膜　　D. 避免出现恶心
E. 使患者喉部肌肉放松

9. 为昏迷患者插胃管时为提高成功率，正确的做法是
A. 插管前让患者去枕平卧位
B. 协助患者头向后仰
C. 当胃管插入 10 ~ 15 cm 处要托起患者头部使下颌靠近胸骨柄
D. 将胃管插至所需长度后，抽洗胃液确认其在胃内
E. 嘱患者做吞咽动作，插管时动作迅速

10. 中毒物质不明洗胃时应选用
A. 2% ~4% 碳酸氢钠　　B. 过氧化氢
C. 温开水或等渗盐水　　D. 高锰酸钾
E. 植物油

11. 洗胃时每次入胃的液体量为
A. 100 ~ 200 ml　　B. 200 ~ 300 ml
C. 300 ~ 500 ml　　D. 500 ~ 700 ml
E. 800 ~ 1000 ml

12. 如果一次注入洗胃液过多会引起
A. 胃内压升高引起反射性心跳加快　　B. 胃内压降低引起反射性心搏骤停
C. 胃内压降低毒物吸收增加　　D. 胃内压升高毒物吸收增加
E. 胃内压降低毒物吸收减少

13. 皮下注射不宜选用的部位是
A. 三角肌下缘　　B. 腹部
C. 后背　　D. 大腿外侧
E. 前臂内侧

14. 各种注射法部位错误的是
A. ID 前臂掌侧下段　　B. H 大腿外侧
C. IM 大腿中段外侧　　D. ID 三角肌下缘
E. IM 三角肌下缘

15. 发挥药效最快的给药途径是
A. 口服　　B. 皮下注射
C. 吸入　　D. 静脉注射
E. 外敷

16. 服磺胺药需多饮水的目的是
A. 避免损害造血系统　　B. 减轻服药引起的恶心
C. 避免尿中结晶析出　　D. 避免影响血液酸碱度
E. 增加药物疗效

17. 无痛注射方法中不正确的是
A. 解除患者思想顾虑，分散注意力　　B. 进针要快
C. 拔针要快　　D. 推药液慢

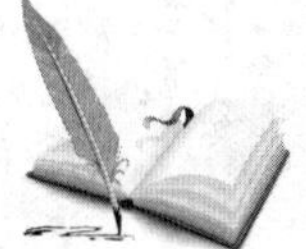

E. 先注射刺激性强的药液，在注射刺激性弱的药液

18. 尿潴留患者首次导尿时，放出尿量不应超过

A. 500 ml　　B. 800 ml

C. 1000 ml　　D. 1500 ml

E. 2000 ml

19. 尿液呈乳白色见于

A. 阻塞性黄疸　　B. 急性溶血

C. 肝细胞性黄疸　　D. 肾脏肿瘤

E. 晚期丝虫病

20. 下列疾病患者排出的尿液为烂苹果味的是

A. 前列腺炎　　B. 尿道炎

C. 膀胱炎　　D. 糖尿病酸中毒

E. 急性肾炎

21. 成年女性导尿尿管插入

A. 2～3 cm　　B. 4～6 cm

C. 7～8 cm　　D. 7～9 cm

E. 9～10 cm

22. 为肝昏迷患者灌肠时，不宜选用肥皂水溶液，其原因是

A. 防止发生腹胀　　B. 防止对肠黏膜的刺激

C. 减少氨的产生及吸收　　D. 以免引起顽固性腹泻

E. 防止发生酸中毒

23. 大便成陶土色多见

A. 进食肉类过多　　B. 结肠溃疡

C. 阻塞性黄疸　　D. 肝细胞性黄疸

E. 消化道出血

24. 大量不保留灌肠时，成人每次用液量为

A. 200～500 ml　　B. 200～600 ml

C. 300～600 ml　　D. 500～1000 ml

E. 500～600 ml

25. 下列关于正常尿液的描述，错误的是

A. 每次尿量200～400 ml　　B. 澄清、透明

C. 呈弱酸性　　D. 新鲜尿液有氨臭味

E. 尿比重为1.015～1.025

二、思考题

1. 便秘的患者如何护理？

2. 尿失禁的患者如何护理？

3. 当患者尿潴留，膀胱高度胀满而身体又极度虚弱时，为患者导尿，一次不超过多少毫升，为什么？

（吕春香　成　芳）

参考答案

第一章

1. B　2. B　3. E　4. D　5. D　6. C　7. B　8. C　9. C　10. D

第二章

1. B　2. A　3. A　4. D　5. E　6. E　7. C　8. B　9. A　10. E
11. A　12. A　13. D　14. C　15. D　16. E　17. E　18. D　19. D　20. D
21. C　22. D　23. B　24. A　25. A　26. A　27. A　28. D　29. C　30. A

第三章

1. A　2. B　3. B　4. D　5. C　6. C　7. C　8. D　9. C　10. D

第四章

1. A　2. B　3. A　4. D　5. B　6. D　7. E　8. B　9. D　10. A
11. A　12. B　13. D　14. D　15. C　16. A　17. C　18. B　19. B　20. D
21. A　22. A　23. A　24. D　25. B

第五章

1. C　2. E　3. A　4. B　5. A　6. A　7. A　8. A　9. D　10. B
11. D　12. D　13. A　14. A　15. C　16. D　17. B　18. C　19. D　20. E

第六章

1. B　2. A　3. D　4. C　5. E　6. D　7. C　8. D　9. E　10. B
11. A　12. C　13. B　14. C　15. A　16. B　17. C

第七章

1. C　2. A　3. C　4. C　5. D　6. D　7. C　8. D　9. D　10. D
11. A　12. B　13. B　14. E　15. C　16. A

第八章

1. A　2. D　3. C　4. A　5. C　6. E　7. D　8. A　9. C　10. C
11. C　12. E　13. E　14. E　15. D　16. C　17. E　18. C　19. E　20. D
21. B　22. C　23. C　24. D　25. D

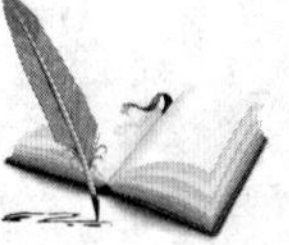

参考文献

[1] 艾民. 医学人文素质教育应融入临床实习教学实践中的思考 [J]. 中国继续医学教育. 2018, 10 (5): 66-69.

[2] 陈凤伟. 现代急诊内科学. 第2版. 广州: 广东科技出版社, 1997.

[3] 陈文彬. 诊断学. 第5版. 北京: 人民卫生出版社, 2001.

[4] 曾因明, 罗爱伦. 麻醉学. 第1版. 北京: 人民卫生出版社, 2004.

[5] 高志清. 普通外科手术技巧和并发症的处理. 第1版. 北京: 人民军医出版社, 2003.

[6] 何风云. 护理基础技术. 第2版. 北京: 人民卫生出版社, 2016.

[7] 黄显凯. 急诊医学. 第1版. 北京: 人民卫生出版社, 2003.

[8] 黄志强, 黎鳌, 张肇祥. 外科手术学. 第1版. 北京: 人民卫生出版社, 1975.

[9] 蒋健. 我国急诊医疗服务体系发展的回顾与展望 [J]. 内科急危重症杂志. 2001, 7 (1): 2.

[10] 金年. 我国院前急救事业的现状与展望 [J]. 中国危重病急救医学. 2002, 14 (5).

[11] 李小萍. 基础护理学. 第2版. 北京: 人民卫生出版社, 2001.

[12] 李晓松. 护理学基础. 第2版. 北京: 人民卫生出版社, 2002.

[13] 刘和年, 黄晓欣. 外科手术准备与术后处理实用技术. 第1版. 北京: 人民军医出版社, 2003.

[14] 刘仁树, 黄建群, 史以钰. 现代急症内科学. 第1版. 北京: 人民军医出版社, 2003.

[15] 吕淑琴, 尚少梅主编. 护理学基础. 第1版. 北京: 中国中医药出版社, 2005.

[16] 万学红, 临床诊断学. 第3版. 北京: 人民卫生出版社, 2016.

[17] 王吉耀. 内科学. 第1版. 北京: 人民卫生出版社, 2002.

[18] 王春梅. 临床基本技能. 第1版. 北京: 人民卫生出版社, 2010.

[19] 王育珊. 实用急救医学. 第1版. 长春: 吉林大学出版社, 2002.

[20] 王育珊. 急救医学. 第1版. 北京: 高等教育出版社, 2006.

[21] 魏武. 诊断学. 第6版. 北京: 人民卫生出版社, 2009.

[22] 吴在德, 吴肇汉. 外科学. 第6版. 北京: 人民卫生出版社, 2004.

[23] 沈洪. 2005国际心肺复苏与心血管急救指南会议 (1) [J]. 中国危重病急救医学, 2005, 17 (4): 197-199.

[24] 沈洪. 2005国际心肺复苏与心血管急救指南会议 (2) [J]. 中国危重病急救医学, 2005, 17 (5): 257-258.

[25] 沈洪. 2005国际心肺复苏与心血管急救指南会议 (3) [J]. 中国危重病急救医学, 2005, 19 (6): 323-325.

[26] 沈洪. 2005国际心肺复苏与心血管急救指南会议 (4) [J]. 中国危重病急救医学, 2005, 17 (8): 454-455.

[27] 宋志芳. 现代呼吸机治疗学. 第1版. 北京：人民军医出版社，1999.
[28] 谭基明. 基本外科技术. 第1版. 北京：科学技术文献出版社，2000.
[29] 殷磊. 护理学基础. 第3版. 北京：民卫生出版社，2002.
[30] 张学文. 临床基本技能. 第1版. 吉林：吉林科学技术出版社，2011.
[31] 周建军. 临床医学实践技能. 第1版. 北京：人民卫生出版社，2015.

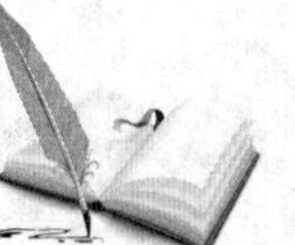